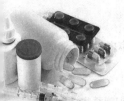

妇产科护士
安全用药操作手册

主　　编　王淑梅

副主编　孙　倩　郑丽丽

编写人员（以姓氏拼音为序）

董维冲　何文娟　刘秀菊

孙　倩　王淑梅　王晓静

张明乐　赵晓娟　郑丽丽

人民卫生出版社

图书在版编目（CIP）数据

妇产科护士安全用药操作手册/王淑梅主编. —北京：人民卫生出版社，2017

ISBN 978-7-117-25519-6

Ⅰ. ①妇… Ⅱ. ①王… Ⅲ. ①妇产科病-用药法-手册 Ⅳ. ①R710.5-62

中国版本图书馆 CIP 数据核字（2017）第 300874 号

| 人卫智网 | www.ipmph.com | 医学教育、学术、考试、健康，购书智慧智能综合服务平台 |
| 人卫官网 | www.pmph.com | 人卫官方资讯发布平台 |

版权所有，侵权必究！

妇产科护士安全用药操作手册

主　　编：王淑梅
出版发行：人民卫生出版社（中继线 010-59780011）
地　　址：北京市朝阳区潘家园南里 19 号
邮　　编：100021
E - mail：pmph @ pmph.com
购书热线：010-59787592　010-59787584　010-65264830
印　　刷：河北新华第一印刷有限责任公司
经　　销：新华书店
开　　本：787×1092　1/32　印张：22.5
字　　数：645千字
版　　次：2018年11月第1版　2018年11月第1版第1次印刷
标准书号：ISBN 978-7-117-25519-6
定　　价：59.00 元

打击盗版举报电话：010-59787491　E-mail：WQ @ pmph.com
（凡属印装质量问题请与本社市场营销中心联系退换）

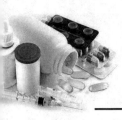

前言

　　药物治疗是最常采用的一种治疗手段，安全用药是医院临床工作的重心之一，临床药物使用的安全性与患者的生命息息相关。护理人员是药物治疗的直接执行者和观察者，在合理用药过程中，担负着非常重要的责任。

　　全书共分二十一章，第一至五章，主要阐述药品管理、临床用药安全、护理操作技术、药物过敏反应处理及药物不良反应的判断，帮助妇产科护士更好地了解相关药物基本知识，掌握正确的给药方法和技术操作，准确判定药物对妊娠的危害性，有效避免或减少用药不当或药品不良反应而引起的风险，从而保证患者用药安全。第六至二十一章，从临床出发，按疾病分类，在明确疾病诊断、临床特点、治疗原则基础上，重点介绍了护理人员在治疗方案实施过程中操作要点、注意事项、患者用药指导以及紧急情况下应急措施，对典型案例进行了分析和警示。

　　本书在编写中，以中华医学会各专业委员会的标准治疗指南为蓝本，注意吸取药物治疗新观点，希望能把最新知识和成熟的经验奉献给读者。但由于医学学科发展迅速，加之患者的病情千差万别又瞬息万变，因此，书中所列治疗药物不作为医疗纠纷及相关诉讼的法律依据。

　　由于编者专业、经验和学识有限，尽管已经反复修改，仍不免有疏漏之处，恳请广大读者不吝指正，多提宝贵意见。

编　者

2018 年 9 月

目 录

获取图书配套数字资源的步骤说明

1. 扫描封底圆形图标中的二维码，登录图书增值服务激活平台(jh.pmph.com)；

2. 刮开并输入激活码，激活增值服务；

3. 下载"人卫图书增值"客户端(如已下载，请直接登录"人卫图书增值"App获取该服务)；

4. 登录客户端，使用"扫一扫"功能，扫描图书中二维码即可查看数字资源。

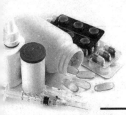

第一章　药品管理

1. 抢救车内药品管理有哪些要求？

2. 需要特殊管理的药品有哪些？

3. 高警示药品应怎样管理？

4. 药品常用的储藏条件有哪些要求？

5. 胰岛素注射剂的存储条件？

护士执行用药医嘱、进行临床药物治疗、管理病区药品,是医院工作的重要组成部分。了解药品管理基本知识、加强药品管理、确保药品质量是提高医疗质量、保证患者用药安全有效的重要环节。

第一节　国家基本药物

1977年,世界卫生组织(WHO)针对发展中国家医药资源不足、医药保障体系不健全的事实,提出基本药物的概念。基本药物即国家基本药物,是指一个国家根据国情,按照一定标准从临床各类药物中遴选的疗效确切、不良反应少、价格低廉、使用方便、临床必需的药物。

目前我国的医药资源配置体系尚不健全,不少贫困地区尚不能享受所需的医疗保障,因病致贫和因病返贫的现象依然存在。另外,临床有些急需的特殊药品,因用量小、价格低廉,药厂不愿生产,影响临床治疗工作。制定和实施国家基本药物政策,有利于指导临床合理用药,避免药品滥用和浪费,还可有效地保证我国基本药物的生产和供应。因此,制定基本药物政策具有重大现实意义。

2009年版《国家基本药物目录(基层医疗卫生机构配备使用部分)》共计320种,包括化学药品和生物制品205种,中成药102种;2012年版《国家基本药物目录》共计520种,包括化学药品和生物制品317种,中成药203种,补充了抗肿瘤和血液病用药等类别;2018年版《国家基本药物目录》共计685种,其中西药417种,中成药268种,癌症、儿科、慢性病等调入187种中西药。

第二节　处方药和非处方药

为了保障用药的安全,国家通过立法对药品实行分类管理。我国《处方药与非处方药分类管理办法》(试行)于 1999 年 6 月 1 日经国家药品监督管理局审议通过,自 2000 年 1 月 1 日起施行。该办法规定,根据药品品种、规格、适应证、剂量及给药途径不同,对药品分别按处方药与非处方药进行管理。

处方药是必须由医生或者是具有处方权的专业人士开的处方,并在医师、药师或其他医疗专业人员监督指导下方可使用的药物。相对于非处方药来说,处方药安全范围小,有一定危险性和较大的毒性,过量容易产生毒副反应,严重的有可能威胁生命。如镇静催眠药,少量镇静,适量可以治疗失眠,但过量会抑制呼吸,导致呼吸受阻而死亡。

处方药大多属于以下几种情况:上市的新药,对其活性或不良反应还要进一步观察;可产生依赖性的药物,如吗啡类镇痛药及某些催眠安定药物等;药物本身毒性较大,例如抗癌药物等;用于治疗某些疾病所需的特殊药品,须经医师确诊后开出处方并在医师指导下使用。

非处方药(over the counter, OTC)不需要凭执业医师或执业助理医师处方即可自行判断、购买和使用,因此又称为"可在柜台上买到的药物"。我国非处方药分为甲类非处方药和乙类非处方药。非处方药用于多发病、常见病的自行诊治,如感冒、咳嗽、消化不良、头痛、发热等。

非处方药的特点为:安全范围广,有效,见效快,不良反应比较少。非处方药的包装必须印有国家指定的非处方药专有标识,每个销售基本单元包装必须附有标签和说明书;非处方药标签和说明书用语应当科学、易懂,便于消费者自行判断、选择和使用。

非处方药专有标识图案为椭圆形背景下的 OTC 标识,我国公布的非处方药标识,甲类为红色椭圆形底阴文,色标为 M100Y100(红底白字);乙类为绿色椭圆形底阴文,色标为 C100M50Y70(绿底白字)。非处方药专有标识作为药品标签、使用说明书和包装的专有标识,也可用作经营非处方药企业的标志。

第三节　病区药品的分类和管理

药品在保管过程中,受各类药品制剂本身的理化特性及外界因素的作用,引起药品外观的变化,加速药品变质,甚至产生有毒物质。所以,防范用药差错事故,保障患者用药安全,病区药品的分类和管理显得尤为重要。

一、病区药品分类及管理要求

1. 麻醉药品、毒性药品、精神药品　应设专用药柜加锁存放,加强管理。麻醉药品、第一类精神药品(如常用的哌替啶、吗啡、芬太尼、舒芬太尼、瑞芬太尼、氯胺酮等)应按基数管理,建立使用登记本,凭医师开具的麻醉药品、第一类精神药品专用处方领取,并将使用情况进行登记。管理人员凭医师处方及时到药房领药,补足基数并进行登记。使用第二类精神药品(如地西泮、苯巴比妥、曲马多等)凭医师开具的第二类精神药品专用处方领取,并及时补足基数。麻醉药品、精神药品、毒性药品均应进行交班。

2. 贵重药品　病区领用贵重药品应认真清点,仔细核对,防止差错。

3. 急救药品　急救药物应按基数保持一定量储备,使用后及时补充基数;定期检查急救药品的品种、数量是否符合要求,是否在规定的有效期范围内,外观有无异常等情况,不常使用的急救药品接近有效期应进行更换,保证临床急救需要。

4. 高警示药品　高警示药品是指药理作用显著且迅速,使用不当易导致人体危害的药品。此类药物引起的用药差错并不一定比其他药物多,但是用药差错的后果却是致命的。高警示药品主要包括高浓度电解质制剂、肌肉松弛剂及细胞毒药物等。另外,各医院可根据本单位工作实际及药品不良事件情况,增加和调整高警示药品目录。病区治疗室应设置高警示药品专用药架,高警示药品不得与其他药品混放。高警示药品存放药架应标识醒目,设置明显警示牌以示提醒。调配高警示药品处方要实行双人复核,确保发放准确无误;护理人员配制和输注高警示药品应认真核对,并加强高警示药品的不良反应监测,保证临床用药安全。

5. 普通药品　按说明书要求的贮存条件保存,青霉素类抗生素等需作皮试的药品应注意皮试液的配制和保管,切忌混放,防止出错。

二、药品有效期管理

药品的有效期是指药品在规定的贮存条件下能够保持质量的期限。药品是一种特殊的产品,在一定的条件下(如温度、湿度、光线)有相应的保质期,药品应严格按储存条件妥善保管,尽可能在有效期内用完,并经常检查药物外观性状有无异常。药品应在有效期内使用,使用时应优先使用离有效期近的药物,后用离有效期较远的药物,防止过期。

药品的药效会随放时间的延长而降低,药效降低到一定程度,即被认定为失效。如果超过有效期,服用后将达不到预期的治疗效果,有可能耽误病情。过了有效期的药品,可能会因为分解、氧化和发生其他化学变化而生成一些分解产物,有些分解产物可能会对身体产生不良影响甚至毒性作用。有效期的制定是有法律意义的，在规定的贮藏条件下，药品生产厂家对有效期内的药品承担药品质量保证。使用过期药品，药品生产厂家不再对药品承担质量保证。存放药品时，应掌握先进先出、近期先出的原则。

《中华人民共和国药品管理法》规定，未标明或更改有效期的药品以及超过有效期的药品都按劣药论处。药物过了有效期，应视为劣药，药物过期后不仅仅是药效降低，有些药品还会出现毒性增加，故不宜再用。

三、药品储存管理

药品常用的 8 个储存条件：

1. 避光　用不透光的容器包装，如棕色容器或黑色包装材料包裹的无色透明、半透明容器。

2. 密闭　将容器密闭，防止尘土及异物进入。

3. 密封　将容器密封，防止风化、吸潮、挥发或异物进入。

4. 熔封或严封　将容器熔封或用适宜的材料严封，防止空气和水分进入并防止污染。

5. 阴凉处　不超过 20℃。

6. 凉暗处　避光并不超过 20℃。

7. 冷处　2~10℃；生物制品及部分化学药品的贮藏温度习惯规定为 2~8℃。

8. 常温　10~30℃。

除此之外，还有冷冻保存，《中国药典》未作规定，可参考执行《美国药典》贮藏规定的冷冻温度范围 –25~ –10℃，或按药品包装要求的冷冻温度贮存。

有些药品的贮存条件可以有多项要求，如"遮光，严封，在冷处保存""遮光，密闭，在冷处保存"等。

除另有规定外，常见制剂的一般贮存方法见表 1-1。

第一章 药品管理

表 1-1 常见制剂的一般贮存方法

制剂	贮存
片剂	密封贮存
注射液	熔封或严封后遮光贮存
酊剂	遮光密封,置阴凉处贮存
栓剂	30℃以下密闭贮存,防止因受热、受潮而变形、发霉、变质
胶囊剂	密封贮存,存放环境温度不高于30℃,湿度应适宜,防止受潮、发霉、变质
软膏剂、乳膏剂、糊剂	软膏剂、糊剂遮光密闭贮存;乳膏剂遮光密封,宜置25℃以下贮存,不得冷冻
眼用制剂	遮光密封贮存
丸剂	密闭贮存,防止受潮、发霉、变质
植入剂	遮光严封贮存
糖浆剂	密封,不超过30℃贮存
气雾剂、粉雾剂、喷雾剂	凉暗处贮存,避免曝晒、受热、敲打、撞击
膜剂	密封贮存,防止受潮、发霉、变质
颗粒剂	密封,干燥处贮存,防止受潮
口服溶液、混悬剂、乳剂	遮光密封贮存
散剂	密闭贮存,含挥发性药物或易吸潮的药物应密封
耳用制剂、鼻用制剂	密闭贮存
洗剂、冲洗剂、灌肠剂	洗剂密闭,冲洗剂严封,灌肠剂密封贮存
搽剂、涂剂、涂膜剂	遮光密闭贮存
凝胶剂	遮光密封,宜置25℃以下贮存,防冻
贴剂	密封贮存

药物在储存、保管过程中,由于管理不当(温度、湿度、光照等)造成污染、发霉、变质、变性、降解等均可引起药物的纯度发生变化而导致不良反应的发生。如贝伐珠单抗由于保存温度发生变化导致药品变性,可致眼部红肿、视力模糊等局部反应症;刺五加注射液受到细菌污染,严重者会导致患者死亡;四环素在一定温度条件下,降解产生一种棕色黏性物质,引起范科尼综合征,并伴有糖尿、蛋白尿以及光敏感等反应。有些药物由于保管不当,虽在有效期内却已变质,使用后可发生不良反应。

四、消毒防腐剂管理

消毒剂和防腐剂之间没有严格的界限,常总称为"消毒防腐剂",临床治疗中涉及的主要是消毒剂。

消毒剂也称化学消毒剂,用于杀灭传播媒介上病原微生物,使其达到无害化要求,将病原微生物消灭于人体之外,切断传染病的传播途径,达到控制传染病的目的。常用消毒剂按成分类主要有:含醛类、酚类、醇类、含氯类、含碘类、过氧化物类、环氧乙烷、表面活性剂、重金属类、染料类等。主要用于体表、器械、排泄物和周围环境的消毒,黏膜、创面、腔道的冲洗,以预治病原体所致的感染等。

消毒剂为外用药品,故保存时应与内服药或其他药品分开存放,防止误服。一般应将消毒剂保存在阴凉处,离地 20~25cm,同时保持良好的通风。消毒剂不宜一次购入量过大,防止贮存较久失效。使用消毒剂的临床科室,应定期核查消毒剂的外观、有效期等,保证使用有效性。

五、抢救车内药品管理

抢救车的管理严格执行"五定"管理,定数量、定点放置、定专人保管、定期消毒灭菌、定期检查效期,保证抢救时使用。

抢救车可以封存保管,在封存状态下,要保证抢救药品、物品的完好状态,且至少应每月清点药品和物品数量,检查其性能及有效期,登记在《抢救车管理登记本》。抢救用后及时补充齐全,使用频率高的科室,抢救车保管人员应至少每周检查记录1次。

封条应保持清洁完整,一旦开启,需及时验封,封条内容应填写齐全,包括封存日期、有效期、封存者签名、最近失效的药品或物品。

抢救车内药品、物品在抢救结束后立即补充。

抢救车上不得放置任何杂物。

六、药品异常情况处置

药品异常情况包括沉淀、冻结、变质等。

(一)沉淀

注射剂系指药物制成的供注入体内的无菌溶液(包括乳浊液和混悬液)以及供临用前配成溶液或混悬液的无菌粉末或浓溶液。注射剂作用迅速可靠,不受 pH、酶、食物等影响,无首过效应,可发挥全身或局部定位作用,适用于不宜口服药物和不能口服的患者。

各种注射剂,除应有制剂的一般要求外,还必须符合无菌、无热原、等渗、pH 与血浆相同或相近、稳定的要求,而且要求注射剂应澄明,溶液型注射剂内不得含有可见的异物或混悬物,更不能出现沉淀。

注射剂出现沉淀的原因首先是药品质量问题。原料污染或生产过程污染或消毒不彻底极易出现质量问题,搬运、贮存、使用中,若发生碰撞,瓶体出现细小裂纹或瓶口松动漏气而造成微生物污染、变质或有效成分被氧化、分解等,均可出现沉淀。

稀释剂选择不当,出现配伍禁忌,也会出现沉淀。

如血塞通、生脉、银杏叶等中草药针剂发生沉淀较多。其原因是中草药成分复杂,各厂家制备工艺不同,使有效成分的提取和杂质含量有较大的差异。一些成分如色素、鞣质、淀粉、蛋白质等以胶态形式存在于药液中,药物与输液配伍后发生氧化、聚合或由于 pH 改变而使生物碱、皂苷等析出产生大量不溶性微粒以及其他致敏物质等,提高了注射剂出现沉淀的发生率。

注射剂一旦出现沉淀,即不符合注射剂澄明度要求,因此不能继续使用。

(二)冻结

很多药品特别是生物制品需要冷藏保存,在药品包装或说明书上标注"冷处"保存的,应在 2~10℃ 保存;也有些生物制品标明贮藏温度为 2~8℃,这些药品保存在病区或家庭用冰箱的冷藏室内基本能满足贮藏要求。

有时患者或护理人员不了解药品贮藏要求错将药品冷冻保管;有时药房工作人员仅交代"放到冰箱里保存",而未说明需要冷藏,也未说明具体存放温度,致使患者或医务人员错放到冷冻室保存;有的患者或护理人员冬季将药品放在温度过低的室外,或将药品带回家的途中将药品冷冻,乘坐飞机时将药品放到行李内托运时将药品冷冻;在药品运输过程中冷链不完善,也可造成药品冷冻。

需要常温、凉处及冷处保存的药品,一旦发生冷冻,将对药品质量产生影响,即使融化后外观无明显异常也不能再使用。药品的贮存温度是经稳定性试验确定的能在有效期内保证药品安全有效的最佳温度,一旦发生冷冻,药品的安全性和有效性将不能保证。

首先,药品的内在质量会受到影响。如人血白蛋白注射液要求的保存条件不同生产厂家分别标示为:2~8℃保存,有效期可达 5 年;室温(不超过 30℃)避光保存,有效期可达 3 年。如果发生冷冻，会引起蛋白变性，人血白蛋白的生理活性也就得不到保证，因此药品说明书中明确标注：运输及贮存过程中严禁冻结。胰岛素制剂也如此。

其次，药品的包装质量也会受到影响。发生药品冷冻后，包装药品的玻璃瓶或塑料瓶有可能产生细微的裂痕，即使肉眼不能发现，也可能造成外源性微生物、空气、微粒等进入瓶内，使药品的无菌环境遭到破坏，加之生物制品为良好培养基，导致病原微生物生长繁殖，使用后将导致严重后果。

（三）变质

变质药品不但不具备药品的正常疗效，而且会对人体造成危害，甚至出现严重毒副作用。判断是否变质药品首先要看其包装批号和有效期，并可根据外观变化进行初步判断，对于外观不能判断的药品，则需要借助专业的检测仪器进行分析。以下仅介绍常见剂型变质药品的外观判断方法。

1. 片剂　系指药物和适宜的辅料通过制剂技术制成的片状制剂。片剂根据制剂工艺的不同可分为：普通压制片、糖衣片、薄膜衣片等。

（1）普通压制片：正常的压制片多为白色，如维生素 C 片、联磺甲氧苄啶片等；少数药品的素片呈现药品固有的颜色，如盐酸小檗碱片为黄色片剂。如果出现颜色变化、颜色不均、表面粗糙、松散、潮解、开裂、黏手、片面有晶体样物质、斑点、霉斑等，均视为变质药品。

（2）糖衣片：系指使用蔗糖对普通压制片进行包衣制得的包衣片。糖衣有一定的防潮、隔绝空气作用，可掩盖药物的不良气味，并可改善片剂外观且易于吞服。糖衣片表面光滑，有一定反光，外衣带甜味。如果糖衣片发生黏结、开裂、色泽不均匀等，说明已经变质。

（3）薄膜衣片：薄膜衣片是以高分子物料为片剂衣

膜,将压制片进行包裹制得的包衣片。薄膜衣片应用较广,特别是肠溶衣可以避免药物在胃液中分解。正常的薄膜衣片表面色泽均匀,呈亚光质感。如果出现色泽不均、开裂、霉斑等,均为变质药品。

2. **胶囊剂**　将药物填装于空心硬质胶囊中或密封于弹性软质胶囊中而制成的固体制剂,分别为硬胶囊和软胶囊。胶囊剂可掩盖药物不适的苦味及臭味,使其整洁、美观、容易吞服;生物利用度高;提高药物稳定性;可定时定位释放药物。胶囊剂主要看它外观是否粘连、变色、变形、变软、发霉,如果硬胶囊出现漏粉,软胶囊出现漏液,均视为变质。

3. **颗粒剂**　是将药物与适宜的辅料配合而制成的颗粒状制剂。其主要特点是可以直接吞服,也可以冲入水中饮入,应用和携带比较方便,溶出和吸收速度较快。正常的颗粒剂应为松散、色正、干燥、颗粒易滚动、不潮湿;如出现潮湿、结块、溶化、有异味或手捏成团的现象表明已变质,应禁止使用。

4. **口服溶液**　系指一种或多种可溶性药物,溶解成溶液供口服的液体制剂。口服溶液应当澄清透明、无异物,少部分制剂可能有少量沉淀,但振摇均匀可分散开;如液体中有大量沉淀或出现块状及其他异物、霉团、发酵、异常酸败味、出现霉变等,表明药品已变质。

5. **粉针剂**　粉针剂应为粉状的松散型细粒,溶解后应澄清透明;如出现结块振摇不散、黏底、黏壁、溶解后混浊、有异物或使用前瓶口已松动或开启,表明药品已变质。

6. **水针剂**　应为澄清透明的液体;若出现混浊、异物、霉团、沉淀或同一批号颜色不一致等情况,表明药品已变质。

7. **滴眼剂、滴鼻剂**　此类药品若出现结晶、絮状物、混浊、变色等现象,表明药品已变质。

七、多剂量胰岛素注射剂开启后存储条件和时间

　　未开瓶使用的胰岛素应在2~8℃条件下冷藏密闭避光保存。胰岛素开启后一次不能用完，需要分多次不同剂量使用。已开瓶使用的胰岛素注射液可在室温（最高25℃）保存最长4~6周（诺和灵R、N、30R注射液为6周，其他注射液为4周），使用中的胰岛素笔芯不要放在冰箱里，可以与胰岛素笔一起使用或者随身携带，在室温最长保存4周。冷冻后的胰岛素不可以使用。说明书中另有规定的，请按说明书执行。

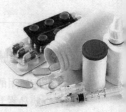

第二章 临床用药安全

1. 用药过程中如果发生漏服应怎样处理?

2. 妊娠期药物危险性等级分类?

3. 妊娠期用药原则是什么?

4. 妊娠期用药注意事项有哪些?

5. 哺乳期妇女禁用药物有哪些(每一类例举常用5个)?

6. 易引起不孕不育的药物有哪些?

7. 哪些药物服用时宜多喝水?

8. 服药期间是否可以饮茶?

9. 饮酒对服药有哪些影响?

　　临床用药是指使用药物进行预防、诊断和治疗疾病的医疗过程,临床用药管理的目的是合理用药,确保患者用药安全,尤其是妊娠期、哺乳期用药,应权衡利弊,并在医师、药师的指导下谨慎选择药物。

第一节　医嘱执行

　　医嘱,是医生根据病情和治疗的需要,对患者在饮食、用药、化验等方面的指示,是指医师在医疗活动中下达的医学指令。医嘱内容应当准确、清楚,每项医嘱应当只包含一个内容,并注明下达时间。在执行时存在很多需要注意的问题。

一、医嘱中英文缩写的正确理解和执行

医师为患者开具用药医嘱时,经常使用一些英文缩写,这些缩写为公认代码,允许通用,护理人员应正确理解和执行医嘱,指导患者采用正确方法服用药物。医嘱中常见的英文缩写及其含义见表2-1。

表2-1 医嘱常见英文缩写及其含义

英文缩写	中文含义
Rp	取、请取
Sig	用法、指示
st/stat	立即、急速
cit	急速
sos	需要时
prn	必要时
am	上午
pm	下午
qd	每日1次
bid	每日2次
tid	每日3次
qid	每日4次
qh	每小时
q2h(q4h/q6h/q8h/q12h)	每隔2(4、6、8、12)小时1次
qn	每晚
hs	睡前
po	口服
ih	皮下注射

英文缩写	中文含义
im	肌内注射
iv	静脉注射
iv gtt	静脉滴注
inhal	吸入

二、药物的半衰期与给药频次

药物半衰期($t_{1/2}$)指血浆药物浓度降低一半所需的时间。药物的半衰期反映了药物在体内消除(排泄、生物转化及储存等)的速度,表示了药物在体内的时间与血药浓度间的关系,它是决定给药间隔的主要依据。根据半衰期确定给药方案时,应注意以下几点:

1. 一般情况下,为维持恒定的有效血药浓度,给药间隔时间应按半衰期确定。

2. 对半衰期特别短(< 1 小时)的药物和药效半衰期明显长于血浆半衰期的药物,给药间隔时间应长于其半衰期,如杀菌性抗生素(青霉素类、氨基糖苷类、头孢菌素类)、抗结核药(异烟肼、利福平)和 β 受体拮抗药(普萘洛尔、阿替洛尔)等。异烟肼半衰期约为 3.5 小时,若将全日量 1 次口服比分次服的血药浓度要高、疗效要好。利福平的半衰期为 3~5 小时,但其在肝内去乙酰化后仍具抗菌活性,且有明显的抗菌后效应,多提倡全日量 1 次顿服。β 受体拮抗药普萘洛尔(半衰期 2~3 小时)、阿替洛尔(半衰期 6~7 小时)的药效半衰期明显长于血浆半衰期,每日给药 1~2 次的疗效与每日 3~4 次相似。血管紧张素转换酶抑制剂(除卡托普利外)的降压作用维持时间均显著长于其半衰期,因而也都采用每日 1 次的给药方案。

3. 对半衰期特别长（＞24 小时）的药物，给药间隔应短于其半衰期。为方便用药，通常规定每日服药 1 次，这样血浆峰、谷浓度变化极小。特别对治疗指数窄的药物，既安全方便，患者耐受性也好。

4. 抗菌后效应（PAE）　由于 β- 内酰胺类、氨基糖苷类、抗结核分枝杆菌药和氟喹诺酮类抗菌药半衰期短，以往多用每日 2~3 次的给药方案，但近年来根据对 PAE 的认识，对不同抗菌药和不同细菌 PAE 时间相应延长给药间隔时间、减少用药次数。

5. 药物的半衰期会受个体差异和药物间相互作用等因素的影响，如林可霉素半衰期的高、低限是 4.4~6.4 小时，地高辛的半衰期为 35~47 小时。根据药物半衰期确定给药方案时，还应严密观察患者的用药反应，注意个体差异和药物间相互作用的影响。

三、医嘱给药频次的正确执行

确定给药次数的主要依据是药物在人体内的药物代谢动力学特点，根据半衰期的长短确定给药间隔时间。半衰期长的药物体内消除慢，药效维持时间长，用药间隔时间要长些；反之，半衰期短的药物体内消除快，药效维持时间短，要达到维持药效的目的，给药间隔时间应相应缩短，给药频次增加。另外，根据患者的身体状况、年龄及病情，可适当调整给药间隔时间，以保持一个相对稳定的有效治疗浓度。为保持血药浓度的平稳，给药间隔时间应均匀。

医嘱给药次数为 2 次 / 日的药物，给药间隔时间应为 12 小时，一般早、晚各一次。

医嘱给药次数为 3 次 / 日的药物，其服用方法最容易出问题，很多人理解为随三餐服药，其实这是不科学的，正确的用药方法是间隔 8 小时给药一次，对于控制严重感染的静脉用抗菌药物更应严格遵守。3 次 / 日的口服药物,应指导患者按均匀时间间隔服用,一般早一次,午后一次,睡前一次,基本保证间隔时间均等。

医嘱给药次数为4次/日的药物,给药间隔时间为6小时,静脉给药应按时给予,口服药可指导患者尽量按间隔时间服用,为提高患者用药依从性,也可采取随三餐服用,睡前再加服第四次的办法。

根据药代动力学规律,药物进入体内之后,其吸收和排泄同时进行。每次用药后,血浆药物浓度出现一次高峰,随着药物代谢,血浆药物浓度逐渐降低,到下次用药前出现低谷。把2次或3次的剂量1次注射完,虽然每天总剂量不变,但血药浓度波动幅度增大,即高峰时药物浓度会很高,超过中毒浓度则出现毒性反应;而峰谷血药浓度可能会低于最低有效浓度,使每天的有效血药浓度持续期缩短,影响治疗效果。对于抗菌药物而言,时间依赖性抗菌药物尤其应注意每天给药次数,制订适当的给药方案是抗菌药物合理用药的重要原则,药物剂量、间隔时间及疗程均应适当,不能随意更改。

间隔多长时间服药要有科学依据,不能随意延长或缩短。延长服药间隔时间,会使体内药物达不到有效血药浓度,影响药物的治疗效果,如抗菌药物漏服或延长用药间隔时间,不仅会影响疗效,还可能加速细菌耐药性的产生,引起不良后果。缩短服药间隔时间,会使体内药物浓度过高引起或加重毒副作用,有些药物还会蓄积中毒,随意补服或等下次服用时加大1倍剂量,都有可能造成不良后果。如抗高血压药加大剂量可能引起低血压,从而导致一些难以预料的心血管事件;增加降血糖药物的剂量,则很可能会引起低血糖反应,甚至发生晕厥;肾上腺皮质激素类药物一般按人体生物周期于早晨一次给予,如改变给药时间,可影响激素的正常生理分泌,长期以往会造成肾上腺皮质功能减退。

四、药物漏服的处理

如果在用药过程中发生漏服,切不可在下次服药时加倍剂量或加大剂量服用,应根据具体情况采取相应措施。除特殊药品或药品说明书有明确规定外,一般可参照以下方法处理:

1. 如果漏服后很短时间内发现,或发生在两次用药间隔时间的 1/2 以内者,应立即按量补服,下次服药仍可按原间隔时间。

2. 如果漏服时间已超过用药间隔时间的 1/2,则不必补服,下次务必按原间隔时间用药;亦可立即补服,下次服药时间依次适当顺延。

3. 泻药超过服药时间 2 小时后则不要加服,下次按时吃药即可。

4. 不按时服抗生素,不但影响药效,还会使细菌产生耐药性。一旦漏服应立即补服,但不可离下次吃药时间太近。

5. 特殊药物(如激素类药、抗排斥药等)须遵医嘱或药品说明书。

因此,在服药时一定要科学掌握间隔时间,只有严格按照医嘱或药品说明书服药,才能确保用药的安全有效。

第二节　用药管理及用药原则

妊娠期和哺乳期是女性用药比较特殊的时期。因妊娠并发症等多种原因,需要孕期及产后用药治疗,在选择药物时,应考虑药物会影响胎儿的生长发育,甚至造成畸形和死胎;部分药物可经乳汁排泄,哺乳时对婴儿造成危害,故在妊娠期和哺乳期需谨慎选药。

一、妊娠期药物危险性等级分类

根据药物对胎儿的危险性进行危害等级分类（即 A、B、C、D、X 级），危害等级的标准为美国药物和食品管理局（FDA）颁布：

A 级：在有对照组的研究中，在妊娠 3 个月的妇女未见到对胎儿危害的迹象（并且也没有对其后 6 个月的危害性的证据），可能对胎儿的影响甚微。

B 级：在动物繁殖性研究中（并未进行孕妇的对照研究），未见到对胎儿的影响。在动物繁殖性研究中表现有不良反应，这些不良反应并未在妊娠 3 个月的妇女得到证实（也没有对其后 6 个月的危害性的证据）。

C 级：在动物的研究证明它有对胎儿的不良反应（致畸或杀死胚胎），但并未在对照组的妇女进行研究，或没有在妇女和动物并行地进行研究。本类药物只有在权衡了对孕妇的好处大于对胎儿的危害之后，方可应用。

D 级：有对胎儿的危害性的明确证据，尽管有危害性，但孕妇用药后有绝对的好处（例如孕妇受到死亡的威胁或患有严重的疾病，因此需用它，如应用其他药物虽然安全但无效）。

X 级：在动物或人的研究表明它可使胎儿异常，或根据经验认为药物对胎儿是有危害性的。在孕妇应用这类药物显然是无益的。本类药物禁用于妊娠或将妊娠的患者。

二、妊娠期用药原则及注意事项

1. **妊娠早期用药** 妊娠早期通常是指 3 个月以内，是胚胎器官分化期，对各种刺激高度敏感，称敏感期。受精后 1 周内，受精卵尚未植于子宫内膜，一般不受孕妇用药的影响；受精后 8~14 天内，受精卵刚种植于子宫内膜，胚层尚未分化,这个时期对药物高度敏感,如果受到药物高度损害时,可造成极早期的流产,如果只是受到部分损害,可能有补偿功能,胚胎可以继续发育而不发生后遗问题。神经系统在受精后 1~25 天、心脏在 30~40 天、四肢在 24~46 天最敏感。

2. **妊娠中期和晚期用药**　此期指怀孕 3 个月到足月,是胎儿发育的最后阶段。此时期器官已大体形成,药物对其难以形成畸形,但像牙齿、神经系统和女性生殖系统还在继续分化发育,某些药物的作用可能会导致上述这些组织的发育迟缓或功能异常。如四环素可透过胎盘与钙结合并聚集沉积在胎儿骨骼和牙齿,致牙齿永久黄染,骨生长迟缓。

3. **妊娠期用药注意事项**

(1)药物使用应尽量以最小有效量、最短有效疗程开始,避免大剂量长期使用,并能随病情及时更换药物,做到尽量用同一种药物,避免联合用药。

(2)应选用已肯定循证医学证据对胚胎、胎儿危害较小的药物,如有 B、C 级药物可用,则尽量选用 B 级药,在无 A、B 级药物可选时,则应慎用 C 级药,D 级药物只在无其他药物可选且孕妇病重急需时才选用,但仍应权衡利弊,充分知情同意。X 级药物在妊娠期绝对禁用,对未经动物试验及临床资料报告证实是否有危害的药物,尽量不用。

(3)非处方药不建议随意使用,孕期必须使用药物时,建议到产科专科医生处咨询。

(4)有条件的单位应注意测定孕妇血药浓度,以便及时调剂剂量,这样既可使靶器官获得有效的药物浓度,又可保证胎儿体内的浓度不致太高。

(5)凡属于临床验证的新药,以及疗效不确定的新药都不要用于孕妇。

三、哺乳期妇女禁用的药物

哺乳期妇女用药后药物进入乳汁，但其中的含量很少，为母亲摄入量的 1%~2%，故一般不至于给乳儿带来危害，然而少数药物在乳汁中的排泄量较大，哺乳期妇女服用量应考虑对乳儿的危害，避免滥用。一般分子量小于 200 的药物和在脂肪与水中都有一定溶解度的物质较易通过细胞膜。在药物与母体血浆蛋白结合能力方面，只有在母体血浆中处于游离状态的药物才能进入乳汁，而与母体血浆蛋白结合牢固的药物如抗凝血的华法林不会在乳汁中出现。另外，要考虑药物的解离度，解离度越低，乳汁中药物浓度也越低。弱碱性药物（如红霉素）易于在乳汁中排泄，而弱酸性药物（如青霉素）较难排泄。哺乳期妇女禁用药物列表见表 2-2。

表 2-2　哺乳期妇女禁用药物

类别	药品名称
抗感染药物	链霉素、巴龙霉素、卡那霉素、氯霉素、林可霉素、克林霉素、红霉素、琥乙红霉素、四环素、米诺环素、多西环素、万古霉素、去甲万古霉素、莫西沙星、加替沙星、司帕沙星、氟罗沙星、洛美沙星、依诺沙星、诺氟沙星、左氧氟沙星、氧氟沙星、环丙沙星、磺胺嘧啶、磺胺甲噁唑、磺胺异噁唑、呋喃妥因、特比萘芬、伊曲康唑、两性霉素 B、氯法齐明、利巴韦林、膦甲酸钠、去羟肌苷、依非韦伦、齐多夫定、甲苯咪唑、阿苯达唑、替硝唑、乙胺嘧啶、伯氨喹、吡喹酮、左旋咪唑
神经系统药物	左旋多巴、金刚烷胺、卡马西平、苯巴比妥、苯妥英钠、磷苯妥英钠、唑吡坦、碳酸锂、甲喹酮、地西泮、硝西泮、奥沙西泮、氟硝西泮、三唑仑、水合氯醛、扎来普隆、扑米酮、利培酮、奥氮平、氟哌利多、甲丙氨酯、氯丙嗪、氟哌啶醇、氯普噻吨、舒必利、氟伏沙明、

类别	药品名称
神经系统药物	齐拉西酮、赖氨匹林、对乙酰氨基酚、双水杨酯、可待因、尼美舒利、双氯芬酸、米索前列醇、萘普生、吲哚美辛、舒林酸、芬布芬、洛索洛芬、美洛昔康、氯诺昔康、萘丁美酮、依托度酸、塞来昔布、奥沙普秦、青霉胺、秋水仙碱、别嘌醇、麦角胺、羟考酮、丁丙诺啡、吗啡、戊四氮、贝美格、士的宁、吡拉西坦、他克林、氟西汀、帕罗西汀、西酞普兰、舍曲林、草酸艾司西酞普兰、文拉法辛、多奈哌齐、托卡朋
循环系统药物	地尔硫䓬、卡维地洛、比索洛尔、阿罗洛尔、丁咯地尔、氟桂利嗪、马尼地平、阿托伐他汀、洛伐他汀、普伐他汀、非诺贝特、辛伐他汀、匹伐他汀、氯贝丁酯、阿昔莫司、依那普利、贝那普利、雷米普利、培哚普利、福辛普利、西拉普利、厄贝沙坦、替米沙坦、坎地沙坦酯、特拉唑嗪、乌拉地尔、肼屈嗪、二氮嗪、米多君、前列地尔
呼吸系统药物	厄多司坦、喷托维林、氯哌斯汀、右美沙芬、倍氯米松
消化系统药物	西咪替丁、雷尼替丁、法莫替丁、尼扎替丁、泮托拉唑、奥美拉唑、埃索美拉唑、雷贝拉唑、胶体酒石酸铋、米索前列醇、曲美布汀、瑞巴派特、复方铝酸铋、匹维溴铵、雷莫司琼、托烷司琼、多拉司琼、西沙必利、伊托必利、酚酞、地芬诺酯、次水杨酸铋、复方樟脑酊、硫普罗宁、熊去氧胆酸、奥利司他、乌司他丁、柳氮磺吡啶、兰瑞肽、生长抑素、奥曲肽
泌尿和生殖系统药物	乙酰唑胺、醋甲唑胺、黄酮哌酯
血液和造血系统药物	双香豆乙酯、茴茚二酮、苯茚二酮、依诺肝素、达肝素、降纤酶、去纤酶、非格司亭、莫拉司亭、培非司亭、西洛他唑、伊洛前列素、氯贝丁酯

续表

类别	药品名称
激素有关药物	曲安奈德、雌二醇、戊酸雌二醇、炔雌醇、雌三醇、尼尔雌醇、己烯雌酚、亮丙瑞林、炔诺酮、甲地孕酮、左炔诺孕酮、孕三烯酮、氯地孕酮、羟孕酮、米非司酮、卡前列素、卡前列甲酯、甲苯磺丁脲、格列本脲、苯乙双胍、二甲双胍、瑞格列奈、降钙素、卡比马唑、碘化钾
抗变态反应药物及免疫调节药	苯海拉明、曲普利啶、青霉胺、环孢素、他克莫司、硫唑嘌呤、咪唑立宾、抗人淋巴细胞免疫球蛋白、来氟米特、雷公藤多苷、干扰素 α2a、干扰素 α1a
抗肿瘤及辅助用药	美法仑、异环磷酰胺、雌莫司汀、卡莫司汀、洛莫司汀、尼莫司汀、福莫司汀、白消安、甲氨蝶呤、硫唑嘌呤、氟尿嘧啶、氟尿苷、卡莫氟、替加氟、阿糖胞苷、吉西他滨、丝裂霉素、平阳霉素、柔红霉素、多柔比星、阿柔比星、伊达比星、长春瑞滨、依托泊苷、替尼泊苷、羟喜树碱、伊立替康、紫杉醇、他莫昔芬、托瑞米芬、福美坦、依西美坦、氨鲁米特、来曲唑、阿那曲唑、甲羟孕酮、甲地孕酮、亮丙瑞林、戈舍瑞林、曲普瑞林、丙卡巴肼、达卡巴嗪、顺铂、卡铂、奥沙利铂、羟基脲、利妥昔单抗、曲妥珠单抗、门冬酰胺酶、米托蒽醌、阿仑膦酸钠、伊班膦酸钠
生物制品	森林脑炎灭活疫苗、流行性出血热灭活疫苗、斑疹伤寒疫苗、霍乱疫苗、伤寒疫苗、伤寒甲型乙型副伤寒联合疫苗、伤寒 Vi 多糖疫苗、钩端螺旋体疫苗、皮上划痕用鼠疫活疫苗、皮上划痕人用布氏菌活疫苗

四、易引起不孕不育的药物

由药物的副作用影响生育者,称为药源性不孕症。据统计,4%~6% 的不孕是由药物引起的。以下药物可引起不孕。

1. 呋喃西林及其衍生物　会抑制睾丸细胞碳水化合物的代谢和氧耗,使生精细胞中的二十二碳六烯酸(docosahexoenoic acid, DHA)浓度下降,引起精子减少,导致不育。

2. 大环内酯类药物,如红霉素、螺旋霉素、麦迪霉素等会造成精子发育停顿和有丝分裂减少,使精子被杀伤或被杀死,存活的精子活动力也明显下降。

3. 磺胺药　复方磺胺甲噁唑副作用是抑制睾丸功能,使精子数量大为减少,精子活动能力明显低下。

4. 柳氮磺吡啶是用于治疗溃疡性结肠炎的药物也能导致精液缺乏,使精子异常者达80%,同时伴有精子数量减少,精子活力降低和不育。

5. 西咪替丁用于治疗十二指肠溃疡,大量持续使用时可引起精子数量减少而致不育。有报道,每日口服1200mg,9周后精子数可减少43%。

6. 镇静催眠药　长期使用或滥用巴比妥和非巴比妥类镇静安眠药可使女性出现月经失调和排卵障碍,男性可出现性欲下降、阳痿或性高潮丧失。氯丙嗪对神经系统各个节段均有作用,例如,对下丘脑具有增加催乳素分泌、抑制促性腺激素分泌的作用,导致雌激素和睾酮分泌减少。

7. 激素类　长期应用过量的类固醇激素,可抑制男性下丘脑-垂体-睾丸轴功能,使睾丸萎缩,精子生成减少,导致不育。这种情况在长期服用类固醇激素的男运动员中已得到了证实。应用雌激素可使男性出现阳痿、射精延迟和不能射精,即使能射精亦只有很少的精液量。使用肾上腺皮质激素可使女性发生月经不调、闭经,雄性激素可以使女性出现月经推迟、性欲亢进和男性化。

8. 抗高血压药　利血平是治疗高血压的常用药物,可使组织中的儿茶酚胺耗竭而产生显著的镇静作用,从而间接地降低性欲。长期使用抗高血压药会影响垂体功能,从而抑制精子的产生。

9. 麻醉和镇痛药 吗啡、哌替啶以及毒品海洛因等能干扰下丘脑 - 垂体系统的调节过程,使阴茎不能勃起或勃起不坚,以致不能完成性交过程,造成射精障碍,导致不育。

第三节 用药与饮食

多年有关资料研究发现,食物在服药期间可直接影响药物活性或机体对药物的吸收,增强或降低药效,严重的可导致毒性反应。为了更好地发挥药物的治疗作用,在服药时应做到合理饮食。

一、口服药物与饮水及饮水量的关系

服口服药时,应适当饮水送服,切忌干吞药片,以免药物附于食管壁,造成对黏膜的损伤,甚至引起溃疡出血。

1. 在服用下列药时,宜多饮水。

(1)平喘药:应用茶碱或茶碱控释制剂、氨茶碱、二羟丙茶碱等,由于其可提高肾血流量,具有利尿作用,使尿量增多而易致脱水,出现口干、多尿或心悸;同时哮喘者又往往血容量较低。

(2)利胆药:利胆药能促进胆汁分泌和排出,机械地冲洗胆道,有助于排出胆道内的泥沙样结石和胆结石术后残留的结石。利胆药去氢胆酸和熊去氧胆酸等,服后可引起胆汁的过度分泌和腹泻,因此,服用期间应尽量多喝水,以避免过度腹泻而造成脱水。

(3)双膦酸盐:阿仑膦酸钠、帕米膦酸、氯屈膦酸等药物用于治疗高钙血症时,可致电解质紊乱和水丢失,故应注意补充液体。

（4）抗痛风药：应用抗痛风药苯溴马隆、丙磺舒或别嘌醇时应多饮水，每日保持尿量在 2000ml 以上，同时应碱化尿液，以防尿酸在尿道形成结石。

（5）抗结石药：服用中成药排石汤、排石颗粒宜多饮水，保持每日尿量在 2500~3000ml，以冲洗尿道并稀释尿液，降低尿液中盐类的浓度，减少尿盐沉淀的机会。

（6）电解质：腹泻时口服补液盐，每袋要加 500~1000ml 凉开水冲溶后服下，以补充因腹泻而丢失的水分。

（7）磺胺药：磺胺药主要由肾排泄，在尿液中的浓度高，可形成结晶性沉淀，出现结晶尿、血尿、疼痛和尿闭。在服用磺胺嘧啶、磺胺甲噁唑、复方磺胺甲噁唑等磺胺药后宜大量饮水，并可加服碳酸氢钠以碱化尿液，促使结晶的溶解度提高。

（8）解热镇痛药：发热时服用阿司匹林，增大饮水量，不仅加速毒素的排出，有利于发汗和降低体温，而且还可以加速药物到达小肠而吸收，有利于提高药物的吸收速度。

2. 下列药物服用时不宜多喝水　并不是所有药服用时都需要多喝水，有些药物因其特殊的起效方式，服用时不仅不能多喝水，甚至不能喝水，否则会降低药效，失去治疗作用。

（1）治疗胃溃疡药：这类药物多被制成混悬剂，进入胃后变成无数不溶解的细小颗粒覆盖在受损胃黏膜上，使胃黏膜免于胃酸侵蚀，慢慢长出新组织并恢复其原有功能。服用这类药物时，如果喝水多会造成药物稀释，使覆盖在受损胃黏膜上的药物颗粒减少，保护膜变薄，从而失去治疗作用。因此，服这类药时不宜多喝水，服药后半小时内也不要喝水。

（2）止咳糖浆：止咳糖浆药液较黏稠，服用后药物会黏附在咽部直接作用于病变部位，从而起到消炎止咳作用。如果喝水过多,会把附着在咽部的药物有效成分冲掉,降低局部药物浓度,影响药效发挥。

(3)舌下含服药物:某些治疗心血管疾病的药物,需要含在舌下以迅速起效,如硝酸甘油、硝酸异山梨酯、复方丹参滴丸、速效救心丸等,通过舌下含服由舌下静脉直接迅速吸收,应避免同时饮水,以免影响药效。

3. 哪些药不宜用热开水送服 服药时可用温开水(与体温近似的水温)送服,对于无胃肠道病变的患者也可用凉开水送服。但有些有些药物不能用热开水送服,以免影响药物疗效。

(1)酶类制剂:酶类药物属于蛋白质,遇热水后即凝固变性而失去活性,达不到治疗目的。常用的有助消化的酶类,如复方消化酶、胃蛋白酶合剂、乳酶生、酵母片、淀粉酶/胰酶/胃蛋白酶(多酶片)等药物。

(2)遇热不稳定的药物:如维生素 C 等,遇热不稳定,易变色而失效。患者服用阿莫西林颗粒剂尤应注意:由于阿莫西林分子中 β- 内酰胺结构的不稳定性,使其在生产、贮藏和使用时都可能发生分子间的聚合反应,形成具有致敏性的高分子聚合物。阿莫西林高聚物的形成与温度有关,温度越高形成的高聚物越多,引起过敏反应的能力越强,60℃可作为一临界值。因此,阿莫西林颗粒时,水温不宜超过 60℃。

(3)止咳糖浆类:这类糖浆多为复方制剂,若用热开水冲服,会将糖浆稀释,降低其黏稠度,不能在咽喉部形成保护膜,影响治疗咳嗽。

(4)活菌制剂:常见的是双歧杆菌、嗜酸乳杆菌、肠球菌等活菌制剂,在儿童服用其活菌粉末时,宜用温开水或温牛奶送服,以免遇高温而失效。

(5)疫苗制剂:脊髓灰质炎减毒活疫苗(小儿麻痹丸)是减毒活疫苗,遇到高温极易被破坏失效,所以这类药应用温开水或凉开水送服,忌用热开水冲服。

二、饮料对药效的影响

用药期间同时喝一些饮料,有可能会对药效产生影响。

1. 茶　富含鞣质,鞣质可分解成鞣酸,容易和药品中的蛋白质、生物碱、金属离子等发生相互作用。鞣酸与铁盐易生成鞣酸铁沉淀,不但会使体内铁质减少,而且鞣酸铁沉淀还会导致腹痛、腹泻等胃肠道不良反应。因此,茶不宜与含铁药品(硫酸亚铁、枸橼酸铁和葡萄糖酸亚铁等治疗缺铁性贫血的铁剂)同服。此外,许多含生物碱的药物,如阿托品、麻黄碱、可待因、利血平、复方氢氧化铝及小檗碱等,可与鞣酸产生沉淀使药效降低。含蛋白质的消化酶类制剂,也会与鞣质结合而降低药效。此外,茶叶中含咖啡因,具有中枢兴奋作用,可拮抗镇静催眠药的作用,降低其药效。

2. 酒类　酒类中含有不同浓度的乙醇,与镇静催眠药、抗癫痫药、抗精神病药等具有中枢抑制作用的药物同用时,能增强其中枢抑制作用,药理作用增强,毒性增加或中毒。如与镇静催眠药同服,可能导致昏睡不醒甚至昏睡数天而死亡。大剂量乙醇对神经系统的作用也由兴奋性转化为抑制性,由于双方的协同作用使中枢神经系统受到强烈抑制。

另外酒类与头孢菌素类抗生素、呋喃唑酮、甲硝唑、磺酰脲类等药物同服会产生"双硫仑样反应"。可出现面红、头痛、恶心、呕吐、视力模糊、精神恍惚、血压下降、心跳加快、胸闷、呼吸困难等症状。重者可有出汗、虚脱、血压下降、烦躁不安、视觉模糊、呼吸困难,甚至休克发生。

红葡萄酒和啤酒中含大量酪胺,与单胺氧化酶抑制剂(如帕吉林)同服可使体内酪胺浓度升高,导致高血压危象。

3. 可乐和咖啡　可乐中含古柯碱,咖啡中含咖啡因,两者都有兴奋神经中枢和刺激胃酸分泌的作用,故可乐、咖啡不宜与镇静药、抗组胺药及对胃肠道有刺激作用的药物同服,否则会降低以上药物的疗效或加剧胃肠道毒副作用。

4. 奶制品　含有较多的蛋白质和钙离子,钙离子可与药物形成络合物或螯合物,影响胃肠道吸收,或与磷酸盐类、硫酸盐类制剂生成溶解度较小的磷酸钙、硫酸钙沉淀,疗效降低。不能与奶制品同服的药物包括:

(1)抗生素类:包括四环素、土霉素、多西环素等,药物会与牛奶中的钙离子形成络合物,减少药物吸收。

(2)含铁药物:钙离子可与铁剂在十二指肠发生吸收竞争,使铁剂吸收减少,降低其疗效,故有些患者即使长期服用铁剂也不奏效,原因之一是同服牛奶所致。

(3)氨茶碱:牛奶中的蛋白质含量较高,可影响氨茶碱的生物利用度。

(4)β受体拮抗药:牛奶可以使胃排空减慢,使药物效应改变。

(5)强心药:牛奶中所含的钙能增加强心苷的毒性,服用洋地黄类药物时喝牛奶,容易产生中毒反应。

5. 西柚汁　西柚亦名胡柚或葡萄柚,原产美洲,其果汁略有苦味,富含果胶,有降低胆固醇的作用,其黄酮类成分也被广泛认为具有抗癌作用。西柚汁主要被细胞色素 P450 酶系统中 CYP3A4 代谢,同时也能抑制 CYP3A4 的活性,从而抑制药物的氧化代谢。因此,合用西柚汁后,许多经 CYP3A4 代谢的药物都会因该酶活性被抑制而代谢减少,血浆药物浓度升高,药理作用增强。钙拮抗剂(如非洛地平、尼卡地平等)、免疫抑制剂(如环孢素、西罗莫司等)、降血脂药(如辛伐他汀)、抗组胺药(如特非那定)、胃动力药(如西沙必利)、镇静催眠药(如地西泮、咪达唑仑等)、抗精神病药物(如氯米帕明）、抗病毒药（如沙奎那韦、利托那韦、奈韦拉平等）、大环内酯类抗生素（如红霉素）、抗寄生虫药（如青蒿素）等药物，与西柚汁同用时药理作用均增强，毒副作用增加。西罗莫司在肠壁和肝中被 CYP3A4 同工酶广泛代谢，因而西罗莫司的消除可受到作用于此同工酶的药物的影响：CYP3A4 的抑制剂可使西罗莫司的代谢减慢，血液水平上升；而 CYP3A4 的诱导剂则使西罗莫司的代谢加快，血液水平下降。临床试验显示，患者每天口服西罗莫司时饮用一杯西柚汁，血浆药物浓度比单服药物提高 2~4 倍。

6. 其他果汁　新鲜果汁富含果酸，果酸主要成分为维生素 C 和枸橼酸等，可导致许多药物分解，不利于药物在小肠内的吸收而使药效下降。红霉素、氯霉素等抗生素及磺胺类抗菌药，遇到酸性液体容易迅速分解，不仅降低药效，还会产生有害中间体从而增加毒性。非甾体类抗炎镇痛药如阿司匹林、双氯芬酸、布洛芬等，本身对胃黏膜有较强的刺激作用，与果酸同用则加剧其对胃肠道的刺激，严重的甚至可导致胃黏膜出血乃至胃壁穿孔。小儿发热时常用的复方阿司匹林等解热镇痛剂对胃黏膜有刺激作用，若在酸性环境中更容易对人体构成危害，因此不宜用果汁送服。橙汁对一些由肝脏代谢的药物有干扰，可以阻碍其代谢从而增强毒性，如他汀类调血脂药等禁用橙汁送服，服药期间也尽量不要饮用橙汁。

三、服药时间与疗效

科学地掌握服药时间，既能发挥药物的最大疗效，还能减少药物的不良反应。

1. 空腹服　抗结核药（如异烟肼）和肾上腺皮质激素（如泼尼松）等，早晨 8 时左右服用，可提高疗效并降低不良反应。

2. 餐前服　胃黏膜保护剂、抗胃溃疡药,餐前服用可使药物更多地分布在胃黏膜表面,使药效提高。降血糖药:餐前服用格列吡嗪、格列本脲、格列喹酮、阿卡波糖,便于就餐时促进胰岛素分泌,抑制消化道糖的分解和吸收,发挥降血糖作用。部分降血压药:服用卡托普利等降压药时,食物会影响其吸收,餐后服药比空腹服用吸收减少 30%~50%。

3. 餐时服　助消化药,如稀盐酸、胃蛋白酶等,餐时服用能及时发挥作用。

4. 餐后服　绝大部分药物都在餐后半小时服用,尤其是消化道刺激性较强的药物,以减少其对胃黏膜的刺激。

(1)非甾体镇痛抗炎药:阿司匹林、对乙酰氨基酚、双氯芬酸、布洛芬等,胃肠道刺激明显,宜餐后服用。

(2)维生素:维生素 B_2 餐后口服吸收较完全。脂溶性药物如维生素 A、维生素 D、维生素 E、维生素 K 等在食用油性食物后服用,更利于吸收。

(3)铁剂:餐后 30 分钟服用可使铁吸收量增加,减少铁剂对胃肠道的刺激。

5. 睡前服　镇静催眠药,如苯巴比妥、地西泮等,应睡前服用,以有效发挥镇静催眠作用;泻药,如酚酞、高浓度甘露醇溶液等,服后 8~12 小时见效,睡前服用后次日清晨可望排便、清肠。驱虫药应在临睡前或晨间服下,此时胃肠道中食少,药物不会被食物阻碍,能很快进入肠道,达到较好的驱虫效果。

6. 定时服　需要连续服用的药物多为定时服用,可根据药效特点和剂型特点选择一日 1 次或一日多次给药,根据人体生物节律选择合适的给药时间定时服用。

7. 必要时服　在胃肠痉挛疼痛时服用解痉止痛药,如阿托品、山莨菪碱、溴丙胺太林等迅速缓解痉挛;感冒发热时服解热镇痛药物复方制剂可有效解热镇痛；心绞痛发作时，舌下含化速效硝酸甘油等迅速缓解心绞痛症状。

8. 其他　长期应用糖皮质激素类药物时，应采用早晨 7~8 时一次给药或隔日早晨一次给药的方法，以减少肾上腺皮质功能下降甚至皮质萎缩的不良后果。

四、消化系统药物的服用时间

1. 胃动力药　多潘立酮、甲氧氯普胺、西沙必利等应餐前 30 分钟服用。因为患者进餐时，药物在体内的血药浓度正好达到高峰，胃肠道在药理作用下开始蠕动，发挥疗效。

2. 胃黏膜保护剂　硫糖铝、果胶铋、枸橼酸铋钾等，餐前服用可使药物在胃壁形成保护膜，既中和胃酸，又能保护胃壁溃疡面。

3. 抗酸药　在餐后胃酸分泌量最大时服，可使溃疡面少受刺激，有利修复。且抗酸作用与胃内充盈度有关，当胃内容物将近排空或完全排空后，抗酸药才能充分发挥抗酸作用。故抗酸药应在餐后 1~1.5 小时后和晚上临睡前服用，可达较好抗酸效果。

4. 稀盐酸　应在餐前或餐时服，常与胃蛋白酶合用。用前需用温开水稀释成 1% 的溶液，服后用水漱口，以免腐蚀牙齿。

5. 胃蛋白酶　必须在酸性条件下才能发挥作用，故常与盐酸合用。胃蛋白酶有散剂、合剂、糖浆剂及片剂等，宜在餐前或吃饭时服用，不宜与硫糖铝、碱性药物同服。

6. 胰酶　宜餐后服用，且不可嚼碎服用，也不能与酸性药物合用。

7. 复方淀粉酶　宜在吃饭时或餐前服。

8. 乳酶生　含活乳杆菌，宜在餐后用冷水送服，

34

不可用开水冲服,以免杀灭乳杆菌,也不宜与抗菌药物或吸附性药物(如药用炭等)合用,以防抑制或杀灭乳杆菌。

9. 多酶片 含有胃蛋白酶、胰蛋白酶、胰淀粉酶、胰脂肪酶等成分,宜餐前服用,且不能嚼碎,也不宜与抗酸药质子泵抑制剂、硫糖铝、氢氧化铝、西咪替丁、雷尼替丁、法莫替丁等合用,不宜与猪肝同食,否则会降低或失去疗效。

10. 微生态制剂 包括:双歧杆菌制剂、双歧杆菌三联活菌制剂、双歧杆菌乳杆菌三联活菌制剂、双歧杆菌四联活菌制剂、乳酸菌素制剂、复合乳酸菌制剂、地衣芽孢杆菌活菌制剂、凝结芽孢杆菌制剂等,多数为细菌或蛋白,不耐热,服用时不宜以热水送服,宜选用温开水,双歧杆菌活菌宜在餐前 30 分钟服用。微生态制剂不宜与抗生素、小檗碱、药用炭、鞣酸蛋白、铋剂、氢氧化铝同服,以免杀灭菌株或减弱药效。如果需要同时服用,可错开时间约 2 小时。

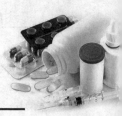

第三章 药物护理操作技术

1. 如何正确使用栓剂?

2. 如何正确使用气雾剂?

3. 哪些药品只能静脉注射,不能肌内注射?

4. 发生药物外渗的处理有哪些?

5. 产生配伍禁忌的一般表现有哪些?

6. 应单独给药的药物有哪些?

7. 乙醇的适宜消毒浓度?

8. 需要进行治疗药物监测的药物有哪些?

9. 治疗药物监测的取血时间?

　　疾病治疗过程中,药物治疗占据非常重要的地位,药物使用方法不正确会导致药物治疗效果下降,严重者甚至会导致病情加重。为保证药物达到预期的治疗效果并减少对患者的伤害,医护工作者在不同剂型的药物使用时需要注意一些问题。

第一节　常用制剂的使用方法

　　药物剂型是使用药物的必要形式,而药物又是通过其剂型发挥作用的。药物剂型多种多样,但无论是哪一种剂型,不仅需要根据不同的疾病、不同的用药部位来选用,而且还要考虑到对人体的安全、有效、经济、方便。若要充分发挥药物的疗效,则必须正确使用药物。

一、正确服用胶囊剂

胶囊剂是药物分装于胶囊中而制成的一种制剂,胶囊剂不仅整洁、美观、容易吞服,而且具有能掩盖某些药物的苦味和难闻的气味、减少刺激、提高药物稳定性等作用,有些胶囊剂还有缓释、控释、肠溶等作用。一般不可拆开服用。

胶囊的比重比水小,在水中上浮,故吞服时头部不宜上仰,否则送服的水咽下后胶囊容易卡在食管中,应把头向下略前倾做吞咽动作,这样较容易吞下胶囊。吞下药物后也不要马上躺下,间隔片刻后应再喝些水。

二、正确服用泡腾片

泡腾片需要放入水中冲泡服用,特别适合儿童及存在吞咽困难的患者。泡腾片的正确服用方法是:取半杯温开水,将一次用量的药片投入水中,待气泡完全消失后,即表示药物全部溶化,摇匀后服下。

服用泡腾片还要注意以下几点:

1. 切忌直接口服或含服　泡腾片在化解的过程中需要大量水,同时会产生大量二氧化碳。若将泡腾片直接放进了患者口中,药片会进入喉咙,将周围的水分吸收,并产生二氧化碳,容易引起窒息。

2. 现泡现喝。

3. 水温不宜过高。

4. 不宜用饮料冲泡。

三、正确使用含服片

药物的使用有多种途径,而从对药物吸收的速度来看,舌下含服仅次于气雾吸入。药物通过舌下黏膜直接吸收入血液循环,这样就避免了吞服药物所引起的肝脏首过效应,以及在胃内的降解损失,使药物高浓度到达靶器官。正确的含服方法为:

1. 先将药丸咬碎后置于舌的下方,口腔干燥时,可含少许白开水,以利药物的吸收。

2. 舌下含药时,靠在椅子或倚在床上取坐位,这样可使回心血量减少,减轻心脏负担,使心肌供氧相对满足自身需要,从而缓解病情。

3. 凡舌下含服的药品,不宜用水送服,以提高药品生物利用度,确保药品起效快,取得更好的疗效。

四、正确使用外用制剂

常用的外用制剂有霜剂、软膏、凝胶剂、洗剂、溶液剂、醑剂等,多用于各种皮肤疾病,也有局部应用产生全身作用或局部作用的,如双氯芬酸钠乳膏(扶他林)。

1. 霜剂 是最常用的外用制剂,常用的霜剂有止痒霜剂(如必舒膏)、防止皮肤水分蒸发的尿素霜(治裂膏)、各类皮质激素霜剂(如氟轻松、地塞米松、曲安西龙、哈西奈德等)。过度使用激素外用制剂可以造成局部皮肤萎缩、多毛、毛细管扩张及色素沉着,长期、大面积地使用可造成皮质激素吸收而引起的库欣综合征(如肥胖、满月脸、血压增高、糖尿等)。应严格掌握适应证,一般情况下,每日使用 2 次。使用时将患处洗净,按需要治疗的患处大小,挤出适量药膏涂于患处,用手指轻轻涂匀。对于局部有鳞屑或皮肤变厚的患者,应先予适当清除再用药效果更好。

2. 软膏 主要成分是羊毛脂、凡士林,由于软膏比较油腻,涂用后能使皮肤软化,药物易于深入吸收,对某些角化、慢性皮肤病(如斑块型银屑并重度皲裂等)效果好,常用的软膏如复方苯甲酸软膏、硫软膏等。使用方法同霜剂,但应注意油脂污染衣物。

3. 凝胶剂 系指药物与适宜的辅料制成均匀或混悬的透明或半透明的半固体制剂,局部凝胶又分为水性凝胶和油性凝胶,临床应用较多的是水凝胶为基质的凝胶剂。使用前清洗患处,取适量凝胶均匀涂抹。

4. 洗剂 常用的洗剂是炉甘石洗剂、硫磺洗剂等,使用时必须注意先摇均匀,后用毛笔或棉签涂用。洗剂的药理作用除了洗剂中所含消炎、杀菌、止痒药物的作用外,还可通过使用洗剂后蒸发水分,降低皮肤温度,因此涂用洗剂的次数每天应多次。

5. 溶液剂 常用的溶液有硼酸溶液、高锰酸钾溶液、依沙吖啶溶液等,使用方法大多为湿敷。湿敷的目的是使有渗出液的创面渗液减轻,创面清洁。正确的湿敷方法是:用比创面略大的消毒纱布 4~6 层浸透上述溶液,放在创面上,根据创面渗液情况每隔 15~30 分钟更换纱布一次,要保持纱布清洁和潮湿。通过纱布的虹吸作用,使创面上的渗液被纱布吸收,使皮下扩张的毛细管收缩,新的渗液减少,达到创面清洁的目的。这种情况主要适用于急性湿疹、皮炎、二度烫伤后疱溃破的渗液面,但大面积湿敷要考虑到药物吸收中毒的可能性。

6. 醑剂 是将药物溶解于乙醇中的外用制剂,常用的有止痒醑剂、癣药水等。由于药物有一定刺激性和脱皮作用,所以面部、黏膜部位及婴幼儿不宜应用。

7. 涂膜制剂 把药物加入薄膜制剂中,涂用后薄膜与外界空气隔绝,便于药物吸收,避免了因衣服摩擦而使药物损失的弊病。凝胶涂用后能产生一层膜,应等晾干后再活动。

如果患者同时使用多种外用剂型时,应先涂用液体剂型,等液体晾干后再涂用膏体,有利于延长药效。

五、正确使用散剂

散剂系指药物与适宜的辅料经粉碎、均匀混合制成的干燥粉末状制剂。除了药物之外，还含有一定量的稀释剂、着色剂、吸收剂等辅料。散剂具有易分散、奏效迅速、制法简便、成本低、剂量容易控制、运输携带方便的优点。散剂有内服散剂和外用散剂。

内服散剂较适用于小儿，便于调整剂量，以消化道用药为多，服用时应加适量水润湿或制成稀糊状后服用，以便起到保护消化道黏膜的作用，如蒙脱石散剂。

外用散剂可以起到保护、吸收分泌物、促进凝血和愈合的作用，一般直接撒在患处即可。

六、正确使用栓剂

栓剂指药物与适宜基质制成的具有一定形状的供人体腔道内给药的固体制剂。栓剂在常温下为固体，塞入腔道后在体温下能迅速软化熔融或溶解于分泌液，逐渐释放药物而产生局部或全身作用，并可避免肝脏的首过效应。

栓剂按给药途径不同分为肛门栓、阴道栓、尿道栓、牙用栓等，以肛门栓、阴道栓最常见。为适应机体的应用部位，栓剂的形状和重量各不相同。肛门栓有圆锥形、圆柱形、鱼雷形等形状，每颗重量约 2g，长 3~4cm，儿童用约 1g；阴道栓有球形、卵形、鸭嘴形等形状，每颗重量约 2~5g，直径 1.5~2.5cm，其中以鸭嘴形的表面积最大。

阴道栓使用后主要在局部起止痒、抗菌、杀虫等作用。阴道栓的正确使用方法是洗净外阴部，平躺或采取适当体位，弯曲双膝，分开双腿，用拇指和示指拈出一枚栓剂，将栓剂尖端向内用中指将栓剂缓慢推入阴道后穹窿处，合适的深度为站立时腹部无异物感。

肛门栓多用于局部止疼、消炎、通便，如痔疮栓具有镇痛消炎作用,甘油栓用于清泻、通便。肛门栓的使用方法是洗净肛门,侧躺或采取适当体位,弯曲双膝,用拇指和示指拈出一枚栓剂,将栓剂尖端向内用中指将栓剂缓慢推入直肠深处,合适的深度为站立时直肠内无异物感。

七、正确使用滴耳剂

滴耳剂系指将药物加入适宜于耳腔的溶媒中所制成的供滴入耳腔内的外用液体制剂。

滴耳剂的使用方法是向耳内滴药前,先用棉签轻轻擦净外耳道内的分泌物,以防药液被分泌物阻挡或冲淡而达不到治疗的目的。中耳炎鼓膜穿孔患者,滴药前应彻底清洗外耳道的脓液及分泌物,可用3%的过氧化氢(双氧水)清洗,然后用消毒棉签拭净外耳道的脓液。

滴药时,患者头部倒向一侧,病耳在上,因外耳道有一定的弯曲度,所以成年人要向后上方牵拉耳朵,把耳道拉直,方可滴药。可用一只手牵拉耳朵,另一只手持药瓶,把药液滴在耳朵内,使药液沿耳道壁慢慢流入耳底。滴完药后,再用消毒棉花轻轻堵住耳道口。滴药时,瓶口不要接触耳部,以免污染药液。滴入耳内的药量不宜过多,一般每次3~4滴,每日3次。

八、正确使用滴鼻剂

滴鼻剂系指将药物加入适宜于鼻腔的溶媒中所制成的供滴入鼻腔内的液体制剂,滴鼻剂的使用方法有以下两种。

用滴鼻剂前要把鼻涕尽量擤干净,如果鼻腔有干痂,可用温盐水清洗鼻腔,待干痂变软后取出再滴药。滴药时需取鼻部低于口和咽的位置:患者仰卧于床上,头向后伸或肩膀下垫一个软枕,也可将头悬垂于床缘外或坐位,头尽量后仰。滴药时可让药液顺着鼻孔一侧慢慢流下,鼻腔侧壁会起缓冲作用,以免药液直接流入咽部而味

苦难忍。滴药后轻按两侧鼻翼,使药液布满鼻腔,一般滴
鼻液每次滴 1~2 滴,每日滴 3~4 次。鼻窦炎患者滴完药,
保持原体位 3~5 分钟后,药液达鼻窦开口,使窦口黏膜收
缩,窦腔内的分泌物容易流出,这时把鼻腔内的分泌物擤
干净,然后再滴一次药,药液可经窦口进入窦腔,起到消
炎作用。也可让患者靠在椅背上,头部仰起并转向一侧
肩部,将滴鼻液滴入,然后转向另一侧,再滴药。当患者
头侧向一侧肩部时,鼻甲组织及鼻窦开口处在最低位置,
滴入药液后药液能充分与鼻甲及鼻窦开口处黏膜接触,
促使鼻道通畅,鼻口开大,有利于通气和副鼻窦通畅,以
取得较佳治疗效果。

九、正确使用滴眼剂

眼用制剂是直接用于眼部的外用制剂,常见的有滴
眼液、眼膏及洗眼液。

使用滴眼液前必须先将双手清洗干净,平躺或后仰,
一只手撑开上下眼睑,眼睛向外看,从内眼角滴入 1~2 滴
滴眼液,每次滴入眼内药水的量不宜过多,然后闭上眼睛
1~2 分钟,眼珠转动一两圈,使药物分散。滴头不要碰到
睫毛或其他物品,以免污染药液。

使用眼药膏前必须先将双手清洗干净,平躺或向后
仰,一只手撑开上下眼睑,眼睛向外看,用消毒的点眼棒
蘸取适量的眼膏,涂在内眼角(也可将适量的眼膏直接挤
在内眼角),闭上眼睛 1~2 分钟,眼珠转动几圈,使药膏分
散。由于眼膏较黏稠,影响视觉,并且药物释放慢,持效
长,一般多为临睡前使用。

十、正确使用气雾剂

气雾剂系指将药物与适宜的抛射剂装于具有特制阀
门系统的耐压密闭容器中制成的澄明液体、混悬液或乳浊
液,使用时借抛射剂的压力将内容物呈雾粒喷出的制剂。

1. 吸入气雾剂　取下保护盖,将药瓶上下摇动,将出药口对准口腔,在慢慢吸气的同时压气雾剂阀门,然后闭上嘴,屏住呼吸 10 秒以上,使药物被充分吸入并附着在支气管和肺泡上,以便更好发挥作用。

2. 鼻用气雾剂(鼻喷剂)　取下保护盖,尽量吐尽气,将药瓶摇动几下,对准鼻孔喷一下,随着喷药缓慢吸气。

3. 口腔喷雾剂　打开保护盖,将药瓶上下摇动几下,按压阀门几下至喷出均匀的喷雾,然后对准口腔压一次或数次,如果压数次,每次应间隔 30 秒,喷药时尽量屏住呼吸。

4. 皮肤用喷剂　使用前用力摇匀,喷洒时手持喷雾器正对皮损处,喷洒量以薄层药液覆盖皮损区为度。

第二节　注射给药操作技术

注射给药或称注射给药法是指将无菌药液注入体内,达到预防和治疗疾病的目的,具有药物吸收快、血药浓度升高迅速、进入体内的药量准确的特点。

一、注射剂使用前应作的外观检查

注射剂可分为注射液和注射用无菌粉末两种。

注射液俗称水针,系将药物配制成供注射人体内用的无菌溶液型注射液、乳状液型注射液或混悬型注射液;注射用无菌粉末俗称粉针,系指药物制成的供临用前用适宜的无菌溶液配制成澄清溶液或均匀混悬液的无菌粉末或无菌块状物,可用适宜的注射用溶剂配制后注射,也可用静脉输液配制后静脉滴注。

护理人员在使用注射剂前,应检查以下内容:

1. 包装是否完好,无破损。注射剂的安瓿、玻璃瓶、塑料瓶、软袋等包装应完好无损,无裂痕、无渗漏;瓶盖密封,无松动。

2. 溶液是否澄清。注射液或溶解后的无菌注射用粉末均应澄明,无异物、无结晶、无沉淀。若发现溶液不均匀,有混浊、沉淀、异物、结晶、霉团等均属不正常现象,应停止使用。

3. 颜色是否一致。注射液或溶解后的无菌注射用粉末多为无色液体,也有药物为黄色、棕色等颜色。一般情况下,同一药物每个小包装应有相同的颜色,如果发现颜色有明显差别,或放置一段时间后颜色与最初不同,很可能说明药物质量有问题或药物内在质量有变化,应暂停使用。如维生素 C 注射液应为无色液体,存储不当或放置时间过长均会变黄,说明维生素 C 被氧化,药效降低。

二、静脉注射和入壶给药的区别

静脉注射即把血液、药液、营养液等液体物质直接注射到静脉中,常用注射部位为前臂和踝部表浅静脉。

入壶给药则是指正在输液时把需要入壶的药物直接推进墨菲滴管。入壶的药物应该与正在输注的药物没有配伍禁忌。通常用在对药物浓度要求不高、药物量较少又需要它尽快入血发挥作用时。

能静脉用的注射剂不一定能入壶,而能入壶的药物一定能静脉应用。

三、肌内注射用药与静脉注射用药的区别

肌内注射用药不可以静脉给予,因为肌内注射与静脉注射药物有如下几点明显区别:

1. 制剂标准不同　静脉给药的药品标准比肌内注射要高,肌内注射用药若要改成静脉注射用药,必须要做疼痛、刺激性反应、热原、不溶性微粒、稳定性等多种实

验，且两者的制备工艺和添加的赋形剂也有区别。

2. 溶媒不同　一般静脉注射用的药物必须以水为溶剂，药液应为澄清溶液，即使是乳剂也应是"水包油"型的均匀制剂；而肌内注射剂可以用注射用油作溶剂，也可配制成混悬剂。

3. 药动学差异　肌内注射起效不如静脉给药起效快。静脉注射后，药物直接进入人体血液循环，不经过肝脏，能较快达到有效血药浓度，发挥作用，清除的速度也相对较快；肌内注射后，药物存在吸收过程，因此起效慢，初始血药浓度较低，但可较长时间保持血药浓度，因此作用时间就长。

综上说明，药品说明书上注明肌内注射的药物均不能用于静脉注射。

部分注射剂只能静脉注射，不能肌内注射，主要包括以下几种情况：

1. 局部刺激性大　大环内酯类抗生素、四环素类抗生素酸性较强，肌内注射具有较强的局部刺激，浓度过高可引起局部剧痛、炎症和坏死，故不可肌内注射，宜用稀浓度缓慢静脉滴注。去甲肾上腺素、葡萄糖酸钙（包括其他各种钙盐）、氯化钾（包括其他各种钾盐）、维生素C、酚磺乙胺、氨甲苯酸（包括其他各种酸类药物）、碳酸氢钠（包括其他各种碱类药物）、去甲万古霉素、两性霉素B、磷霉素、阿莫西林/克拉维酸钾、喹诺酮类抗菌药物、阿昔洛韦及某些抗肿瘤药物等，如果肌内注射可引起局部强烈刺激性疼痛，甚至局部组织坏死。

2. 局部吸收差　地西泮等药物，肌内注射吸收慢而不规则、不完全，如果采用肌内注射给药不能达到有效药物浓度，起不到应有的治疗效果，因此不宜肌内注射。

3. 药物体积大　部分药物，如膦甲酸钠、甲硝唑等，由于溶解度低等原因，需要大量溶媒才能溶解，造成正常治疗剂量的药物溶液体积过大，不适宜肌内注射。

四、发生血管外渗而引起不良后果的药物

静脉给药时如不慎可发生渗漏,有些药物发生血管外渗漏会引起不良后果,应引以注意。

1. 抗肿瘤药　包括细胞毒类、抗代谢类、生物碱类、抗生素类等,外周静脉给药外渗的发生率为 0.5%~6%。多次注射可使血管变硬、疼痛及发生血栓性静脉炎,如药液外溢可导致局部组织坏死。化疗药物的种类越来越多,在应用化疗药物时对注射操作技术要求较高,以减少或防止药物外渗。

2. 钙盐制剂类　包括葡萄糖酸钙、氯化钙、亚叶酸钙等,尤其是给药速度过快时,注射部位出现发红、皮疹、疼痛甚至脱皮和皮肤坏死。发现渗漏应立即停止注射,并用氯化钠液局部注射,氢化可的松、利多卡因、透明质酸局部封闭,同时抬高患肢及热敷。

3. 外周 α 受体激动剂　包括去甲肾上腺素和肾上腺素、多巴胺等。静脉输注时会出现沿静脉径路皮肤变白,注射局部皮肤脱落、发绀、发红等。如发生药液外渗,应在外漏处迅速用 10mg 酚妥拉明加氯化钠注射液作局部封闭浸润注射。

4. 高渗性药品　包括 20% 甘露醇、5% 碳酸氢钠、50% 葡萄糖、10% 氯化钠等,外渗可致组织水肿和皮肤坏死。

5. 其他类　加压素等,可出现周围血管收缩引起血栓形成和坏疽。

五、药物外渗的处理

(一)一般处理

1. 发现药物外渗应立即停药,断开输液器,保留穿刺输液的针头,用注射器连接针头将药物尽可能回抽,以减少药液在局部组织的渗出量,降低渗出液对组织的损害。

2. 抬高患肢,以促进局部外渗药物的吸收。

(二)局部处理

1. 湿敷　普通溶液、营养液、脂肪乳等对组织刺激性小、容易吸收的药物,可用 95% 乙醇或 50% 硫酸镁湿敷,每天 3~4 次,促进药物吸收,减少局部肿胀。血管刺激性药物,如葡萄糖酸钙、氯化钙、氯化钾等,可用 50% 硫酸镁湿敷。酚妥拉明局部湿敷用于血管收缩性药物(如多巴胺、去甲肾上腺素、垂体后叶素等),取酚妥拉明 1ml(10mg)加生理盐水 5ml,取 2 层纱布浸透药液后覆盖于患处,每次局部湿敷 30 分钟,每天早、中、晚各 1 次,持续湿敷。湿敷时间均为 3~7 天。山莨菪碱湿敷可使血管平滑肌松弛,解除静脉血管痉挛,促进药物迅速渗透到皮下组织。

2. 热敷　组织刺激性小、容易吸收的药物,可热敷以促进药物扩散吸收。血管收缩药物应早期热敷,但不能使用 50% 硫酸镁湿敷,因其是高渗液,可使细胞脱水,加重组织坏死。

3. 冷敷　组织刺激性药物,为了抑制药物细胞内代谢,可用冷敷,须在 6 小时内进行,24 小时后再热敷;高渗性药物(如 50% 葡萄糖、甘露醇、碳酸氢钠等),可冷敷,使血管收缩以减少药物吸收;抗肿瘤药紫杉醇、柔红霉素、多柔比星、表柔比星等,可用冰袋间断冰敷,一般不超过 15~20 分钟,早期切忌热敷。

(三)局部封闭

高渗性药物、细胞毒性药物、血管收缩药物发生渗出后,局部组织损害作用大,除了采取一般处置外,还应进行局部封闭。用 2ml 注射器的针头在红肿皮肤的边缘呈点状或扇状封闭,先沿外渗局部的边缘封闭,把外渗区域周边封闭起来,然后是外渗局部的下方。根据情况每天封闭 1 次,一般封闭 3~5 天。

局部封闭用药一般为 1% 利多卡因 2ml+ 生理盐水

2~5ml，或 1% 利多卡因 2ml+ 地塞米松 5mg+ 生理盐水 2~5ml，或 1% 普鲁卡因注射液 2ml+ 生理盐水 2~5ml。部分药物可选用特异性药物拮抗剂。氮芥：10% 硫代硫酸钠 4ml+ 注射用水 6ml，或 1% 普鲁卡因注射液注射于外渗部位；丝裂霉素：1% 普鲁卡因注射液局部封闭；血管收缩药物：0.9% 生理盐水 5ml+ 酚妥拉明 5mg 局部封闭。

六、不宜直接静脉推注的药物

静脉注射给药方法包括静脉滴注和静脉推注。静脉滴注简称静滴，是将大量液体和药物通过静脉输入体内的方法，滴注部位一般在手背和上臂部浅表静脉，小儿以头皮静脉为安全，也可在足背部静脉和大隐静脉输注。静脉推注简称静推，是用注射器将较小容量药物注入静脉内。有些药物可以静脉滴注给药，但不能静脉推注。

不宜静脉推注的药物有：

1. 高浓度电解质　氯化钾、硫酸镁等。10% 氯化钾注射液 10ml 内含氯化钾 1g，推注后血钾浓度立即上升，损害心肌，可引起患者猝死。10% 或 25% 硫酸镁注射液应稀释后静脉注射，否则可引起呼吸抑制，甚至呼吸麻痹。

2. 利尿药　呋塞米、依他尼酸钠等，静脉推注速度过快可引起突发性耳鸣、耳聋，一般情况下不作静脉推注。

3. 神经肌肉接头阻滞药　氨基糖苷类抗生素如阿米卡星、庆大霉素、链霉素、核糖霉素、妥布霉素、奈替米星等，多黏菌素 B，林可霉素、克林霉素，直接静脉推注可发生神经肌肉接头阻滞，引起呼吸抑制。

4. 非水溶媒药物　氢化可的松注射液、氯霉素注射液的溶媒为乙醇溶液，禁止静脉推注。

5. 氨茶碱、苯妥英钠、利多卡因、维生素 K_1 等　静脉推注速度过快可引起死亡。

6. 局部刺激明显的药物　①万古霉素、去甲万古霉素局部刺激强烈,可引起局部剧痛、静脉炎和组织坏死,静脉推注易增加药品的不良反应发生率,如"红人综合征"、血栓性静脉炎、低血压等;②氟喹诺酮类、乳糖酸红霉素、磷霉素、亚胺培南/西司他丁等,静脉推注易发生静脉炎,故采用静脉滴注并控制滴速。

7. 供肌内注射的药品 如普鲁卡因青霉素、苄星青霉素、维生素 B_1、维生素 B_{12} 等标示用法为肌内注射的药品,仅供肌内注射,不能静脉推注。

8. 硝酸甘油 硝酸甘油注射液可用 5% 葡萄糖注射液或氯化钠注射液稀释后静脉滴注,最好用输液泵恒速输入,患者个体差异大,应根据个体的血压、心率和其他血流动力学参数来调整用量。如果快速静脉推注,可迅速扩张血管,引起严重低血压、心动过速、心动过缓、传导阻滞、心悸、循环衰竭甚至死亡。

七、需要避光保存和避光输注的药物

药物储存条件可影响药物的稳定性,部分药物对光不稳定,在储存或输注时需要避光,见表 3-1 和表 3-2。

表 3-1 需避光保存的药物

分类	药品名称
喹诺酮类抗菌药物	环丙沙星、左氧氟沙星、洛美沙星、依诺沙星、氟罗沙星
抗结核药	对氨基水杨酸
抗真菌药	两性霉素 B
中枢神经系统药物	异丙嗪、氯丙嗪、吗啡、地西泮
血管活性药物	肾上腺素、异丙肾上腺素、去甲肾上腺素、多巴胺
循环系统药物	硝酸甘油、硝普钠、尼莫地平
血液系统药物	酚磺乙胺

续表

分类	药品名称
泌尿系统药物	呋塞米
抗肿瘤及辅助用药	顺铂、卡铂、奥沙利铂、环磷酰胺、阿糖胞苷、甲氨蝶呤、氟尿嘧啶、多柔比星、丝裂霉素、表柔比星、吡柔比星、长春新碱、高三尖杉酯碱、紫杉醇、长春瑞滨、依托泊苷、多西他赛、昂丹司琼、亚叶酸钙
维生素类	维生素 B_1、维生素 B_2、维生素 B_6、维生素 B_{12}、维生素 C、复方维生素、甲钴胺、叶酸
造影剂	碘海醇、复方泛影葡胺、钆喷酸葡胺等
激素	氢化可的松

表 3-2 输注时需要避光的药物

通用名	注意事项
阿扎司琼	遇光易分解,启封后应快速使用并注意避光
长春地辛	避光,注射液应用前新鲜配制,剩余的注射液应弃去,不可放置再用
长春新碱	注入静脉时避免日光直接照射
多种维生素	维生素 A、维生素 B_2 和维生素 B_6 对紫外线敏感,维生素 A、维生素 B_1、维生素 C 和维生素 E 可能会随着溶液中氧浓度上升加速失活
甲氨蝶呤	静脉滴注时需避光,以免药物分解
甲钴胺	给药时见光易分解,开封后立即使用的同时,应注意避光
甲氧氯普胺	本品遇光变成黄色或黄棕色后,毒性增高
卡铂	滴注及存放时应避免直接日晒
两性霉素 B	宜缓慢避光输注,每剂滴注时间至少 6 小时
硫辛酸	配好的输液,用铝箔纸包裹避光,6 小时内可保持稳定

通用名	注意事项
米卡芬净	在光线下慢慢分解,应避免阳光直射,如果从配制到输液结束时超过6小时应将输液袋遮光
奈达铂	忌与含铝器皿接触,在存放及滴注时应避免直接日光照射
尼卡地平	本品对光不稳定,使用时应避免阳光直射
尼莫地平	有轻微的光敏感性,应避免在太阳光直射下使用;在散射性日光或人工光源下10小时内不必采取特殊的保护措施
硼替佐米	配制后的溶液放在原容器或注射器内不得超过8小时,且不应在室内光线下暴露8小时以内
水溶性维生素	加入葡萄糖注射液中进行输注时,应注意避光
顺铂	对静脉滴注瓶应予以遮盖以避光,如储存于室温及避光,化学上可稳定24小时
五水头孢唑林	配制后未及时使用请避光保存,室温保存不得超过24小时
硝普钠	在避光输液瓶中静脉滴注
硝酸甘油	静脉使用时需采用避光措施
亚叶酸钙	应避免光线直接照射及热接触
亚叶酸钠	现用现配,避免光线直接照射及热接触
伊曲康唑	混合后的溶液避免直接光照

八、静脉输液药品配制好后存放时间

静脉输液药品配制好后均应尽快使用,以避免放置时间长造成的溶液污染、药物降解、微粒数增加、生成有害物质等问题发生。因此,配制好的静脉输液药品,即使在洁净环境中保存,即使药品在溶液中很稳定,亦应坚持时间越短越安全的原则,在尽可能短的时间内使用。

因特殊原因造成静脉输液事先配制好,不能尽快使用的,其允许存放的时间长短主要决定于药物在溶媒中的稳定性及溶液的易染菌程度。

对于抗菌药物,由于本身具有防止病原微生物滋生的作用,若药物本身剂型即为溶液剂,说明药物稳定性较好,在适宜的溶媒中存放的时间可略长,如氨基糖苷类、大环内酯类、氯霉素类、林可酰胺类、喹诺酮类抗菌药物。盐酸莫西沙星氯化钠注射液,本身为 100ml 溶液剂,与 0.9% 氯化钠注射液、5% 葡萄糖注射液、10% 葡萄糖注射液、40% 葡萄糖注射液、20% 木糖醇注射液、复方氯化钠注射液、乳酸钠林格注射液、注射用水混合后,室温下可保持稳定 24 小时。

若药物本身制剂为粉针剂且仅有粉针剂,说明药物水溶液稳定性差,放置时间应较短。青霉素类及部分头孢菌素类抗菌药物的溶液不稳定,应新鲜配制。如注射用青霉素钠,其水溶液不稳定,20IU/ml 青霉素溶液 30℃放置 24 小时效价下降 56%,青霉烯酸含量增加 200 倍,因此应用本品须新鲜配制,即配即用。阿莫西林 / 克拉维酸钾长时间放置易氧化变色,溶解后应立即给药,制备好的溶液不能冷冻保存。

对于生物制剂,本身是微生物的良好培养基,配制好后应尽快使用。如人血白蛋白,开启后应立即使用,一次输注完毕,不得分次或给第二人输用。

九、影响静脉滴注速度的因素

影响药物静脉滴注速度的因素很多,包括药物因素、患者因素及输液装置等多方面。

1. 药物成分 药物的成分不同,其输注的速度也应不同。如葡萄糖注射液如果输入过快,则机体对葡萄糖不能充分利用,部分葡萄糖就会从尿中排出,特别是肝病患者因肝脏对糖同化功能低下更需要缓慢输入。成人输注 10% 的葡萄糖注射液时以 5~6ml/min 较为适宜。再如静脉滴注氯化钾，如速度过快可使血清钾突然上升引起高钾血症，从而抑制心肌，以致使心脏停搏于舒张期状态，血清钾达 7.5mmol/L 时即有可能发生死亡。如果把 1g 氯化钾直接推入血液，短暂时间内就可使血清钾水平从原来的基础上立即增高 3~3.5mmol/L，是极危险的。所以氯化钾一般要求稀释成 0.3% 浓度，4~6ml/min 输注。

2. 渗透压　药物的渗透压越大，每毫升滴数越多。在等渗溶液中，无论用 7 号或 5.5 号头皮针，1ml 相当于 20 滴；而在高渗溶液中，用 7 号头皮针 1ml 相当于 22 滴，用 5.5 号头皮针 1ml 相当于 22.4 滴。

3. 药液浓度　在同样条件下，临床常用药液每毫升滴数无明显差异，但药液的浓度达到一定程度或黏稠度比较大时，则每毫升滴数明显增多。在临床工作中应根据不同浓度的药液，按实际每毫升的滴数计算输液速度。

4. 药物的刺激性　有些药物有刺激性，特别是当药物的浓度增高后更明显，静脉注射易引起静脉炎，外渗可致组织发生溃疡和坏死，此时静脉管腔狭窄，导致血液回流不畅，从而使滴速减慢。所以输入对血管刺激性较强药物应适当减慢滴速，以保持滴速既适合治疗要求又尽量减少药物刺激对血管的损害。

5. 药液温度　液体温度太低时，由于低温刺激引起血管壁痉挛而引起滴速减慢。特别对于体质较差的患者，因为药液太冷机体一时不能适应，常引起寒战或不适。因此，应该根据体质、病情以及输液量、室温等适当使输液剂加温，一般可维持在 20~30℃ 之间为宜。

6. 患者年龄　根据患者的不同年龄选择不同的滴注速度。新生儿输注速度要求很慢，合理掌握其输液速度，对于新生儿安全输液、防止发生心力衰竭和肺水肿等情况，保证治疗的顺利进行是非常重要的。除早产儿或低体重儿外，一般新生儿静脉输液的速度控制在 4~6 滴 / 分，个别新生儿病情危重需 24 小时持续输液,其输液速度可控制在 2~3 滴 / 分。再者老年人由于心血管系统代偿功能不全,肾脏对体液调节能力低下,如输液过快会引起急性肺水肿等,因此老年患者滴注速度不宜过快。

7. 患者体位　输液滴速平卧位＞侧卧位＞半坐卧位＞坐卧位。因此,护理人员应对输液患者加强巡视,尤其是对医嘱规定时间完成的输液患者和严格要求控制速度的药物,在巡视中发现患者变换卧位时,应及时调整液体的滴速,以确保输液患者的治疗效果。

8. 血管及血压　血管粗且弹性好的静脉血液回流快,液体输入速度则快。在输液中,静脉液体外渗、血管壁肿胀、静脉炎、静脉痉挛、末梢循环欠佳等现象影响滴注速度,发生滴注速度过快或过慢、滴速暂停等现象。静脉压影响输液速度,静脉压高时输液速度较快,静脉压低时输液速度减慢。患者由于疼痛、输入刺激性药物、寒战、肌张力增高或代偿期的休克患者,其血管出现反射性痉挛,静脉压升高,滴速减慢。由于化学性、机械性刺激或细菌感染,血管壁肿胀,静脉管腔狭窄导致血液回流不畅,从而使滴速减慢。

9. 患者病理状态　当患者患有不同疾病后,其各种脏器的功能可能会发生改变,输液速度也应该作出相应的调整。如肾功能不全的患者在输注 0.9% 氯化钠注射液时不宜过快,因为 0.9% 氯化钠注射液中氯离子的含量远远高于血浆浓度(0.9% 氯化钠注射液的氯离子浓度 154mmol/L,血浆的氯离子浓度只有 103mmol/L),输液过快可使氯离子在体内迅速增多,肾功能健全时,过多的氯离子尚可由尿中排出以保持离子间的平衡;而肾功能不全时则容易造成高氯性酸中毒。

10. 患者耐受力　当患者滴注药理作用很强的药物时,有时快速滴注患者无法耐受,应减慢滴速,增加其用药的顺应性。如治疗儿童低钙血症特别是手足抽搐发作时,输以钙输液剂治疗钙缺乏,如输入速度过快,可引起心率缓慢、期前收缩、心室颤动等心律失常,有时因血管扩张引起低血压,为避免产生上述情况,输钙速度应控制在 0.25mmol/min 以下。

11. 输液装置　常用一次性输液器的滴系数有 15 滴 / 毫升、20 滴 / 毫升等型号,在临床使用过程中应注意输液器的滴系数并不是绝对固定的。输液管扭曲、受压会使输液的流出通路阻力增加,滴速减慢。输液器墨菲管管内液面高度等于或小于液滴自然长度时,由于滴管内液面干扰液滴的自然形成,破坏液滴表面张力使液滴变形、变小而过早下落,输液滴数增快,这时表面上给人造成了输液速度增快的假象,但此时的液滴已变形、变小,无法再根据输液滴数正确计算出输液速度。另外,输液瓶距输液手臂的高度也影响输注速度,高度越高,产生的压差越大,液体滴速越快,一般输液容器距离穿刺点的垂直高度应在 90cm 左右。

十、药物与静脉滴注速度的选择

一般情况下,静脉滴注速度成人为 40~60 滴 / 分,紧急情况下加快至 80~120 滴 / 分,但要密切观察患者反应。小儿按分钟每公斤体重 2~3 滴计算,一般不超过 40 滴 / 分,除大量失水者外,一般速度不宜过快。新生儿每分钟每公斤体重 3 滴,婴儿每分钟每公斤体重 2 滴或 3~4ml/(kg·h),幼儿每分钟每公斤体重 1.5 滴或 2~3ml/(kg·h)。

(一)滴注速度应适当加快的药物

1. 脱水药　治疗脑出血、颅内压增高等疾病时,滴速应快。甘露醇在用于降低颅内压时,需要快速滴入使血浆形成高渗状态,20% 甘露醇注射液 250ml 一般要求在 15~30 分钟滴完,否则起不到降低颅压的作用。

2. 青霉素类抗生素　β- 内酰胺类抗生素中很多品

种有安全性好、不良反应小等优点，为了提高疗效，以充分发挥其繁殖期杀菌剂的优势，可采取高浓度快速输入，同时还可以减少药物的降解。青霉素类抗生素宜将一次剂量溶于约100ml输液中，于0.5~1小时内滴完。青霉素类抗生素仅在细胞分裂后期细胞壁形成的短期内有效，快速滴注在较短时间内达较高血药浓度可提高杀菌疗效，同时可减少药物分解而产生的致敏物质。对重症感染患者，成人一日240~2000万U，儿童一日20~40万U/kg，分4~6次快速滴注。但溶液也不能过浓（一般为1万~4万U/ml）过快，以免中枢神经系统中浓度高引起各种神经毒性反应，如嗜睡、神经错乱和幻觉、惊厥、昏迷以致死于脑病。

3. 补充血容量药　当机体血容量迅速降低，出现休克症状时，应迅速补充有效血容量，短期内快速输入0.9%氯化钠注射液、右旋糖酐、全血或血浆、白蛋白以维持有效回心血量。

4. 用阿托品治疗有机磷农药中毒时，为了迅速发挥治疗作用，尽快达到阿托品化，提高抢救治疗效果，需要提高滴速和浓度（伴有心脑血管疾病的患者例外）。

5. 抗心律失常、抗癌药、肝素、钾、血管活性药和催产素等　当速度太慢时，患者不但不能获得有效的药物浓度或液体的量，还可能导致输液针管被血凝块堵塞。

（二）给药速度应适当放慢的药物

1. 血药浓度超过安全范围易引起毒性反应的药物　此类药物有氨茶碱、林可霉素、氨基糖苷类抗生素、苯妥英钠、苯巴比妥、利多卡因、普鲁卡因胺等。这些药物治疗安全范围窄，药动学个体差异很大，引起的毒性反应对人体损害较大甚至可引起死亡。若滴速过快，会使稳态血药浓度超过治疗范围，造成患者药物毒性反应。①氨茶碱静脉注射时浓度过高、注射速度过快，可出现头晕、胸闷、心悸、心律失常甚至血压急剧下降、惊厥等，因此,本品 0.25~0.5g 须用 50% 葡萄糖注射液 20~40ml 稀释后缓慢静脉注射(10 分钟以上)。②盐酸林可霉素注射速度过快可引起昏厥、血压下降、心电图改变、心跳及呼吸停顿等严重反应,尤其心内膜炎患者,滴速过快可致心脏停搏。应稀释后缓慢注射,一般 600mg 溶于 5% 葡萄糖液或 0.9% 氯化钠注射液 100~200ml 中,8~12 小时 1 次,滴注时间不少于 1 小时。③氨基糖苷类抗生素持续高浓度输注引起的耳毒性反应可致永久性耳聋,婴幼儿可致终身聋哑,后果严重。④苯妥英钠静脉滴注速度不得超过 25mg/min,若大于此速度则会出现呼吸暂停、低血压、室性节律、心脏停搏。⑤盐酸利多卡因用于维持治疗时,静脉滴注速度超过 50μg/(kg·min)或血药浓度超过 50mg/ml 时,可出现痉挛、低血压、传导阻滞、心动过缓等,故静脉滴注速度应控制在 20~50μg/(kg·min)以内,如按体重 50kg 计,即滴速在 1~2.5mg/min 之间;心力衰竭、肝病及 60 岁以上的老年人用量酌减。⑥静脉滴注硝酸甘油速度过快,可致患者听力障碍、排尿困难。

2. 易刺激血管引起静脉炎等不良反应的药物　此类药物有红霉素、磷霉素钠、诺氟沙星、万古霉素、两性霉素等。大多数抗菌药物静脉滴注时,如果浓度过高或滴速过快常可导致静脉炎,表现为注射部位不同程度的疼痛和静脉变硬。①乳糖酸红霉素滴注速度过快或浓度过高,易发生静脉内疼痛或血栓性静脉炎,以静脉注射时为甚,烧伤患者更易发生,故用时应稀释至 0.1% 浓度以下,缓慢滴注;②万古霉素浓度过高可导致血栓性静脉炎,滴速过快可发生红斑样或荨麻疹样变态反应皮肤发红(称红人综合征),还可引起心血管系统反应,引起心脏停搏、呼吸衰竭死亡;③诺氟沙星注射液静脉滴注时可引起局部刺激、脉管炎等。因此,滴注速度不宜过快,浓度不宜过高,严禁静脉注射。

3. 对肾功能有损害的药物　主要经过肾脏排泄的

药物,若静脉输注过快,单位时间内经肾脏排泄的药物浓度过高,可致药物性肾损害。①膦甲酸钠注射液滴注速度与不良反应有密切关系,滴速过快可使患者发生肾功能损害,导致腰痛不良反应。由于滴注速度过快,使患者在单位时间内药物浓度急剧升高,超过阈值浓度而出现毒副反应。因此临床上在静脉滴注膦甲酸钠注射液时,滴注速度不宜过快,不得大于 1mg/(kg·min),按 40 滴/分控制滴速为宜。②大多数头孢菌素类药物及万古霉素主要通过肾脏排泄,可抑制、干扰肾小管细胞酶活性,引起急性肾小管坏死。而这类现象在小儿、老年人及肾功能不全的患者身上尤易发生,故在大剂量、快速静脉滴注时应密切注意。③在使用两性霉素 B 疗程中几乎所有患者均可出现不同程度的肾功能损害,故应注意选择适当剂量,缓慢静脉滴注,必要时监测肾功能和血药浓度。④抗病毒药物阿昔洛韦、更昔洛韦、利巴韦林、阿糖腺苷、膦甲酸钠等静脉滴速也宜缓慢。阿昔洛韦静脉滴注过快可发生肾小管内药物结晶沉积,引起肾功能损害的病例可达 10%。

4. 有心血管系统反应的药物　①林可霉素滴速过快可引起血压下降和心电图变化,甚至可导致神经肌肉接头传导阻滞而引起呼吸、心跳停止;②咪康唑注射过快可发生心律失常,严重者心跳、呼吸停止;③两性霉素 B 滴速过快有引起心室颤动或心脏停搏的可能。

5. 神经系统毒性药物　①喹诺酮类药物脂溶性高,易透过血脑屏障进入脑组织,抑制 γ-氨基丁酸与其受体结合,诱发惊厥和痉挛;同时还有不同程度的恶心、呕吐、胃肠不适、颜面潮红等反应,故滴注时间应不少于 1 小时。②亚胺培南/西司他丁对中枢神经系统中的 γ-氨基丁酸的亲和力大于其他 β-内酰胺类,所以亚胺培南引起的癫痫相对多见。对滴速过快使脑内血药浓度过高出现的惊厥、癫痫发作等,一般在减量、停药和应用地西泮治疗后可控制。③氨基糖苷类、多黏菌素类静脉滴注速度过快,可对神经肌肉接头产生阻滞作用。氨基糖苷类引起的不良反应可用新斯的明对抗,而多黏菌素属于非竞争性阻滞剂,新斯的明无效,只能用人工呼吸。

6. 调节水、电解质及酸碱平衡的药物　①氯化钾静脉滴注易引起刺激性疼痛,静脉过量或速度过快可引起高钾血症,表现为四肢无力、手脚口唇发麻、呼吸乏力及呼吸困难、心率减慢、心律失常、传导阻滞,甚至心脏停搏。有多例致死亡的资料报道。因此静脉滴注时速度宜慢,溶液不可太浓(一般不超过 0.3%,治疗心律失常时可加至 0.6%~0.7%),否则不仅引起局部剧痛,且可导致心脏停搏。晚期慢性肾功能不全或肾皮质功能低下者,由于排钾较慢,应慎用。②临床上滴注钠盐也不能过快,以免中枢神经系统中浓度高,引起各种神经毒性反应,如嗜睡、神经错乱和幻觉、惊厥、蛛网膜炎、昏迷以致死于脑病等。③高镁、高钙等其他血清电解质的浓度超过正常值也会引起严重的不良反应,钙剂浓度过高或静脉注射过快可产生心律失常,甚至心室颤动或心脏停搏于收缩期。静脉注射时可用 10%~25% 葡萄糖注射液等量稀释后缓慢注射(不超过 2ml/min),且不可漏至血管外,以防局部剧烈疼痛或组织坏死。氯化钙注射液因刺激性大,一般应用 10%~25% 葡萄糖注射液稀释后缓慢注入。④临床上治疗酸中毒的乳酸钠应根据患者的二氧化碳结合力计算用量,速度控制在 50 滴 / 分内。

7. 氨基酸、脂肪乳等肠外营养药物　①氨基酸类药物静脉滴注过快可引起面红、发热、恶心、呕吐、心悸、胸闷、头痛等。大量快速输液可引起胃酸增加,加重胃溃疡病,甚至引起酸中毒。氨基酸类药物因其渗透压常大大超过人体正常渗透压,若滴速过快,高渗作用可造成人体细胞脱水,使细胞间液减少,增加细胞外液容量,从而血容量急剧增加,破坏红细胞,增加循环系统负担,造成头晕、呕吐、低血压、心动过缓现象。对老年心肺功能差的患者尤其应注意,特别是肾病患者更应控制滴速,故氨基酸静脉滴注速度应控制在 15 滴 / 分。②脂肪乳的不良反应与滴注过快有关,急性反应症状有畏冷、发热、心悸、呼吸困难、恶心等,长时间大量输注可引起循环超负荷综合征。可将一日剂量的脂肪乳剂与葡萄糖、复方氨基酸等注射液混入输液袋在 24 小时内匀速输入患者机体,如果单独输注脂肪乳则不应过快,因输注速度太快容易引起脂质代谢紊乱,特别是肝肾功能不全、严重的高脂血症患者。脂肪乳注射液的输液速度及剂量应根据患者廓清脂肪的能力来调整,使用 10% 脂肪乳剂,开始 10 分钟内输注速度控制在 12~15 滴 / 分,然后逐渐增加,30 分钟后稳定在 40~60 滴 / 分,在 3~5 小时内输完 500ml;20% 的脂肪乳剂,则 30 分钟后稳定在 30~40 滴 / 分,500ml 于 5~7 小时输完。

8. 其他药物 ①多巴胺、间羟胺、肾上腺素、异丙肾上腺素、酚妥拉明等血管活性药物输注时,应密切观察患者的血压、心率、脉搏、四肢温度及尿量等,根据患者病情变化,调整滴速,使血压维持在正常水平。②肝素的不良反应主要是引起自发性出血,表现为各种黏膜出血、关节积液和伤口出血等。如滴注速度过快,剂量过大,则更易发生上述反应。注射时应以 5000U 加入 5%~10% 葡萄糖液或 0.9% 氯化钠注射液 100ml 中静脉滴注,速度以 20~30 滴 / 分为宜。③普萘洛尔(心得安)静脉注射或静脉滴注过快可致低血压、窦性心动过缓和心力衰竭,严重者可因心肌麻痹而死亡。因此,静脉注射速度不得超过 1mg/min;静脉滴注时将一次量 2.5~5mg 稀释于 5%~10% 葡萄糖注射液 100ml 内,速度不得超过 1mg/min,滴注过程中严密观察血压、心律和心率变化,随时调节滴注速度,如心率较慢,则应立即停药。④硝普钠静脉滴注,一般 50mg 溶于 10% 葡萄糖注射液 500ml,配成 0.01% 溶液,滴注速度为 0.5~8μg/(kg·min)或 20~200μg/min。如滴速过快常可引起血压急剧下降,故滴注过程中要严密观察血压及脉搏,以调节滴速。

9. 中药注射剂　药品说明书上明确提示应控制输注速度的中药注射剂有痰热清注射液、热毒宁注射液、红花注射液、艾迪注射液、康艾注射液等,这类药物应缓慢滴注,如滴速过快就会出现药物不良反应(ADR),甚至发生严重的 ADR。由于中药注射剂成分复杂,目前还不能做到提取有效成分的单体来配制,未除尽的动植物蛋白、鞣质等杂质极易引起过敏反应。药物本身在生产和储存中又可能产生新的杂质。临床不合理配伍配制操作、输注速度等都可诱发 ADR 发生。因此在输注中药注射液时应严格按照药品说明书中规定的剂量、输注速度采用规定的输液的载体,不能与其他药物同时注射。用药前需对光检查,发现药液混浊或变色时不能再用。输液过程中,应缓慢滴注,注意观察有无头晕、心慌、发热、皮疹等过敏反应。

十一、配制药品与健康防护

配制时须注意健康防护的药品主要包括化疗药物、抗菌药物、吸入麻醉药、挥发性药物等。

1. 化疗药物　由于化疗药物对人体的肿瘤组织及正常组织均有抑制作用,并有近期和远期毒性,化疗药物的主要毒性包括:胃肠道反应、骨髓抑制、心脏毒性、肝毒性及其他毒性。在化疗药物配制过程中,当粉剂安瓿打开时及瓶装药液抽取后拔针时,均有肉眼看不到的溢出,形成含有毒性微粒的气溶胶或气雾,通过皮肤或呼吸道进入人体,危害配药人员并污染环境,为避免这一危害,护理人员在接触化疗药物过程中要严格防护,以加强职业保护。

护理人员接触化疗药物的方式:容器破裂或药液溢

出；配药过程中打开安瓿或注入溶剂时粉末散出；溶药时加压过大，拔针时易造成药液喷出；操作过程中针头脱落致使药液溢出；加药时药液漏到手上、工作服上或地面上；操作中发生针刺伤；医疗废弃物及患者排泄物造成的空气污染。

化疗防护的基本原则及个人防护措施：操作前穿防护衣裤、一次性隔离衣，戴一次性口罩、帽子，戴聚氯乙烯手套、外置乳胶手套，戴护目镜，在专门的化疗药物配制间的生物安全柜内操作。

2. **抗菌药物**　频繁接触各种抗菌药物可导致护理人员产生抗药性，个人患病用药时敏感性降低。如果护理人员对药物过敏，会产生严重后果甚至过敏性休克、猝死。因此配制抗菌药物溶液时应尽量在专用净化台进行。

3. **吸入麻醉药**　手术室使用的麻醉气体主要有乙醚、恩氟烷、异氟烷、氧化亚氮等，麻醉气体可从面罩活瓣、螺纹管衔接处漏出，污染手术室空气。长期接触可导致麻醉废气在体内蓄积，出现白细胞减少等症。长期吸入微量的麻醉气体会影响机体正常功能，如氧化亚氮能氧化维生素 B_{12}，使甲硫氨酸合成酶失活，从而导致 DNA 合成降低并能抑制骨髓造血功能；恩氟烷长期吸入也可造成肝脏损害。

手术室护理人员长期接触吸入性麻醉药，必须加强健康防护。手术室应安装无复循环式空调机，改善手术室空气净化质量，保持室内空气清新洁净；选择精密的循环紧闭式麻醉机，在麻醉机上建立清除麻醉废气系统；手术室女工作人员在妊娠期间尽量减少接触吸入麻醉药。

4. **挥发性药物**　麝香气香强烈，具有开窍醒神、活血散结、催产下胎的功效。麝香注射液挥发性很强，护理人员在配制过程中会吸入，可引起流产或不孕。因此，麝香注射液的配制应在生物安全柜内进行,怀孕或准备怀孕的护理人员应避免接触。

十二、微粒与静脉输液安全

静脉输液中微粒的危害主要表现在以下方面:

1. 造成局部组织栓塞和坏死　大于毛细血管直径的微粒,就可直接堵塞毛细血管,小动脉的阻塞可抑制氧化代谢或其他代谢活动,导致细胞损伤和器官坏死。

2. 引起静脉炎　微粒在进入人体后,可随血液循环,引起血管内壁刺激损伤使血管壁正常状态发生改变,变得不光滑,引起血小板的黏着,导致静脉炎的产生。研究表明:输液中微粒含量的多少与静脉炎的发生有关,占70%左右。

3. 引起肉芽肿的产生　当微粒侵入脑、肺、肾等组织毛细血管内时,会引起巨噬细胞增殖,形成肉芽肿,从而引起脑、肺、肾和眼等部位不同程度的供血不足,造成循环障碍,直至坏死。

4. 引起过敏反应　药物结晶微粒、聚合物、降解物及其他异物都可在注射部位或静脉血管与组织蛋白发生反应,从而引起过敏反应。

5. 引起肿瘤形成和肿瘤样反应　石棉纤维可引起肺癌,大量放射性微粒进入人体后可引起白血病或白细胞减少症。

6. 引起输液反应　输液反应的表现与热原反应非常相似。

7. 其他　由于颗粒碰撞作用,使血小板减少,造成出血等病症。

由于输液中的微粒有以上危害,《中国药典》对微粒检查进行了规定。

十三、静脉注射用人免疫球蛋白和人血白蛋白的安全使用

静脉注射用人免疫球蛋白和人血白蛋白均为血液制品,临床应用时应注意以下事项:

1. 外观性状　如果药液呈现混浊、冰冻、异物絮状及摇不散的沉淀或瓶子有裂纹、过期失效,不得使用。

2. 避免污染　药品开启后应一次输注完毕,不得分次或给第二人输用。

3. 缓慢滴注　两种药物仅供静脉输注使用,静脉滴注速度不宜超过 1~2ml/min。

4. 单独输注　静脉注射用人免疫球蛋白应单独输注,不得与其他药物或溶液混合,如需要,可以用 5% 葡萄糖注射液稀释,但糖尿病患者、有严重酸碱代谢紊乱者应慎用。人血白蛋白可用 5% 葡萄糖注射液或 0.9% 氯化钠注射液适当稀释,但不能用注射用水稀释,以免引起患者溶血。

5. 关注过敏反应　如有过敏可疑或过敏反应发生,必须立即停止输注,并采取适宜的治疗措施。如果发生休克,按目前的休克治疗方案给予抗休克治疗。在以下情况下,会给患者带来待定的危险,使用白蛋白时格外小心:如:失代偿性心功能不全、高血压、食管静脉曲张、肺水肿、出血倾向、严重贫血、肾性和肾后性无尿。

6. 关注渗透压　20% 人血白蛋白的胶体渗透压约相当于血浆的 4 倍,因此,当高浓度的白蛋白输入时,要小心确保患者适当的水分,要对患者进行仔细监护,以防止循环超负荷和水分过多。

7. 关注电解质平衡　给予白蛋白时,需监测患者的电解质状况,并根据情况采取适当步骤维持患者主要电解质平衡。

8. 补充必要的血液成分　在血浆置换治疗时,输注

速率必须根据置换的速率进行调节。置换的血容量较大时，控制凝血和血细胞比容非常必要，确保足够的其他血液成分（凝血因子、电解质、血小板和红细胞）被同时置换。一旦出现心血管超负荷的早期临床症状或者血压升高、静脉压升高和肺水肿时，须立即停止输注并监测患者的血流动力学指标。

第三节　药物配伍禁忌

配伍禁忌，是指两种以上药物混合使用或药物制成制剂时发生体外的相互作用，可能出现混浊、沉淀、产生气体及变色等外观异常的现象。发生药物配伍禁忌可使药物的治疗作用减弱，导致治疗失败；有些药物配伍使副作用或毒性增强，引起严重不良反应；还有些药物配伍使治疗作用过度增强，超出了机体所能耐受的能力，也可引起不良反应，乃至危害患者等。

一、产生注射剂配伍变化的主要因素

1. 配伍不当　血液及血液制品因成分较为复杂，与药物混合后，能引起溶血和血细胞凝聚；甘露醇为过饱和溶液，加入药物可使甘露醇结晶析出；氨基酸、脂肪乳及其他油乳剂因其稳定性受许多因素影响，故与其他注射液配伍应慎重。青霉素能与蛋白质结合而增加变态反应发生的概率，因此将青霉素加入到蛋白质类输液中使用是不妥当的。

2. 溶媒组成的改变　为了有利于药物溶解、稳定，注射剂有时采用非水性溶媒如乙醇、丙二醇、甘油等，当这些非水性溶媒的注射剂加入输液（水溶液）中时，由于溶媒组成的改变而析出药物。如氯霉素注射液（含乙醇、甘油等）加入 5% 葡萄糖注射液中时往往析出氯霉素。

3. pH 在不适当的 pH 下,药物会产生沉淀或加速分解。许多抗生素在不同 pH 条件下其分解速度不同,如乳糖酸红霉素在等渗氯化钠中(pH 约 6.45)24 小时分解3%,若在糖盐水中(pH 约 5.5)则分解 32.5%。葡萄糖注射液的 pH 为 3.2~5.5,遇酸不稳定的抗生素如青霉素与葡萄糖注射液配伍会引起分解失效。头孢唑林与 5% 葡萄糖注射液及维生素 C 注射液配伍,24 小时内含量下降 8.9%。

4. 离子作用 某些离子可加速药物的水解反应,如乳酸根离子能加速氨苄西林的水解,氨苄西林在含乳酸的复方氯化钠注射液中 4 小时后可损失 20%。乳酸根还能加速青霉素的分解,pH 为 6.4 时青霉素的分解速度与乳酸根离子浓度成正比。

5. 聚合反应 某些青霉素类或头孢菌素类药物在放置期间,因 pH 下降出现变色,溶液变黏稠,这是聚合物所致。聚合物形成与时间及温度有关。

6. 电解质的盐析作用 如两性霉素 B 在水中不溶,其注射剂为胶体分散体,只能加在 5% 葡萄糖注射液中静脉滴注。如果在有大量电解质的输液中则能被电解质盐析出来,以致胶体粒子凝集而产生沉淀。

7. 配合量 配合量的多少影响到浓度,药物在一定浓度下才出现沉淀。如 100mg/L 间羟胺注射液与 100mg/L 氢化可的松琥珀酸钠注射液在等渗氯化钠或 5% 葡萄糖注射液中观察不到变化,但 300mg/L 氢化可的松琥珀酸钠与 200mg/L 间羟胺则出现沉淀。

8. 反应时间 多数药物在溶液中的变化反应是个较长的过程,要做到新鲜配制,并在规定的时间内用完。

9. 温度 反应速度受温度影响很大,温度升高反应速度加快,配好的输液应避免温度过高。

10. 混合的顺序 配制肠外营养液时,应严格按照混合顺序操作,将脂溶性维生素加入脂肪乳中,将水溶性维生素加到葡萄糖中,各种离子加入葡萄糖或氨基酸中,否则易出现脂肪乳破乳或溶液混浊。

11. 成分的纯度　有些制剂在配伍时发生的异常现象,并不是由于成分本身而是由于原辅料的不纯(含有杂质)所引起。例如氯化钠原料中含有微量的钙盐,当与 2.5% 枸橼酸钠注射液配合时往往产生枸橼酸钙的悬浮微粒而混浊。中草药注射液中未除尽的高分子杂质也能在长久贮存过程中或与输液配伍时出现混浊或沉淀。

二、产生配伍禁忌的一般规律

注射剂产生配伍禁忌的一般规律有以下几方面:

1. 非离子型药物,临床上最常用的葡萄糖或单糖类溶液,除 pH 偏酸性外,很少造成配伍禁忌。

2. 高渗溶液、过饱和溶液易出现配伍禁忌。

3. 电荷相反的两种离子相遇及分子量较高的化合物配伍时,往往会形成可溶性和不溶性的化合物。

4. 含有无机离子的药物往往由于 Ca^{2+} 及 Mg^{2+} 的缘故而形成沉淀,Fe^{2+} 可引起溶液变色,I^- 不能与生物碱配伍。

5. 阳离子型药物中的游离生物碱在水中溶解度较小,与 pH 高、缓冲容量较大的弱碱性溶液配伍时,易发生沉淀。

6. 阴离子型药物中的游离酸在水中的溶解度也较小,与低 pH 溶液或较大缓冲容量弱酸性溶液配伍时也能产生沉淀。

7. 阳离子型药物与阴离子型药物间易出现配伍禁忌,可能出现沉淀或混浊。阳离子型抗菌药物有:氨基糖苷类、大环内酯类、四环素类、林可酰胺类、喹诺酮类、万古霉素及去甲万古霉素等;阴离子型抗菌药物有:青霉素类、头孢菌素类、磺胺类等。

8. 具有氧化性能的药物和具有还原性能的药物间易发生配伍变化。如酚磺乙胺注射液加入碱性输液中,其对二酚基团迅速氧化变成黄色并逐渐加深;肾上腺素注射液与碱性输液配伍,其邻二酚基团迅速氧化成浅红色,逐步加深成褐色;盐酸普鲁卡因注射液与碱性输液配伍,浓度高时可能发生不溶性沉淀,其酯键逐渐水解减效并氧化发生黄色。

9. 与药物稳定时的 pH 相差越大,药物分解失效也越快。

三、产生配伍禁忌的一般表现

配伍禁忌分为物理性配伍禁忌和化学性配伍禁忌。物理性配伍禁忌即某些药物配合在一起会发生物理变化,主要表现为药物的外观变化;化学性配伍禁忌即某些药物配合在一起发生化学反应,不但改变了药物的性状,而且使药物减效、失效或毒性增强。配伍禁忌常表现为:

1. 沉淀 由两种或两种以上药物溶液配伍时,产生一种或多种不溶性溶质,如氯化钙与碳酸氢钠溶液配伍,则形成难溶性碳酸钙而出现沉淀;生物碱类的水溶液遇碱性药物、鞣酸类、重金属、碘化物与溴化物,也产生沉淀。

2. 析出 两种液体药物混合时,其中一种药物析出沉淀或使药液混浊。20% 甘露醇注射液为过饱和溶液,温度降低时极易出现结晶,在其中加入各种离子均易析出结晶,因此不宜与其他药物配伍,应单独输注。

3. 变色 主要由于药物间发生化学变化或受光、空气影响而引起,变色可影响药效,甚至完全失效。奥美拉唑应用 0.9% 氯化钠注射液或 5% 葡萄糖注射液 100ml 溶解,如使用 250ml 或 500ml 输液,由于配制后 pH 降低,增加了溶液不稳定性,且滴注时间延长更容易变色,可变为棕红色或出现沉淀。原因可能是奥美拉唑易受 pH、光线、重金属离子、氧化性、还原性等多因素影响,尤其在酸性条件时,结构发生破坏性变化,出现变色和聚合沉淀现象。

4. 水解 某些药物在水溶液中容易发生水解而失效,如青霉素在水溶性溶媒中易水解,作用丧失。

5. 分层 两种性质不相容的药物经混合后,很快又分离,成为不均匀的分散体。如维生素 D_2 等脂溶性药物与葡萄糖或氯化钠注射液混合,稍许静置,分为两层。

四、配伍禁忌的预防

预防配伍禁忌的发生,首先要求医护人员了解药物配伍禁忌知识,避免诱发配伍禁忌的情况发生。

1. 详细阅读各类药物使用说明书,了解药物用法用量、注意事项、配伍禁忌等,及时发现各药物之间是否存在配伍禁忌。

2. 在药物配伍禁忌尚未明确时多观察、试验,总结经验,发现问题及时处理,并向医生提供配伍禁忌依据,建议将两种不明配伍禁忌的药物分别输注,以避免混浊、沉淀出现。

3. 不同类药物的注射器分开使用,如喹诺酮类、头孢菌素类、钙剂、中药制剂等容易和其他药物发生反应,都应分别选用注射器。

4. 在两种可能发生配伍禁忌的药物之间,用 20ml未加任何药物的 5% 葡萄糖注射液或 0.9% 氯化钠注射液冲净输液管中的剩余药物,避免潜在的或直接的配伍反应。

5. 不同类的药物注射器勿在同一瓶未加任何药物的葡萄糖注射液或 0.9% 氯化钠注射液中抽吸,以免增加配伍禁忌现象发生。

五、配伍禁忌的处置

一旦发现配伍禁忌现象,应根据发现的早晚采取相应措施。

1. 如果配好液体输液前即发现有配伍禁忌发生,首先将有配伍禁忌的输液单独妥善保管,避免误用于患者。同时应查清原因,如因药液浓度过高出现沉淀,可进一步稀释,如沉淀消失可继续使用;若为药物变性、变质等不能挽回情况或分析不清原因的情况,应丢弃配好的输液,与医师或药师取得联系,查找原因,重新按医嘱配制输液。

2. 如果输液接瓶时发现药物配伍禁忌现象,或配伍禁忌仅出现在莫菲管内,应立即关闭输液器上的速度调节器,夹紧莫菲管上段的输液管,拔出输液针头停止输液。也可不拔出输液针头,关闭速度调节器后立即准备另一瓶液体相同但不含药物的输液,换用新输液器,导出液体后关闭输液器上的速度调节器;将患者原来使用的输液器头皮针末端反折捏紧,避免进入空气或使患者血液流出,将输液器和头皮针连接处分离,与新输液器连接并确认无空气后打开速度调节器临时输注空白液体,待配好液后继续输液。

3. 如输液过程中发现配伍禁忌发生,应迅速关闭输液器的速度调节器,拔出输液针头停止输液,并联系医师根据情况采取相应救治措施。

六、应单独给药的药物

有些药物由于其特殊性质,而不适于与其他药物配伍。

1. 血液　血液不透明,在产生沉淀混浊时不易观察。血液成分极复杂,与药物的注射液混合后可能引起溶血、血细胞凝聚等现象,故不应加入任何药物。

2. 白蛋白　不应与其他药物、全血和红细胞混合使用。

3. 甘露醇　甘露醇注射液含 20% 以及 25% 甘露醇，为一过饱和溶液，加入某些药物如氯化钾、氯化钠等能引起甘露醇结晶析出。

4. 静脉注射用脂肪油乳剂　乳剂的稳定性受许多因素影响，加入药物往往能破坏乳剂的稳定性，产生乳剂破裂、油相合并或油相凝聚等现象。

5. 中药注射剂　由于中药注射液的成分复杂，与其他药物配伍不当会产生溶液的 pH 改变、澄明度变化、絮状物或沉淀出现、颜色改变等一系列变化。如复方丹参注射液与氧氟沙星、环丙沙星、甲磺酸培氟沙星等喹诺酮类药物配伍时，会立即出现混浊，有时有絮状沉淀，有时析出结晶等。复方丹参注射液加入右旋糖酐 40 注射液中静脉滴注，较易引起过敏反应。因此，临床应用中药注射液时应单独使用，不宜与其他药物在同一容器中混合使用。

七、钙剂注射时须注意的配伍禁忌

临床常用的含钙注射剂有葡萄糖酸钙、氯化钙、乳酸钙等。钙可以维持神经肌肉的正常兴奋性，增加毛细血管的致密性，使渗出减少，起抗过敏作用；钙离子可用于镁中毒和氟中毒的解救。应用含钙注射剂时应注意的问题包括以下内容：

1. 注射前应询问患者的用药史。若在应用洋地黄期间或停药 7 小时以内，禁用钙剂。因洋地黄治疗量与中毒量很接近，钙剂与洋地黄合用易引起洋地黄中毒。

2. 含钙注射剂用前应以等量葡萄糖注射液稀释，葡萄糖酸钙只能供静脉注射，皮下、肌内注射会造成组织坏死。

3. 选择较粗的静脉注射，如头静脉、正中静脉，注射时针头斜面必须全部进入静脉内方可推药。

4. 注射速度应缓慢，一般 1~2ml/min，否则可导致全身或咽部发热、恶心、头晕、晕倒等不良反应。严重时可致心律失常、心室颤动,甚至心脏停搏。

5. 注射时密切观察患者有无面色苍白、心慌、恶心、出虚汗等全身反应,若患者感觉咽部或全身发热时,应暂停注射,待热感减轻时再继续注射。还应观察局部有无红肿,一旦发现应停止注射,重新静脉穿刺。

6. 意外处理 一旦药液漏至血管外引起疼痛,可用普鲁卡因局部封闭。为了防止组织坏死,局部可注射0.9%氯化钠注射液进行稀释,并作热敷以促进吸收。若注射过程中发生患者晕倒,应立即停止注射,置患者平卧,头部放低,密切观察脉搏及血压。

八、对溶媒有特殊要求的药物

有些药物,在临床应用时需要用特殊溶媒溶解,见表3-3。

表3-3 需要用特殊溶媒溶解的药物

药品名称	溶媒
注射用阿糖胞苷	苯甲醇
注射用丁二磺酸腺苷蛋氨酸	自带溶媒
注射用胸腺法新(日达仙)	自带溶媒
注射用阿奇霉素	自带溶媒
注射用头孢曲松钠 (泛生舒复)	自带溶媒
注射用丙戊酸钠(赛诺菲)	自带溶媒
注射用右丙亚胺	自带溶媒
注射用亮丙瑞林缓释微球	自带溶媒
注射用奥美拉唑	自带溶媒
注射用曲妥珠单抗	稀释液为含1.1%苯甲醇的灭菌注射用水

第四节　消毒操作技术

消毒是指杀死病原微生物但不一定能杀死细菌芽孢的方法。通常用化学的方法来达到消毒的作用。用于消毒的化学药物叫作消毒剂。

一、常规皮肤消毒与脱碘

碘杀菌力强，主要通过与细菌蛋白质结合，并使酶蛋白氧化而失活。碘对黏膜及皮肤有一定的刺激性，碘过敏者可引起全身的皮疹反应。通常2%碘酊用于一般皮肤消毒或皮肤感染，2%碘酊用于手术野皮肤消毒，稍干后再用乙醇脱碘，防止碘刺激皮肤引起发泡及脱皮，甚至引起皮炎。

聚维酮碘是元素碘与表面活性剂聚乙烯吡咯烷酮（polyvinyl pyrrolidone，PVP）络合成的新型消毒剂。表面活性剂起载体与助溶作用，当和消毒部位接触时，碘在溶液中缓慢释放，可保持较长时间的杀菌作用，杀菌谱广，对病毒有强力杀灭作用；只要溶液颜色未褪，仍有杀菌效力；对皮肤、黏膜无刺激性，毒性低，且几乎没有腐蚀性；兼有清洁剂作用，所以不用脱碘。

二、乙醇的适宜消毒浓度

乙醇是最常用的皮肤消毒剂，通常75%的乙醇用于消毒；50%的乙醇用于防压疮；20%~50%的乙醇擦浴用于高热患者的物理降温。

乙醇的消毒原理是吸收细菌蛋白的水分，使其脱水变性凝固从而达到杀灭细菌的目的。如果使用高浓度乙醇，对细菌蛋白脱水过于迅速，使细菌表面蛋白质首先变性凝固，形成了一层坚固的包膜，乙醇反而不能很好地渗入细菌内部，以致影响其杀菌能力。75%的乙醇与细菌的渗透压相近，可以在细菌表面蛋白变性前不断向内部渗入，使细菌所有蛋白脱水、变性凝固，最终杀死细菌。乙醇浓度低于75%时，由于渗透性降低，也会影响杀菌能力。由此可见，乙醇杀菌消毒能力的强弱与其浓度大小有直接的关系，75%乙醇的消毒作用最强，过高或过低都会影响杀毒效果。

乙醇极易挥发，因此，消毒乙醇配好后，应立即置于密封性能良好的瓶中密封保存、备用，以免因挥发而降低浓度，影响杀菌效果。另外，乙醇的刺激性较大，黏膜消毒应禁用。

三、高锰酸钾溶液浓度

高锰酸钾是强氧化剂，有较强的杀菌作用。高锰酸钾遇有机物起氧化作用，氧原子立即与有机物结合，还原后形成的氧化锰与蛋白质结合成复合物。故高锰酸钾低浓度有收敛作用，高浓度有腐蚀作用，外用高锰酸钾溶液的浓度因用途不同而异。

通常0.01%高锰酸钾溶液用于湿烂性皮肤病、足癣湿泡、小面积溃疡、脓肿等；0.025%溶液用于漱口、阴道冲洗及坐浴；0.1%高锰酸钾溶液用于水果食物消毒；1%高锰酸钾溶液用于毒蛇咬伤消毒。

使用高锰酸钾时应注意，由于高锰酸钾放出氧的速度慢，浸泡时间一定要达到5分钟才能杀灭细菌。配制水溶液最好用凉开水，水温偏高会使其分解失效。配制好的水溶液通常只能保存2小时左右，当溶液变成褐紫色时就会失去消毒作用，故最好能随配随用。

四、氯己定乙醇皮肤消毒液及其特点

常用皮肤消毒液为葡萄糖酸氯己定乙醇皮肤消毒液，葡萄糖酸氯己定和乙醇为主要有效成分。氯己定又名洗必泰,系阳离子表面活性剂,具有广谱抑菌、杀菌作用,是一种较好的杀菌消毒药,对革兰阳性和阴性菌的抗菌作用比苯扎溴铵强。其杀菌机制主要是破坏细菌胞浆膜上的渗透屏障,低浓度可导致部分胞浆渗漏,高浓度则可致胞浆凝聚变性,从而杀菌。

（一）特点

1. 消毒液中使用葡萄糖酸氯己定与乙醇复配,可提高其杀菌速度,并且由于其含醇类,可在手清洁干燥的基础上直接进行擦拭消毒,操作更为简便,皮肤干燥速度快,减少了临床操作程序,因而加快了工作进程。

2. 既能快速杀菌又有一定的持续抗菌作用。

3. 对革兰阳性细菌的杀菌效果较革兰阴性细菌大,偏碱时活性较佳。

4. 有机物对消毒剂的杀菌作用无明显影响。

5. 本品不可与肥皂、碱等共用,不可与碘酊、氯化汞、高锰酸钾等配伍,不可用高压灭菌。

6. 适用于注射部位、采血部位及一般皮肤穿刺部位、手术部位的皮肤消毒;适用于外科手消毒和卫生手消毒。

（二）注意事项

1. 外用消毒剂,不得口服,置于儿童不易触及处。

2. 避免触及眼与内耳。

3. 氯己定及乙醇过敏者禁用。

4. 阴凉、干燥处避光保存。

第五节 治疗药物监测

一、需要进行治疗药物监测的情况

治疗药物监测(therapeutic drug monitoring, TDM)即血药浓度测定,通过药物浓度测定可定量地描述药物在患者体内的过程,得到有关药动学参数。工作内容可概括为:测定血液中或其他体液中的药物浓度,观察临床药效,考察药物治疗的效果,必要时根据药动学原理调整给药方案,使药物治疗达到理想的结果。需要进行 TDM 的情况包括:

1. 药物安全范围较窄,其有效浓度和中毒浓度比较接近,如地高辛、锂盐、茶碱等。

2. 药物具有非线性动力学特征,剂量稍有增加血药浓度便急剧上升,血浆半衰期明显延后,而产生中毒症状。如水杨酸盐、苯妥英钠、普萘洛尔等。

3. 药动学的个体差异很大,特别是由于遗传性造成药物代谢速率明显差异的情况,如普鲁卡因胺的乙酰化代谢。

4. 怀疑患者药物中毒,尤其有的药物中毒症状与剂量不足的症状类似而临床难以辨别时。如普鲁卡因胺治疗心律失常时,药物过量也可以引起心律失常,苯妥英钠中毒引起的抽搐与癫痫发作不易区别等。

5. 常规剂量下没有看到疗效,测定血药浓度有助于分析疗效不佳的原因。

6. 常规剂量下出现毒性反应的药物或诊断处理药物中毒。

7. 药物的消除器官功能受损,如肾功能较差的患者应用氨基糖苷类抗生素,肝功能损害患者应用利多卡因等。

8. 怀疑由于联合用药而出现的异常反应。

9. 在短期内难以判断疗效的药物,多系用于预防某些疾病发作的药物,如用氨茶碱预防哮喘发作,苯妥英钠预防癫痫发作时,须对药物进行监测。

10. 需要长期使用的药物,血药浓度可因各种原因而发生变化。

11. 患者不按医嘱用药而引起的药效变化。

二、需要进行治疗药物监测的药物

1. 强心苷类　地高辛、洋地黄毒苷等。
2. 抗心律失常药　利多卡因、普鲁卡因胺、奎尼丁、胺碘酮、丙吡胺等。
3. 抗癫痫药　苯妥英钠、丙戊酸钠、卡马西平、苯巴比妥、乙琥胺。
4. β受体拮抗药　普萘洛尔、美托洛尔、阿替洛尔。
5. 平喘药　氨茶碱。
6. 抗抑郁药　丙米嗪、地昔帕明、阿米替林、去甲替林等。
7. 抗生素　庆大霉素、链霉素、卡那霉素、阿米卡星、氯霉素、万古霉素、去甲万古霉素、伏立康唑等。
8. 抗恶性肿瘤药　甲氨蝶呤等。
9. 免疫抑制剂　环孢素、他克莫司。

三、治疗药物监测的取血时间

测定样品除了血浆、血清及全血外，还可以测定唾液、尿或脑脊液等体液。至于取样的具体时间，应根据监测的要求、目的及具体药物而定，也应该参考数据处理的方法而定。

一般药物浓度监测多采用谷浓度检测，即在给药前取血进行血药浓度监测。如环孢素用于器官移植后抗排异反应，不同时间段其目标血药浓度不同，环孢素的血药浓度与免疫抑制的强度相关，也与肝肾的毒性反应相关，药物的毒性反应和器官移植排斥反应的临床表现不易鉴别，环孢素的有效浓度与中毒浓度又很接近，因此，环孢素是属 TDM 常规监测的药物。要测定药物谷浓度应在早上服药前取血，要测定峰浓度应在用药后 2 小时取血。

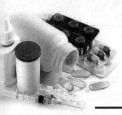

第四章 药物过敏试验

1. 怎样判定青霉素皮试结果？

2. 青霉素过敏者是否可使用头孢菌素类抗生素？

3. 青霉素类过敏性休克的抢救措施？

过敏体质患者在使用某些药物时可引起不同程度的过敏反应，甚至发生过敏性休克，如不及时抢救，可危及生命。因此，临床上为防止过敏反应的发生，在使用某些易致敏药物时，应详细询问过敏史、用药史和家族史外，还必须要作过敏试验，以保证患者安全。

第一节　药物皮试

皮试是皮肤(或皮内)敏感试验的简称。某些药物在临床使用过程中容易发生过敏反应,常见的过敏反应包括皮疹、荨麻疹、皮炎、发热、血管神经性水肿、哮喘、过敏性休克等,其中以过敏性休克最为严重,甚至可导致死亡。为了防止过敏反应的发生,特别是严重过敏反应的发生,规定一些容易发生过敏反应的药物在使用前需要作皮肤敏感试验,皮试阴性的药物可以给患者使用,皮试阳性的则禁止使用。

一、皮试方法

试验方法有皮内注射、静脉注射、划痕、斑贴、结膜试验、口含等方法,以皮内注射(皮试)最为常用。操作方法如下:

1. 皮内注射　消毒前臂屈侧腕关节上约 6.6cm 处皮肤,取皮试液注入肘内侧皮内,一般成人 0.05~0.1ml。20 分钟后,皮丘局部隆起并出现红晕、硬块,直径在 1cm以上或红晕周围有伪足、痒感为阳性。

2. 静脉注射试验法　如碘造影剂过敏试验,用 30%溶液 1ml 静脉注射,密切观察 20 分钟,注意有无心慌、恶心、呕吐、荨麻疹、血压下降及其他不适等反应。如有上述现象不可注射。

3. 划痕法　取皮试液 1 滴于前臂内侧皮肤上划痕,使之少量出血,20 分钟后观察,如发红在 10mm 以上或肿胀在 7mm 以上为阳性。

4. 斑贴试验　将抗原稀释液浸过的药膜直接置于受试者的前臂屈侧,可以检查出患者对哪些东西过敏,生活中应尽量避开这些过敏原。

5. 结膜试验法　取 1~2 滴造影剂滴入一侧眼结膜囊内,1 分钟后观察结膜与巩膜充血情况,如有显著充血(与对侧对比),血管扩张、曲张,即为强阳性。

6. 口含试验法　如碘造影剂过敏试验,将 1~5ml 造影剂含于口中,5 分钟后观察有无心慌、恶心、呕吐、荨麻疹、血压下降及其他不适等过敏反应。

二、用药前应作过敏试验的药物

某些药物在临床使用过程中容易发生过敏反应,容易引起过敏的抗菌药物,尤其是抗生素类引起的过敏反应最为多见,几近三分之一。其次为中药,尤其是中药注射剂,其他如酶类、生化制剂及生物制品、麻醉药、造影剂等。中枢神经系统药物、循环系统药物、血液系统药物、消化系统药物、呼吸系统药物、抗肿瘤药、维生素类药物等都有引起过敏反应的报道。

并不是所有容易过敏的药物都需要作皮试,《中华人民共和国药典临床用药须知》中规定了必须作皮试的药物(见表 4-1)。另外,容易致敏的药品且说明书中又要求作皮试的药品也应进行皮试。

三、药品过敏反应试验液的配制方法

1. 青霉素类　所有青霉素均采用青霉素钠液作皮试,浓度 500IU/ml。取青霉素钠 80 万 IU,用 0.9% 氯化钠注射液加至 4ml(20 万 IU/ml);取上液 0.1ml 加 0.9% 氯化钠注射液至 1ml(2 万 IU/ml);取 0.1ml 加 0.9% 氯化钠注射液至 1ml(2000IU/ml);取 0.25ml 加 0.9% 氯化钠注射液至 1ml(500IU/ml)得皮试液;取皮试液 0.1ml(含青霉素钠 50IU)作皮试。

2. 头孢菌素类　没有关于头孢菌素需要作皮试的规定,但有些头孢菌素类产品说明书上写明"用前作皮试"。如果作皮试,应用处方开具的药品作皮试,用 0.9% 氯化钠注射液稀释成浓度为 300μg/ml 皮试液,皮内注射 0.1ml。

表 4-1 规定应作过敏试验的药物

药品名称	要求	皮试方法	备注
细胞色素 C 注射液	使用本品前，须作皮内试验，皮试阳性者禁用	皮试划痕法：0.3mg/ml 溶液 1 滴滴于前臂屈面皮肤上，用针在其上刺扎（单刺）或多下刺扎（多刺），至少量出血程度。皮内注射法：0.03mg/ml 溶液 0.03~0.05ml 皮内注射。均观察 15~20 分钟，单刺者局部红晕直径 10mm以上或丘疹直径＞7mm 以上，多刺和皮内注射者红晕直径 15mm 以上或丘疹直径 10mm以上为阳性	
盐酸普鲁卡因	用药前应询问过敏史，对过敏体质患者应作皮肤试验	皮肤试验方法：皮内注射 1%~2% 普鲁卡因溶液 0.1ml，局部出现红疹、发热或肿块者对普鲁卡因过敏	
降纤酶注射剂	用药前应作皮试	以本品 0.1ml 用 0.9% 氯化钠注射液稀释至1ml，皮内注射 0.1ml，皮试阴性者才可使用	

续表

药品名称	要求	皮试方法	备注
青霉素钠(钾)注射剂	注射前必须先作青霉素皮肤试验,有青霉素过敏史者一般不宜进行皮试	皮内试验:用75%乙醇消毒前臂屈侧腕关节上约6.6cm处皮肤,抽取皮试液0.1ml作皮内注射(小儿0.02~0.03ml),20分钟后,如局部出现红肿,直径大于1cm或局部红晕或伴有小水疱者为阳性;对可疑阳性反应者,应在另一前臂用0.9%氯化钠注射液作对照试验	
青霉素Ⅴ钾片剂苄星青霉素注射剂苯唑西林钠注射剂氯唑西林钠注射剂、胶囊、颗粒氨苄西林钠注射剂、胶囊	给药前须仔细询问有无药物过敏史,并作青霉素皮肤试验,既往有青霉素过敏史者及皮试阳性反应者禁用	见青霉素皮内试验方法	

续表

药品名称	要求	皮试方法	备注
阿莫西林片剂、胶囊、注射剂 羧苄西林钠注射剂 哌拉西林钠注射剂 磺苄西林钠注射剂			
普鲁卡因青霉素注射剂	用药前必须先作青霉素皮肤试验及普鲁卡因皮肤试验,其中任何一药试验阳性者均不可使用	见青霉素皮内试验方法及普鲁卡因皮内试验方法	
胸腺肽注射剂	对于过敏体质者,注射前及停药后再次注射时须作皮试,阳性反应者禁用	配成 25μg/ml 的溶液,皮内注射 0.1ml	

续表

药品名称	要求	皮试方法	备注
白喉抗毒素注射剂 破伤风抗毒素注射剂 多价气性坏疽抗毒素注射剂 抗炭疽血清注射剂 抗狂犬病血清注射剂 肉毒抗毒素注射剂	注射前必须先作过敏试验，阴性者方可给药，阳性者必须采用脱敏注射法	取 0.1ml 加 0.9% 氯化钠注射液混匀，在前臂掌侧皮内注射 0.05ml，观察 30 分钟。如注射部位无明显反应者即为阴性；如注射局部出现皮丘增大、红肿、浸润，特别是形似伪足或有明显痒感者为阳性反应，必须用脱敏法进行注射；如注射局部反应特别严重或除局部反应外并伴有全身症状反应，则为强阳性反应，应尽量避免使用	脱敏注射法：用氯化钠注射液稀释 10 倍，分小量数次作皮下注射，每次注射后观察 30 分钟。第一次可注射 0.2ml，观察无发绀、气喘或显著呼吸急促、脉搏加速时，即可注射第二次 0.4ml，如仍无反应则可注射第三次 0.8ml，如仍无反应即可将未稀释的抗毒素全量作缓慢肌内注射
抗蛇毒血清注射剂	注射前需间间血清制	取本品 0.1ml 加氯化钠注射液 1.9ml，在前臂	脱敏注射法：用氯化钠

续表

药品名称	要求	皮试方法	备注
	品注射史和过敏史，并作皮肤过敏试验	掌侧皮内注射 0.1ml，经 20~30 分钟判定结果。可疑阳性者，预先注射氯苯那敏 15 分钟再注射本品；皮肤过敏试验阳性者，对严重毒蛇咬伤中毒、有生命危险者，可作脱敏注射法利弊、作风险与效益分析	注射液稀释 20 倍，分次皮下注射，每次注射后观察 20~30 分钟。第一次注射 0.4ml，如无反应酌情增量，3 次以上无反应即可静脉、肌内或皮下注射
糜蛋白酶注射剂	肌内注射前需作过敏试验，并禁止静脉注射		
门冬酰胺酶	凡首次采用或停用 1 周以上者，在注射本品前须作皮试	20IU/ml 皮试液，用 0.1ml 作皮试，至少观察 1 小时	

3. 细胞色素 C 皮内试验：细胞色素 C 注射液（或注射用细胞色素 C）15mg：2ml，用 0.9% 氯化钠注射液 2ml 溶解（7.5mg/ml），取 0.4ml 用 0.9% 氯化钠注射液稀释到 5ml（0.6mg/ml），再取 0.25ml 用 0.9% 氯化钠注射液稀释到 5ml（0.03mg/ml）得皮内试验皮试液。

划痕法：细胞色素 C 注射液（或注射用细胞色素 C）15mg：2ml，用 0.9% 氯化钠注射液 2ml 溶解（7.5mg/ml），取 0.2ml 用 0.9% 氯化钠注射液稀释到 5ml（0.3mg/ml）得划痕皮试液。

4. 门冬酰胺酶 1 万 IU 用 5ml 注射用水或氯化钠注射液溶解（2000IU/ml），抽取 0.1ml 加 9.9ml 注射用水或氯化钠注射液稀释得 20IU/ml 皮试液。

第二节 青霉素皮试

为了防止过敏反应的发生，特别是严重过敏反应的发生，规定青霉素在使用前需要作皮肤敏感试验，皮试阴性的药物可以给患者使用，皮试阳性的则禁止使用。

一、青霉素皮试结果判定

皮试 20 分钟后观察（一定在 20 分钟之后），如局部红肿（红斑），中心晕团直径大于 1cm，或局部出现伪足、红斑、小水疱者为阳性；若皮试后虽无局部反应，但患者出现头晕、胸闷、气短、周身发痒等症状，也应禁止使用青霉素类药物。皮试局部无反应、无晕团、无红斑者为阴性，可以应用青霉素类药物。对可疑阳性者，应在另一侧前臂用 0.9% 氯化钠注射液作对照试验，以排除假阳性。

二、青霉素皮试溶液的配制和保存

青霉素属 β- 内酰胺类抗生素，最大特点是容易水解,可经分子重新排列形成青霉烯酸等(青霉烯酸是一种主要的过敏性物质,在一般商品中的含量为 0~0.35%)。因此除生产过程要控制水分外,一般均制成粉针剂。正是由于这个原因,所以皮试液最好是现配现用。

青霉素皮试液如由注射室临时配制,应注意以下情况:①配制青霉素皮试液时,需要数次反复稀释,应防止污染;②操作者应集中精神,严格掌握稀释次数,每次稀释后必须摇匀,不可疏忽;③青霉素皮试液配制宜由两人合作,进行核对,以防差错。

至于皮试液的保存时间,有以下几个版本:①在室温条件下保存只限当日(24 小时)应用。冷藏(4℃)者可用 1 周,过期弃之不用。②皮试液应冷藏保存,2~10℃时可保存 24 小时,过时废弃。保存使用皮试液的科室应配备冷箱。③用 0.9% 氯化钠注射液为溶媒配成后溶液最好放入冰箱 4℃内保存,有的学者认为 4℃可放 1 周。若置于室温中应当天应用。但有的学者认为超过 3 小时皮试易出现假阳性。综合上述资料,我们认为皮试液最好现配现用,工作日内用完,不可放置过夜。

三、青霉素过敏与头孢菌素类抗生素使用

青霉素类抗生素和头孢菌素类抗生素的分子结构中都存在 β- 内酰胺环,具有不完全交叉过敏反应,头孢菌素过敏者大部分也对青霉素过敏,而青霉素过敏者中则有 5%~10% 对头孢菌素类过敏。因此,在使用头孢菌素类抗生素前,除了问清患者有无头孢菌素类药物过敏史外,还应询问对青霉素类药物是否有过敏史,对头孢菌素过敏者及有青霉素过敏性休克或即刻反应史者均应禁用头孢菌素类抗生素。所以青霉素过敏史患者应用头孢菌素类抗生素时应特别慎重,只限于过去仅有过敏皮疹反应而病情确属需要时。同时,应按照药品说明书中要求用原药作皮肤过敏试验,皮试结果阴性后方可应用。

四、青霉素类过敏性休克的预防

预防青霉素引起的过敏性休克,应注意以下几点:

1. 首次用药前应询问患者过去是否用过青霉素,是否对青霉素过敏,有无家族过敏史,尤其问明本人有无药物过敏以及对于何种药物有过敏史。

2. 对有药物过敏史者,必须在门诊病历本或住院病案首页醒目的位置用红笔注明,以示警戒。护理人员输注青霉素或其他药物前应留心观看首页,看有无此类记载。

3. 严格掌握青霉素适应证,绝不可滥用,杜绝皮肤黏膜局部使用。

4. 青霉素临用时现配现用,不可久置。

5. 门诊、病房的治疗室、注射室、手术室等,均应配备抢救药物及其他设备,包括急救药肾上腺素注射液、异丙肾上腺素气雾剂、升压药、强心药、止血带、氧气等,以防万一。

6. 注射时要避免患者过分饥饿,因饥饿会增加休克发生的可能性。

7. 有的患者发生青霉素过敏性休克属于迟缓型反应,于注射药物后数分钟至半小时内发生,故患者在医院门诊或注射室用药后最好在诊察室观察 30 分钟,如无不良反应再离去,以免患者离院后在中途过敏发生,造成抢救困难。

8. 作青霉素皮试或注射青霉素一定在有抢救设备的治疗室进行,不能在没有抢救药物或设备的室内进行,更不能在患者家中注射。

五、青霉素类过敏性休克的抢救

青霉素引起的过敏性休克的抢救原则为:迅速及时,分秒必争,就地抢救,密切观察血压、脉搏、呼吸及尿量变化。

1. 立即停药,使患者平卧,保暖给氧。

2. 立即皮下或肌内注射 0.1% 肾上腺素注射液 0.5~1ml(小儿酌减),如症状不缓解,可每 20~30 分钟再注射 0.5ml,必要时以 5% 葡萄糖注射液或 0.9% 氯化钠注射液稀释作静脉注射,直至脱离危险。心脏停搏者,可心室内注射肾上腺素,并作胸外心脏按压和口对口人工呼吸等。

3. 地塞米松 5mg 静脉注射,或氢化可的松 200~300mg 加入 5%~10% 葡萄糖注射液 200~300ml 内静脉滴注。

4. 呼吸不好者,可用尼可刹米等呼吸兴奋药,静脉滴注、静脉注射或肌内注射均可,重症患者不必受剂量限制,可每隔 10~30 分钟给药 1 次。

5. 严重呼吸困难者给予吸氧或人工呼吸,喉头水肿明显者,应及时行气管切开。

6. 可使用抗组胺药以减轻荨麻疹,如异丙嗪 25~30mg 肌内注射,或苯海拉明 20~40mg 肌内注射。

7. 针刺人中、内关、十宣、足三里、曲池、血海、三阴交等穴位,或耳刺肾上腺、神门。

8. 经上述处理仍不见好转、血压不回升者,需要补充血容量,改善微循环,可用 10% 右旋糖酐 40 注射液 100~250ml 静脉滴注。

9. 经上述处理如血压仍不回升,可立即在 250~500ml 的 5%~10% 葡萄糖注射液中加多巴胺 20mg 或多巴酚丁胺 250mg 或间羟胺 40mg 静脉滴注。

10. 根据病情可给予强心苷静脉注射,以维护心脏功能。

11. 躁动不安者可应用镇静药。

12. 纠正酸中毒　休克发生后,应立即注意乳酸中毒的纠正。

六、口服青霉素与皮试

青霉素 V 钾、氯唑西林、氨苄西林、阿莫西林等口服制剂在用药前除要详细询问患者过敏史外,还需要进行青霉素皮肤试验,试验方法及判断结果同青霉素,阳性者禁用。这些口服青霉素制剂在药品说明书上也作了同样的要求。

因此,护理人员应要按照药品说明书的要求进行青霉素皮试,保护患者用药安全。

七、换用青霉素批号与皮试

使用青霉素类药物期间,如果更换同类药物或不同批号或停药 3 天以上,须重新作皮内试验。因为引起青霉素过敏的过敏原主要是青霉素中混杂的(或分解的)青霉烯酸、青霉噻唑蛋白及青霉素的高分子聚合物等。这些物质在生产、存放、运输过程中都有可能形成。因此,不同批号的青霉素中抗原或半抗原的种类和含量会有所不同,为了临床安全,须重新作皮试。

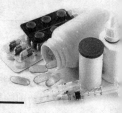

第五章　药品不良反应

1. 什么是药物热？哪些药品易引起药物热？

2. 什么是变态反应？变态反应的分类？

3. 不同类型药品不良反应处置？

　　随着药品种类日益增多，药品不良反应的发生率也逐年增加。药品不良反应有时也可引起药源性疾病，除少数人自服药物外，药品不良反应主要由医生给药所引起，所以有些药源性疾病也属医源性疾病。虽然有些药品不良反应较难避免，但相当一部分是由于临床用药不合理所致。药品不良反应发生的原因：药物种类繁多，用药途径不同，体质又因人而异。

一、药品不良反应与药品不良事件

原国家食品药品监督管理局（State Food and Drug Administration，SFDA）在 2004 年颁布的《药品不良反应报告和监测管理办法》中明确指出："药品不良反应（adverse drug reaction，ADR）是指合格药品在正常用法用量下出现的与用药目的无关或意外的有害反应"。它不包括无意或故意超剂量用药引起的反应以及用药不当引起的反应。所以说，药品不良反应是药物的一种特性，是治疗过程中必然的产物，只是程度不同而已。

药品不良事件（adverse drug event，ADE）也称作为不良经历（adverse experience，AE），国际上给药品不良事件下的定义为：药品不良事件是指药物治疗过程中出现的不良临床事件，它不一定与该药有明确的因果关系。

不良事件与不良反应含义不同：一般来说，药品不良反应是指因果关系已经确定的反应；而药品不良事件是指因果关系尚未确定的反应，包括药物治疗期间所发生的任何不利的医疗事件，该事件并非一定与该药有因果关系，在相关性没有弄清之前只能算为一个不良事件（不良经历），需要进一步研讨确定此事件是否为药品不良反应。

二、药品不良反应包括内容

常见的药品不良反应有如下几种：

1. 副作用　用治疗量药物后出现的与治疗目的无关的不适反应称为副作用。副作用是药物本身固有的，当其中某一种作用被用来作为治疗目的时，其他作用就可能成为副作用，如阿托品可抑制腺体分泌，解除平滑肌痉挛，加快心率等。仅利用它抑制腺体分泌作用，则松弛平滑肌引起的腹气胀或尿潴留成了副作用。相反，若要利用其解痉的作用，抑制腺体分泌引起的口干和心率加快则成了副作用。因此,可以通过合并用药避免或减轻副作用的发生。

2. **毒性反应** 用药剂量过大或用药时间过长,而引起的不良反应。通过控制用药剂量或给药间隔时间及剂量的个体化防止毒性反应,必要时可停药或改用其他药物。

3. **变态反应** 指机体受药物刺激发生异常的免疫反应,而引起生理功能障碍或组织损伤称变态反应,亦称过敏反应。这种反应与药物剂量无关或关系甚少,致敏原可能是药物本身或其代射物,也可能是药物制剂中的杂质。常见的变态反应表现为皮疹、荨麻疹、皮炎、发热、血管性水肿、哮喘、过敏性休克、抗红细胞的自身抗体反应、再生障碍性贫血等。

4. **继发反应** 药物治疗作用之后引起的不良后果,也称为治疗矛盾。如长期应用广谱抗菌药后,引起二重感染,导致肠炎或继发性感染。

5. **后遗效应** 指停药以后血药浓度已降至最低有效浓度以下,但仍残存的生物效应。如服用长时间作用的巴比妥类镇静催眠药后,次晨仍有困倦、头昏、乏力等后遗作用。少数药物可引起永久性器质性损害,如大剂量呋塞米、链霉素等可引起永久性耳聋。

6. **致畸作用** 有些药物能影响胚胎的正常发育而引起畸胎,称致畸作用。与致癌、致突变合称三致反应。

7. **停药反应** 指突然停药后原有疾病加剧,又称回跃反应。如硝酸甘油骤然停用,可造成反跳性血管收缩而致心绞痛发作。

8. **特异质反应** 主要与患者特异性遗传因素有关,属遗传性病理反应。最多见的是红细胞葡萄糖-6-磷酸脱氢酶缺乏患者服用某些药物如磺胺类、阿司匹林等,可出现溶血性贫血。

9. **药物依赖性** 长期使用某些药物后,机体产生一种特殊的精神状态和身体状态。药物依赖性一旦形成，将迫使患者继续使用该药，如果患者突然停药则会使病情加重或者出现之前没有出现的变化。

每种药物的使用都可能出现不良反应，因此在使用时必须充分权衡利弊，利大于弊才有应用价值。用药要考虑治疗疾病，同时要考虑对患者生活质量的影响。

三、药物热

药物热是在治疗疾病过程中使用药物而导致的发热，是临床常见的药品不良反应之一。多数专家认为药物热是药物过敏而引起，通常在用药 6~10 天后发生。能引起药物热的药物有多种，抗生素是导致药物热最常见的药物，其他如解热镇痛药、镇静催眠药、麻醉药、抗精神病药等也可引起药物热。

如何判断药物热呢？

1. 对发热一定要进行全面细致的体检、各种辅助化验诊断，查找病因所在，如为药物热，则缺乏明显的感染病灶。

2. 体温虽然超出正常，甚至持续高热，但中毒现象并不严重，精神状态一般良好，心率也不很快，无慢性病容。

3. 发热者夜间体温会下降，而感染性疾病发热与之正好相反。

4. 除发热外，少数患者伴有头痛、肌肉关节酸痛、寒战等，部分患者可伴有皮疹，这更有助于药物热判断，停药后 2 天内恢复正常。

5. 白细胞多正常。

6. 平时若有对食物或药物过敏的现象，尤应警惕药物热的可能。

7. 在应用抗菌药的疗程中，如病情已改善，体温下降或已趋正常之后再度上升或热度再现，应考虑药物热的可能。

8. 若停药后体温在 24~48 小时恢复正常,则强烈提示药物热。

9. 若再次用药后数小时内又引发高热则确诊无疑,甚至超过原有热度。

护理人员是患者用药后在第一时间直接观察到其用药出现不良反应者,如发现药物热,应及时报告经治医生,以对患者采取及时停药观察。

四、变态反应及发生原因

变态反应又称过敏反应,是指机体受同一抗原物质再次刺激后产生的一种异常或病理性的免疫反应,其结果表现为机体组织损伤或功能紊乱。

变态反应分为四种类型,包括速发和迟发变态反应,Ⅰ型过敏反应表现为过敏性休克、外源性支气管哮喘、麻疹、血管神经性水肿、食物过敏等。Ⅱ型溶细胞反应表现为溶血性贫血、粒细胞减少症、血小板减少性紫癜、输血反应。Ⅲ型免疫复合物反应表现为血清病、类风湿关节炎、内源性支气管哮喘。迟发型Ⅳ型变态反应表现为接触性皮炎、药疹、移植性排斥反应。

发生变态反应性疾病的发病因素很多,主要有以下因素:

1. **遗传因素**　遗传因素是变态反应性疾病发病的基础。

2. **过敏原**　种类繁多,是诱发变态反应的直接病因。包括吸入性过敏原,如尘螨、花粉、真菌、动物皮屑等;食物性过敏原,如食品添加剂和动、植物蛋白以及转基因食品等;接触物过敏原,如金属、染发剂、杀虫剂、建筑材料挥发物、合成纤维、温度剧变等;感染因素,如细菌和真菌病原微生物的感染。

3. **环境因素**　如空气污染与变应性鼻炎、哮喘有着显著性关系。

4. 社会心理及精神因素　精神紧张、压力过大、应激事件如转学、暴力、考试等压力因素对变态反应性疾病的发病和发展起着重要作用。

5. 吸烟因素　也是哮喘发病的一个重要因素。

6. 年龄因素　青壮年是变态反应性疾病的主要发病年龄阶段。

7. 地区因素　如城市与农村的特应性皮炎患病率不同，城市高于农村。

8. 季节因素　不同的季节变态反应性疾病的发病率也存在差异。

为减少变态反应性疾病的发生应尽量少接触发病因素，如果发生变态反应性疾病，及时去医院就医，采取相应的治疗方法。

五、发生输液反应的原因

1. 药物配伍不当　临床输液中加入多种药物，增加了化学变化的复杂性和多样性，可能存在不合理配伍现象，引起输液反应。

2. 加入其他药物后不溶性微粒增加　静脉输液中的不溶性微粒对人体有潜在危害，可引起各种栓塞、肉芽肿、肿瘤样反应和热原反应。输液中加入其他药物后会出现微粒的累加，使微粒数明显增加，且配伍药物越多，微粒增加越明显。采用有终端过滤器的一次性输液器只可去除部分大的微粒。

3. 热原累加作用　临床上往往在输液中加入一种或多种药物，由于每种药物都含有一定量的热原，单独应用时不会引起输液反应，但多种药物联合应用时热原累加，输入人体后引起输液反应。

4. 液体质量不符合规定　目前所生产的输液质量绝大多数能符合药品质量要求，但有时也存在输液质量不合格的问题，如消毒不符合规定，未达到完全灭菌；封口不严使药液储藏期被细菌污染；储藏期间随着环境温度的改变发生澄明度下降。

5. 加入的药物不合格　将不合格的药品或过期变质药品加入到输液中，引起输液反应。

6. 器具的影响　如果输液器的质量不过关，热原、不溶性微粒数量超标，可引起输液反应。

7. 环境影响　病房配药室消毒不好，空气污染严重，有大量微粒、灰尘、细菌，致使药液配制过程中被污染后引起输液反应。

8. 操作不当　输液前未检查封口是否松动，瓶内是否有异物，药液是否混浊；加药时违反操作规程，操作不符合无菌要求；在全营养混合液配制过程中添加剂的混合顺序极为重要，脂溶性维生素必须加入到脂肪乳注射液中混合使用，如无脂肪乳注射液添加，则不宜使用脂溶性维生素；输液滴速过快，药液温度过低，也可出现输液反应。

9. 个体差异　同一批号的输液用于临床时，体质差的患者出现输液反应，而体质好的患者则不出现输液反应。空腹、发热、过敏体质者输液时容易出现输液反应。

六、药品不良反应判断

药品不良反应因果关系评价原则：

1. 开始用药时间与可疑不良反应出现的时间有无合理的先后关系；

2. 可疑不良反应是否符合该药品已知的不良反应类型；

3. 所怀疑不良反应是否可以用患者的病理状况、合并用药、并用疗法、曾用药、曾用疗法来解释；

4. 停药或降低剂量后，可疑不良反应是否减轻或消失；

5. 再次接触该可疑药品后，是否再次出现同样反应。
药品不良反应因果关系评价参见表5-1。

表5-1 药品不良反应因果关系评价表

	1	2	3	4	5
肯定	+	+	−	+	+
很可能	+	+	−	+	?
可能	+	+	±	±	?
可疑	+	+	±	±	?
不可能	−	−	+	−	−

+: 肯定 −: 否定 ±: 难以肯定或否定 ?: 情况不明

七、药品不良反应处置

一旦出现不良反应，分清轻重缓急。

1. 一般最常见的消化系统不良反应，如在用药后 0.5~2 小时出现恶心、呕吐或者腹痛、腹泻等症状，可以对症处理，神经系统的头晕、头痛也可暂时停药观察。

2. 肠道外给药出现的反应如输液反应、过敏反应甚至是过敏性休克，则要立即停药，并保护好所输注的液体和输液器械，以便以后查找原因。

3. 如发生药源性变态反应，特别是过敏性休克，往往是用药后数秒钟或数分钟内发生灼热感、喉头发紧、胸闷心慌、脸色苍白、口唇发紫、呼吸困难、脉搏细弱、血压下降，甚至神志不清，需要立即抢救。

4. 抢救危及患者生命的严重不良反应时，千万不能手忙脚乱，护士应熟知常用急救药品、抢救器械的存放位置，随时能够准确取用，配合医生共同抢救患者。

5. 发生药物不良反应后，应如实填报药物不良反应登记表，对患者基本信息、涉及药物信息及发生不良反应情况进行详细描述，记录不良反应处理情况及转归，并对不良反应因果关系进行评价。

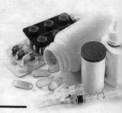

第六章 外阴及阴道炎症

1. 青霉素有迟发型过敏性休克吗？

2. 青霉素皮试阴性后用药肯定不会
出现过敏反应吗？

3. 过敏性休克抢救原则

4. 如何正确服用阿奇霉素？

5. 左氧氟沙星用药过量的表现及处
理措施是什么？

6. 滴虫性阴道炎治疗原则是什么？

 7. 如何对服用甲硝唑的患者进行用
药指导？

8. 克林霉素在注射用药时的安全操
作要点包括哪些？

外阴及阴道炎症是妇科最常见的疾病，各年龄组均
可发生。外阴阴道与尿道、肛门毗邻，局部潮湿，易受污
染；生育年龄妇女性活动较频繁，且外阴及阴道是分娩、
宫腔操作的必经之道，容易受到损伤及外界病原体的感
染；婴儿及绝经后女性雌激素水平低，局部抵抗力下降，
容易发生感染。外阴及阴道炎可单独存在，也可同时
存在。

健康女性分泌物清亮、透明、无异味，不会引起外阴
刺激症状。宫颈炎症等疾病也会导致阴道分泌物增多，
因此，对阴道分泌物异常者，应作全面的妇科检查。

第一节　前庭大腺炎

一、疾病简介

前庭大腺位于阴道口两侧,开口在阴道前庭,在性交、分娩或其他情况污染外阴时,病原体易于侵入而引起前庭大腺炎(bartholinitis)。前庭大腺炎多发生于育龄期女性,主要病原体为葡萄球菌、大肠埃希菌、链球菌及肠球菌。近年来,淋病奈瑟球菌及沙眼衣原体也已成为常见的病原体。炎症急性期因腺管口肿胀或渗出物凝聚阻塞,脓液不能外流而形成脓肿,称前庭大腺脓肿(abscess of bartholin gland)。

二、临床特点

前庭大腺炎多为一侧。初起时局部肿胀、疼痛、灼热感,行走不便,有时会致大小便困难。检查见局部皮肤红肿、发热、压痛明显,患侧前庭大腺开口处有时可见白色小点。当脓肿形成时,疼痛加剧,局部可触及波动感。部分患者出现发热等全身症状,腹股沟淋巴结可呈不同程度增大。

三、治疗原则

1. 保持局部清洁。

2. 根据细菌培养结果,应用敏感抗菌药物治疗;经验治疗时,主要选择针对葡萄球菌、大肠埃希菌、链球菌及肠球菌、淋病奈瑟球菌及沙眼衣原体等病原体有效的抗菌药物,如青霉素类、头孢菌素类、氨基糖苷类、四环素类、大环内酯类抗生素和氟喹诺酮类抗菌药物等;若为淋病奈瑟球菌感染,则按淋菌性尿道炎治疗。

3. 可选用清热、解毒中药局部热敷或坐浴。

4. 脓肿形成时切开引流。

四、治疗药物

青霉素（Benzylpenicillin）

【适应证】

天然青霉素类药，其抗菌谱包括不产青霉素酶的葡萄球菌、脑膜炎奈瑟菌、淋病奈瑟球菌、铜绿假单胞菌，以及梅毒螺旋体等，用于敏感菌所致的感染。

【用法用量】

1. 肌内注射 一日 80 万 ~200 万 U，分 3~4 次给药。

2. 静脉滴注 一日 200 万 ~2000 万 U，分 2~4 次给药。

【操作要点】

1. 本品水溶液在室温不稳定，因此应用本品应新鲜配制。

2. 用药前进行皮肤过敏试验，皮试液为每毫升含 500U，皮内注射 0.05~0.1ml，20 分后观察皮试结果，呈阳性反应者禁用。

3. 本品与重金属，特别是铜、锌、汞呈配伍禁忌。

4. 本品静脉输液中加入头孢噻吩、林可霉素、四环素、万古霉素、琥乙红霉素、两性霉素 B、去甲肾上腺素、间羟胺、苯妥英钠、盐酸羟嗪、丙氯拉嗪、异丙嗪、维生素 B 族、维生素 C 等后将出现混浊。

5. 本品与氨基糖苷类抗生素同瓶输注可导致两者抗菌活性降低，因此不能置于同一容器内给药。

6. 当一日剂量超过 500 万 U 时宜静脉给药。静脉给药速度不能超过 50 万 U/min，且宜分次快速滴入，一般每 6 小时 1 次，以免发生中枢神经系统反应。

【注意事项】

1. 给药前，应详细询问患者药物过敏史，有同类药物过敏史或皮试阳性患者禁用。

2. 过敏反应较常见,包括荨麻疹等各类皮疹、白细胞减少、间质性肾炎、哮喘发作和血清病型反应等;偶见过敏性休克。

3. 毒性反应少见,但静脉滴注大剂量本品或鞘内给药时,可因脑脊液浓度过高导致抽搐、肌肉阵挛、昏迷及严重精神症状。

4. 药物过量的主要表现是中枢神经系统不良反应,应及时停药并予对症、支持治疗,必要时可采用血液透析加速药物排泄。

【患者用药指导】

1. 首次用药、皮试间隔超过 24 小时、更换批号、停药 3 天以上再次使用均需重新作皮试。

2. 有哮喘、湿疹、花粉症、荨麻疹等过敏性疾病患者应慎用本品。

3. 本品可分泌入乳汁中,哺乳妇女应用本品时尚无发生严重问题的报道,但用药后可使婴儿致敏和引起腹泻、皮疹、念珠菌感染等,因此应用时应权衡利弊,仅在确有必要时使用或暂停哺乳。

【应急措施】

一旦发生过敏性休克,立即停药,给以氧气吸入并保温;皮下注射 0.1% 肾上腺素 0.5~1ml,必要时以 5% 葡萄糖注射液或氯化钠注射液稀释后静脉注射。临床表现无改善者,30 分后重复一次或静脉注射地塞米松或氢化可的松;心脏停搏者,可给予肾上腺素心内注射,同时静脉滴注肾上腺皮质激素,并补充血容量;血压持久不升者可给予多巴胺等血管活性药,同时可考虑采用抗组胺药,以减轻荨麻疹;有呼吸困难者应予以氧气吸入或人工呼吸;喉头水肿明显者,应及时进行气管插管或气管切开。

【典型案例】

患者,女,39 岁,诊断为“前庭大腺炎”,青霉素皮试阴性,予青霉素 640 万 U 加入 0.9% 氯化钠注射液 500ml 静脉滴注,约 2 分钟后患者出现皮肤瘙痒、胸闷、刺激性咳嗽等不适,未予处理,10 分钟左右胸闷加重,患者神志不清送本院抢救。入院时患者浅昏迷,呼吸急促,血压 75/40mmHg,两肺听诊大量湿性啰音,立即予静脉注射肾上腺素、地塞米松、多巴胺,间羟胺微泵注射,吸氧、补液等抢救措施,患者症状逐渐好转。

　　分析点评:患者因外阴肿胀、疼痛、灼热感,分泌物增多,并伴尿痛,取分泌物进行细菌培养,同时静脉滴注青霉素抗感染。青霉素致过敏反应机制复杂,发生率为 0.7%~10%,皮试不能完全排除药物过敏反应,可出现部分假阳性或假阴性。故在用药过程中应密切观察,出现过敏反应时及时处理。

　　重要提示:静脉滴注青霉素时,开始时滴速不宜过快,对于皮试阴性患者,护理人员不可麻痹大意;使用过程中,一定要加强对输液患者的巡视,时刻警惕过敏反应的发生,同时,也应熟练掌握抢救措施。

氨苄西林(Ampicillin)

【临床应用】

适用于敏感菌所致的呼吸道感染、胃肠道感染、尿路感染、软组织感染、心内膜炎、脑膜炎、败血症等。

【用法用量】

1. 肌内注射　一日 2~4g,分 4 次给药。

2. 静脉滴注或注射　一日 4~8g,分 2~4 次给药。

3. 重症感染患者一日剂量可以增加至 12g,一日最高剂量为 14g。肾功能不全者:内生肌酐清除率为 10~50ml/min 或小于 10ml/min 时,给药间期应分别延长至 6~12 小时和 12~24 小时。

【操作要点】

1. 本品须新鲜配制,其稳定性可因葡萄糖、果糖和乳酸的存在而降低,亦随温度升高而降低。

2. 本品溶液浓度愈高,稳定性愈差。静脉滴注液的浓度不宜超过30mg/ml。

3. 供肌内注射可分别溶解本品125mg、500mg和1g于0.9~1.2ml、1.2~1.8ml和2.4~7.4ml灭菌注射用水中。

4. 本品宜单独滴注,不可与下列药物同瓶滴注:氨基糖苷类药物、磷酸克林霉素、盐酸林可霉素、多黏菌素B、琥珀氯霉素、红霉素、肾上腺素、间羟胺、多巴胺、阿托品、葡萄糖酸钙、维生素B族、维生素C、含有氨基酸的营养注射剂和琥珀酸氢化可的松等。

【注意事项】

1. 有青霉素类药物过敏史或青霉素皮肤试验阳性患者禁用,应用本品前需详细询问药物过敏史并进行青霉素皮肤试验。

2. 本品不良反应与青霉素相仿,以过敏反应较为常见。皮疹是最常见的反应,多发生于用药后5天;亦可发生间质性肾炎;偶见过敏性休克、抗生素相关性肠炎、粒细胞和血小板减少及血清转氨酶升高。

3. 大剂量本品静脉给药可发生抽搐等神经系统毒性症状。

4. 与丙磺舒合用会延长本品的半衰期。

5. 别嘌醇可使本品皮疹反应发生率增加,尤其多见于高尿酸血症。

【患者用药指导】

1. 有青霉素类药物过敏史者禁用本品。

2. 传染性单核细胞增多症、巨细胞病毒感染、淋巴细胞白血病、淋巴瘤患者应用本品时易发生皮疹,宜避免使用。

【应急措施】

一旦发生过敏性休克,必须就地抢救,予以保持气道畅通、吸氧及给予肾上腺素、糖皮质激素等治疗措施。

【典型案例】

　　患者，女，36岁。尿频、尿急、尿痛入院。查体：体温 38.3℃，心率90次/分，呼吸20次/分，血压115/70mmHg。尿常规：白细胞+++。医嘱：生理盐水250ml+氨苄西林4.0g静脉滴注。患者否认有青霉素过敏史，青霉素试验阴性，用药8小时后患者双手指出现轻度瘙痒，伴有全身皮肤的不定位偶发瘙痒。患者未告知护理人员，护理人员也未注意患者用药后的治疗作用及有无不良反应发生。第2天，继续给予用药，用药过程双手指仍然只有轻度瘙痒，用药7小时后双手指及手背皮肤出现剧烈的瘙痒、红、肿、胀，并全身皮肤出现红肿、瘙痒。立即停用氨苄西林钠，并按医嘱给50%葡萄糖注射液40ml+10%葡萄糖酸钙10ml静脉注射，氯苯那敏4mg和维生素C 0.3g，一日3次，并指导患者应用民间验方茶叶茉莉花淡盐水冲洗全身皮肤，以减轻皮肤瘙痒及促进皮肤红肿的消退。抗过敏治疗2天后患者全身皮肤红肿、瘙痒慢慢消退，停用抗过敏药物，瘙痒局部涂炉甘石洗剂，一日3次，并指导患者多饮水及促进药物代谢产物的排出。患者于停药2周后，手指的红肿、瘙痒逐渐消退，但手指及手背皮肤大面积出现鳞片状脱落，按医嘱给地塞米松10mg+5%葡萄糖注射液250ml静脉滴注，一日1次，共2天，脱屑创面开放并给予有效的皮肤护理，同时加强营养支持、预防感染等处理，使病情得到有效的控制，手指及手背皮肤鳞片状脱落逐渐减少。2个月后痊愈出院。

　　分析点评：剥脱性皮炎型药疹属重型药疹，多为长期用药后发生。如果发现和治疗不及时，护理不当，可导致全身皮肤脱落坏死并发败血症或全身衰竭而死。该患者通过及时治疗和采取有效的护理措施，使病情得到有效的控制。

　　重要提示：医护人员在患者用药后，即使患者青霉素过敏试验为阴性，也应密切关注患者有无过敏反应，一旦出现过敏反应,立即采取治疗措施。用药后应嘱咐患者如出现不适,应立即告知医护工作者,以免造成严重后果。

阿洛西林(Azlocillin)

【临床应用】

适用于革兰阳性菌及阴性菌所致的各种感染以及铜绿假单胞菌感染,包括生殖器官感染,妇科、产科感染。

【用法用量】

静脉滴注:成人一日 6~10g,严重患者可增至 10~16g,分 2~4 次。

【操作要点】

1. 本品与重金属,特别是铜、锌、汞呈配伍禁忌。

2. 本品静脉输液中加入头孢噻吩、林可霉素、四环素、万古霉素、琥乙红霉素、两性霉素 B、去甲肾上腺素、间羟胺、苯妥英钠、盐酸羟嗪、丙氯拉嗪、异丙嗪、维生素 B 族、维生素 C 等后将出现混浊。

3. 本品与氨基糖苷类抗生素同瓶输注可导致两者抗菌活性降低,因此不能置于同一容器内给药。

【注意事项】

1. 使用本品前必须作皮试,阳性者禁用,对头孢菌素过敏者慎用本品。

2. 孕妇及哺乳期妇女应用需权衡利弊。

3. 肾功能减退者剂量酌减。

4. 有哮喘、湿疹、花粉症、荨麻疹等过敏反应性疾病史者慎用。

5. 使用本品可出现皮疹、药热、嗜酸性粒细胞增多、白细胞减少、转氨酶升高等。个别病例可引起胃肠道反应:恶心、呕吐、食欲减退、腹胀、腹泻。

【患者用药指导】

1. 首次用药、皮试间隔超过 24 小时、更换批号、停药 3 天以上再次使用均需重新作皮试。

2. 有哮喘、湿疹、花粉症、荨麻疹等过敏性疾病患者应慎用本品。

3. 孕妇用药应权衡利弊，仅在确有必要时使用；哺乳期妇女用药宜暂停哺乳。

【应急措施】

一旦发生过敏性休克，必须就地抢救，予以保持气道通畅、吸氧及给予肾上腺素、糖皮质激素类药物等治疗措施。

美洛西林钠/舒巴坦钠(Mezlocillin Sodium and Sulbactam Sodium)

【临床应用】

用于产酶耐药菌引起的中重度感染性疾病，包括呼吸系统感染、泌尿生殖系统感染、腹腔感染、皮肤及软组织感染、性病、盆腔感染、严重系统感染等。

【用法用量】

静脉滴注：一次 2.5~3.75g(美洛西林钠 2~3g、舒巴坦钠 0.5~0.75g)，每 8 小时或 12 小时 1 次，疗程 7~14 天。

【操作要点】

1. 用前用适量注射用水或氯化钠注射液溶解后，再加入 0.9% 氯化钠注射液或 5% 葡萄糖氯化钠注射液或 5%~10% 葡萄糖注射液 100ml 中静脉滴注，每次滴注时间为 30~50 分钟。

2. 本品与丙磺舒、阿司匹林、吲哚美辛、保泰松、磺胺合用，可使本品经肾脏的排泄时间延长，血药浓度增高。

3. 本品与维库溴铵类肌松药合用，可延长其神经肌肉阻滞作用。与头孢噻肟合用，可使后者的总清除率降低。

4. 本品与甲氨蝶呤合用，可干扰甲氨蝶呤的肾小管排泄，降低甲氨蝶呤肾脏清除率，出现甲氨蝶呤毒性反应。

5. 本品与华法林、肝素、香草醛、茚二酮等抗凝血药合用，可能增加凝血障碍和出血的危险。

6. 本品与酸、碱性较强（$pH \leqslant 4$ 或 $pH \geqslant 8$）的药物呈配伍禁忌。

7. 本品与重金属，特别是铜、锌、汞呈配伍禁忌。

8. 本品静脉输液中加入头孢噻吩、林可霉素、四环素、万古霉素、琥乙红霉素、两性霉素 B、去甲肾上腺素、间羟胺、苯妥英钠、盐酸羟嗪、丙氯拉嗪、异丙嗪、维生素 B 族、维生素 C 等后将出现混浊。

9. 本品与氨基糖苷类抗生素同瓶输注可导致两者抗菌活性降低，因此不能置于同一容器内给药。

【注意事项】

1. 对同类药物或舒巴坦过敏者禁用。有哮喘、湿疹、花粉症、荨麻疹等过敏性疾病患者应慎用本品。

2. 肝功能不全、过敏体质患者（例如支气管哮喘，花粉症或荨麻疹）用药应谨慎。

3. 妊娠和哺乳期妇女慎用。

4. 本品与头孢菌素类药物存在交叉过敏性。

5. 不良反应　①过敏反应：偶见过敏反应，通常表现为皮疹、瘙痒。其他罕见的过敏反应表现有嗜酸性粒细胞增多、药物性发热、急性间质性肾炎及脉管炎等。如出现过敏如即发性荨麻疹反应须立即停用本品。②胃肠道：通常表现为腹泻、恶心、呕吐等。腹泻通常在治疗期间或停药后消失。③肝脏：少数患者用药后可出现肝功能异常（天门冬氨酸氨基转移酶和丙氨酸氨基转移酶一过性升高、胆红素升高等）。④血液系统：个别患者可出现白细胞减少或粒细胞缺乏症、贫血或血小板减少症。高剂量用药时罕见血小板功能紊乱（如出血时间延长）、紫癜或黏膜出血，但通常仅见于严重肾功能损害患者中。⑤中枢神经系统：高剂量用药时，因脑脊液中药物浓度过高，可能出现焦虑、肌肉痉挛及惊厥等。⑥肾脏：少数患者用药后可出现肌酐升高、非蛋白氮升高等。⑦代谢/内分泌系统：罕见低钾血症。⑧其他：注射部位罕见血栓性静脉炎或疼痛。

【患者用药指导】

1. 首次用药、皮试间隔超过 24 小时、更换批号、停药 3 天以上再次使用均需重新作皮试。

2. 孕妇用药应权衡利弊，仅在确有必要时使用；哺乳期妇女用药宜暂停哺乳。

【应急措施】

一旦发生过敏性休克，必须就地抢救，予以保持气道通畅、吸氧及给予肾上腺素、糖皮质激素类药物等治疗措施。

哌拉西林钠/他唑巴坦钠（Piperacillin Sodium and Tazobactam Sodium）

【临床应用】

用于由敏感的产 β- 内酰胺酶致病菌引起的感染。呼吸系统感染：包括急性支气管炎、肺炎、慢性支气管炎急性发作、支气管扩张合并感染等；泌尿系统感染：包括单纯型泌尿系感染和复杂型泌尿系感染等。

【用法用量】

静脉滴注：一次 3.375g（含哌拉西林 3.0g、他唑巴坦 0.375g），每 6 小时 1 次，疗程 7~10 日。

【操作要点】

1. 本品与丙磺舒、阿司匹林、吲哚美辛、保泰松、磺胺合用，可使本品经肾脏的排泄时间延长，血药浓度增高。

2. 本品与维库溴铵类肌松药合用，可延长其神经肌肉阻滞作用。与头孢噻肟合用，可使后者的总清除率降低。

3. 本品与甲氨蝶呤合用，可干扰甲氨蝶呤的肾小管排泄,降低甲氨蝶呤肾脏清除率,出现甲氨蝶呤毒性反应。

4. 本品与华法林、肝素、香草醛、茚满二酮等抗凝血药合用,可能增加凝血障碍和出血的危险。

5. 本品与酸、碱性较强(pH ≤ 4 或 pH ≥ 8)的药物呈配伍禁忌。

6. 本品与重金属,特别是铜、锌、汞呈配伍禁忌。

7. 本品静脉输液中加入头孢噻吩、林可霉素、四环素、万古霉素、琥乙红霉素、两性霉素 B、去甲肾上腺素、间羟胺、苯妥英钠、盐酸羟嗪、丙氯拉嗪、异丙嗪、维生素 B 族、维生素 C 等后将出现混浊。

8. 本品与氨基糖苷类抗生素同瓶输注可导致两者抗菌活性降低,因此不能置于同一容器内给药。

【注意事项】

1. 对 β- 内酰胺类抗生素或 β- 内酰胺酶抑制药过敏者禁用。

2. 有哮喘、湿疹、花粉症、荨麻疹等过敏性疾病患者应慎用本品。

3. 孕妇、哺乳期妇女慎用。

4. 本品常见不良反应　①皮肤反应:皮疹、瘙痒等;②消化道反应:如腹泻、恶心、呕吐等;③过敏反应;④局部反应:如注射局部刺激反应、疼痛、静脉炎、血栓性静脉炎和水肿等;⑤其他反应:如血小板减少、胰腺炎、发热、发热伴嗜酸性粒细胞增多、血清转氨酶升高等。

5. 本品尚可见下列不良反应　①腹泻、便秘、恶心、呕吐、腹痛、消化不良等;②斑丘疹、疱疹、荨麻疹、湿疹等;③烦躁、头晕、焦虑等;④其他反应:如鼻炎、呼吸困难等。

【患者用药指导】

1. 首次用药、皮试间隔超过 24 小时、更换批号、停药 3 天以上再次使用均需重新作皮试。

2. 孕妇用药应权衡利弊,仅在确有必要时使用;哺乳期妇女用药宜暂停哺乳。

【应急措施】

一旦发生过敏性休克,必须就地抢救,予以保持气道通畅、吸氧及给予肾上腺素、糖皮质激素类药物等治疗措施。

头孢呋辛(Cefuroxime)

【临床应用】

用于对头孢呋辛敏感的细菌所致的下列感染:呼吸道感染、泌尿道感染、皮肤及软组织感染、败血症、脑膜炎、淋病、骨及关节感染。

【用法用量】

1. 口服　单剂疗法剂量为 1g。

2. 肌内注射　一次 0.75g,一日 3 次。0.75g 本品加 3ml 注射用水,轻轻摇匀使其成为不透明的混悬液。

3. 静脉注射　一次 0.75g,一日 3 次。0.75g 本品最少加 6ml 注射用水,使溶解成黄色的澄清溶液。

4. 静脉滴注　一次 1.5g,一日 3 次,滴注 20~30 分钟。可将 1.5g 本品溶于 50ml 注射用水中。

【操作要点】

1. 用灭菌注射用水配制本品时,应在室温 24 小时、冰箱 5℃ 保存 48 小时内使用,若超过期限,任何未用的溶液都应丢弃。

2. 本品与硫酸阿米卡星、庆大霉素等氨基糖苷类、四环素、多黏菌素 B、红霉素、林可霉素、磺胺异噁唑、巴比妥、氯化钙、葡萄糖酸钙、苯海拉明、利多卡因、利巴韦林注射液、酚磺乙胺注射液、地塞米松磷酸钠注射液、肌苷注射液、呋塞米注射液、氨茶碱注射液、哌甲酯、琥珀胆碱、葛根素注射液等存在配伍禁忌。

3. 不能以碳酸氢钠溶液溶解,不可与其他抗生素在同一注射容器内使用。

【注意事项】

1. 对本品及头孢菌素类抗生素过敏者禁用。

2. 对青霉素类过敏者、妊娠早期慎用,哺乳期妇女应权衡利弊后使用。

3. 有胃肠道疾病史者,特别是溃疡性结肠炎、克罗恩病或抗生素相关性结肠炎(头孢菌素类很少产生假膜性结肠炎)者和有肾功能减退者应慎用。

4. 偶见皮疹及血清转氨酶升高,停药后症状消失。

5. 肌内注射时,注射部位会有暂时的疼痛,剂量较大时尤其如此。

【患者用药指导】

1. 头孢菌素类抗生素服药期间及停药 3 日内不要饮酒,也不要使用含乙醇的药物制剂。

2. 头孢呋辛与丙磺舒、阿司匹林、吲哚美辛、保泰松、磺胺药合用可导致头孢呋辛血药浓度增高,排泄时间延长,毒性增加,应避免使用。

3. 使用炔雌醇或炔诺酮等口服避孕药时妇女应避免使用头孢呋辛,或服用头孢呋辛时应通过别的方法避孕。

【应急措施】

药物可引起过敏性休克、血管神经性水肿等,对于急性过敏可给予抗组胺药、肾上腺皮质激素、肾上腺素或其他升压药并吸氧和保持气道通畅(必要时可气管插管)。过量使用会刺激大脑发生惊厥、抽搐,可使用抗惊厥药。血液透析或腹膜透析可降低药物血清浓度。

头孢曲松(Ceftriaxone)

【临床应用】

用于敏感菌所致的下列感染:脓毒血症,脑膜炎,播散性莱姆病,腹部感染,骨、关节、软组织、皮肤及伤口感染,免疫机制低下患者之感染,肾脏及泌尿道感染,呼吸

道感染,尤其是肺炎、耳鼻喉感染、生殖系统感染,包括
淋病、术前预防感染。

【用法用量】

1. 静脉滴注 一日1~2g,一日1次,危重病例或
由中度敏感菌引起的感染,剂量可增至4g,一日1次。
溶于0.9%氯化钠注射液或5%~10%葡萄糖注射液
50~100ml中,于0.5~1小时内滴入。

2. 肌内注射 0.25g或0.5g溶于1%盐酸利多卡因
2ml中,1g溶于1%盐酸利多卡因3.5ml中用于肌内注射。

【操作要点】

1. 本品使用时不得与含钙的溶液同时使用。

2. 须新鲜配制,若稀释后有白色结晶析出,可振摇
或稍加温溶解后应用。

3. 本品水溶液不稳定,室温保存不超过6小时。

4. 肌内注射应注射于相对大些的肌肉为好,不主张
在一处的肌肉内注射1g以上剂量。利多卡因溶液绝对
不能用于静脉注射。

5. 本品避免与肾毒性药物、强利尿剂合用,以免损
伤肾脏。

6. 本品与四环素、多黏菌素E、卡那霉素和葡萄糖
酸钙混合易出现沉淀,与氯化钙、氯丙嗪、乳糖酸红霉
素、水解蛋白、氨茶碱、间羟胺、去甲肾上腺素或维生素
B、维生素C混合输注,易使本品效价降低。

7. 本品与氨基糖苷类抗生素有协同作用,但应分别
给药。

8. 本品静脉输液中加入红霉素、四环素、两性霉
素B、血管活性药(间羟胺、去甲肾上腺素等)、苯妥英
钠、氯丙嗪、异丙醇、维生素B族、维生素C等时将出现
混浊。

9. 由于本品的配伍禁忌药物甚多,所以应单独
给药。

【注意事项】

1. 对头孢菌素类抗生素过敏者禁用。

2. 对过敏体质、严重肾功能不全者慎用。

3. 孕妇和哺乳期妇女应用头孢菌素类虽尚未见发生问题的报道，其应用仍须权衡利弊。

4. 过敏反应有皮疹、瘙痒、发热、支气管痉挛和血清病。

5. 可见头痛或头晕、腹泻、恶心、呕吐、腹痛、结肠炎、黄疸、胀气、味觉障碍和消化不良等消化道反应。

6. 本品与含钙剂或含钙产品合并用药有可能导致致死性结局的不良事件。

【患者用药指导】

1. 应用本品期间饮酒或服含乙醇药物时患者可出现双硫仑样反应，故在应用本品期间和以后数天内，应避免饮酒和服含乙醇的药物。

2. 用药期间不得服用含钙离子的制剂和食物。

【应急措施】

药物可引起过敏性休克、血管神经性水肿等，对于急性过敏可给予抗组胺药、肾上腺皮质激素、肾上腺素或其他升压药并吸氧和保持气道通畅（必要时可气管插管）。

过量使用会刺激大脑发生惊厥、抽搐，可使用抗惊厥药。血液透析或腹膜透析可降低药物血清浓度。

【典型案例】

患者，女，48岁，因子宫内膜炎长期不愈，选用注射用头孢曲松钠静脉给药，皮试阴性（－）。输液约10分钟患者诉鼻痒，继而流清涕，量逐渐增加，口唇发麻，四肢发麻，胸闷，呼吸困难等。考虑为头孢曲松过敏，迅速抢救，停止头孢曲松输注，给予0.1%肾上腺素0.2mg皮下注射，地塞米松5mg肌内注射，吸氧，平卧，保暖，0.9%生理盐水250ml静脉输注。用药后呼吸困难缓解，约20

分钟四肢麻木缓解，但仍感无力，约半小时，过敏症状消失，体温、脉搏、呼吸、血压等恢复正常。

分析点评：药物过敏反应一般属于Ⅰ型变态反应，虽然反应症状各不相同，但大体包括瘙痒、丘疹、颜面潮红、肿胀、冷汗、关节疼痛、腹痛、胸闷、呼吸困难、休克等症状。生命体征多表现为脉搏加快、血压下降等。该患者虽然皮试为阴性，但仍不能排除头孢类抗生素过敏的可能，经停用可疑药物和抗过敏治疗后患者生命体征恢复正常。

重要提示：头孢类药物，用药期间须密切观察，及时发现过敏症状，及时处理，只要迅速、准确、处理得当，过敏反应可以很快控制、很快恢复。最关键的是要及时发现、及时处理。

头孢噻肟（Cefotaxime）

【临床应用】

用于敏感细菌所致的肺炎及其他下呼吸道感染、尿路感染、脑膜炎、败血症、腹腔感染、盆腔感染、皮肤软组织感染、生殖道感染、骨和关节感染等。

【用法用量】

1. 静脉注射或静脉滴注　一日 2~6g，分 2~3 次；严重感染者每 6~8 小时 2~3g，一日最高剂量不超过 12g。严重肾功能减退患者应用本品时须适当减量。

2. 肌内注射　0.5g、1.0g 或 2.0g 的头孢噻肟分别加入 2ml、3ml 或 5ml 灭菌注射用水。

【操作要点】

1. 头孢噻肟钠 1.05g 约相当于 1g 头孢噻肟，1g 头孢噻肟溶于 14ml 灭菌注射用水形成等渗溶液。

2. 静脉滴注　将静脉注射液再用适当溶剂稀释至 100~500ml。

3. 肌内注射剂量超过 2g 时，应分不同部位注射。

4. 本品可用氯化钠注射液或葡萄糖液稀释,但不能与碳酸氢钠液混合。

5. 本品与氨基糖苷类不可同瓶滴注。

6. 本品对局部组织有刺激作用。在绝大多数病例中,改变注射部位即可解决血管周围外渗。极个别情况下可能发生广泛血管周围外渗,并导致组织坏死,可能需要外科治疗。

7. 严重肾功能减退患者须适当减量。血清肌酐值超过 424μmol/L 或肌酐清除率低于 20ml/min 时,本品的维持量应减半;血清肌酐超过 751μmol/L 时,维持量为正常量的 1/4。需血液透析者一日 0.5~2g,但在透析后应加用 1 次剂量。

【注意事项】

1. 对头孢菌素过敏者及有青霉素过敏性休克史者禁用本品。

2. 应用本品可能引起假膜性肠炎。在应用过程中如发生腹泻且怀疑为假膜性肠炎时应立即停药并予以甲硝唑口服,无效时考虑口服万古霉素或去甲万古霉素。

3. 长期应用本品可能导致不敏感或耐药菌的过度繁殖,需要严密观察。一旦发生二重感染,需予以相应处理。

4. 本品与庆大霉素或妥布霉素合用对铜绿假单胞菌均有协同作用;与阿米卡星合用对大肠埃希菌、肺炎克雷伯菌和铜绿假单胞菌有协同作用。

5. 本品与氨基糖苷类抗生素联合应用时,用药期间应监测肾功能。

6. 大剂量头孢噻肟与强利尿药联合应用时,应注意肾功能变化。

【患者用药指导】

1. 本品与头孢菌素、头霉素、青霉素或青霉胺可能存在交叉过敏反应,有既往过敏史者一定告知医生。

2. 有胃肠道疾病或肾功能减退者慎用。

3. 本品与阿洛西林或美洛西林等合用，可使本品的总清除率降低，如两者合用需适当减低剂量。

【应急措施】

应用本品发生过敏性休克时，予以肾上腺素、保持呼吸道通畅、吸氧、糖皮质激素及抗组胺药等紧急措施。

头孢哌酮钠/舒巴坦钠（Cefoperazone Sodium and Sulbactam Sodium）

【临床应用】

用于对头孢哌酮单药耐药、对本品敏感的产 β- 内酰胺酶细菌引起的中重度感染的治疗，如下呼吸道感染、泌尿生殖系统感染、腹腔感染、盆腔感染、其他感染。

【用法用量】

静脉滴注：一日常用量为 2~4g（即头孢哌酮一日 1~2g），严重或难治性感染，剂量可增至一日 8.0g（即头孢哌酮一日 4g），分等量每 12 小时静脉滴注 1 次。舒巴坦最大推荐剂量为一日 4g（即本品 8g）。

【操作要点】

1. 避免与肾毒性药物、强利尿剂合用，以免损伤肾脏。

2. 头孢类与氨基糖苷类抗生素有协同作用，但应分别给药。

3. 头孢菌素类静脉输液中加入红霉素、四环素、两性霉素 B、血管活性药（间羟胺、去甲肾上腺素等）、苯妥英钠、氯丙嗪、异丙醇、维生素 B 族、维生素 C 等时将出现混浊。

4. 由于本品的配伍禁忌药物甚多，所以应单独给药。

【注意事项】

1. 已知对舒巴坦、头孢哌酮及其他头孢菌素类抗生素有过敏反应史者禁用。

2. 严重胆道梗阻、严重肝脏疾病或同时合并肾功能障碍时，需要调整剂量。

3. 必要时孕妇才可使用，哺乳期妇女小心使用。

4. 老年人慎用，并需调整剂量。

5. 常见不良反应有腹泻，稀便，丙氨酸氨基转移酶（ALT）、天门冬氨酸氨基转移酶（AST）、碱性磷酸酶（ALP）和血胆红素一过性升高。

6. 较少见的不良反应（＜1%）有发热、寒战、头痛、恶心、呕吐、注射部位出现一过性疼痛、静脉炎、斑丘疹、荨麻疹、中性粒细胞轻微减低、血红蛋白降低、血小板减少、低凝血酶原血症、嗜酸性粒细胞增多。

7. 长期使用本品可发生可逆性中性粒细胞减少症。

8. 偶见过敏性休克、Stevens-Johnson综合征。

【患者用药指导】

应用本品期间饮酒或服含乙醇药物时患者可出现双硫仑样反应，故在应用本品期间和以后数天内，应避免饮酒和服含乙醇的药物。

【应急措施】

药物可引起过敏性休克、血管神经性水肿等，对于急性过敏可给予抗组胺药、肾上腺皮质激素、肾上腺素或其他升压药并吸氧和保持气道通畅（必要时可气管插管）。

过量使用会刺激大脑发生惊厥、抽搐，可使用抗惊厥药。血液透析或腹膜透析可降低药物血清浓度。

头孢噻利（Cefoselis）

【临床应用】

由葡萄球菌属、链球菌、肺炎链球菌、消化链球菌属、大肠埃希菌、克雷伯菌属、肠杆菌属、沙雷菌属、变形杆菌属、摩根菌属、普鲁威登菌属、假单胞菌属、流感嗜血杆菌、拟杆菌属等敏感菌引起的中度以上症状的下列感染症：败血症、丹毒、蜂巢炎、淋巴管（节）炎、肛门周围脓肿、外伤、烫伤、手术创伤等外在性二次感染骨髓炎、关节炎、扁桃腺周围脓肿、慢性支气管炎、支气管扩张、慢性支气管炎急性细菌性加重呼吸器疾病的二次感染、肺炎、肺化脓症、肾盂肾炎、复杂性膀胱炎、胆囊炎、胆管炎、腹膜炎、骨盆腹膜炎、子宫附件炎、子宫内感染、子宫旁组织炎、前庭大腺炎等。

【用法用量】

静脉滴注：用量为硫酸头孢噻利一日 1~2g，分 2 次使用，30 分钟 ~1 小时内静脉滴注。根据年龄、症状适量增减，对重症、难治愈的感染可增量至一日 4g，静脉滴注1 小时以上。

【操作要点】

1. 本品用生理盐水、葡萄糖注射液以及补液溶解使用。不得使用注射用水溶解（溶液不等渗）。

2. 避免与肾毒性药物、强利尿剂合用，以免损伤肾脏。

3. 本品与氨基糖苷类抗生素有协同作用，但应分别给药。

4. 本品静脉输液中加入红霉素、四环素、两性霉素B、血管活性药（间羟胺、去甲肾上腺素等）、苯妥英钠、氯丙嗪、异丙醇、维生素 B 族、维生素 C 等时将出现混浊。

5. 由于本品的配伍禁忌药物甚多，所以应单独给药。

【注意事项】

1. 对本品过敏、肾功能不全患者禁用；高龄患者原则上禁用。

2. 以下患者慎用　有既往过敏史的患者、过敏体质的患者、肾功能障碍的患者、有中枢神经系统障碍的既往史或痉挛的患者、经口摄食不良或不经口维持营养的患者、全身症状严重的患者。

3. 孕妇应权衡利弊后使用。

4. 哺乳期妇女避免使用。

5. 可能发生的不良反应　①休克；②过敏性症状；③痉挛、意识障碍；④肾脏障碍；⑤血液障碍；⑥大肠炎；⑦皮肤障碍；⑧间质性肺炎、肺嗜酸性粒细胞浸润（PIE）综合征；⑨维生素 K 缺乏症（凝血酶原缺乏症、有出血倾向等）、维生素 B 缺乏症（舌溃疡、口腔炎、食欲减退、神经炎等）。

6. 还可能发生其他不良反应，包括全身倦怠感、头痛、呼吸困难、末梢冷感、低血压、恶心、呕吐等。

【患者用药指导】

1. 本品与氨茶碱制剂联用可导致效价降低。

2. 本品与坎利酸钾制剂、甲磺酸加贝酯制剂、琥珀酸氢化可的松制剂、阿昔洛韦制剂联用，可生成沉淀。

3. 应用本品期间饮酒或服含乙醇药物时患者可出现双硫仑样反应，故在应用本品期间和以后数天内，应避免饮酒和服含乙醇的药物。

【应急措施】

1. 休克　因曾发现休克现象（频度不明），必须十分留意观察，如有不快感、口内异常感、喘鸣、眩晕、便意、耳鸣、发汗、恶心、呕吐、呼吸困难、末梢发冷、荨麻疹、血压降低等现象应终止用药。发生休克时应立即给予肾上腺素维持血压，必要时为确保气管的通畅，可采取给予糖皮质激素、抗组胺药等合适的措施。

2. 过敏性症状　因曾发现过敏性症状如呼吸困难、全身潮红、血管水肿、荨麻疹等（频度不明），必须十分留意观察，如有异常时应终止用药。当发现有过敏性症状时，如有必要，为确保气管的通畅，可采取给予肾上腺素、糖皮质激素、抗组胺药等合适的措施。

【典型案例】

患者，女，48 岁。因阴道感染就诊，否认药物过敏史。给予头孢噻利 3g 加入到 5% 葡萄糖 150ml 中静脉滴注。使用该药物前作皮肤过敏试验显示阴性。当滴注至 50ml 时，患者突然出现面色苍白、寒战，诉：胸闷、憋气，伴频危感。急性痛苦面容，神清，对答切题但无力。测量生命体征：体温 36℃，脉搏 92 次 / 分，呼吸 22 次 / 分，血压 85/60mmHg。立即停用头孢噻利，并迅速给予吸氧，同时肾上腺素 0.25mg 肌内注射，地塞米松 10mg 静脉推注，又行氢化可的松 200mg 加入 0.9% 氯化钠注射液 250ml 静脉滴注予以维持，同时密切观察生命体征。给予患者保暖，加盖棉被，并将热水袋置于足部。经积极抢救，30 分后患者面色好转，寒战减轻，自觉症状减轻，脉搏 90 次 / 分，血压 90/60mmHg，观察 1 小时后患者生命体征稳定，自诉感疲劳，嘱其绝对卧床休息。

　　分析点评：患者服药后出现过敏反应，经及时抢救恢复正常。在用药之前详细询问过敏史，认真配制皮试液，要求新鲜配制，剂量准确。细心观察皮试结果，对于疑似阳性者，坚决不用药，或者在对侧皮肤作对照。用药者必须准备床旁急救药品，抢救用物也要就近放置。对于皮试阴性者，在用药过程中，提高警惕，加强用药监护与巡视，密切观察用药后患者的反应，发现患者异常，及时通知医生，正确判断过敏反应并给予应急处理。过敏性休克一旦发生在数分钟甚至几秒内即可能死亡，因此必须迅速作出诊断，治疗必须当机立断，分秒必争，紧急进行。

　　重要提示：头孢噻利这种抗生素严重过敏反应并不常见，本例提醒医护人员在工作过程中做到认真细致，时刻提高警惕，切不可掉以轻心。另据了解，本病例在用药前空腹，发生过敏反应也许与疲劳、饥饿、紧张状态下身体的反应能力有关，因此建议患者在应用抗生素前最好进食，以免发生不良反应。

大观霉素（Spectinomycin）

【临床应用】

主要用于淋病奈瑟球菌所致的尿道炎、宫颈阴道炎和直肠感染，以及对四环素等耐药菌株引起的感染。

【用法用量】

肌内注射：一次 2g，每 12 小时 1 次，共 3 日；一次最大剂量 4g。

【操作要点】

1. 本品不得静脉给药。

2. 本品与碱性药（如碳酸氢钠、氨茶碱等）联用可增强抗菌活性。

3. 本品与强利尿药（如呋塞米、依他尼酸等）合用可增加肾毒性。

4. 本品与头孢菌素类合用可增加肾毒性。

5. 本品与右旋糖酐合用可增加肾毒性。

6. 本品与喹诺酮类药物联合应用，可增强疗效。

【注意事项】

1. 对本品及氨基糖苷类抗生素过敏史者及肾病患者、孕妇禁用。哺乳期妇女用药尚不明确，若使用本品，应暂停哺乳。

2. 个别患者偶可出现注射部位疼痛、短暂眩晕、恶心、呕吐及失眠等。

3. 偶见发热、皮疹等过敏反应和血红蛋白降低、血细胞比容减少、肌酐清除率降低，以及碱性磷酸酶、尿素氮（urea nitrogen，BUN）和血清转氨酶等升高。

【患者用药指导】

本品的稀释液中含 0.9% 的苯甲醇，可能引起新生儿产生致命性喘息综合征，故新生儿禁用。

【应急措施】

对严重过敏反应者可给予肾上腺素、皮质激素和

(或)抗组胺药物,保持气道通畅,给氧等。

【典型案例】

患者,女性,27 岁,阴道炎,按医嘱予盐酸大观霉素 4g,臀深部肌肉一次性注射。患者肌内注射大观霉素后约 5 分钟要求离院,离院约 5 分钟后自觉口唇麻木、胸闷气急、发声困难,皮肤瘙痒,发生大小不等的风团,迅速遍及全身,患者立即返回医院。查体见面色苍白,全身可见密集、大小不等、形态不规则的红色风团,呼吸急促,血压 120/74mmHg,心率 95 次 / 分,律齐,呼吸 25 次 / 分。考虑为荨麻疹性药疹,立即取仰卧位,予肌内注射盐酸肾上腺素 0.35mg,地塞米松 10mg,维生素 C 3.0g 加入 100ml 0.9% 氯化钠注射液(生理盐水)中静脉滴注,10% 葡萄糖酸钙 10ml 静脉推注。同时持续吸氧,观察生命体征。约 10 分钟后,患者诉口唇麻木、胸闷气急及瘙痒症状消失,见精神好转、面色红润、风团消退、发声正常,血压 114/68mmHg,脉搏 78 次 / 分,呼吸 19 次 / 分。继续观察 1 小时后患者生命体征正常,未再出现不适,要求离院。

分析点评:患者阴道炎,于注射大观霉素后约 10 分钟出现皮肤瘙痒、全身风团、呼吸急促等急性荨麻疹症状,经抗过敏、消除呼吸道黏膜水肿治疗后迅速恢复,可诊为大观霉素过敏。目前临床应用大观霉素多不作皮试,药疹、过敏性休克等药物反应的存在使该药的使用潜伏一定风险,故使用前应详细询问用药史和过敏史,必要时可作青霉素皮试,阳性者慎用。

重要提示:盐酸大观霉素系氨基糖苷类抗生素,主要对淋病奈瑟球菌有高度抗菌活性,不良反应主要为注射部位疼痛、恶心、呕吐、皮疹等,对应用大观霉素的患者要留观 15~20 分钟,确保有过敏反应者得到及时处理。

多西环素（Doxycycline）

【临床应用】

作为首选药物主要用于衣原体感染如性病性淋巴肉芽肿、非特异性尿道炎、输卵管炎等衣原体属感染。

【用法用量】

口服：一次 0.1g，一日 2 次，连用 14 日。

【操作要点】

1. 本品应避免与含有钙、镁、铝、铁离子的抗酸药物合用，如硫酸锌、葡萄糖酸钙、硫酸亚铁等含有金属离子的药物。

2. 在有其他抗生素可供选择的情况下，应避免本品与利尿剂合用，如高效能利尿药呋塞米、依他尼酸、布美他尼等，以及中效能利尿药如氢氯噻嗪、甲氯噻嗪、环噻嗪等。

3. 本品与碳酸氢钠合用时，可使本品的吸收减少50%，应避免合用。

【注意事项】

1. 对本类药物过敏者、孕妇及哺乳期妇女禁用。

2. 肝、肾功能不全者慎用。

3. 可出现恶心、呕吐、上腹不适、腹胀、腹泻等。

4. 偶可引起溶血性贫血、血小板减少、中性粒细胞减少和嗜酸性粒细胞减少。

【患者用药指导】

1. 应避免与含有钙、镁、铝、铁离子的抗酸药物或含钙奶制品同时应用。如果需要抗酸药，应至少在服用本品 2 小时后给予，以使本品可最大限度地吸收。应避免在用本品前给予抗酸药。

2. ①交叉过敏反应：对一种本类药物呈过敏者对其他四环素类药物也呈现过敏。②长期用药期间应定期随访检查血常规以及肝、肾功能。③应用本品时应饮用足量(约240ml)水,避免食管溃疡和减少胃肠道刺激症状。④本品宜空腹口服,即餐前1小时或餐后2小时服用,以避免食物对吸收的影响。⑤下列情况存在时须慎用或避免应用:由于本品可致肝损害,因此原有肝病者不宜用此类药物;由于本品可加重氮质血症,已有肾功能损害不宜应用此类药物,如确有指征应用时须慎重考虑,并根据肾功能损害的程度,减量使用。⑥由于该类药物可引起牙齿永久性变色、牙釉质发育不良和抑制婴幼儿骨骼的发育生长,因此哺乳期妇女不宜使用该类药物。

3. 某些患者日晒时会有光敏现象。所以,应建议患者服用本品期间不要直接暴露于阳光或紫外线下,一旦皮肤有红斑则立即停药。

【应急措施】

药物过量时主要是对症疗法和支持疗法,如洗胃、用催吐剂及补液等。

红霉素(Erythromycin)

【临床应用】

主要应用于其他衣原体属、支原体属所致的泌尿生殖系感染。

【用法用量】

1. 口服　一次500mg,一日4次,连续服用7日。

2. 静脉滴注　成人一次0.5~1.0g,一日2~3次。

【操作要点】

1. 本品在酸性输液中破坏降效,一般不应与低pH的葡萄糖输液配伍。在5%~10%葡萄糖输液500ml中,添加维生素C注射液(含维生素C 1g)或5%碳酸氢钠注射液0.5ml使pH升高到5以上,再加红霉素乳糖酸盐,则有助稳定。

2. 药物相互作用　①与氯霉素、林可霉素类药物相互拮抗,应避免联用。②本品可抑制阿司咪唑、特非那定、西沙必利等药物的代谢,诱发尖端扭转型心律失常。③β-内酰胺类药物与本品联用,一般认为可发生降效作用;本品可阻挠性激素类的肠肝循环,与口服避孕药合用可使之降效。

3. 本品应先以注射用水溶解,切不可用生理盐水或其他无机盐溶液溶解,因无机离子可引起沉淀。待溶解后则可用等渗葡萄糖注射液或生理盐水稀释供静脉滴注,浓度不宜大于0.1%,以防血栓性静脉炎产生。

4. 本品与氨茶碱、辅酶 A、细胞色素 C、万古霉素、磺胺嘧啶钠、氨苄西林钠、头孢噻吩钠及碳酸氢钠等混用可产生混浊、沉淀或降效,故不宜同时静脉滴注。

【注意事项】

1. 对本品及其他大环内酯类药物过敏者禁用。

2. 肝、肾功能不全者,孕妇及哺乳期妇女慎用。

3. 常见不良反应为呕吐、腹痛、腹泻、食欲减退等胃肠道反应,与剂量有关。

4. 过敏反应有风疹、轻度皮疹等。

【患者用药指导】

1. 本品为抑菌性药物,给药应按一定时间间隔进行,以保持体内药物浓度,利于作用发挥。

2. 本品片剂应整片吞服,若服用药粉,则受胃酸破坏而发生降效。静脉滴注易引起静脉炎,滴注速度宜缓慢。

【应急措施】

用药期间如果发生过敏反应(如血管神经性水肿、皮肤反应、Stevens-Johnson 综合征及中毒性表皮坏死松解症等),应立即停药,并采取适当措施。

罗红霉素(Roxithromycin)

【临床应用】

用于敏感菌株所引起的生殖器(淋病奈瑟球菌感染

除外）及皮肤感染。

【用法用量】

口服：一次 150mg，一日 2 次；也可一次 300mg，一日 1 次。

【操作要点】

1. 本品与林可霉素、克林霉素、红霉素之间有一定交叉耐药性。

2. 禁与麦角胺及二氢麦角胺配伍。

3. 使用本品治疗期间，建议使用非激素避孕措施。

4. 使用高剂量茶碱的患者如果使用罗红霉素，可以导致血清中茶碱水平提高，增加茶碱的毒性。因此，在使用本品治疗期间，应对血清中茶碱的浓度进行监测。

5. 在联合使用本品和维生素 K 抗凝血药进行治疗的患者中，有出现血凝抑制增强的病例，凝血酶原时间（prothrombin time, PT）、凝血酶原时间比值（prothrombin time ratio, PTR）和国际标准化比值（international normalized ratio, INR）增加，以及 Quick 值下降。在这类药物与罗红霉素共用时，应对凝血参数（Quick 值、INR 或者 PTR）进行监测。

6. 本品能够增加地高辛的吸收。其他大环内酯类药物也有类似现象。因此，应对联合使用罗红霉素与地高辛或其他强心苷进行治疗的患者进行心电图监测。血清中的强心苷药物浓度也需进行监测。

7. 本品与咪达唑仑的联合用药可以增加咪达唑仑的生物利用度和消除半衰期，加强其药效。

8. 本品与环孢素的联合用药可以导致血清中环孢素浓度增加。通常不需对环孢素的剂量进行调整。但是，建议对血清中环孢素浓度进行监测，并特别注意患者的肾功能。

9. 一些大环内酯类药物与其他一些能够延长 QT 间期的药物之间存在相互作用。因此，不建议本品与以下药物联合使用：①Ⅰ$_a$类和Ⅲ类抗心律失常药物（例如双异丙吡胺）；②神经镇静药，例如匹莫齐特、抗抑郁药；③某些非镇静抗组胺药，例如阿司咪唑、特非那定；④西沙必利。这种联合给药可以导致严重的室性心律失常，包括尖端扭转型室性心动过速。

【注意事项】

1. 对本品及其他大环内酯类药物过敏者禁用。

2. 肝功能不全者、孕妇及哺乳期妇女慎用。

3. 主要不良反应为腹痛、腹泻、恶心、呕吐等胃肠道反应，但发生率明显低于红霉素。

4. 偶见皮疹、皮肤瘙痒、头昏、头痛、肝功能异常（ALT及AST升高）、外周血细胞下降等。

5. 食物对本品的吸收有影响，进食后服药会减少吸收，与牛奶同服可增加吸收。

6. 服用本品后可影响驾驶及机械操作能力。

【患者用药指导】

餐前1小时或餐后4小时服用。进食之后服用会降低药物吸收，因本品为脂溶性药物，应用开水调和后或者冲服，不宜与茶等饮料一同服用。

【应急措施】

用药期间如果发生过敏反应（如血管神经性水肿、皮肤反应、Stevens-Johnson综合征及中毒性表皮坏死松解症等），应立即停药，并采取适当措施。

【典型案例】

患者，女性，39岁，因阴道感染自行口服罗红霉素150mg，9小时后患者自觉头晕、恶心、烦躁不安，伴浑身出现玫瑰样糠疹，面部红肿、发痒，体温36.8℃，血压110/80mmHg，脉搏110次/分，但神志清楚，立即停药观察，患者眼睑及面部水肿仍继续加重，下肢伴有像芝麻大小扁平状红色斑点，上身散在绿豆样或者黄豆粒大小的荨麻疹及大片风团，自觉瘙痒难忍，随即出现球结膜轻度水肿、喉头水肿、舌表面及软腭部散在疱疹，确诊为罗红霉素过敏，及时给予患者脱敏治疗6天后症状基本消退。

分析点评：患者因阴道炎服用罗红霉素，服药后出现过敏反应。罗红霉素治疗由衣原体和支原体引起的宫颈炎、尿道炎及阴道炎是非常有效的。根据有关研究结果显示，用罗红霉素治疗衣原体性尿道炎的有效率为93%~97%，用罗红霉素治疗生殖系感染的效果与多西环素和米诺环素类似，一旦发生过敏反应应及时救治。

重要提示：罗红霉素体外抗菌活性与红霉素相似，体内抗菌作用比红霉素强1~4倍，因此在临床上应用较为广泛。但在使用过程中，出现的不良反应也不可忽视。用药中要加强对患者的观察与巡视，时刻警惕不良反应的发生。

阿奇霉素（Azithromycin）

【临床应用】

适用于由沙眼衣原体、淋病奈瑟球菌、人型支原体引起的单纯性生殖器感染（需排除梅毒螺旋体的合并感染）。

【用法用量】

1. 口服　单剂量顿服1g。

2. 静脉滴注　成人用量一次0.5g，一日1次，用药1日或2日后改为口服制剂0.25g，一日1次。

【操作要点】

1. 本品的注射剂每次滴注时间不得少于60分钟，滴注液浓度不得高于2.0mg/ml。

2. 不宜与含铝或镁的抗酸药同时服用，后者可降低本品的血药峰浓度；必须合用时，本品应在服用上述药物前1小时或后2小时给予。

3. 本品与茶碱合用时能提高后者在血浆中的浓度，

应注意检测血浆茶碱水平。

4. 本品与华法林合用时应注意检查 PT。

5. 本品与下列药物同时使用时，建议密切观察患者的反应。①地高辛：使地高辛水平升高；②麦角胺或二氢麦角胺：急性麦角毒性，症状是严重的末梢血管痉挛和感觉迟钝（触物感痛）；③三唑仑：通过减少三唑仑的降解，而使三唑仑的药理作用增强；④细胞色素 P450 系统代谢药：提高血清中卡马西平、特非那定、环孢素、环己巴比妥、苯妥英的水平。

6. 与利福布汀合用会增加后者的毒性。

【注意事项】

1. 对本品及其他大环内酯类药物过敏者禁用。

2. 肝、肾功能不全者，孕妇及哺乳期妇女慎用。

3. 常见不良反应为呕吐、腹痛、腹泻、食欲减退等胃肠道反应，与剂量有关。

4. 过敏反应有风疹、轻度皮疹等。

【患者用药指导】

本品不受食物影响，空腹或与食物一起服用均可。但为了增强药物的吸收，最好在空腹时服用譬如餐前1小时或餐后2小时服用。如果觉得对胃的刺激过大，会造成胃不舒服，可与食物或开水一起服用。含铝或镁的抗酸药同时服用，可降低阿奇霉素的血药峰浓度，必须合用时，应间隔1~2小时。最好每天在相同的时间服用。

【应急措施】

用药期间如果发生过敏反应（如血管神经性水肿、皮肤反应、Stevens-Johnson 综合征及中毒性表皮坏死松解症等），应立即停药，并采取适当措施。

诺氟沙星（Norfloxacin）

【临床应用】

适用于敏感菌所致的尿路感染、淋病、肠道感染和伤寒及其他沙门菌感染。

【用法用量】

1. 口服　一次 0.4g，一日 2 次。

2. 静脉滴注　一次 0.2g，一日 2 次。稀释于 5% 葡萄糖注射液 250ml 中使用，1.5~2 小时滴完。

【操作要点】

1. 含镁、铝、钙的抗酸剂及硫酸铝、硫糖铝、乳制品等均可抑制本品的吸收，应避免使用。

2. 本品与茶碱类合用，可使茶碱类药物肝脏清除减少，半衰期延长，血药浓度升高，引起茶碱类药物的不良反应。

【注意事项】

1. 对喹诺酮类药物过敏者、孕妇、哺乳期妇女及 18 岁以下患者禁用。

2. 肝、肾功能减退者慎用。

3. 癫痫及癫痫病史者均应避免应用，有指征时需仔细权衡利弊后应用。

4. 胃肠道反应较为常见，可表现为腹部不适或疼痛、腹泻、恶心、呕吐、食欲减退。

5. 中枢神经系统反应可有头昏、头痛、兴奋、嗜睡或失眠。

6. 过敏反应有皮疹、皮肤瘙痒，偶可发生渗出性多形红斑及血管神经性水肿。少数患者有光敏反应。

7. 偶可发生癫痫发作、精神异常、烦躁不安、意识混乱、幻觉、震颤。

8. 静脉滴注速度不宜过快，并避光。

【患者用药指导】

1. 在治疗过程中以及治疗结束后 3 天内，避免阳光浴和人工紫外线照射。

2. 本品宜空腹服用，并同时饮水 250ml。大剂量应用或尿 pH 在 7 以上时可发生结晶尿。为避免结晶尿的发生,宜多饮水,保持 24 小时排尿量在 1200ml 以上。

【应急措施】

如发生过敏反应应立即停药,严重时应及时就医。

环丙沙星(Ciprofloxacin)

【临床应用】

用于敏感菌引起的泌尿生殖系统感染,包括单纯性、复杂性尿路感染,淋菌性尿道炎或宫颈炎(包括产酶株所致者)。

【用法用量】

口服:一日 0.5~1.5g,分 2~3 次。

【操作要点】

1. 尿碱化药可减少本品在尿中的溶解度,导致结晶尿和肾毒性。

2. 本品与茶碱类合用时可能由于与细胞色素 P450 结合部位的竞争性抑制,导致茶碱类的肝消除明显减少,血药浓度升高,出现茶碱中毒症状,如恶心、呕吐、震颤、不安、激动、抽搐、心悸等,故合用时应测定茶碱类血药浓度和调整剂量。

3. 环孢素与本品合用时,其血药浓度升高,必须监测环孢素血浓度,并调整剂量。

4. 本品与抗凝血药华法林同用时可增强后者的抗凝作用,合用时应严密监测患者的 PT。

5. 丙磺舒可减少本品自肾小管分泌约 50%,合用时可因本品血药浓度增高而产生毒性。

6. 本品干扰咖啡因的代谢,从而导致咖啡因消除减少,血消除半衰期延长,并可能产生中枢神经系统毒性。

7. 去羟肌苷(didanosine, DDI)可减少本品的口服吸收,因其制剂所含的铝及镁,可与本品螯合,故不宜合用。

【注意事项】

1. 对本品及喹诺酮类药过敏的患者禁用。

2. 肝、肾功能减退者,均需权衡利弊后应用,并调整剂量。

3. 原有中枢神经系统疾患者,例如癫痫及癫痫病史者均应避免应用,有指征时需仔细权衡利弊后应用。

4. 由于目前大肠埃希菌对氟喹诺酮类药物耐药者多见,应在给药前留取尿培养标本,参考细菌药敏结果调整用药。

5. 胃肠道反应较为常见,可表现为腹部不适或疼痛、腹泻、恶心或呕吐。中枢神经系统反应可有头昏、头痛、嗜睡或失眠。过敏反应:皮疹、皮肤瘙痒,偶可发生渗出性多形性红斑及血管神经性水肿。少数患者有光敏反应。偶可发生:癫痫发作、精神异常、烦躁不安、意识混乱、幻觉、震颤;血尿、发热、皮疹等间质性肾炎表现及关节疼痛。少数患者可发生血清转氨酶和血尿素氮增高及周围血象白细胞降低,多属轻度,并呈一过性。

【患者用药指导】

1. 本品宜空腹服用,食物虽可延迟其吸收,但其总吸收量未见减少,故也可于餐后服用,以减少胃肠道反应;服用时宜同时饮水 250ml。

2. 本品大剂量应用或尿 pH 在 7 以上时可发生结晶尿。为避免结晶尿的发生,宜多饮水,保持 24 小时排尿量在 1200ml 以上。

3. 应用氟喹诺酮类药物可发生中、重度光敏反应。应用本品时应避免过度暴露于阳光,如发生光敏反应需停药。

4. 含铝或镁的制酸药可减少本品口服的吸收,建议避免合用。不能避免时应在服本品前 2 小时,或服药后 6 小时服用。

【典型案例】

患者,女,26 岁,临床诊断为前庭大腺炎。医嘱给予环丙沙星片。患者回家后即口服环丙沙星 0.25g(即

1片），10分钟后全身皮肤充血、发痒、红肿并伴呼吸困难，20分后送至医院抢救。当时患者胸闷、憋气，烦躁不安，全身性荨麻疹，头面部及眼结膜充血、水肿。考虑"环丙沙星引起的全身过敏反应综合征"，即予心电监护、吸氧，皮下注射0.1%肾上腺素0.3mg，静脉推注地塞米松20mg，肌内注射异丙嗪25mg，静脉推注10%葡萄糖酸钙10ml，并给予多巴胺20mg+间羟胺10mg+生理盐水250ml静脉滴注。15分钟后胸闷缓解，BP120/70mmHg。当晚予氯马斯汀片及维生素C片口服。第2天全身皮肤红肿消退转为正常。

分析点评：环丙沙星为第三代氟喹诺酮类抗生素，适用于各种细菌引起的中、重度感染，不良反应发生率大约为5.4%~10.2%。该患者以前未曾服用过环丙沙星片，也无其他药物过敏史，口服环丙沙星即引起全身性过敏反应综合征，因此，在用药过程中，应密切观察并交代患者有任何不良反应及时就医。

重要提示：用药之前详细询问过敏史，对过敏体质的患者，用药期间更加严密观察，随时发现异常，及时作出处理。护士要熟练掌握各项护理技术操作，善于发现病情变化，做到抢救患者反应迅速，操作熟练，确保及时准确用药。对于门诊患者，详细交代可能出现的不良反应及应对措施。

氧氟沙星（Ofloxacin）

【临床应用】

主要用于敏感革兰阴性菌所致泌尿道等部位的急、慢性感染。

【用法用量】

1. 口服　一次0.3g，一日2次，疗程7~14日。
2. 静脉滴注　一次0.3g，一日2次，疗程7~14日。

【操作要点】

1. 静脉滴注速度不宜过快,并避光。

2. 含镁、铝、钙的抗酸剂及硫酸铝、硫糖铝、乳制品等均可抑制本品的吸收,应避免使用。

3. 本品与茶碱类药物合用,可使茶碱类药物肝脏清除减少,半衰期延长,血药浓度升高,引起茶碱类药物的不良反应。

4. 本品与环孢素合用,可使环孢素的血药浓度升高,必须监测环孢素血药浓度,并调整剂量。

5. 本品与抗凝血药华法林合用时虽对后者的抗凝作用增强较小,但合用时也应严密监测患者的PT。

6. 尿碱化剂可减低本品在尿中的溶解度,导致结晶尿和肾毒性。

7. 丙磺舒可减少本品自肾小管分泌约50%,合用时可因本品血浓度增高而产生毒性。

8. 本品可干扰咖啡因的代谢,从而导致咖啡因消除减少,血浆消除半衰期延长,并可能产生中枢神经系统毒性。

【注意事项】

1. 对喹诺酮类药物过敏者、孕妇、哺乳期妇女及18岁以下患者禁用。

2. 肝、肾功能减退者慎用。

3. 癫痫及癫痫病史者均应避免应用,有指征时需仔细权衡利弊后应用。

4. 胃肠道反应较为常见,可表现为腹部不适或疼痛、腹泻、恶心、呕吐、食欲减退。

5. 中枢神经系统反应可有头昏、头痛、兴奋、嗜睡或失眠。

6. 过敏反应有皮疹、皮肤瘙痒,偶可发生渗出性多形红斑及血管神经性水肿。少数患者有光敏反应。

7. 偶可发生癫痫发作、精神异常、烦躁不安、意识混乱、幻觉、震颤。

【患者用药指导】

1. 在治疗过程中以及治疗结束后 3 天内,避免阳光浴和人工紫外线照射。

2. 本品宜空腹服用,并同时饮水 250ml。大剂量应用或尿 pH 在 7 以上时可发生结晶尿。为避免结晶尿的发生,宜多饮水,保持 24 小时排尿量在 1200ml 以上。

3. 如发生过敏反应应立即停药,严重时应及时就医。

【应急措施】

1. 药物过量的表现　除常规用药引起的不良反应外,还有胃痛、胃灼热、口渴、口腔炎、全身怠倦、发冷、锥体外系症状、兴奋、抽搐、谵妄、小脑共济失调、颅内压增高(头痛、呕吐、淤血性乳头症状)、代谢性酸中毒、碱性磷酸酶增高、血小板减少、溶血性贫血、血尿、软骨或关节障碍、白内障、视力障碍、色觉异常及复视。

2. 药物过量的处理　①洗胃;②吸附药:药用炭(40~60g 加水 200ml);③泻药:硫酸镁(30g 加水 200ml);④输液(加保肝药物):代谢性酸中毒给予碳酸氢钠注射液,尿碱化给予碳酸氢钠注射液,以增加本品由肾脏的排泄;⑤强制利尿:给予呋塞米注射液;⑥对症疗法:抽搐时应反复给予地西泮静脉注射液。

氟罗沙星(Fleroxacin)

【临床应用】

可用于对本品敏感细菌引起淋菌性尿道炎等泌尿生殖系统感染、腹腔感染及盆腔感染等。

【用法用量】

静脉滴注:本品稀释于 5% 葡萄糖注射液 250~500ml 中避光缓慢静脉滴注,一次 0.2~0.4g(以氟罗沙星计),一日 1 次。

【操作要点】

1. 本品静脉滴注速度不宜过快,每 100ml 滴注时间至少为 45~60 分钟。

2. 不宜与其他药物混合静脉滴注使用。

3. 忌与氯化钠注射液或葡萄糖氯化钠注射液合用。

4. 不能与多价金属离子如钙、镁等溶液在同一输液管中使用,且不宜与含有的铝及镁的制剂合用(如去羟肌苷制剂)。

5. 避免与茶碱同时使用。

【注意事项】

1. 对本品或喹诺酮类药物过敏者,孕妇、哺乳期妇女及 18 岁以下患者禁用。

2. 老年患者、肾功能减退者、肝功能不全者、脑动脉硬化或癫痫病史者慎用。

3. 胃肠道反应较为常见,可表现为腹部不适或疼痛、腹泻、恶心、呕吐等;中枢神经系统反应可有头昏、头痛、兴奋、嗜睡或失眠、方向感障碍等;过敏反应有皮疹、皮肤瘙痒、荨麻疹等,偶可发生渗出性多形红斑及血管神经性水肿,严重者可发生休克;少数患者可发生血转氨酶、血肌酐、血尿素氮增高及周围血象白细胞降低、血小板减少,多属轻度,并呈一过性。

4. 尿碱化剂可减低本品在尿中的溶解度,导致结晶尿和肾毒性。

5. 丙磺舒可延迟本品的排泄,使本品血浓度增高而产生毒性。

6. 与华法林或其衍生物同时应用,应检测 PT 及其他凝血试验。

【患者用药指导】

1. 患者的尿 pH 在 7 以上时易发生结晶尿,故每日饮水量必须充足,以使每日尿量保持在 1200~1500ml 以上。

2. 本品可引起光敏反应,至少在光照后 12 小时才可接受治疗,治疗期间及治疗后数天内应避免过长时间暴露于明亮光照下。当出现光敏反应指征如皮肤灼热、发红、肿胀、水疱、皮疹、瘙痒、皮炎时应停止治疗。

3. 偶有用药后发生跟腱炎或跟腱断裂,应立即停药,严禁运动,直至症状消失。

4. 本品与非甾体抗炎药合用,有引发抽搐的可能。

5. 本品与口服降血糖药合用可能引起高血糖或低血糖。

【应急措施】

如发生过敏反应应立即停药,严重时应及时就医。

洛美沙星(Lomefloxacin)

【临床应用】

适用于敏感细菌引起的泌尿生殖系统感染、单纯性淋病等。

【用法用量】

静脉滴注:一次 0.2g,一日 2 次,加入 5% 葡萄糖或 0.9% 生理盐水 250ml 中静脉滴注,每瓶滴注时间 60 分钟左右。

【操作要点】

每次滴注时间不少于 60 分钟。

【注意事项】

1. 对本品或其他喹诺酮类药物过敏者禁用。

2. 肾功能减退者或肝功能不全者、孕妇慎用。

【患者用药指导】

个别患者可出现中上腹部不适、恶心、轻微头痛、头晕等症状,偶可出现皮疹、心悸、胸闷、丙氨酸氨基转移酶、天门冬氨酸氨基转移酶或 BUN 值升高等。

【应急措施】

如发生过敏反应应立即停药,严重时应及时就医。

左氧氟沙星(Levofloxacin)

【临床应用】

适用于敏感菌引起的泌尿生殖系统感染,包括单纯性、复杂性尿路感染,淋菌性尿道炎。

【用法用量】

1. 口服 一次 0.1g,一日 2 次,疗程 5~7 日。

2. 静脉滴注 一次 0.1~0.2g,一日 2 次。

【操作要点】

1. 由于滴速过快易引起静脉刺激症状或中枢神经系统反应,因此静脉滴注时间每 250ml 不得少于 2 小时;500ml 不得少于 3 小时。

2. 含镁、铝、钙的抗酸剂及硫酸铝、硫糖铝、乳制品等均可抑制本品的吸收,应避免使用。

3. 本品与茶碱类合用,可使茶碱类药物肝脏清除减少,半衰期延长,血药浓度升高,引起茶碱类药物的不良反应。

4. 本品不宜与其他药物同瓶混合静脉滴注,或在同一根静脉输液管内进行滴注。

5. 与华法林或其衍生物同时应用时,应监测 PT 或其他凝血试验。

【注意事项】

1. 对喹诺酮类药物过敏者、孕妇、哺乳期妇女及 18 岁以下患者禁用。

2. 肝、肾功能减退者慎用。

3. 癫痫及癫痫病史者均应避免应用,有指征时需仔细权衡利弊后应用。

4. 胃肠道反应较为常见,可表现为腹部不适或疼痛、腹泻、恶心、呕吐、食欲减退。

5. 中枢神经系统反应可有头昏、头痛、兴奋、嗜睡或失眠。

6. 过敏反应有皮疹、皮肤瘙痒,偶可发生渗出性多形红斑及血管神经性水肿。少数患者有光敏反应。

7. 偶可发生癫痫发作、精神异常、烦躁不安、意识混乱、幻觉、震颤。

8. 静脉滴注速度不宜过快,并避光。

【患者用药指导】

1. 在治疗过程中以及治疗结束后 3 天内,避免阳光浴和人工紫外线照射。

2. 本品宜空腹服用,并同时饮水 250ml。大剂量应用或尿 pH 在 7 以上时可发生结晶尿。为避免结晶尿的发生,宜多饮水,保持 24 小时排尿量在 1200ml 以上。

3. 如发生过敏反应应立即停药,严重时应及时就医。

【应急措施】

1. 药物过量的表现　除常规用药引起的不良反应外,还有胃痛、胃灼热、口渴、口腔炎、全身怠倦、发冷、锥体外系症状、兴奋、抽搐、谵妄、小脑共济失调、颅内压增高(头痛、呕吐、淤血性乳头症状)、代谢性酸中毒、碱性磷酸酶增高、血小板减少、溶血性贫血、血尿、软骨或关节障碍、白内障、视力障碍、色觉异常及复视。

2. 药物过量的处理　①洗胃;②吸附药:药用炭(40~60g 加水 200ml);③泻药:硫酸镁(30g 加水 200ml);④输液(加保肝药物):代谢性酸中毒给予碳酸氢钠注射液,尿碱化给予碳酸氢钠注射液,以增加本品由肾脏的排泄;⑤强制利尿:给予呋塞米注射液;⑥对症疗法:抽搐时应反复给予地西泮静脉注射液。

加替沙星(Gatifloxacin)

【临床应用】

用于治疗敏感菌如大肠埃希菌、淋病奈瑟球菌、奇异变形杆菌及肺炎克雷伯菌所引起的中度以上泌尿道感染、肾盂肾炎、宫颈感染等。

【用法用量】

1. 口服　单剂量一日 0.4g。

2. 静脉滴注　单剂量一日 0.4g。

【操作要点】

1. 含镁、铝、钙的抗酸剂及硫酸铝、硫糖铝、乳制品等均可抑制本品的吸收，应避免使用。

2. 本品与茶碱类合用，可使茶碱类药物肝脏清除减少，半衰期延长，血药浓度升高，引起茶碱类药物的不良反应。

3. 用于静脉滴注时，应用 5% 葡萄糖注射液或 0.9% 氯化钠注射液稀释成 2mg/ml 后方可使用。滴注时间不应少于 60 分钟，严禁快速静脉滴注。

【注意事项】

1. 对喹诺酮类药物过敏者、孕妇、哺乳期妇女及 18 岁以下患者禁用。

2. 胃肠道反应较为常见，可表现为腹部不适或疼痛、腹泻、恶心、呕吐、食欲减退。

3. 中枢神经系统反应可有头昏、头痛、兴奋、嗜睡或失眠。

4. 过敏反应有皮疹、皮肤瘙痒，偶可发生渗出性多形红斑及血管神经性水肿。少数患者有光敏反应。

5. 偶可发生癫痫发作、精神异常、烦躁不安、意识混乱、幻觉、震颤。癫痫及癫痫病史者均应避免应用，有指征时需仔细权衡利弊后应用。

6. 糖尿病患者应用期间应注意监测血糖，如发生血糖异常改变，应立即停药。

【患者用药指导】

1. 患者必须在医生的指导下使用加替沙星。在治疗时应注意有无低血糖症状（如多汗、无力、饥饿、头晕、心悸、烦躁、意识模糊、嗜睡等）或高血糖症状（如多尿、

口渴、疲劳、双下肢水肿等)的发生。如出现上述症状,
应立即咨询医生。患者如存在糖尿病、肾功能不全等疾
病,或正在使用其他药品,尤其是降血糖药,应及时告知
处方医师。

2. 在治疗过程中以及治疗结束后 3 天内,避免阳光
浴和人工紫外线照射。

3. 本品宜空腹服用,并同时饮水 250ml。大剂量应
用或尿 pH 在 7 以上时可发生结晶尿。为避免结晶尿的
发生,宜多饮水,保持 24 小时排尿量在 1200ml 以上。

【应急措施】

如果用本品治疗的任何患者发生低血糖或者高血糖
的症状和体征,必须立刻进行适当的治疗,并应该停用本
品;如发生过敏反应应立即停药,严重时应及时就医。

第二节　滴虫性阴道炎

一、疾病简介

滴虫性阴道炎(trichomonas vaginitis)是由阴道毛滴
虫感染引起的阴道炎症。滴虫呈梨形,后端尖,约为多形
核白细胞的 2~3 倍大小,它能消耗或吞噬阴道上皮细胞
内的糖原,阻碍乳酸形成。故滴虫性阴道炎患者的阴道
pH 升高,一般在 5.0~6.5 之间。滴虫不仅寄生于阴道,还
常侵入尿道或尿道旁腺,甚至膀胱、肾盂以及男性的包皮
褶皱、尿道中。

二、临床特点

1. 感染初期可以无症状。阴道分泌物增多及外阴
瘙痒,间或有灼热、疼痛、性交痛等。分泌物典型特点为
稀薄脓性、黄绿色、泡沫状、有臭味。若合并感染,可有
尿频、尿痛,有时可见血尿。

2. 妇科检查可见阴道黏膜充血,严重者有散在出血点,宫颈也可有出血斑点,形成"草莓样"宫颈,后穹窿有多量白带,呈灰黄色、黄白色稀薄液体或黄绿色脓性分泌物,常呈泡沫状。带虫者阴道黏膜无异常改变。

3. 辅助检查　悬滴法检查阴道分泌物可见滴虫。

三、治疗原则

1. 因滴虫不仅寄生于阴道,还常侵入尿道或尿道旁腺、前庭大腺,甚至膀胱、肾盂以及男方的包皮皱褶、尿道中,故欲治愈此病,需全身用药,并且需同时治疗性伴侣,治疗期间应停止性生活。

2. 每日清洗外阴,勤换内裤。有外阴瘙痒等症状时,切勿抓痒,以免外阴皮肤黏膜破损,继发感染。

3. 选择硝基咪唑类抗菌药物治疗。

四、治疗药物

甲硝唑(Metronidazole)

【临床应用】

本品有抗厌氧菌作用,可用于治疗厌氧杆菌引起的产后盆腔炎,也可用于妇产科手术,可降低或避免手术感染。

【用法用量】

1. 口服　一次 0.2g,一日 2 次,连服 7 日。可同时使用阴道栓剂,每晚 1 枚(0.5g)置入阴道内,连用 7~10 日。

2. 阴道给药　甲硝唑阴道泡腾片,每晚 1~2 片(0.2~0.4g),置于阴道深处,连用 7 日为一疗程。

【操作要点】

1. 本品可减缓口服抗凝血药(如华法林等)的代谢,而加强其作用,使 PT 延长。

2. 本品与庆大霉素、氨苄西林存在配伍禁忌,出现溶液混浊、变黄。

【注意事项】

1. 可有恶心、呕吐、食欲减退、腹部绞痛等反应；偶见头痛、失眠、皮疹和白细胞减少等。

2. 出现运动失调及其他中枢神经症状时应停药。

【患者用药指导】

1. 本品可引起体内乙醛蓄积，干扰乙醇的氧化过程，出现双硫仑样反应，如面部潮红、头痛、眩晕、腹痛、心率加快、血压降低等。用药期间及停药 3 日内，应避免饮用含乙醇的饮品。

2. 月经期间应暂停经阴道给药。

3. 本品代谢产物可使尿液呈红色，应与血尿相鉴别。

4. 药物不要放在儿童可触及的地方。

【应急措施】

本品首剂可使机体致敏，再次使用就会出现过敏反应，出现全身水肿、呼吸困难、肌肉酸痛、头痛、皮疹等过敏反应。应停用本品后予吸氧、抗过敏等治疗。

替硝唑（Tinidazole）

【临床应用】

适合于胃肠道和女性生殖系统厌氧菌感染。

【用法用量】

1. 口服　成人单剂量 2g 顿服；间隔 3~5 日可重复 1 次。

2. 阴道给药　替硝唑阴道栓剂，一次 1 枚（0.2g）放入阴道后穹窿处，隔日 1 次，连用 2 次为一疗程。替硝唑阴道泡腾片，每晚 1 片（0.2g），置于阴道后穹窿部，连用 7 日为一疗程。

【操作要点】

1. 本品与苯妥英钠、苯巴比妥等诱导肝微粒体酶的药物合用时,可加强本品代谢,使血药浓度下降,并使苯妥英钠排泄减慢。

2. 本品与西咪替丁等抑制肝微粒体酶活性的药物合用时,可减慢本品在肝内的代谢及其排泄,应根据血药浓度测定的结果调整剂量。

3. 本品与土霉素合用时,土霉素可干扰本品清除阴道滴虫的作用。

【注意事项】

1. 对本品或甲硝唑等硝基咪唑类、吡咯类药物过敏者,有活动性中枢神经疾病和血液病者,孕妇禁用;哺乳期妇女必须应用时,应暂停哺乳。

2. 肝功能减退者本品代谢减慢,药物及其代谢物易在体内蓄积,应予减量,并作血药浓度监测。

3. 胃肠道反应常见恶心、呕吐、上腹痛、食欲减退及口腔金属味。

4. 中枢神经系统可有头痛、眩晕、共济失调,高剂量还可引起癫痫发作及周围神经病变。

5. 过敏反应可有皮肤瘙痒、皮疹、荨麻疹、血管神经性水肿等。

6. 出现运动失调及其他中枢神经症状时应及时停药。

7. 其他可见中性粒细胞减少、双硫仑样反应;阴道给药偶有疼痛、刺激、瘙痒等局部症状。

8. 本品可干扰丙氨酸氨基转移酶、乳酸脱氢酶(lactate dehydrogenase, LDH)、甘油三酯、己糖激酶等的检验结果,使其测定值降至零。

9. 本品能抑制华法林和其他口服抗凝血药的代谢,加强它们的作用,引起 PT 延长。

【患者用药指导】

1. 因干扰乙醇的氧化过程,用药期间不应饮用含乙醇的饮料,否则可出现腹部痉挛、恶心、呕吐、头痛、面部潮红等。

2. 口服片剂宜于在餐间或餐后服用。

3. 治疗阴道滴虫病时需同时治疗性伴侣。

4. 本品代谢产物可使尿液呈红色,应与血尿相鉴别。

【应急措施】

本品首剂可使机体致敏,再次使用就会出现过敏反应,出现全身水肿、呼吸困难、肌肉酸痛、头痛、皮疹等过敏反应。应停用本品后予吸氧、抗过敏等治疗。

第三节　外阴阴道念珠菌病

一、疾病简介

外阴阴道念珠菌病(vulvovaginal candidiasis,VVC)是常见的外阴阴道炎症,80%~90%病原体为白念珠菌,10%~20%为光滑念珠菌、近平滑念珠菌、热带念珠菌等,是一种条件致病菌感染。酸性环境适宜白念珠菌的生长,当阴道内糖原增加、酸度增高、局部免疫力下降时易发病。常见的发病诱因有妊娠、糖尿病、大量应用免疫抑制剂及广谱抗生素等。

二、临床特点

1. 外阴瘙痒,外阴、阴道灼痛,还可伴有尿频、尿痛及性交痛,阴道分泌物增多。

2. 妇科检查　外阴局部充血、肿胀,小阴唇内侧及阴道黏膜表面附有白色块状物或被凝乳状物覆盖,擦除后露出红肿的阴道黏膜面,急性期还可见糜烂及浅表溃疡。

3. 辅助检查　分泌物直接镜检,可见芽生孢子及假菌丝。

三、治疗原则

1. 消除诱因,治疗相关疾病,如糖尿病等,停用广谱抗生素、免疫抑制剂等;改变阴道酸碱度,造成不利于念珠菌生长的环境。治疗期间避免性生活。

2. 单纯性 VVC 治疗　可局部用药,也可全身用药,主要以局部短疗程用药为主。

3. 复杂性 VVC 治疗　严重 VVC 应延长局部或口服用药时间,复发性 VVC 应给予巩固治疗至半年。

4. 无须对性伴侣进行常规治疗,对于有症状的男性应进行筛查及治疗,预防女性重复感染。

四、治疗药物

克霉唑(Clotrimazole)

【临床应用】

本品适用于治疗白念珠菌所致的皮肤念珠菌病。

【用法用量】

阴道给药:洗净后将克霉唑栓剂 / 阴道泡腾片 / 阴道片置于阴道深处。①每晚 1 粒(150mg),连续 7~10 日为一疗程;②早、晚各 1 粒(150mg),连用 3 日;③每晚 1 粒(500mg),仅用 1 次。严重及复发性 VVC,适当延长疗程。

【操作要点】

1. 本品不得与其他抗真菌药同用,如制霉菌素等。

2. 如与其他药物同时使用可能会发生药物相互作用,详情请咨询医师或药师。

【注意事项】

1. 对本品过敏者禁用,过敏体质者慎用。

2. 孕妇及哺乳期妇女应在医师指导下使用。

3. 偶见局部刺激,如瘙痒或烧灼感。

【患者用药指导】

1. 本品仅供阴道给药,切忌口服,月经期间应暂停用药。

2. 药品应放在儿童触摸不到的地方。

3. 使用前先洗净手及外阴,从塑壳包装上撕下栓剂1枚,从下端将前、后塑片分开,小心拉开,使两塑片分离,取塑料指套一只,套在示指上,取出栓粒,圆锥头部分朝向阴道,轻轻塞入,并用戴套示指将栓粒推入阴道深处。

4. 本品如遇高温天气,可能出现软化现象,只需放入阴凉环境或冰箱冷藏室中,恢复原状即可使用,对产品疗效无影响。

【应急措施】

本品为局部用药,不得口服。如被意外大量口服,可发生腹泻、恶心、呕吐和上腹疼痛等消化道反应,减量或停药后迅速消失,如需要可采用适当的胃排空措施并及时就医。

咪康唑(Miconazole)

【临床应用】

用于治疗阴道真菌感染,如念珠菌性阴道炎。

【用法用量】

阴道给药:洗净后将咪康唑栓剂置于阴道深处。①每晚1粒(200mg),连续7日为一疗程;②每晚1粒(400mg),连用3日;③每晚1粒(1200mg),仅用1次。严重及复发性VVC,适当延长疗程。

【操作要点】

使用前先洗净手及外阴,取塑料指套一只,套在示指上,取出栓粒,圆锥头部分朝向阴道,轻轻塞入,并用戴套示指将栓粒推入阴道深处。

【注意事项】

1. 孕妇及哺乳期妇女慎用。

2. 常见局部刺激、瘙痒和灼热感、盆腔痉挛、荨麻疹，皮肤丘疹也有发生；非常罕见的不良反应还包括血管神经性水肿、湿疹、阴道分泌物和给药部位不适。

3. 治疗期间即使症状迅速消失，也要完成治疗疗程。

【患者用药指导】

1. 本品仅供阴道给药，切忌口服，月经期间应暂停用药。

2. 药品应放在儿童触摸不到的地方。

3. 当性伴侣被感染时，也应给予适当治疗。

4. 本品如遇高温天气，可能出现软化现象，只需放入阴凉环境或冰箱冷藏室中，恢复原状即可使用，对产品疗效无影响。

【应急措施】

本品为局部用药，不得口服。如被意外大量口服，可发生腹泻、恶心、呕吐和上腹疼痛等消化道反应，减量或停药后迅速消失，如需要可采用适当的胃排空措施并及时就医。

制霉菌素（Nystatin）

【临床应用】

主要用于治疗皮肤、黏膜念珠菌病，也适用于口腔、阴道、眼、耳等念珠菌感染，如真菌性甲沟炎、阴道炎、口腔炎（鹅口疮）。

【用法用量】

阴道给药：将栓剂送入阴道深处。一次1粒（10万单位），一日1~2次，疗程一般为2周。

【操作要点】

本品仅供阴道给药，切忌口服，月经期间应暂停用药。使用前先洗净手及外阴，取塑料指套一只，套在示指上，取出栓粒，圆锥头部分朝向阴道，轻轻塞入，并用戴套示指将栓粒推入阴道深处。

【注意事项】

1. 对本品过敏者禁用,过敏体质者慎用。

2. 孕妇及哺乳期妇女应在医师指导下使用。

3. 用药部位如有烧灼感、红肿等情况应停药。

【患者用药指导】

1. 药品应放在儿童触摸不到的地方。

2. 本品对全身真菌感染无治疗作用。

【应急措施】

本品为局部用药,不得口服。如被意外大量口服,可发生腹泻、恶心、呕吐和上腹疼痛等消化道反应,减量或停药后迅速消失,如需要可采用适当的胃排空措施并及时就医。

伊曲康唑(Itraconazole)

【临床应用】

三唑类抗真菌药物,通过抑制真菌细胞色素 P450 依赖固醇 14α- 脱甲基酶的活性,阻止真菌细胞膜重要成分麦角固醇的合成来达到抑制真菌增殖、促进真菌死亡的目的。用于复发性外阴阴道念珠菌病(RVVC)的强化治疗。

【用法用量】

口服:一日 200mg,一日 1 次,连用 3 日;或一次 200mg,一日 2 次,用药 1 日。

【操作要点】

1. 降低胃酸度的药物会影响伊曲康唑的吸收。

2. 本品可抑制地高辛的消除,加强其作用。

3. 本品可抑制阿司咪唑、特非那定、西沙必利的代谢,可能导致这些底物的血浆浓度升高,导致 QT 间期延长及尖端扭转型室性心动过速的罕见发生。

4. 本品禁止与经 CYP3A4 代谢的 HMG-CoA 还原酶

抑制剂合用,如洛伐他汀或辛伐他汀。

5. 本品禁止与三唑仑和口服咪达唑仑合用。

6. 本品禁止与麦角生物碱,如二氢麦角胺、麦角新碱、麦角胺和甲麦角新碱合用。

7. 本品禁止与尼索地平、伊立替康、依维莫司合用。

8. 本品可抑制钙通道阻滞剂的代谢,当合并使用本品和钙通道阻滞剂时发生充血性心力衰竭的风险升高,需加注意。除了可能的与药物代谢酶 CYP3A4 有关的药代动力学相互作用之外,钙通道阻滞剂还具有负性肌力作用,从而会加强伊曲康唑的这一潜在作用。

9. 在使用本品治疗期间需监测血浆浓度。下列药物与本品合用时,必要时应当减量。①口服抗凝剂;②抗 HIV 蛋白酶抑制剂,如利托那韦、茚地那韦和沙奎那韦;③某些抗肿瘤药物,如长春生物碱、白消安、多西他赛和三甲曲沙;④经 CYP3A4 代谢的钙通道阻滞剂,如氨氯地平和维拉帕米;⑤某些免疫抑制剂,如环孢素、他克莫司、西罗莫司;⑥某些经 CYP3A4 代谢的 HMG-CoA 还原酶抑制剂,如阿托伐他汀;⑦某些糖皮质激素,如布地奈德、地塞米松、氟替卡松、甲泼尼龙;⑧地高辛(通过抑制 P- 糖蛋白);⑨其他:阿芬太尼、阿普唑仑、溴替唑仑、丁螺环酮、卡马西平、西洛他唑、丙吡胺、依巴斯汀、依来曲坦、芬太尼、卤泛群、咪达唑仑、瑞波西汀、瑞格列奈、利福布汀。

【注意事项】

1. 对本品过敏者、孕妇及哺乳期妇女禁用。

2. 心脏病、肝功能异常患者慎用。

3. 常见消化不良、恶心、呕吐、腹泻、腹痛和便秘。

4. 其他可见过敏、头痛、低钾血症、水肿、充血性心力衰竭和肺水肿。

【患者用药指导】

1. 餐后立即服药,因为在食物脂肪和胃酸较强的双重作用下有利于药物吸收。

2. 本品与许多药物间存在相互作用,当需要合用药物时,应参阅说明书或咨询临床医师/药师。

【应急措施】

本品无特殊的解毒药。如出现服药过量,应采用包括支持疗法在内的治疗。在服药后的 1 个小时内可进行洗胃,必要时可给予药用炭。

氟康唑(Fluconazole)

【临床应用】

广谱抗真菌药,能选择性地抑制真菌的固醇合成。用于外阴阴道念珠菌病。

【用法用量】

口服:150mg,单次顿服。3 天后重复 1 次。

【操作要点】

1. 本品与异烟肼或利福平合用时,可使本品的浓度降低。

2. 本品与甲苯磺丁脲、氯磺丙脲和格列吡嗪等磺酰脲类降血糖药合用时,可使此类药物的血药浓度升高而可能导致低血糖,因此需监测血糖,并减少磺酰脲类降血糖药的剂量。

3. 高剂量本品和环孢素合用时,可使环孢素的血药浓度升高,致毒性反应发生的危险性增加,因此必须在监测环孢素血药浓度并调整剂量的情况下方可谨慎应用。

4. 本品与氢氯噻嗪合用,可使本品的血药浓度升高。

5. 本品与茶碱合用时,茶碱血药浓度约可升高13%,可导致毒性反应,故需监测茶碱的血药浓度。

6. 本品与华法林和双香豆素类抗凝血药合用时,可增强双香豆素类抗凝血药的抗凝作用,致 PT 延长,故应监测 PT 并谨慎使用。

7. 本品与苯妥英钠合用时,可使苯妥英钠的血药浓度升高,故需监测苯妥英钠的血药浓度。

【注意事项】

1. 对本品过敏、急慢性肝病患者、孕妇及哺乳期妇女禁用。

2. 消化系统常见腹痛、腹泻、胃肠胀气、恶心。偶有患者在使用氟康唑后出现严重肝毒性,包括致死性肝毒性。

3. 血液系统可见白细胞减少,包括中性粒细胞减少和粒细胞缺乏症、血小板减少症。

4. 其他可见头晕、头痛、皮疹,偶可发生严重的剥脱性皮炎。

【患者用药指导】

1. 本品的血浆消除半衰期长,因而治疗阴道念珠菌病时仅需单剂量1次给药,治疗其他真菌感染时,每日亦只需给药1次,而给药时间应持续至临床症状和体征消失或实验室检查提示真菌感染已消失。用药时间不足可能导致感染的复发。

2. 用药前及用药后检查肝功能。

【应急措施】

本品无特殊的解毒药。如出现服药过量,应采用包括支持疗法在内的治疗。在服药后的1个小时内,可进行碳酸氢钠洗胃治疗,必要时可给予药用炭。

第四节　细菌性阴道病

一、疾病简介

细菌性阴道病(bacterial vaginosis)为阴道内正常菌群失调所致的一种混合感染,但临床及病理特征无炎症改变。正常阴道内菌群以产生过氧化氢的乳杆菌占优势。患细菌性阴道病时，阴道内乳杆菌减少，导致其他细菌大量繁殖，主要有加德纳菌、厌氧菌，以及人型支原体，其中以厌氧菌居多，厌氧菌数量可增加100~1000倍，促使阴道菌群发生变化的原因仍不清楚，推测可能与频繁性交、多个性伴侣或阴道灌洗使阴道碱化有关。

二、临床特点

1. 10%~40% 患者无临床症状，有症状者主要表现为阴道分泌物增多，呈白色、稀薄、匀质，有"鱼腥样"臭味，月经或性交后加重，伴有轻度外阴瘙痒或灼烧感。

2. 辅助检查

（1）阴道 pH > 4.5。

（2）显微镜下镜检线索细胞阳性。

（3）胺臭味试验阳性：取阴道分泌物少许放在玻片上，加入 10% 氢氧化钾 1~2 滴，产生一种烂鱼肉样腥臭气味即为阳性。

3. 本病常可合并其他阴道性传播疾病，故其临床表现可受到并发症的影响而有所不同。如当合并淋病奈瑟球菌感染时，阴道分泌物可表现为明显脓性状，并可出现尿痛、排尿困难等尿路刺激症状；合并滴虫感染时，可出现泡沫状阴道分泌物，且瘙痒加剧，呈奇痒；合并念珠菌感染时，阴道分泌物可呈现为凝乳状或豆腐渣样。

三、治疗原则

1. 注意个人卫生和性卫生，尤其是在经期和产褥期切忌性生活。

2. 对慢性盆腔炎、慢性宫颈炎、附件炎等妇科疾病，应及时应用抗菌药物治疗。

四、药物治疗

甲硝唑(Metronidazole)

【临床应用】

本品有抗厌氧菌作用,可用于治疗厌氧杆菌引起的产后盆腔炎,也可用于妇产科手术,可降低或避免手术感染。

【用法用量】

1. 口服　一次0.4g,一日2次,连服7天。

2. 阴道给药　甲硝唑栓,每晚1粒(0.2g),置于阴道深处,连用7日为一疗程。如果治疗后多次复发者,可用甲硝唑栓每周2次,连用4~6个月。

【操作要点】【注意事项】【患者用药指导】【应急措施】
见第六章第二节滴虫性阴道炎

替硝唑(Tinidazole)

【临床应用】

适合于胃肠道和女性生殖系统厌氧菌感染。

【用法用量】

1. 口服　成人单剂量2g顿服,连服3天;或单剂量1g顿服,连服5天。

2. 阴道给药　替硝唑阴道栓剂,一次1枚(0.2g)放入阴道后穹窿处,隔日1次,连用2次为一疗程。替硝唑阴道泡腾片,每晚1片(0.2g),置于阴道后穹窿部,连用7日为一疗程。

【操作要点】【注意事项】【患者用药指导】【应急措施】
见第六章第二节滴虫性阴道炎

克林霉素(Clindamycin)

【临床应用】

本品适用于链球菌属、葡萄球菌属及厌氧菌(包括脆弱拟杆菌、产气荚膜梭菌、放线菌等)所致的中、重度感染,如腹腔感染、盆腔感染等。

【用法用量】

1. 口服　一次 150~300mg,一日 4 次;严重感染时,每次用量可增至 450mg。

2. 肌内注射或静脉滴注　一日 0.6~1.2g,分 2~4 次应用;严重感染:一日 1.2~2.4g,分 2~4 次静脉滴注。肌内注射的用量 1 次不能超过 600mg,超过此剂量应改为静脉给药。

3. 阴道给药　2% 克林霉素软膏阴道给药,一次 5g,每晚睡前 1 次,连用 7 天。

【操作要点】

1. 静脉给药速度不宜过快,600mg 的本品应加入不少于 100ml 的输液中,至少滴注 20 分钟。1 小时输入的药量不能超过 1200mg。

2. 本品不宜加入组分复杂的输液中,以免发生配伍禁忌。

3. 静脉滴注可能引起静脉炎;肌内注射局部可能出现疼痛、硬结和无菌性脓肿。

4. 本品与氨苄西林、新生霉素、卡那霉素、苯妥英钠、巴比妥盐酸盐、氨茶碱、葡萄糖酸钙及硫酸镁呈配伍禁忌。

5. 与抗肠蠕动止泻药、含白陶土止泻药同用,可使结肠内毒素延迟排出,从而导致腹泻病程延长和病情加剧,可能在疗程中甚至疗程后数周引起伴严重水样腹泻的假膜性肠炎;且本品与含白陶土止泻药同服,本品吸收将显著减少,需间隔一定时间(至少 2 小时)。

6. 本品可增强吸入性麻醉药的神经肌肉阻滞现象,导致骨骼肌软弱、呼吸抑制或麻痹(呼吸暂停),在手术中或术后合用时应注意。

7. 与阿片类镇痛药同用,呼吸抑制作用可因相加而导致呼吸抑制延长或引起呼吸麻痹(呼吸暂停)的可能，故必须对患者进行密切观察或监护。

【注意事项】

1. 对本品和林可霉素类过敏者禁用。

2. 下列情况应慎用　孕妇；胃肠道疾病或有既往史者，特别是患溃疡性结肠炎、克罗恩病或抗生素相关肠炎；肝功能减退；肾功能严重减退；有哮喘或其他过敏史者。

3. 本品偶尔会导致二重感染，一旦发生，应立即停药并采取相应措施。

4. 胃肠道反应　常见恶心、呕吐、腹痛、腹泻等；严重者有腹绞痛、腹部压痛、严重腹泻(水样或脓血样)，伴发热、异常口渴和疲乏(假膜性肠炎)。腹泻、肠炎和假膜性肠炎可发生在用药初期，也可发生在停药后数周。

5. 血液系统　偶可发生白细胞减少、中性粒细胞减少、嗜酸性粒细胞增多和血小板减少等；罕见再生障碍性贫血。

6. 过敏反应　可见皮疹、瘙痒等，偶见荨麻疹、血管神经性水肿和血清病样反应等；罕见剥脱性皮炎、大疱性皮炎、多形红斑和Stevens-Johnson综合征。

7. 可出现肝、肾功能异常，如血清转氨酶升高、黄疸等。

【患者用药指导】

1. 若用药期间出现排便次数增多，应停药并立即就医。

2. 本品不宜与抗蠕动止泻药合用。

3. 用药期间需密切注意大便次数，如出现排便次数增多，应注意假膜性肠炎的可能，需及时停药并就医。

【应急措施】

药物过量时可引起全身症状，应采用以下对症和支持治疗措施：①严重腹泻需补充液体、电解质和蛋白质，必要时应口服万古霉素、甲硝唑、杆菌肽或考来烯胺；②对于过敏反应症状，可给予肾上腺素类药并吸氧和保持气道通畅。

【典型案例】

患者，女，51岁，因阴道感染就诊，收入门诊输液治疗。给予0.9%生理盐水250ml，克林霉素1.2g，5%葡萄糖250ml，维生素C 2.0g，利巴韦林0.5g，静脉滴注，滴速50滴/分。当克林霉素组滴注约30分钟时，注射部位皮肤发红，疑是滴速过快、药物刺激所致，故将滴速调至30滴/分，5分钟后患者出现全身皮肤瘙痒，面部、颈部和四肢皮肤出现形状大小不一的风团，稍有痒感，继之患者自述心慌、胸闷，面色苍白，大汗淋漓，脉搏细速，呼吸困难，因患者在此之前未用其他药物，怀疑为克林霉素过敏。立即停药，通知医生，去枕平卧，头偏向一侧，保持呼吸道通畅，保留原静脉通道，更换输液管道，更换5%葡萄糖氯化钠注射液静脉维持输入，给予高流量氧气吸入，氧流量5L/min；给予0.1%盐酸肾上腺素1mg皮下注射，地塞米松10mg静脉推注，盐酸异丙嗪25mg肌内注射。15分钟后患者病情好转，呼吸困难减轻，面色改善，皮肤红肿渐退，60分钟后生命体征平稳。

分析点评：克林霉素为林可酰胺类抗生素，因其抗菌谱广，应用之前不需作皮肤过敏试验，不良反应相对较小，绝大部分患者仅表现为口苦，很少出现过敏反应，被广泛应用于临床，可一旦发生过敏，就会表现为很严重的过敏症状，甚至会危及生命。故在用药前应嘱门诊患者输液期间必须在观察室，不得私自外出或回家，并告知患者药物可能的不良反应以及注意事项等。此外，克林霉素应尽量单用，剂量和浓度不宜过大，滴速不宜过快。

重要提示：用药之前详细询问过敏史，对过敏体质的患者，用药期间更加严密观察，随时发现异常，及时作出处理。输液室应常规备好抢救过敏性休克的药品、物品。护士要加强业务学习,熟练掌握各项护理技术操作,善于发现病情变化,做到抢救患者反应迅速,操作熟练,确保及时准确用药。

第五节　萎缩性阴道炎

一、疾病简介

萎缩性阴道炎(atrophic vaginitis)常见于自然绝经及卵巢去势后妇女,也可见于产后闭经或药物假绝经治疗的妇女。因卵巢功能衰退,雌激素水平降低,阴道壁萎缩,黏膜变薄,上皮细胞内糖原减少,阴道内 pH 增高,多为 pH5.0~7.0,嗜酸性的乳杆菌不再为优势菌,局部抵抗力降低,其他致病菌过度繁殖或容易侵入而引起阴道炎。

二、临床特点

1. 绝经、卵巢手术史。

2. 阴道分泌物增多,分泌物稀薄,呈淡黄色,严重者呈脓血性白带,有臭味。

3. 外阴有瘙痒或灼热感,检查时见阴道呈老年性改变,上皮萎缩,皱襞消失,上皮变平滑、菲薄。

4. 阴道黏膜充血,有小出血点,有时有表浅溃疡。若溃疡面与对侧粘连,阴道检查时粘连可被分开而引起出血,粘连严重时可造成阴道闭锁,炎症分泌物引流不畅可形成阴道或宫腔积脓。

5. 阴道黏膜萎缩,可伴有性交痛。有时有小便失禁。

6. 感染还可侵犯尿道而出现尿频、尿急、尿痛等泌尿系统的刺激症状。

三、治疗原则

1. 增加阴道酸度，提高阴道抵抗力。

2. 在医生指导下，补充少量雌激素。

3. 老年妇女在生活中要特别注意自我护理，讲究卫生，减少阴道感染的机会。

四、治疗药物

己烯雌酚（Diethylstilbestrol）

【临床应用】

补充体内雌激素不足，如萎缩性阴道炎、女性性腺发育不良、绝经期综合征、老年性外阴干枯症及阴道炎、卵巢切除后、原发性卵巢缺如。

【用法用量】

1. 口服　应用小剂量，刺激垂体分泌促性腺激素。一日不超过 0.25mg。

2. 阴道给药　每晚取己烯雌酚片 0.125~0.25mg，放入阴道，7 日为一疗程。或用 0.5% 己烯雌酚软膏涂布。

【注意事项】

1. 有血栓性静脉炎和肺栓塞性病史患者禁用。

2. 与雌激素有关的肿瘤患者及未确证的阴道不规则流血患者、高血压患者禁用。

3. 下列患者慎用　心功能不全、癫痫、糖尿病、肝肾功能障碍、精神抑郁等。

4. 可引起消化道恶心、呕吐、厌食症状和头痛、头晕等精神症状。

5. 可有不规则的阴道流血、子宫肥大、尿频或小便疼痛。有时引起肝功能异常、高脂血症、钠潴留。

【患者用药指导】

长期使用应定期检查血压、肝功能、阴道脱落细胞，每年 1 次宫颈防癌刮片。

尼尔雌醇（Nilestriol）

【临床应用】

适用于围绝经期妇女的雌激素替代疗法。适用于因雌激素缺乏而引起的妇女绝经期、更年期综合征（如潮热、出汗、头痛目眩、疲劳、烦躁易怒）以及神经过敏、外阴干燥、老年性阴道炎等的治疗。

【用法用量】

口服：首次 4mg，以后每 2~4 周 1 次，一次 2mg，维持2~3 个月。

【注意事项】

1. 雌激素依赖性疾病（如乳腺癌、子宫内膜癌、宫颈癌、较大子宫肌瘤等）病史者、血栓病、高血压患者禁用。

2. 服用本品常见轻度胃肠道反应，表现为恶心、呕吐、腹胀、头痛、头晕；另外，可见突破性出血、乳房胀痛、白带增多等。

【患者用药指导】

本品的雌激素活性虽较低，但仍有使子宫内膜增生的危险，故应每 2 个月给予孕激素 10 日以抑制雌激素的内膜增生作用。

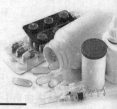

第七章 外阴上皮非
瘤样病变

1. 曲安奈德外用制剂使用注意事项有哪些?

2. 第一代抗组胺药的主要不良反应和注意事项有哪些?

3. 如何处理地西泮过量?

4. 氢化可的松会引起过敏反应吗?

外阴上皮非瘤样病变是指女性外阴皮肤和黏膜组织发生变性及色素改变的一组慢性疾病,包括外阴鳞状上皮增生、外阴硬化性苔藓及其他外阴皮肤病。由于外阴鳞状上皮增生及外阴硬化性苔藓患者的外阴皮肤黏膜多呈白色,故也称外阴白色病变。

第一节　外阴鳞状上皮增生

一、疾病简介

外阴鳞状上皮增生(squamous hyperplasia of vulva)是以外阴瘙痒为主要症状但病因不明的鳞状上皮细胞良性增生为主的外阴疾病。迄今为止,尚无确切证据表明慢性损伤、过敏、局部营养失调或代谢紊乱是导致此病的直接原因。

二、临床特点

1. 临床表现　多发生于50岁的妇女,最主要的症状是外阴奇痒。病变范围不一,常呈对称性,主要累及大阴唇、阴唇间沟、阴蒂包皮、阴唇后联合等处。病变部位皮肤增厚似皮革,隆起有皱襞或鳞屑、湿疹样变。表皮层过度角化较轻时,皮肤颜色暗红或粉红;过度角化显著时,可出现界限清晰的白色斑块。一般无萎缩或粘连。

2. 妇科检查　见外阴色素减退,常对称性累及大、小阴唇,阴蒂包皮,阴唇后联合及肛门周围。鳞状上皮增生病损区皮肤增厚似皮革、湿疹样改变;硬化性苔藓皮肤、黏膜变白、变薄,失去弹性,易破裂,阴道口狭窄,肛周皮肤变白。

3. 病理检查　为主要的确诊依据。为明确有无外阴上皮内瘤变或癌变,活检应选择在皲裂、溃疡、隆起、结节及粗糙部位进行,并应选择不同部位多点活检。也可先用1%甲苯胺蓝涂抹病变皮肤,待干后用1%醋酸擦洗脱色,于不脱色区活检。

三、治疗原则

1. 一般处理 选用宽松透气的内衣,以棉织物为佳。饮食宜清淡,忌烟酒及辛辣刺激食品。保持外阴清洁,局部忌用肥皂及搔抓,止痒可用冷水或冰水坐浴,或按需施治。

2. 全身用药 精神紧张、瘙痒症状明显以致失眠者,可用镇静安眠和脱敏药。

3. 局部用药 用于控制局部瘙痒。可应用糖皮质激素霜或软膏类局部外用;对于瘙痒极重者,可用醋酸氢化可的松加利多卡因局部封闭;或以曲安奈德混悬液局部皮下注射;清热、解毒、燥湿类中药煎剂外阴浸洗。

4. 聚焦超声治疗及CO_2激光治疗可消灭异常上皮组织和破坏真皮层内神经末梢组织,并改善局部血运。

5. 手术治疗 外阴白色病变不是手术治疗(外阴切除或外阴局部切除)的适应证。出现以下情况应行手术治疗:

(1)症状明显,经药物治疗无效,特别是出现局部溃疡、结节者。

(2)病理检查诊断为VIN Ⅱ级及VIN Ⅲ级者,手术范围应包括所有白色病变区。手术前病理检查取材应足够,排除外阴癌。术后密切随访。

四、治疗药物

氢化可的松(Hydrocortisone)

【临床应用】

减轻和控制妇科炎症,起抗炎、抗过敏作用。

【用法用量】

外用:乳膏或软膏剂,取适量,一日 1~2 次,涂于患处。

【操作要点】

1. 不得用于皮肤破溃处。

2. 避免接触眼睛和其他黏膜(如口、鼻等)。

3. 用药部位如有烧灼感、红肿等情况应停药,并将局部药物洗净。

4. 不宜大面积、长期使用。

【注意事项】

1. 交叉过敏 对其他肾上腺皮质激素类药过敏者也可能对本品过敏。

2. 禁忌证 对肾上腺皮质激素类药过敏者、孕妇、未能控制的感染(如水痘、麻疹、真菌感染)、较重的骨质疏松症等。

3. 长期使用可致皮肤萎缩、毛细血管扩张、色素沉着以及继发感染。偶见过敏反应。

4. 外用偶可出现局部烧灼感、瘙痒、刺激及干燥感。若较长时间或大面积使用,可皮肤萎缩、毛细血管扩张、皮肤条纹及痤疮等,甚至出现全身性不良反应。

【患者用药指导】

涂敷前最好用温水将患处皮肤清洗干净,对有破损、糜烂、渗出的部位不要涂敷,涂布部位有烧灼或瘙痒、发红、肿胀、出疹等反应,应立即停药,并将局部药物洗净。

地西泮(Diazepam)

【临床应用】

镇静催眠药。用于疾病导致的焦虑和失眠,缓解炎症引起的反射性肌肉痉挛等。

【用法用量】

口服:一次 2.5~5mg,一日 3 次。

【操作要点】

1. 与中枢抑制药合用可增加呼吸抑制作用。

2. 与易成瘾和其他可能成瘾的药物合用时,成瘾的危险性增加。

3. 与酒及全麻药、可乐定、镇痛药、吩噻嗪类、单胺氧化酶 A 型抑制药和三环类抗抑郁药合用时,可彼此增效,应调整用量。

4. 与抗高血压药和利尿降压药合用,可使降压作用增强。

5. 与西咪替丁、普萘洛尔合用本品清除减慢,血浆半衰期延长。

6. 与扑米酮合用由于减慢后者代谢,需调整扑米酮的用量。

7. 与左旋多巴合用时,可降低后者的疗效。

8. 与利福平合用,增加本品的消除,血药浓度降低。

9. 异烟肼抑制本品的消除,致血药浓度增高。

10. 与地高辛合用,可增加地高辛血药浓度而致中毒。

11. 大环内酯类抗生素(如克拉霉素、红霉素、交沙霉素、罗红霉素、醋竹桃霉素)可抑制肝酶对本品的代谢,使本品的血药浓度升高。

12. 本品可使酮洛芬、苯妥英钠、地高辛的清除率降低,血药浓度升高。

13. 本品可增强筒箭毒碱、戈拉碘铵的作用,但可减弱琥珀胆碱的肌肉松弛作用。

14. 雷尼替丁可明显降低本品的稳态血药浓度(口服),提高本品的血浆清除率。

15. 茶碱可逆转本品的镇静作用。

【注意事项】

1. 肝肾功能损害者能延长本品清除半衰期。

2. 严重的精神抑郁可使病情加重,甚至产生自杀倾向,应采取预防措施。

3. 以下情况慎用　①严重的急性酒精中毒,可加重中枢神经系统抑制作用;②重度重症肌无力,病情可能被加重;③急性或隐性发生闭角型青光眼可因本品的抗胆碱能效应而使病情加重;④低蛋白血症时,可导致易嗜睡、难醒;⑤多动症者可有反常反应;⑥严重慢性阻塞性肺部病变,可加重呼吸衰竭;⑦外科或长期卧床患者,咳嗽反射可受到抑制;⑧有药物滥用和成瘾史者。

4. 常见的不良反应有嗜睡、头昏、乏力等,大剂量可有共济失调、震颤。较少见思维迟缓、头痛、视物模糊、口干、恶心、呕吐、便秘、排尿困难、构音障碍。偶见低血压、呼吸抑制、尿潴留、抑郁、精神错乱。较罕见的有皮疹、白细胞减少。

【患者用药指导】

1. 对本类药耐受量小的患者初用量宜小。

2. 对苯二氮䓬类药物过敏者,可能对本品过敏。

3. 长期连续用药可产生依赖性和成瘾性,如长期使用应逐渐减量,不宜骤停。停药可能发生撤药症状,表现为激动或抑郁。

4. 个别患者发生兴奋、多语、睡眠障碍,甚至幻觉。停药后,上述症状很快消失。

5. 乙醇可增强本品的中枢抑制作用,使用本品时应避免饮酒。

6. 烟草中的某些成分可诱导肝药酶,从而加速本品在肝脏的代谢。

7. 葡萄柚汁可升高本品的血药浓度。

【应急措施】

超量或中毒宜及早对症处理,包括催吐或洗胃以及呼吸和循环方面的支持疗法,苯二氮䓬受体拮抗剂氟马西尼可用于该类药物过量中毒的解救。中毒出现兴奋异常时,不能用巴比妥类药,以免中枢性兴奋加剧或中枢神经系统的抑制延长。

第二节　外阴硬化性苔藓

一、疾病简介

外阴硬化性苔藓(lichen sclerosus)是一种以外阴及肛周皮肤萎缩变薄为主的皮肤病,以皮肤萎缩为特征。

二、临床特点

1. 临床表现

(1)发生于任何年龄,以绝经后妇女和青春期少女多见。

(2)主要症状为病变部位瘙痒,程度轻重不一,可无瘙痒。严重者因阴道口萎缩性狭窄造成性交困难。

(3)病灶特点主要症状为病变部位瘙痒,但有些患者可无瘙痒症状。病灶多位于大阴唇、小阴唇、阴蒂、阴唇后联合及肛门周围等部位,且多呈对称性分布。早期病灶多呈粉红色、白色小丘疹样,丘疹融合成片可呈紫癜状。随病变进一步发展,局部皮肤、黏膜变白、变薄,失去弹性,干燥易皲裂。严重者外阴萎缩、粘连、融合、疤痕形成。

2. 病理检查　典型病理特征为表皮层萎缩、过度角化和毛囊角质栓塞,表皮棘层变薄伴基底层细胞质空泡化,黑素细胞减少,真皮浅层出现均质化,均质带下有淋巴细胞和浆细胞浸润。

三、治疗原则

1. 一般治疗　与外阴鳞状细胞增生的治疗相同。

2. 局部药物治疗　局部应用2%丙酸睾酮鱼肝油软膏局部涂搽;对于丙酸睾酮治疗期间出现男性化副作用或疗效不佳时,可用0.5%黄体酮鱼肝油软膏代替丙酸睾酮制剂局部涂搽；凡瘙痒顽固、表面用药无效者，可用曲安奈德混悬液皮下注射。糖皮质激素类药物可以减轻和控制炎症，起到抗炎、抗过敏作用，降低毛细血管通透性，减少组织水肿和渗出，减轻纤维组织增生和胶原沉积。

四、治疗药物

氢化可的松（Hydrocortisone）

【临床应用】
减轻和控制妇科炎症。
【用法用量】
外用：乳膏或软膏剂，一日1~2次，涂于患处。
【操作要点】【注意事项】【患者用药指导】见第七章第一节外阴鳞状上皮增生

第三节　外阴瘙痒症

一、疾病简介

外阴瘙痒是妇科疾病的常见症状之一，可由局部或全身疾病引起。全身原因可有抑郁、焦虑、紧张等精神因素，以及更年期、糖尿病、内分泌因素等；局部原因可有外阴阴道真菌病、滴虫性阴道炎、外阴白色病变、白带刺激、药物过敏、月经垫及化纤内裤过敏等。

二、临床特点

1. 临床表现　外阴瘙痒，发作性或持续性，夜间尤甚。瘙痒多位于阴蒂、小阴唇，也可波及大阴唇、会阴甚至肛门。外阴除原发病的表现以外，搔抓可引起抓痕、血痂，长期搔抓可引起肥厚和苔藓样变。原因不明的瘙痒一般仅发生于生育年龄或绝经后,多波及整个外阴,虽瘙痒十分严重,但局部皮肤、黏膜外观正常,或仅有抓痕和血痂。

2. 妇科检查　外阴局部无原发性皮肤、黏膜损害。因长期瘙痒,局部皮肤、黏膜可产生继发性肥厚、浸润及苔藓样变。病变常累及大阴唇外侧,亦可累及小阴唇、阴蒂包皮、阴道口,甚至肛门周围。

三、治疗原则

1. 一般处理　选用宽松内裤,以棉织物为佳,忌烟酒及辛辣食物。保持外阴清洁,忌用肥皂,局部忌搔抓。

2. 病因治疗　真菌及滴虫性阴道炎、外阴白色病变等的治疗见相关章节;围绝经期低雌激素引起的外阴瘙痒,局部外用己烯雌酚加鱼肝油,也可行全身雌激素替代疗法。

3. 局部治疗　可局部外用 5% 苯佐卡因软膏、醋酸氢化可的松霜或醋酸曲安奈德软膏;严重瘙痒可用醋酸氢化可的松加 1% 利多卡因作局部封闭治疗。

4. 内服药治疗　症状严重者可口服镇静药;有抑郁、焦虑、紧张等精神因素者,选用抗抑郁抗焦虑药物。

四、药物治疗

曲安奈德(Triamcinolone)

【临床应用】
减轻和控制妇科炎症。

【用法用量】
外用:一日 2~3 次,涂患处,并轻揉片刻。

【操作要点】
1. 不得用于皮肤破溃处。

2. 避免接触眼睛和其他黏膜(如口、鼻等)。

3. 用药部位如有烧灼感、红肿等情况应停药,并将局部药物洗净。

4. 不宜大面积、长期使用。

【注意事项】

对本品成分及其他糖皮质激素类药过敏者禁用。

【患者用药指导】

1. 涂敷前最好用温水将患处皮肤清洗干净,对有破损、糜烂、渗出的部位不要涂敷,涂布部位有烧灼或瘙痒、发红、肿胀、出疹等反应,应立即停药,并将局部药物洗净。

2. 长期外用可致耐药性。

氢化可的松(Hydrocortisone)

【临床应用】

减轻和控制妇科炎症。

【用法用量】

外用:乳膏或软膏剂,一日 1~2 次,涂于患处。

【操作要点】【注意事项】【患者用药指导】见第七章第一节外阴鳞状上皮增生

氯苯那敏(Chlorpheniramine)

【临床应用】

本品为第一代抗组胺药。用于改善外阴瘙痒症状。

【用法用量】

口服:一次 4mg,一日 3 次。

【操作要点】

1. 本品不应与含抗组胺药(如马来酸氯苯那敏、苯海拉明等)的复方抗感冒药同服。

2. 与解热镇痛药物配伍,可增强其镇痛和缓解感冒症状的作用。

3. 与中枢镇静药、催眠药或乙醇并用,可增加对中枢神经的抑制作用。

4. 本品与奎尼丁合用,可增强本品抗胆碱作用。

5. 本品能增加氯喹的吸收和药效,可用于对氯喹耐药的患者。

6. 避免与抗胆碱药(如阿托品)、三环类抗抑郁药(如阿米替林)同用,否则可出现口渴、便秘、排尿困难、心动过缓、青光眼症状加重、记忆功能障碍等副作用。

7. 本品能抑制肝微粒体酶,引起苯妥英蓄积中毒,因此两者合用时,应测定苯妥英的血药浓度。如出现毒性反应,需减少苯妥英的剂量或停用本品。

8. 本品与普萘洛尔合用,产生相互拮抗作用。

9. 正接受单胺氧化酶抑制剂(monoamine oxidase inhibitor, MAOI)治疗的患者禁用本品。

【注意事项】

1. 交叉过敏　对其他抗组胺药或拟交感药(麻黄碱、肾上腺素、异丙肾上腺素、奥西那林、去甲肾上腺素等)过敏者,对本品也可能过敏;对碘过敏者也可能对本品过敏。

2. 禁忌证　对本品过敏者、癫痫患者禁用。

3. 慎用　青光眼或有青光眼倾向者、膀胱颈梗阻者、幽门十二指肠梗阻或消化性溃疡致幽门狭窄者、心血管疾病患者、甲状腺功能亢进患者、哮喘患者、新生儿、孕妇、哺乳期妇女等。

4. 高空作业者、车辆驾驶人员、机械操作人员工作时间禁用。

5. 主要不良反应为镇静、嗜睡、全身乏力、头昏、注意力不集中,还可导致心动过速、瞳孔散大、黏膜干燥、排尿困难、胃肠道反应、肝肾功能损害、贫血等。

6. 个别患者使用本品后有失眠、烦躁等中枢兴奋症状,甚至有诱发癫痫的可能。

7. 少数患者出现药物过敏反应,表现为瘙痒、皮疹、胃肠道过敏等，甚至还有血常规改变的现象。

8. 慢性过敏反应患者不宜长期单独使用本品，以防产生耐药性。

【患者用药指导】

1. 一日 3 次，早、中、晚各服用 1 次，按时定量服药，不要漏服，若忘记服药可在记起时立即补上，若已经接近下一次用药则无须补上，切勿一次使用双倍剂量。用药中需要增服其他药物应咨询医生。

2. 乙醇可增强本品抗组胺和中枢抑制作用，故用药期间不得饮酒。

3. 本品可与食物或牛奶同服，以减少胃肠刺激。

4. 服药后，仔细观察自己的症状有无变化，一旦发现药物无效，甚至症状加重，立刻停药，应立即到医院就诊，在医生指导下换用其他抗过敏药治疗。以后，须禁用曾引起过敏反应的抗过敏药。

【应急措施】

1. 药物过量的表现有排尿困难或疼痛，头晕，口腔、鼻、喉部干燥，头痛，食欲减退，恶心，上腹部不适或胃痛，皮疹。一般先出现中枢抑制症状，继而出现中枢兴奋症状（甚至抽搐、惊厥等），然后又进入抑制状态，并危及呼吸及循环功能。

2. 一旦出现过量中毒反应时，应及时催吐、洗胃、导泻以加速药物排出。若出现呼吸衰竭，应给予机械辅助呼吸支持治疗，忌用中枢兴奋药；若出现惊厥，可使用硫喷妥钠予以控制；若出现血压过低，必要时可用去甲肾上腺素静脉滴注以维持血压，但不宜用肾上腺素。另外，抢救中切忌注射组胺作为解毒药。

左西替利嗪（Levocetirizine）

【临床应用】

本品为第三代抗组胺药。用于改善外阴瘙痒症状。

【用法用量】

口服：一次 5mg，一日 1 次。

【操作要点】

某些敏感患者合用本品与中枢神经系统抑制药时，可能对中枢神经系统产生影响。避免与镇静药合用，且饮酒后避免使用本品。

【注意事项】

1. 交叉过敏　对西替利嗪有过敏史者，也可能对本品过敏。

2. 禁忌证　对本品或哌嗪类衍生物过敏者、肌酐清除率小于 10ml/min 的肾病晚期患者、特殊遗传性疾病（半乳糖不耐受症、原发性肠乳糖缺乏或葡萄糖 - 乳糖吸收不良）患者。

3. 慎用　有肝功能不全或肝功能不全史者、肾功能不全者、老年患者。

4. 孕期及哺乳期妇女不推荐使用。

5. 本品耐受性良好，不良反应轻微且多可自愈，常见不良反应有嗜睡、口干、头痛、乏力、腹痛、衰弱等。

【患者用药指导】

本品在推荐剂量下不减弱人的警惕性、反应性和驾驶能力。患者在驾驶、从事有潜在危险性的活动或操作机器时，不得过量使用，同时应监测其对本品的反应。合用乙醇或中枢神经抑制药可能导致警戒性降低和操作能力减弱。

【应急措施】

用药过量后引起嗜睡，尚无特效解毒药。过量用药后建议采取对症及支持治疗；如刚服用可考虑洗胃。血液透析对清除本品无效。

地氯雷他定（Desloratadine）

【临床应用】

本品为第三代抗组胺药。用于改善外阴瘙痒症状。

【用法用量】

口服：一次 5mg，一日 1 次。

【操作要点】

地氯雷他定与其他抗交感神经药或有中枢神经系统镇静作用的药合用会增强睡眠。

【注意事项】

1. 禁忌证　对本品活性成分或辅料及氯雷他定过敏者、严重高血压或冠心病患者、甲状腺功能亢进者。

2. 慎用　肝功能不全者、尿潴留患者或有膀胱颈部梗阻者、青光眼者、严重肾功能不全患者。

3. 孕妇及哺乳期妇女不推荐使用。

4. 本品可见疲倦、口干、头痛、恶心、嗜睡、健忘及晨起时面部、肢端水肿等不良反应，罕有过敏性反应报道，包括过敏和皮疹。另外罕有心动过速、心悸、肝酶升高、肝炎及胆红素增加。

【患者用药指导】

1. 进食与饮用葡萄柚果汁对本品的分布无影响。

2. 本品与乙醇同时使用时不会增强乙醇对人行为能力的损害作用。

3. 用药后如有嗜睡或头晕，应避免驾驶或操作机器。

4. 按时定量服药，不要漏服，若忘记服药可在记起时立即补上，若已经接近下一次用药则无须补上，切勿一次使用双倍剂量。

5. 用药同时需要增服其他药物应咨询医生。

【应急措施】

药物过量时，除可能延长心电图 QT 间期外，在临床上未观察到其他不良反应发生。用药过量时，应考虑采取标准治疗措施去除未吸收的活性成分，并建议进行对症及支持治疗。

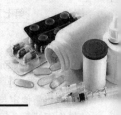

第八章　子宫颈炎症

1. 加替沙星有哪些安全用药操作要点?

2. 如何指导患者正确使用阴道栓剂?

3. 口服头孢克肟会引起双硫仑样反应吗?

4. 莫西沙星与三环类抗抑郁药合用会产生什么严重后果?

　　宫颈炎症(cervicitis)是常见的女性生殖道炎症。宫颈炎症包括宫颈阴道部及宫颈管黏膜炎症。因宫颈阴道部鳞状上皮与阴道鳞状上皮相延续,阴道炎症可引起宫颈阴道部炎症。主要由性传播疾病的病原体淋病奈瑟球菌及沙眼衣原体所致,也可由葡萄球菌、链球菌、肠球菌所引起。临床多见的宫颈炎是宫颈管黏膜炎。

第一节　急性宫颈炎

一、疾病简介

　　急性宫颈炎(acute cervicitis)指子宫颈发生急性炎症,包括局部充血、水肿,上皮变性、坏死等,是常见的女性生殖道炎症。主要由性传播疾病的病原体淋病奈瑟球菌及沙眼衣原体所致,也可由葡萄球菌、链球菌、肠球菌所引起。临床多见的宫颈炎是宫颈管黏膜炎。

二、临床特点

　　1. 阴道分泌物增多,可呈黏液脓性或血性分泌物,也可出现经间期出血、性交后出血等症状。

　　2. 外阴瘙痒及灼热感,伴有腰酸及下腹坠痛。

　　3. 有下泌尿道症状,如尿急、尿频、尿痛。

　　4. 妇科检查见宫颈充血、水肿、黏膜外翻,有脓性分泌物从宫颈管流出。若为淋病奈瑟球菌感染,因尿道旁腺、前庭大腺受累,可见尿道口、阴道口黏膜充血、水肿以及多量脓性分泌物。

三、治疗原则

　　1. 急性感染期禁作活检、激光等治疗,禁止性生活。

　　2. 经验性抗生素治疗　在未获得病原体检测结果

前,采用针对衣原体的经验性治疗,应用阿奇霉素或多西环素。

3. 针对病原体的抗生素治疗　①单纯急性淋球菌宫颈炎:主张大剂量、单次给药,常用药有头孢菌素,如头孢曲松、头孢克肟、头孢西丁、头孢噻肟,另可选氨基糖苷类抗生素,如大观霉素。②沙眼衣原体感染所致宫颈炎:治疗药物有:四环素类,如多西环素;红霉素类,如阿奇霉素;喹诺酮类,如氧氟沙星、左氧氟沙星、莫西沙星。③合并细菌性阴道病:同时治疗细菌性阴道病,否则将导致宫颈炎持续存在。

四、治疗药物

头孢曲松(Ceftriaxone)

【临床应用】

用于敏感菌引起的生殖系统感染,包括淋病、术前预防感染。

【用法用量】

静脉滴注:一日 1~2g,一日 1 次,危重病例或由中度敏感菌引起的感染,剂量可增至 4g,一日 1 次。溶于0.9% 氯化钠注射液或 5%~10% 葡萄糖注射液 50~100ml中,于 0.5~1 小时内滴入。

【操作要点】【注意事项】【患者用药指导】【应急措施】见第六章第一节前庭大腺炎

头孢噻肟(Cefotaxime)

【临床应用】

适用于敏感细菌所致的感染。

【用法用量】

1. 静脉注射或静脉滴注　一日 2~6g,分 2~3 次;严重感染者每 6~8 小时 2~3g,一日最高剂量不超过 12g。

严重肾功能减退患者应用本品时须适当减量。

2. 肌内注射　0.5g、1.0g 或 2.0g 的头孢噻肟分别加入 2ml、3ml 或 5ml 灭菌注射用水。

【操作要点】【注意事项】【患者用药指导】【应急措施】见第六章第一节前庭大腺炎

头孢克肟（Cefixime）

【临床应用】

用于敏感菌所致的感染等。

【用法用量】

口服：一日 0.4g，单剂疗法。

【操作要点】

1. 本品与丙磺舒合用，可减慢本品排泄，使血药浓度升高。

2. 本品与阿司匹林合用，可能升高本品血药浓度。

3. 本品与卡马西平合用，可使卡马西平血药浓度升高，必须合用时应监测卡马西平的血药浓度。

4. 本品与华法林合用，可使后者作用增强。

5. 本品与氨基糖苷类药合用，对某些敏感菌株有协同抗菌作用，但合用时可增加肾毒性，应分别给药。

6. 避免与其他头孢菌素、多黏菌素、强利尿剂、万古霉素等肾毒性药物合用，以免损伤肾脏。

7. 本品与氯霉素合用，可能产生相互拮抗作用。

8. 头孢菌素类静脉输液中加入红霉素、四环素、两性霉素 B、血管活性药（间羟胺、去甲肾上腺素等）、苯妥英钠、氯丙嗪、异丙醇、维生素 B 族、维生素 C 等时将出现混浊。

9. 由于本品的配伍禁忌药物甚多，所以应单独给药。

【注意事项】

1. 禁忌证　对头孢菌素过敏者及有过敏性休克史者禁用。

2. 交叉过敏 对一种头孢菌素类药过敏对其他头孢菌素类药也可能过敏，对青霉素类、青霉素衍生物或青霉胺过敏者也可能对头孢菌素类药过敏。

3. 慎用 ①对青霉素类抗生素过敏者；②本人或直系亲属系过敏体质者；③肾功能不全者；④经口给药困难或非经口摄取营养者及恶病质患者(因可能出现维生素 K 缺乏)；⑤假膜性肠炎；⑥孕妇及哺乳期妇女。

4. 肾功能不全者血清半衰期延长，须调整给药剂量。

5. 胃肠道反应 常见腹泻、胃部不适，少见胃部灼热感、食欲缺乏、腹痛、恶心、呕吐、消化不良、腹胀、便秘及菌群失调所致口腔炎、口腔念珠菌症、假膜性肠炎等。

6. 过敏反应 常见皮疹、荨麻疹、红斑，少见药物热、瘙痒、水肿、呼吸困难、全身潮红、血管神经性水肿及过敏性休克。

7. 呼吸系统 少见伴有发热、咳嗽、呼吸困难、胸部 X 线异常、嗜酸性粒细胞增多等症状的间质性肺炎和肺嗜酸性粒细胞浸润症。

8. 肝脏 常见丙氨酸氨基转移酶、天门冬氨酸氨基转移酶及碱性磷酸酶升高，少见黄疸。

9. 血液 常见嗜酸性粒细胞增多，少见粒细胞减少、溶血性贫血、血小板减少。

10. 肾脏 少见 BUN 升高和急性肾功能不全。

11. 其他不良反应 少见头痛、头晕、Stevens-Johnson 综合征、中毒性表皮坏死松解症和维生素 K、维生素 B 缺乏。

【患者用药指导】

应用本品期间饮酒或服含乙醇药物时患者可出现双硫仑样反应，故在应用本品期间和以后数天内，应避免饮酒和服含乙醇的药物。

【应急措施】

1. 药物可引起过敏性休克、血管神经性水肿等,对于急性过敏可给予抗组胺药、肾上腺皮质激素、肾上腺素或其他升压药并吸氧和保持气道通畅(必要时可气管插管)。

2. 本品无特殊解毒剂,用药过量时可采取洗胃等治疗措施。对中到重度假膜性肠炎患者,可能需要补充体液、电解质和蛋白质,不宜使用抗肠蠕动药和止泻药,必要时口服甲硝唑、杆菌肽、考来烯胺或万古霉素,有临床指征时可使用抗惊厥药,必要时血液透析或腹膜透析可降低药物血清浓度。

大观霉素(Spectinomycin)

【临床应用】

主要用于淋病奈瑟球菌所致的尿道炎、宫颈阴道炎和直肠感染,以及对四环素等耐药菌株引起的感染。

【用法用量】

肌内注射:4g,单次肌内注射。

【操作要点】【注意事项】【患者用药指导】【应急措施】见第六章第一节前庭大腺炎

多西环素(Doxycycline)

【临床应用】

用于沙眼衣原体感染所致的宫颈炎。

【用法用量】

口服:一次0.1g,一日2次,连用7日。

【操作要点】【注意事项】【患者用药指导】【应急措施】见第六章第一节前庭大腺炎

红霉素(Erythromycin)

【临床应用】

用于沙眼衣原体感染所致的宫颈炎。

【用法用量】

1. 口服　一次 500mg，一日 4 次，连续服用 7 日。

2. 静脉滴注　成人一次 0.5~1.0g，一日 2~3 次，小儿每日按体重 20~30mg/kg，分 2~3 次。

【操作要点】【注意事项】【患者用药指导】【应急措施】见第六章第一节前庭大腺炎

阿奇霉素（Azithromycin）

【临床应用】

用于沙眼衣原体感染所致的宫颈炎。

【用法用量】

1. 口服　单剂量顿服 1g。

2. 静脉滴注　成人用量一次 0.5g，一日 1 次，用药 1 日或 2 日后改为口服制剂 0.25g，一日 1 次。

【操作要点】【注意事项】【患者用药指导】【应急措施】见第六章第一节前庭大腺炎

氧氟沙星（Ofloxacin）

【临床应用】

用于沙眼衣原体感染所致的宫颈炎。

【用法用量】

1. 口服　一次 0.3g，一日 2 次，疗程 7~14 日。

2. 静脉滴注　一次 0.3g，一日 2 次，疗程 7~14 日。

【操作要点】【注意事项】【患者用药指导】【应急措施】见第六章第一节前庭大腺炎

左氧氟沙星（Levofloxacin）

【临床应用】

用于沙眼衣原体感染所致的宫颈炎。

【用法用量】

1. 口服　一次 0.5g，一日 1 次，连服 7 日。

2. 静脉滴注　一次 0.1~0.2g, 一日 2 次。

【操作要点】【注意事项】【患者用药指导】【应急措施】见第六章第一节前庭大腺炎

莫西沙星（Moxifloxacin）

【临床应用】

用于沙眼衣原体感染所致的宫颈炎。

【用法用量】

口服：一次 0.4g, 一日 1 次，连服 7 日。

【操作要点】

1. 本品避免与非甾体抗炎药同用。

2. 本品与能延长 QT 间期的药物，如西沙必利、红霉素、奋乃静、Ⅰa 类或Ⅲ类抗心律失常药、吩噻嗪类药及三环类抗抑郁药合用时，导致 QT 间期延长的不良反应可相加，从而增加发生心血管系统不良反应的危险。

3. 本品能增强华法林的抗凝作用，故与华法林合用时应监测患者的 PT。

【注意事项】

1. 已知对本品或其他喹诺酮类或任何辅料过敏者，妊娠和哺乳期妇女，肝功能严重损害、转氨酶升高大于 5 倍正常值上限患者，18 岁以下患者禁用。

2. 本品可能会加剧重症肌无力患者肌肉无力的程度，应避免用于已知重症肌无力史的患者。

3. 轻度、中度或重度肝硬化的患者慎用本品。

4. 如同所有的喹诺酮类，本品对已知或怀疑有中枢神经系统疾病的患者（例如，严重的脑动脉硬化、癫痫）或存在其他风险因素（如有发作倾向或发作阈值降低）应谨慎使用。

5. 在致心律失常的条件（如严重的心动过缓或急性心肌缺血）存在时应慎用。

6. 在没有证据或强烈怀疑细菌感染的情况下，或者缺乏预防性应用指征的情况下,使用本品并不能使患者受益,反而会增加细菌耐药性的发生。

7. 与华法林或其衍生物合并使用,必须严密监控患者的PT、INR或其他合适的抗凝测试。

8. 严重和重要的不良反应　肌腱炎和肌腱断裂;QT间期延长;中枢神经系统的影响(紧张、激动、失眠、焦虑、噩梦或偏执狂);艰难梭菌相关性腹泻;周围神经病变;光敏性/光毒性;细菌耐药性发生。

9. 其他不良反应　恶心、腹泻、消化不良;发热、皮疹、严重的皮肤反应;血管炎;关节痛;肌痛;血清病;过敏性肺炎;急性间质性肾炎;肾功能不全或衰竭;肝炎、黄疸、急性肝坏死;贫血、血小板减少症、溶血性贫血和再生障碍性贫血等,包括血栓性血小板减少性紫癜;白细胞减少症、粒细胞缺乏症、全血细胞减少症和(或)其他血液系统异常。

【患者用药指导】

1. 口服制剂可与食物或不与食物一同服用,饮水不限。

2. 本品与含有铝、镁等金属阳离子的口服抗酸药,或含有铁、锌复合维生素,或与配方中含有二价和三价阳离子的药物如去羟肌苷咀嚼/缓冲片同时使用,可能大大影响其吸收,导致血浆中的喹诺酮类药物浓度远低于预期。因此,这些药物应在应用本品8小时前或至少4小时后服用。

3. 应用本品的患者应避免在紫外线及日光下过度暴露。

4. 用药期间,从事驾驶或操作机器者应谨慎。

5. 对具有心律失常或可能导致心律失常的患者应谨慎使用本品,如心动过缓、急性心肌缺血。

6. 本品可增加肌腱炎和肌腱断裂的风险,这种风险在60岁以上老年患者、服用皮质激素的患者及肾脏、心脏或肺移植手术的患者进一步增加。

7. 如果患者在接受本品时出现头晕、错乱、震颤、幻觉、抑郁和很少的自杀念头或行为，应停止给药并采取适当的措施。

8. 药物应在第一次出现皮疹、黄疸，或任何其他过敏表现时立即停止并及时就医，用药期间出现严重腹泻，需考虑患假膜性肠炎。

【应急措施】

本品应在第一次出现皮疹或其他任何过敏迹象时停止应用。必要时可进行输氧，静脉注射糖皮质激素，气道管理，包括插管等措施；严重的过敏反应，需要肾上腺素紧急治疗。

第二节　慢性宫颈炎

一、疾病简介

慢性宫颈炎，指子宫颈间质内有大量淋巴细胞、浆细胞等慢性炎症细胞浸润，可伴有子宫颈腺上皮及间质的增生和鳞状上皮化生。慢性宫颈炎可由急性宫颈炎迁延而来，也可为病原体持续感染所致，病原体与急性宫颈炎相似。

二、临床特点

1. 多无症状，少数患者可有阴道分泌物增多，淡黄色或脓性，性交后出血，月经间期出血，偶有分泌物刺激引起外阴瘙痒或不适。

2. 妇科检查可发现子宫颈呈糜烂样改变，或有黄色分泌物覆盖子宫颈口或从子宫颈口流出，也可表现为子宫颈息肉、子宫颈肥大。

三、治疗原则

不同病变采用不同的治疗方法。表现为糜烂样改变者,若为无症状的生理性柱状上皮异位无须处理。为糜烂样改变伴有分泌物增多、乳头状增生或接触性出血,可给予局部物理治疗,包括激光、冷冻、微波等方法,也可给予中药保妇康栓治疗或作为物理治疗前后的辅助治疗。

1. 慢性宫颈管黏膜炎　对持续性子宫颈管黏膜炎症,需了解有无沙眼衣原体及淋病奈瑟球菌再次感染,阴道微生物群失调是否持续存在。针对病因治疗。病原体不清者,可试用物理治疗。

2. 子宫颈息肉　行息肉摘除术。

3. 子宫颈肥大　一般无须治疗。

四、治疗药物

保妇康(BaoFuKang)

【临床应用】

行气破瘀,生肌止痛。用于湿热瘀滞所致的带下病,症见带下量多、色黄,时有阴部瘙痒;真菌性阴道炎、老年性阴道炎、宫颈糜烂见上述证候者。

【用法用量】

外用:重症每天用2粒,7~8天为一疗程。

【操作要点】

本品为栓剂。用前洗净双手及外阴,撕去铝箔,取出药栓,骑跨式,右手中指戴上指套,将栓剂尖端向内推入阴道深处,至少1中指深。

【注意事项】

1. 临床应用仅有1例高龄老年性阴道炎患者用药后发热的报道,减量或停药后自行消失。

2. 妊娠期患者也可使用。

【患者用药指导】

1. 本品应密闭、避光，置阴凉干燥处保存。如遇天热，栓剂变软，切勿挤压，可在用药前将药放入冰箱内或冷水中冷冻 5~10 分钟，即可使用，外形改变不影响疗效。

2. 本品在阴道内缓缓溶化为水溶性，不污染皮肤和衣物。

第九章　盆腔炎性疾病及生殖器结核

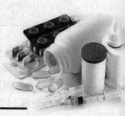

1. 患者服用甲硝唑期间饮用含乙醇的饮品会出现什么反应？

2. 头孢西丁服用过量如何处理？

3. 输注链霉素时操作要点是什么？

4. 乙胺丁醇常见不良反应及防治？

5. 服用利福平患者如何进行用药指导？

6. 服用异烟肼过量时如何处理？

7. 为什么服用吡嗪酰胺会引起高尿酸症？如何处理？

盆腔炎性疾病是常见的女性上生殖道感染性疾病，若未及时处理或处理不彻底，将严重影响妇女的生殖健康。生殖器结核的发病率有升高趋势，需引起足够的重视。

第一节　盆腔炎性疾病

一、疾病简介

盆腔炎性疾病（pelvic inflammatory disease，PID）是指女性上生殖道的一组感染性疾病，主要包括子宫内膜炎、输卵管炎、输卵管卵巢脓肿、盆腔腹膜炎。炎症可局限于一个部位，也可同时累及几个部位，以输卵管炎、输卵管卵巢炎最常见。盆腔炎性疾病多发生在性活跃期、有月经的妇女，初潮前、无性生活和绝经后妇女很少发生盆腔炎性疾病，即使发生也常常是邻近器官炎症的扩散。若未得到及时、彻底治疗，可导致不孕、输卵管妊娠、慢性盆腔痛，炎症反复发作，从而严重影响妇女的生殖健康。

二、临床特点

可因炎症轻重及范围大小而有不同的临床特点。

1. 轻者 无症状或症状轻微。常见下腹痛、阴道分泌物增多。腹痛为持续性,活动或性交后加重。

2. 重者 出现发热甚至高热、寒战、头痛、食欲缺乏。月经期出现经量增多、经期延长。盆腔检查:阴道可见脓性臭味分泌物,宫颈充血、水肿;穹窿触痛明显;宫颈举痛;宫体稍大,有压痛等症状。

临床包括子宫内膜炎及子宫肌炎;急性输卵管炎、输卵管积脓、输卵管卵巢脓肿;急性盆腔腹膜炎及急性盆腔结缔组织炎,严重者合并肝周围炎甚至败血症、脓毒血症。

三、治疗原则

1. 卧床休息,半卧位,使脓液积聚于子宫直肠陷凹;高热时用物理降温,补充水分,纠正脱水和电解质紊乱;避免不必要的妇科检查以免感染扩散。

2. 采用物理治疗,以促进盆腔血液循环,改善组织营养,减轻症状及促使炎症的吸收。

3. 盆腔炎的病原体多为淋病奈瑟球菌、衣原体以及需氧菌、厌氧菌的混合感染,需氧菌及厌氧菌又有革兰阴性及革兰阳性之分,故多选择广谱抗生素以及联合用药。①头霉素类或头孢菌素给药方案:如头孢西丁 + 多西环素;头孢呋辛(或头孢唑肟、头孢曲松、头孢噻肟),症状改善后改口服多西环素或阿奇霉素。②克林霉素与氨基糖苷类联合方案:如克林霉素 + 庆大霉素,症状改善后改口服克林霉素或多西环素。③青霉类与四环素联合方案:如氨苄西林 / 舒巴坦 + 多西环素。④喹诺酮类与甲硝唑联合方案:如氧氟沙星或左氧氟沙星 + 甲硝唑,可选方案为莫西沙星。但由于耐喹诺酮类淋病奈瑟球菌的出现，喹诺酮类不作为盆腔炎性疾病的首选药物。

4. 对于抗生素控制不满意的输卵管卵巢脓肿或盆腔脓肿，进行经腹手术或腹腔镜手术治疗。

5. 选用活血化瘀、清热解毒的中药进行治疗。

四、治疗药物

头孢西丁（Cefoxitin）

【临床应用】

适用于对本品敏感的细菌引起的感染。

【用法用量】

静脉滴注：一次 2g，每 6 小时 1 次。将本品溶于 0.9% 氯化钠注射液或 5% 或 10% 葡萄糖注射液中。

【操作要点】

1. 本品与阿米卡星、氨曲南、红霉素、非格司亭、庆大霉素、氢化可的松、卡那霉素、甲硝唑、新霉素、奈替米星、去甲肾上腺素等药物呈配伍禁忌，联用时不能混置于同一个容器内。

2. 本品静脉注射后可发生血栓性静脉炎，肌内注射时出现局部疼痛、硬结，偶可出现皮疹、荨麻疹等过敏反应。

3. 本品与氨基糖苷类抗生素、强利尿剂或抗肿瘤药合用时，会增加肾毒性。

4. 与丙磺舒合用，可延迟本品的排泄，升高其血药浓度及延长半衰期。

5. 与克拉维酸钾合用，可增强本品对某些因产生 β-内酰胺酶而对之耐药的革兰阴性杆菌的抗菌活性。

【注意事项】

1. 对本品及头孢菌素类抗生素过敏者、有青霉素过敏性休克史者禁用。

2. 肝、肾功能不全者慎用。

3. 可见皮疹、瘙痒、红斑、药物热等过敏反应症状，恶心、呕吐、食欲减退、腹痛、腹泻、便秘等胃肠道症状，少见肝功能异常，BUN、肌酐一过性升高，血红蛋白降低，血小板、白细胞及中性粒细胞减少，嗜酸性粒细胞增多等症状。

4. 长期大剂量使用本品可致菌群失调，发生二重感染。还可能引起维生素 K、维生素 B 族缺乏。

5. 高浓度本品可使血及尿肌酐、尿 17- 羟皮质类固醇出现假性升高，铜还原法尿糖检测出现假阳性。

【患者用药指导】

1. 有胃肠病史（特别是结肠炎）者、对青霉素过敏者、过敏体质者慎用。

2. 用药期间及用药后 1 周内应避免饮酒，避免口服或静脉输入含乙醇的药物。

【应急措施】

药物过量的处理：①对于急性过敏症状，可给予抗组胺药、皮质激素、肾上腺素或其他加压胺类药物，同时给予吸氧并保持气道通畅（包括气管插管）。②对于中至重度抗生素相关性假膜性肠炎者，需要补充液体、电解质和蛋白；必要时还需要口服甲硝唑、杆菌肽、考来烯胺或万古霉素；但对于严重的水样腹泻，不宜使用能减少肠蠕动的止泻药。③有神经系统症状时可使用抗惊厥药。④必要时也可采用血液透析清除血液中药物。

头孢呋辛（Cefuroxime）

【临床应用】

本品是一种杀菌性的头孢菌素类抗生素，可抵抗大多数的 β- 内酰胺酶，并对多种革兰阳性和革兰阴性细菌有效。

【用法用量】

1. 静脉滴注　一次 1.5g，一日 3 次，滴注 20~30 分钟。可将 1.5g 注射用头孢呋辛钠溶于 50ml 注射用水中。

2. 若肌酐清除率为 10~20ml/min，推荐剂量为一次 750mg，一日 2 次。若肌酐清除率小于 10ml/min，适宜用量为一日 1 次，一次 750mg。

【操作要点】【注意事项】【患者用药指导】【应急措施】见第六章第一节前庭大腺炎

头孢唑肟 (Ceftizoxime)

【临床应用】

用于敏感菌所致的感染。

【用法用量】

静脉滴注：一次 1~2g，每 8~12 小时 1 次；严重感染者的剂量可增至一次 3~4g，每 8 小时 1 次。

本品可加在 10% 葡萄糖注射液、电解质注射液或氨基酸注射液中静脉滴注 0.5~2 小时。

【操作要点】

1. 本品溶解后在室温下放置不宜超过 7 小时，冰箱中放置不宜超过 48 小时。

2. 为防止一次大剂量静脉注射时引起血管痛、血栓性静脉炎，应尽量减慢注射速度。

3. 本品与氨基糖苷类、异丙嗪、非格司亭等药物成配伍禁忌，联用时不能混合置于同一容器中，以免产生沉淀。

4. 老年患者常伴有肾功能减退，应适当减少剂量或延长给药间期。

5. 与丙磺舒合用时，可使本品的肾清除减少，血药浓度升高。

6. 与氨基糖苷类合用时，有协同抗菌活性，但合用时可能致肾损害。

7. 与呋塞米等强利尿剂合用时,可致肾损害。

【注意事项】

1. 对本品及其他头孢菌素过敏者禁用。

2. 本人或父母、兄弟中有易发生支气管哮喘、皮疹、荨麻疹等过敏性体质者慎用。

3. 有胃肠道疾病病史者,特别是结肠炎患者应慎用。

4. 不要间歇给药,以免发生溶血性贫血及休克。

5. 应用本品时,一旦发生过敏反应或抗生素相关性肠炎,需立即停药。

6. 可见皮疹、瘙痒和药物热等过敏反应,食欲减退、恶心、呕吐、腹泻、便秘等胃肠道不适,血尿,贫血、白细胞减少、嗜酸性粒细胞增多等血液学改变,碱性磷酸酶、丙氨酸氨基转移酶、天门冬氨酸氨基转移酶、尿蛋白、血尿素氮、肌酐值升高等不良反应,偶见过敏性休克及假膜性肠炎。

7. 长期用药可致菌群失调,发生二重感染;亦可导致维生素 K、维生素 B 缺乏。

【患者用药指导】

注射部位会有烧灼感、蜂窝织炎、静脉炎(静脉注射者)、硬化和感觉异常等现象,应用时应予注意。

【应急措施】

1. 发生过敏性休克,须立即就地抢救,保持呼吸道通畅,吸氧,给予肾上腺素、糖皮质激素及抗组胺药等。

2. 如发生抗生素相关性肠炎,必须立即停药,并采取相应措施。对于假膜性肠炎中至重度病例需要补充液体、电解质和蛋白,必要时还需要口服甲硝唑、杆菌肽、考来烯胺或万古霉素,但对于严重的水样腹泻,不宜使用能减少肠蠕动的止泻药。

3. 药物过量时一般采用对症治疗和支持治疗。①如有临床指征,可使用抗惊厥药;②对严重过量患者可采用血液透析清除部分药物。

头孢曲松(Ceftriaxone)

【临床应用】

用于敏感菌引起的生殖系统感染。

【用法用量】

静脉滴注:一次 1~2g,一日 1 次,危重病例或由中度敏感菌引起的感染,剂量可增至一次 4g,一日 1 次。溶于0.9% 氯化钠注射液或 5%~10% 葡萄糖注射液 50~100ml中,于 0.5~1 小时内滴入。

【操作要点】【注意事项】【患者用药指导】【应急措施】 见第六章第一节前庭大腺炎

头孢噻肟(Cefotaxime)

【临床应用】

适用于敏感细菌所致的感染。

【用法用量】

静脉滴注:一日 2~6g,分 2~3 次静脉滴注;严重感染者每 6~8 小时应用 2~3g,一日最高剂量不超过 12g。严重肾功能减退患者应用本品时须适当减量。

【操作要点】【注意事项】【患者用药指导】【应急措施】 见第六章第一节前庭大腺炎

多西环素(Doxycycline)

【临床应用】

适用于对本品敏感的病原菌引起的感染。

【用法用量】

口服:一次 100mg,每 12 小时 1 次,连用 14 日。症状较轻者加服左氧氟沙星 500mg,每日 1 次;症状较重者,静脉滴注头孢菌素类药物,如头孢曲松、头孢呋辛等,临床症状改善至少 24 小时后可转为口服本品治疗。

【操作要点】【注意事项】【患者用药指导】【应急措施】
见第六章第一节前庭大腺炎

阿奇霉素(Azithromycin)

【临床应用】

适用于非多重耐药淋病奈瑟球菌所致的单纯性生殖器感染。

【用法用量】

静脉滴注:成人用量为一次 0.5g,一日 1 次,用药 1 天或 2 天后,改用阿奇霉素口服制剂 0.25g,以 7 天为一疗程,转为口服治疗时间应由医生根据临床反应确定。

【操作要点】【注意事项】【患者用药指导】【应急措施】
见第六章第一节前庭大腺炎

克林霉素(Clindamycin)

【临床应用】

适用于敏感菌所致的感染。

【用法用量】

1. 口服　一次 150~300mg,一日 4 次;严重感染时,每次用量可增至 450mg。

2. 肌内注射或静脉滴注　一日 0.6~1.2g,分 2~4 次应用;严重感染:一日 1.2~2.4g,分 2~4 次静脉滴注。肌内注射的用量 1 次不能超过 600mg,超过此剂量应改为静脉给药。

【操作要点】【注意事项】【患者用药指导】【应急措施】
见第六章第四节细菌性阴道病

氨苄西林/舒巴坦
(Ampicillin and Sulbactam)

【临床应用】

本品适用于产 β- 内酰胺酶菌所致的感染。

【用法用量】

静脉滴注：一次 3g，每 6 小时 1 次。

【操作要点】

1. 氨苄西林溶液浓度愈高，稳定性愈差，其稳定性亦随温度升高而降低，且溶液放置后致敏物质可增加，故本品配成溶液后须及时使用，不宜久置。

2. 一些药物可使氨苄西林的活性降低，因而与下列药物存在配伍禁忌：氨基糖苷类抗生素、克林霉素、林可霉素、多黏菌素、氯霉素、红霉素、四环素类注射剂、肾上腺素、间羟胺、多巴胺、阿托品、盐酸肼屈嗪、水解蛋白、氯化钙、葡萄糖酸钙、维生素 B 族、维生素 C、含有氨基酸的营养注射剂、多糖和氢化可的松。

3. 与重金属，特别是铜、锌和汞呈配伍禁忌。

4. 在弱酸性葡萄糖注射液中分解较快，宜用中性液体作溶剂。

【注意事项】

1. 用药前须作青霉素皮肤试验，阳性者禁用。

2. 传染性单核细胞增多症、巨细胞病毒感染、淋巴细胞白血病、淋巴瘤等患者应用本品易发生皮疹，故不宜应用。

3. 肾功能减退者，根据血浆肌酐清除率调整给药间隔时间。

4. 大剂量给药可出现高钠血症，应定期检测血清钠。

5. 与华法林合用，可加强华法林的作用。

【患者用药指导】

1. 青霉素类抗生素过敏者禁用。

2. 有哮喘、湿疹、花粉症、荨麻疹等过敏性疾病史者慎用。

3. 本品能刺激雌激素代谢或减少其肠肝循环，因而可降低口服避孕药的效果。

4. 丙磺舒、阿司匹林、吲哚美辛、保泰松、磺胺药可减少本品自肾脏排泄，慎用。

5. 与别嘌醇合用，皮疹发生率显著增高，慎用。

氧氟沙星（Ofloxacin）

【临床应用】
主要用于革兰阴性菌所致的急、慢性感染。
【用法用量】
1. 口服 一次 0.4g，一日 2 次，疗程 7~14 日。
2. 静脉滴注 一次 400mg，一日 2 次，疗程 7~14 日。
【操作要点】【注意事项】【患者用药指导】【应急措施】
见第六章第一节前庭大腺炎

左氧氟沙星（Levofloxacin）

【临床应用】
适用于敏感菌引起的感染。
【用法用量】
1. 口服 一次 0.1g，一日 2 次。
2. 静脉滴注 一次 500mg，一日 1 次，疗程 7~14 日。
【操作要点】【注意事项】【患者用药指导】【应急措施】
见第六章第一节前庭大腺炎

莫西沙星（Moxifloxacin）

【临床应用】
用于治疗成人（≥18 岁）敏感细菌所引起的感染。
【用法用量】
静脉滴注：一次 0.4g，每 24 小时 1 次，复杂性腹腔内感染持续 5~14 天。从静脉切换口服时，不需调整剂量。
【操作要点】
1. 本品 0.4g 用 5% 葡萄糖注射液 250ml 稀释，每次的滴注时间推荐为不少于 90 分钟。稀释后的混合液在室温条件下可保持 24 小时稳定。

2. 本品稀释后应注意检查有无颗粒物和变色；如有颗粒物出现，或者溶液颜色改变不得使用。

3. 本品为静脉注射剂，只能用于静脉滴注，不能用于动脉内、肌内、鞘内注射，不能腹膜内或皮下给药。

4. QT 间期延长的程度会随着药物浓度或者静脉制剂的输液速率的增加而增加。因此，不应超过推荐剂量或输注速度。

5. 本品与 10% 氯化钠注射液、20% 氯化钠注射液、4.2% 碳酸氢钠注射液、8.4% 碳酸氢钠注射液存在配伍禁忌。

6. 避免与非甾体抗炎药同用。

7. 与能延长 QT 间期的药物，如西沙必利、红霉素、奋乃静、Ⅰ$_a$ 类及Ⅲ类抗心律失常药、吩噻嗪类药及三环类抗抑郁药合用时，导致 QT 间期延长的不良反应可相加，从而增加发生心血管系统不良反应的危险。

8. 能增强华法林的抗凝作用，故与华法林合用时应监测患者的 PT。

【注意事项】

1. 已知对本品或其他喹诺酮类或任何辅料过敏者、妊娠和哺乳期妇女、肝功能严重损伤、转氨酶升高大于5 倍正常值上限患者、18 岁以下患者禁用。

2. 本品可能会加剧重症肌无力患者肌肉无力的程度，应避免用于已知重症肌无力史的患者。

3. 轻度、中度或重度肝硬化的患者慎用本品。

4. 如同所有的喹诺酮类，本品对已知或怀疑有中枢神经系统疾病的患者（例如，严重的脑动脉硬化、癫痫）或存在其他风险因素（如有发作倾向或发作阈值降低）应谨慎使用。

5. 在致心律失常的条件（如严重的心动过缓或急性心肌缺血）存在时应慎用。

6. 在没有证据或强烈怀疑细菌感染的情况下，或者缺乏预防性应用指证的情况下，使用本品并不能使患者受益，反而会增加细菌耐药性的发生。

7. 与华法林或其衍生物合并使用，必须严密监控患者的 PT、INR 值或其他合适的抗凝测试。

8. 严重和重要的不良反应　肌腱炎和肌腱断裂；QT 间期延长；中枢神经系统的影响（紧张、激动、失眠、焦虑、噩梦或偏执狂）；艰难梭菌相关性腹泻；周围神经病变；光敏性/光毒性；细菌耐药性发生。

9. 其他不良反应　恶心、腹泻、消化不良；发热、皮疹、严重的皮肤反应；血管炎；关节痛；肌痛；血清病；过敏性肺炎；急性间质性肾炎；肾功能不全或衰竭；肝炎、黄疸、急性肝坏死；贫血、血小板减少症、溶血性贫血和再生障碍性贫血等，包括血栓性血小板减少性紫癜；白细胞减少症、粒细胞缺乏症、全血细胞减少症和（或）其他血液系统异常。

【患者用药指导】

1. 本品与含有铝、镁、硫酸铝、金属阳离子的口服抗酸药，或含有铁、锌复合维生素，或与配方中含有二价和三价阳离子的药物如去羟肌苷咀嚼/缓冲片同时使用，可能大大影响其吸收，导致血浆中的喹诺酮类药物浓度远低于预期。因此，这些药物应在应用本品 8 小时前或至少 4 小时后服用。

2. 应用本品的患者应避免在紫外线及日光下过度暴露。

3. 用药期间，从事驾驶或操作机器者应谨慎。

4. 对具有心律失常或可能导致心律失常的患者应谨慎使用本品，如心动过缓、急性心肌缺血。

5. 本品可增加肌腱炎和肌腱断裂的风险，这种风险在 60 岁以上老年患者、服用皮质激素的患者及肾脏、心脏或肺移植手术的患者进一步增加。

6. 如果患者在接受本品时出现头晕、错乱、震颤、幻觉、抑郁和很少的自杀念头或行为,应停止给药并采取适当的措施。

7. 药物应在第一次出现皮疹、黄疸,或任何其他过敏表现时立即停止并及时就医,用药期间出现严重腹泻,需考虑患假膜性肠炎。

【应急措施】

本品应在第一次出现皮疹或其他任何过敏迹象时停止应用。必要时可进行输氧,静脉注射糖皮质激素,气道管理,包括插管等措施;严重的过敏反应,需要肾上腺素紧急治疗。

甲硝唑(Metronidazole)

【临床应用】

本品有抗厌氧菌作用,可用于治疗厌氧杆菌引起的盆腔炎性疾病。

【用法用量】

1. 口服　一次 0.2g,一日 2 次,连服 7 日。

2. 静脉滴注　一次 500mg,每 8 小时 1 次。

【操作要点】

1. 本品与庆大霉素、氨苄西林配伍时出现溶液混浊、变黄。

2. 本品不宜与含铝的针头和套管接触,静脉滴注速度宜慢,一次滴注时间应超过 1 小时,并避免与其他药物一起滴注。

3. 本品可减缓口服抗凝血药(如华法林等)的代谢,而加强其作用,使 PT 延长。

4. 西咪替丁等肝酶抑制剂可延缓本品的代谢及排泄。

5. 本品可抑制乙醛脱氢酶,因而可加强乙醇的作用,导致双硫仑样反应。在用药期间和停药后 1 周内,禁用含乙醇饮料或药品。

【注意事项】

1. 可有恶心、呕吐、食欲减退、腹部绞痛等反应；偶见头痛、失眠、皮疹和白细胞减少等。

2. 出现运动失调及其他中枢神经症状时应停药。

【患者用药指导】

1. 因干扰乙醇的氧化过程，用药期间和用药1周后不应饮用含乙醇的饮料，否则可出现腹部痉挛、恶心、呕吐、头痛、面部潮红等。

2. 本品代谢产物可使尿液呈红色，应与血尿相鉴别。干扰双硫仑代谢，故2周内应用双硫仑者不宜再用本品。

【应急措施】

1. 本品首剂可使机体致敏，再次使用就会出现过敏反应，出现全身水肿、呼吸困难、肌肉酸痛、头痛、皮疹等过敏反应。应停用本品后予吸氧、抗过敏等治疗。

2. 若服药期间饮酒，可能发生恶心、呕吐、头痛、眩晕、出汗、颜面潮红、血压下降、虚脱、昏睡等乙醛中毒症状，应停用本品后及时对症治疗。

【典型案例】

患者，女，40岁。因患"盆腔炎"于社区门诊静脉滴注甲硝唑注射液0.5g/100ml，滴注结束4小时后与朋友聚会饮白酒约50ml，约20分后出现头晕、恶心、呕吐、颜面潮红、呼吸困难、心悸、大汗，家属急送院治疗，来院后查体：R 28次/分，P 120次/分，BP 100/70mmHg，神志清楚，言语流利，大汗淋漓，颜面潮红，烦躁不安，周身未见皮疹，浅表淋巴结未见肿大，双侧瞳孔等大同圆，对光反射存在，心肺未见异常。心电图示窦性心动过速。诊断考虑为"双硫仑反应"，给予吸氧，地塞米松注射液10mg静脉注射，5%葡萄糖注射液250ml+维生素C 5.0g静脉滴注，异丙嗪注射液25mg肌内注射，患者症状好转，顺利出院。

分析点评：双硫仑样反应又称戒酒硫样反应，是由于应用药物后（如头孢类、硝基咪唑类等）饮用含有乙醇的饮品（或接触乙醇）导致的体内"乙醛蓄积"的中毒反应。乙醇进入体内后，先在肝脏内经乙醇脱氢酶作用转化为乙醛，乙醛再经醛糖氧化还原酶（也有文献称乙醛脱氢酶或乙醛去氢酶）作用转化为乙酸，乙酸进入枸橼酸循环，最后转变为水和二氧化碳排出。而双硫仑可抑制醛糖氧化还原酶，使乙醛不能氧化为乙酸，致使体内乙醛浓度升高，产生不适。服用双硫仑以后的一定时间内饮酒，会发生面部潮红、发热、头痛、恶心、呕吐、口中有大蒜样气味等反应甚至休克，严重者可致呼吸抑制、心肌梗死、急性心力衰竭、惊厥及死亡。

重要提示：患者在医院使用或在药店购买甲硝唑时一定要提示患者应用甲硝唑类药物后10天内不要饮酒及饮用含乙醇类饮料，避免发生双硫仑样反应。

第二节　生殖器结核

一、疾病特点

由结核分枝杆菌引起的女性生殖器炎症，称为生殖器结核（genital tuberculosis），又称结核性盆腔炎。多见于20~40岁妇女，也可见于绝经后的老年妇女。近年因耐多药结核、艾滋病的增加以及对结核病控制的松懈，生殖器结核发病率有升高趋势。通常继发于身体其他部位的结核，如肺结核、肠结核、腹膜结核、肠系膜淋巴结核、骨结核等。血行传播为主要传播途径，结核先侵犯双侧输卵管，约半数累及子宫内膜，较晚可累及卵巢。

二、临床特点

临床表现很不一致,有的患者可无症状,有的症状较重。可表现为原发不孕、月经异常、下腹坠痛或全身中毒症状。若有腹部结核则有腹部柔韧感、压痛、腹块及腹腔积液征,子宫发育较差、活动受限,附件增厚或触及包块。

三、治疗原则

1. 以药物治疗为主,休息营养为辅,无效者需考虑手术。

2. 抗结核药物治疗应用原则为早期、联合、规律、适量、全程。近年来多采用异烟肼(H)、利福平(R)、乙胺丁醇(E)、及吡嗪酰胺(Z)等药物联合治疗,将疗程缩短为6~9个月。目前推行的两阶段短疗程药物治疗方案为前2~3个月是强化期,后4~6个月是巩固期或继续期。

3. 常用的治疗方案

(1)多用于初次治疗的患者:强化期2个月,每日异烟肼、利福平、吡嗪酰胺及乙胺丁醇四种药物联合应用,后4个月巩固期每日连续应用异烟肼、利福平(简称2HRZE/4HR);或巩固期每周3次间歇应用异烟肼、利福平(2HRZE/4H$_3$R$_3$)。

(2)多用于治疗失败或复发的患者:强化期每日异烟肼、利福平、吡嗪酰胺、乙胺丁醇四种药联合应用2个月,巩固期每日应用异烟肼、利福平、乙胺丁醇连续4个月(2HRZE/4HRE);或巩固期每周3次应用异烟肼、利福平、乙胺丁醇连续4个月(2HRZE/4H$_3$R$_3$E$_3$)。

4. 急性患者至少应休息3个月,慢性患者可以从事部分工作和学习,但要注意劳逸结合,加强营养,适当参加体育锻炼,增强体质。

四、治疗药物

异烟肼（Isoniazid）

【临床应用】

异烟肼与其他抗结核药联合，适用于各型结核病的治疗；异烟肼单用适用于各型结核病的预防。

【用法用量】

口服：与其他抗结核药合用，按体重每日口服 5mg/kg，最高 300mg；或每日 15mg/kg，最高 900mg，每周 2~3 次。

【操作要点】

1. 用药前、疗程中应定期检查肝功能，一旦出现肝毒性的症状及体征时应立即停药，必须待肝炎的症状、体征完全消失后方可重新应用本品，此时必须从小剂量开始，逐步增加剂量。

2. 与环丝氨酸同服时可增加中枢神经系统不良反应（如头昏或嗜睡），需调整剂量。

3. 服用异烟肼时维生素 B_6 的需要量增加，应及时补充。

4. 乳酸钙、阿司匹林、肾上腺皮质激素（尤其是泼尼松龙）可降低本品的疗效。

5. 本品可引起糖代谢紊乱，使降血糖药（如氯磺丙脲、胰岛素等）的效应降低，联用时需调整降血糖药剂量。

6. 与哌替啶合用，可发生低血压和中枢神经系统抑制。

7. 与双硫仑合用可增强本品中枢神经系统作用，产生眩晕、共济失调、易激惹、失眠等不良反应。

8. 本品可抑制细胞色素 P450 介导的苯二氮䓬类药物的代谢，增加该类药物（如地西泮）的毒性。

9. 本品可增加长春新碱的神经毒性。

10. 本品可改变茶碱的代谢，使其血药浓度升高，毒性反应(恶心、呕吐、心悸、癫痫发作)增加。

11. 与左旋多巴合用,可使帕金森病症状恶化。

12. 与麻黄碱、肾上腺素联用可使不良反应增多,中枢神经兴奋症状加重,发生严重失眠、高血压危象等。

13. 与抗凝血药同用时,由于抑制了抗凝血药的酶代谢,可使抗凝作用增强。

【注意事项】

1. 肝功能不正常者、严重肾功能损害者、精神病患者和癫痫患者慎用本品。

2. 如疗程中出现视神经炎症状,应立即进行眼部检查,并定期复查。

3. 本品与乙硫异烟胺、吡嗪酰胺、烟酸或其他化学结构有关药物存在交叉过敏。

4. 中枢神经症状可见头痛、失眠、记忆力减退、精神兴奋、易怒、幻觉、抽搐、排尿困难等。

5. 周围神经炎可见乏力、关节软弱、手脚疼痛、步态不稳或麻木针刺感、烧灼感或手指疼痛、视神经炎和视神经萎缩。

6. 具有一定的肝毒性,表现为深色尿、眼或皮肤黄染,可使血清胆红素、丙氨酸氨基转移酶及天门冬氨酸氨基转移酶增高。

【患者用药指导】

1. 服药期间饮酒,易诱发肝脏毒性反应,并加速本品的代谢。

2. 吸烟可加快本品转变为乙酰肼,加强肝毒性损害。

3. 酪氨类食物(红葡萄酒、奶酪、海鱼)与本品联用可发生皮肤潮红、头痛、呼吸困难、恶心、呕吐和心动过速等类似组胺中毒的症状。

4. 乳糖类食物能完全阻碍消化道对本品的吸收。

5. 服药期间饮茶或咖啡,可发生失眠或高血压。

6. 避免与含铝制酸药同时服用，或在口服制酸剂前至少1小时服用异烟肼。

7. 利福平与本品合用时，对结核杆菌有协同作用，但可增加肝毒性，尤其是已有肝功能损害者或为异烟肼快乙酰化者，因此在治疗的头3个月应密切随访有无肝毒性征象出现。

8. 与对乙酰氨基酚合用时，可增加肝毒性及肾毒性，尽量避免同时使用。

【应急措施】

1. 本品过量的表现　除上述不良反应外，主要表现为抽搐、意识模糊、昏迷等，处理不及时还可发生急性重型肝炎。

2. 本品过量的处理　①保持呼吸道通畅；②立即洗胃，抽血测定血气分析、电解质、BUN、血糖等；③采用短效巴比妥制剂和维生素 B_6 静脉内给药，维生素 B_6 剂量为每1mg本品用1mg维生素 B_6；④立即静脉给予碳酸氢钠，纠正代谢性酸中毒，必要时可重复给予；⑤采用渗透性利尿药，并在临床症状已改善后继续应用，促进本品排泄，预防复发；⑥严重中毒患者可采用血液透析，不能进行血液透析时，可进行腹膜透析，同时合用利尿剂；⑦采取有效措施，防止出现缺氧、低血压及吸入性肺炎。

【典型案例】

患者，女性，52岁。因反复咳嗽、咳痰5月，伴发热、乏力5天入院，既往体健，无精神病史。经作 PPD 皮试、抽血、验痰及摄胸部 CT 等诊断为继发型肺结核（浸润性）双上中涂（-）初治并感染，入院后第4天予异烟肼0.3g，一日1次，利福平0.45g，一日1次，乙胺丁醇0.75g，一日1次，联合抗结核、护肝及"阿莫西林/克拉维酸钾"抗炎等治疗，1周后患者临床症状明显减轻，服药8天后患者出现精神兴奋、睡眠颠倒，但对答切题，生活能自理，次日出现视幻觉（看到鬼怪、陌生人）、听幻觉（家属呼唤她)、被害妄想(坏人要加害她性命),考虑异烟肼所致精神症状,立即停用异烟肼,并予"维生素 B_6,400mg,静脉滴注""谷维素"口服对抗异烟肼副作用,家属床旁陪护,次日精神症状逐渐减轻,3 日后精神状态恢复正常。

分析点评:异烟肼对巨噬细胞内外的结核分枝杆菌均有杀灭作用,是抗结核治疗中主要的一线药物,常见的不良反应是周围神经损害、肝功能损害,中枢神经系统不良反应少见,对有精神病、癫痫者慎用,其引起中枢神经功能障碍的机制与维生素 B_6 缺乏有关,故抗结核治疗中出现中枢神经功能障碍除停用异烟肼外,可补充足量维生素 B_6,以减轻异烟肼的不良反应。

重要提示:对此类患者的护理可参照精神科患者的护理方法,如安排患者住入单间病房,嘱家属 24 小时陪护在床旁,防自杀及伤害他人倾向,在患者非睡眠期间每 30 分钟巡视 1 次,多安慰及倾听患者讲话,让其感到温暖与安全,可有效地加快患者精神状态恢复正常。同时要全面地掌握抗结核药物的各种常见和少见的不良反应,并向患者及家属宣教此类知识,以及时发现和处理患者因抗结核药物引起的异常表现,提高抗结核药品用药的安全性,减轻不良反应对结核病化疗和控制工作的影响。

利福平(Rifampicin)

【临床应用】

本品与其他抗结核药联合用于各种结核病的初治与复治。

【用法用量】

口服:一日 0.45~0.60g,空腹顿服,每日不超过 1.2g。老年患者:按每日 10mg/kg,空腹顿服。肝功能减退的患者常需减少剂量,每日剂量 ≤ 8mg/kg。

【操作要点】

1. 应用本品治疗应同时合并使用其他适当的抗生素,以免使致病菌变成耐药菌株。

2. 本品与乙硫异烟胺合用可加重其不良反应。

3. 与卡那霉素、链霉素合用有协同抗结核作用。

4. 与异烟肼合用,对结核分枝杆菌有协同抗菌作用,同时肝毒性也增加,尤其是原有肝功能损害者和异烟肼快乙酰化患者。

5. 丙磺舒可与本品竞争被肝细胞的摄入,使本品血药浓度增高并产生毒性反应。

6. 本品可提高卡马西平血药浓度水平,并增加毒性(共济失调、眼球震颤、复视、头痛、呕吐、呼吸暂停、昏迷)。

7. 本品与乙胺丁醇合用加重视力损害。

8. 本品可诱导氨普那韦、阿托伐醌、吗啡、利鲁唑、舍曲林、西罗莫司、三唑仑的代谢,使上述药物失效。

9. 本品可诱导肝微粒体酶活性,与肾上腺皮质激素、抗凝血药、口服降血糖药、促皮质素、洋地黄苷类、钙拮抗剂、咪唑类、黄嘌呤类、氨苯砜、丙吡胺、奎尼丁、环磷酰胺、苯妥英钠、左甲状腺素、环孢素等合用时,可降低其药效,除地高辛和氨苯砜外,需调整用量。

10. 本品可增加美沙酮、美西律在肝脏中的代谢,引起美沙酮撤药症状和美西律血药浓度降低,故合用后两者需调整剂量。

11. 对氨基水杨酸钠、巴比妥类、氯氮䓬等药物,可降低本品的吸收和血药浓度,合用时宜相隔8小时。

【注意事项】

1. 对本品或利福霉素类抗菌药过敏者、肝功能严重不全和胆道阻塞者禁用。

2. 酒精中毒、肝功能损害者或原有肝病患者慎用。

3. 本品可降低含抗组胺成分药物(如感冒清、抗感冒片、克感宁片等)的药效,因此不宜合用。

4. 消化道反应最为多见,口服本品后可出现厌食、恶心、呕吐、上腹部不适、腹泻等胃肠道反应。

5. 肝毒性为本品的主要不良反应,发生率约1%。

6. 本品可引起心律失常。

7. 长期应用本品可引起低钙血症,少数成年患者可出现骨软化症。

8. 血液系统可见白细胞、血小板、血红蛋白减少,嗜酸性粒细胞增多,异常青肿或出血,甚至出现溶血性贫血。

9. 皮肤可见脱发、皮肤瘙痒、发红或皮疹,严重者可出现剥脱性皮炎。

【患者用药指导】

1. 本品应于餐前1小时或餐后2小时服用,清晨空腹一次服用吸收最好,因进食影响本品吸收。

2. 本品可能导致齿龈出血和感染、伤口愈合延迟等。此时应避免拔牙等手术,并注意口腔卫生,直至血象恢复正常。

3. 患者服用本品后,大小便、唾液、痰液、泪液等可呈橘红色。

4. 服用本品时每日饮酒可导致肝毒性发生率增加。

【应急措施】

本品过量的处理　①洗胃,因患者易出现恶心、呕吐,不宜再催吐;洗胃后给予药用炭糊以吸收胃肠道内残余的利福平;有严重恶心呕吐者给予止吐药。②给予利尿药促进药物排泄。③采用支持疗法。④出现严重肝功能损害达24~48小时以上者可考虑进行胆汁引流。

【典型案例】

患者,女,30岁。因咳嗽、咳痰1月余,盗汗半月就诊。经查肝功能正常,胸部X线片示右上肺野絮状阴影,诊断为右上肺结核。到药店自购利福平胶囊1瓶,按每日 3 次，每次 0.6g 口服。服药 3 天后自感全身乏力、食欲减退，未引起注意。继续服用 4 天，症状进一步加重，并感头昏、步态不稳、上腹部不适，恶心、呕吐。遂入院，既往身体健康，无其他药物接触史。查体：体温 38℃，血压 90/60mmHg，皮肤、巩膜轻度黄染，颈软，右上肺可闻及少许干湿性啰音。腹平软，肝脾未触及，腹水征阴性，双侧病理征阴性。肝功能：总胆红素（total bilirubin，TB）38μmol/L，丙氨酸氨基转移酶（alanine aminotransferase，ALT）656U/L，天门冬氨酸氨基转移酶（aspartic acid aminotransferase，AST）354U/L。入院诊断：急性利福平中毒，中毒性肝病，右上肺结核，痰涂片（-）。立即停用利福平，给予还原型谷胱甘肽，每日 500mg 静脉滴注，补充维生素 C、B 和 E，症状逐日缓解，肝功能逐渐好转；1 个月后肝功能恢复正常。再按肺结核初治涂阴方案（$2H_3R_3Z_3/4H_3R_3$）进行正规治疗，并配用肌苷、多种维生素等护肝药物，疗程 6 个月。定期复查肝功能，未出现异常。

分析点评：利福平为一线抗结核病杀菌剂，口服后吸收迅速，1.5~3 小时达峰。有效浓度维持 8~12 小时。在肝中代谢，兴奋肝脏微粒体酶，加速异烟肼代谢生成对肝脏有毒的乙酰肼。少数患者可见肝损害，当原有肝病或与异烟肼合用时较易发生。本例患者每日口服利福平 1.8g，连服 1 周，临床上较少见。利福平作为抗结核一线杀菌剂临床上常用，在间歇疗法中利福平可以 1 次性顿服 0.8~0.9g，在原无肝病的情况下，肝损害少见。

重要提示：患者在发现患结核病后不应随意购药，应按正规的治疗方案接受治疗。服药期间应遵从医嘱，不能随意增加服药剂量和次数，定期检查肝功能。一旦发现肝损害应立即停药，待肝功能恢复正常后，再进行抗结核治疗。

乙胺丁醇（Ethambutol）

【临床应用】

适用于与其他抗结核药联合治疗结核分枝杆菌所致的肺结核。亦可用于结核性脑膜炎及非典型分枝杆菌感染的治疗。

【用法用量】

与其他抗结核药合用。结核初治：按体重 15mg/kg，每日 1 次顿服；或每次口服 25~30mg/kg，最高 2.5g，每周 3 次；或 50mg/kg，最高 2.5g，每周 2 次。结核复治：按体重 25mg/kg，每日 1 次顿服，连续 60 天，继以按体重 15mg/kg，每日 1 次顿服。非典型分枝杆菌感染，每日 15~25mg/kg，1 次顿服。

【操作要点】

1. 本品单用或用于曾接受抗结核药治疗的患者时，细菌可迅速产生耐药性，因此必须与其他抗结核药联合应用。

2. 与神经毒性药物合用可增加本品神经毒性，如视神经炎或周围神经炎。

3. 与乙硫异烟胺合用可增加不良反应，如黄疸、肝炎、神经炎、视力障碍、头痛、头晕、意识混乱或胃肠道不适等。

4. 与维拉帕米合用可减少后者的吸收。

【注意事项】

1. 对本品过敏者、已知视神经炎患者及酒精中毒者禁用。

2. 痛风，视神经炎，糖尿病眼底病变，肝、肾功能减退患者慎用。

3. 老年患者因生理性肾功能减退，故应按肾功能调整用量。

4. 常见视神经损害，发生率随剂量的增加而增大，表现为视力模糊、眼痛、红绿色盲或视力减退、视野缩小。酗酒者与糖尿病患者视力损害发生率增高,程度加重。

5. 肌肉骨骼系统　少见畏寒、关节肿痛(尤其大趾、髁、膝关节)、病变关节表面皮肤发热拉紧感(急性痛风、高尿酸血症)。

6. 胃肠系统　偶见胃肠道不适、恶心、呕吐、腹泻。

7. 血液　偶见粒细胞减少、低钙血症及高尿酸血症(可使血清尿酸浓度增高)。

8. 偶见皮疹、瘙痒、发热、头痛、关节痛等过敏反应,严重时出现剥脱性皮炎、血小板减少性紫癜及过敏性休克。

【患者用药指导】

1. 如发生胃肠道刺激,本品可与食物同服。一日剂量分次服用可能达不到有效血药浓度,因此本品一日剂量宜1次顿服。

2. 与氢氧化铝同用能减少本品的吸收,避免合用。

【典型案例】

患者,女,65岁,因双眼视力明显减退3天就诊。患者2个月前,曾诊断为右上肺结核,予乙胺丁醇、异烟肼、利福平常规抗结核治疗后,时感双眼球发胀,易疲乏,不能久阅书报,自以为双眼视疲劳,未予重视。就诊前3天,患者发现双眼视物模糊,视力下降明显,不能看书、写字,故入院就诊。检查:双眼视力均为4.1,外眼正常,眼前节未见异常,双眼散瞳检查晶状体皮质轻度混浊,眼底视神经盘边界清、色泽尚正常,后极部网膜未见出血及渗出灶,黄斑中心凹反光存在。视觉诱发电位(visual ecoked potential, VEP)检查提示双眼视诱发电位潜伏期延长。考虑双眼视神经炎系服用乙胺丁醇后引起,嘱患者立即停服,并予维生素 B_1、维生素 B_{12} 肌内注射;口服肌苷片、三磷腺苷(adenosine triphosphate,

ATP）、维生素 C、烟酰胺及其他扩血管药物治疗 1 个月后，双眼视力恢复到 4.8，复查 VEP 提示基本正常。

分析点评：乙胺丁醇为常用抗结核药，由于治疗时间较长，长期服药后易引起一些不良反应，其中最主要的为视神经炎，发生率约 0.8%。一般发生在用药的 2~6 个月，早期可无自觉症状，部分可出现视物模糊、视力疲乏、眼球发胀、近读力差、眼睑干燥和瘙痒、眼灼热感等。若视神经中央纤维受损时可出现视力减退，中心盲点和辨别红、绿色困难；周围纤维受累则视野变窄，视力障碍可较快发生。

重要提示：由于乙胺丁醇中毒所致的视神经病变具有隐匿性，所以很容易漏诊或延误治疗。如发现后及时停药，服用一些维生素类药物及扩血管药物，一般可逐渐恢复。但也有发生双眼视神经萎缩，视力未能恢复者。因此，我们平常在应用乙胺丁醇治疗前后应定期作视觉敏度试验及定期测验辨色力，以了解患者用药后的状况。并告诫患者一旦出现视力与色觉的改变，应立即停药，及时就诊，以防病情延误。

吡嗪酰胺（Pyrazinamide）

【临床应用】

本品仅对分枝杆菌有效，与其他抗结核药（如链霉素、异烟肼、利福平及乙胺丁醇）联合用于治疗结核病。

【用法用量】

口服：与其他抗结核药联合，每日 15~30mg/kg，顿服，或 50~70mg/kg，每周 2~3 次；每日服用者最高每日 2g，每周 3 次者最高每次 3g，每周服 2 次者最高每次 4g。

【操作要点】

1. 本品与别嘌醇、秋水仙碱、丙磺舒、磺吡酮合用，可增加血尿酸浓度而降低上述药物对痛风的疗效。因此合用时应调整剂量以便控制高尿酸血症和痛风。

2. 与乙硫异烟胺合用时可增强肝毒性等不良反应。

3. 环孢素与本品同用时前者的血药浓度可能减低，因此需监测血药浓度，据以调整剂量。

4. 本品与异烟肼、利福平合用有协同作用。与利福平合用时，因后者能抑制肾小管对尿酸的重吸收，可减少本品所致的关节痛。

5. 本品可抑制磷苯妥英和苯妥英的代谢，使后者血药浓度保持在较高水平，增加苯妥英类药物的毒性，表现为共济失调、反射亢进、眼球震颤和肢体震颤。

6. 齐多夫定可降低本品的疗效。

【注意事项】

1. 与对乙硫异烟胺、异烟肼、烟酸或其他化学结构相似的药物存在交叉过敏，对以上药物过敏者不宜使用。

2. 急性痛风患者、高尿酸血症患者禁用。

3. 糖尿病、痛风或严重肝功能减退者慎用。

4. 本品可引起高尿酸血症、痛风性关节炎（表现为关节酸痛、肿胀、活动受限、血尿酸升高）。

5. 本品可造成肝功能损害，须定期检查肝功能。

6. 少见食欲减退、恶心、腹痛、严重呕吐等胃肠道反应，偶可引起溃疡病发作。

7. 偶可引起低色素性贫血与溶血反应。

8. 可见发热、乏力或软弱、眼或皮肤黄染（肝毒性）、畏寒。还可引起过敏反应，表现为药物热、皮疹、光敏反应等。

9. 本品亦可采用间歇给药法，每周用药 2 次，每次 50mg/kg。

【患者用药指导】

1. 应用本品疗程中血尿酸常增高，可引起急性痛风发作，须进行血清尿酸测定。

2. 老年人、酗酒和营养不良者肝损害的发生率增加。

3. 本品可与硝基氰化钠作用产生红棕色，影响尿酮测定结果；可使丙氨酸氨基转移酶、天门冬氨酸氨基转移酶、血尿酸浓度测定值增高。

【典型案例】

患者，女，25 岁，3 月前因头痛、高热伴意识模糊住院，诊断为"结核性颅内感染"，给予异烟肼、利福平、吡嗪酰胺抗结核治疗，患者病情好转出院，出院后不规律服用抗结核药物。现患者体温再次升高，头痛加重，入院治疗。入院后，经过相关查体及实验室检查，结合患者既往病史，初步诊断为结核性脑膜炎。给予异烟肼注射液 0.3g/d，利福平胶囊 0.6g/d，吡嗪酰胺胶囊 1.5g/d 抗结核经验治疗，治疗期间注意观察治疗效果，监测肝肾功能，及时调整治疗方案。患者抗结核第 3 天，头痛减轻，体温波动在 37.6~38.0℃之间，脑脊液压力 350mmH$_2$O，脑脊液检查：白细胞 445×10^6/L，糖 2.0mmol/L，蛋白质 1.49g/L，潘台试验阳性，氯 118mmol/L。血常规、血生化等未见明显异常。抗结核治疗第 8 天，患者无特殊不适，脑脊液检查趋于正常限，抗结核治疗有效，未见肝肾功能异常，血生化检查示血尿酸值升高（541μmol/L），经过排查患者使用药物，吡嗪酰胺抑制肾小管尿酸分泌引起血尿酸升高的可能性较大，建议继续观察尿酸变化趋势，及时调整治疗方案。入院治疗第 13 天，血尿酸值持续升高（601μmol/L），患者未诉关节肌肉疼痛，考虑患者抗结核初始治疗方案（利福平＋异烟肼＋吡嗪酰胺）需持续 3 个月后转入持续治疗方案（异烟肼＋利福平），临床药师建议出院后继续使用吡嗪酰胺直至完成初始治疗，同时监测血尿酸变化趋势，必要时给予降尿酸药物苯溴马隆。患者出院后继续使用原治疗方案，定期复查血尿酸波动在 774~895μmol/L 之间，未出现关节疼痛，后改用二联治疗方案（异烟肼＋利福平），停用吡嗪酰胺 2 个月后，血尿酸逐渐恢复至正常值。

分析点评：吡嗪酰胺的代谢产物吡嗪酸抑制了肾小管对尿酸的清除，从而引起血尿酸浓度升高，体内血尿酸浓度饱和后在关节沉积则会出现关节的红、肿、热、痛和功能障碍。吡嗪酰胺引起高尿酸血症常发生在治疗的前1~2个月。对于使用吡嗪酰胺抗结核治疗中出现高尿酸血症的处理，目前国内外没有明确的结论，由于吡嗪酰胺是抗结核初始治疗方案中的主要治疗药物，其引起的高尿酸血症具有自限性，停药后血尿酸可恢复至正常水平，多数学者认为不应该停用吡嗪酰胺，必要时可给予降尿酸药物处理。

重要提示：对于何时给予药物对症处理，国内外报道不一，高尿酸血症本身对肾功能没有直接损害作用，但当血尿酸超过655μmol/L时，可见广泛痛风结节，发生痛风结节的机会增加，尿酸结晶沉积，从而导致肾小动脉和慢性间质炎症使得肾损害风险加重，故参考相关文献，临床药师建议本例患者继续使用吡嗪酰胺抗结核治疗，并采取多饮水、饮食调节等措施以控制血清尿酸的水平，同时检测血尿酸及肝肾功能变化，当血尿酸值＞655μmol/L时给予降尿酸药物以保证该患者抗结核治疗顺利进行。

链霉素（Streptomycin）

【临床应用】

本品主要与其他抗结核药联合用于结核分枝杆菌所致各种结核病的初治病例，或其他敏感分枝杆菌感染。

【用法用量】

1. 肌内注射　每12小时0.5g，或一次0.75g，一日1次，与其他抗结核药合用；如采用间歇疗法，即每周给药2~3次，一次1g；老年患者肌内注射，一次0.5~0.75g，一日1次。

2. 肌酐清除率＞50~90ml/min，每24小时给予正常剂量的50%；肌酐清除率为10~50ml/min，每24~72小时给正常剂量的50%；肌酐清除率＜10ml/min，每72~96小时给予正常剂量的50%。

【操作要点】

1. 本品与青霉素类药、头孢菌素类药呈配伍禁忌，联用时不宜置于同一容器中。

2. 用药前必须作皮肤试验，阳性者不能使用。

3. 本品与其他氨基糖苷类、卷曲霉素、顺铂、依他尼酸、呋塞米或万古霉素（或去甲万古霉素）、多黏菌素类注射剂等合用或先后连续局部或全身应用，可增加其产生耳毒性、肾毒性以及神经肌肉阻滞作用的可能性。

4. 本品不宜与其他肾毒性药物及耳毒性药物合用或先后应用，以免加重肾毒性或耳毒性。

5. 本品与头孢噻吩或头孢唑林局部或全身合用，可能增加肾毒性。

6. 本品多用于强化期的抗结核治疗，治疗时必须与其他抗结核药物联用，以延缓耐药性的发生。

【注意事项】

1. 对本品或其他氨基糖苷类过敏的患者禁用。

2. 下列情况应慎用　失水，可使血药浓度增高，易产生毒性反应；第八对脑神经损害，因本品可导致前庭神经和听神经损害；重症肌无力或帕金森病（本品可引起神经肌肉阻滞作用，导致骨骼肌软弱）；肾功能损害（本品具有肾毒性）。

3. 老年患者应用氨基糖苷类后易产生各种毒性反应，应尽可能在疗程中监测血药浓度。

4. 不良反应　血尿、排尿次数减少或尿量减少、食欲减退、口渴等肾毒性症状，少数可产生血液中BUN及肌酐值增高；影响前庭功能时可有步履不稳、眩晕等症状；影响听神经出现听力减退、耳鸣、耳部饱满感；部分患者可出现面部或四肢麻木、针刺感等周围神经炎症状；偶可发生视力减退（视神经炎），嗜睡、软弱无力、呼吸困难等神经肌肉阻滞症状及皮疹、瘙痒、红肿等。

5. 本品可使 ALT、AST、血清胆红素浓度及 LDH 浓度的测定值增高；血钙、镁、钾、钠浓度的测定值可能降低。

【患者用药指导】

1. 对一种氨基糖苷类过敏的患者可能对其他氨基糖苷类也过敏。

2. 少数患者停药后仍可发生听力减退、耳鸣、耳部饱满感等耳毒性症状，应引起注意。

【典型案例】

患者，女，20岁，因"腹胀 1 月，胸痛 1 周"，院外治疗效果不佳，以"胸腔积液：结核性胸膜炎？"入院。入院时神清，体温 36.5℃，心率 80 次 / 分，呼吸 20 次 / 分，血压 135/85mmHg。既往无食物、药物过敏史。结核抗体检测阳性，腹部 CT 示腹腔积液，患者多浆膜腔积液原因不明，纤维支气管镜检查未见异常，肿瘤、风湿性疾病无证据，故予以口服盐酸乙胺丁醇片 750mg，一日 1 次（9 月 2 日 18 时开始），口服异烟肼片 300mg，一日 1 次（9 月 2 日 18 时开始），肌内注射链霉素 0.75 g，一日 1 次（皮试阴性，9 月 3 日 10 时开始）。2 小时后患者出现双手掌瘙痒，不久出现红斑，并迅速泛发全身，伴体温升高至 38.5℃。停用链霉素，补充适量液体，给予 10% 葡萄糖酸钙注射液 20ml 和维生素 C 注射液 4g，静脉滴注，2.5 小时后加用氯雷他定片 10mg，一日 1 次。血常规、尿常规、血电解质、肝肾等生化指标均在正常范围内。9 月 4 日至 15 日继续给予上述抗过敏药物。9 月 5 日皮疹未好转，体温 37.5℃，皮肤科会诊：查体全身泛发黄豆至蚕豆大小鲜红斑，部分融合成片，可见靶形样损害，无水疱、糜烂，黏膜无受损，诊断为多形红斑型药疹，停用异烟肼片、盐酸乙胺丁醇片。9 月 6 日患者皮疹同前，加用甲泼尼龙 120mg，静脉滴注，一日 1 次。9 月 7 日皮疹开始消退，未出现眼、口、生殖器黏膜糜烂，激素减至80mg/d。9月11日全身皮疹基本消退，激素减至40mg/d。9月14日皮疹几乎完全消退，激素减至20mg/d，维持2天，肝肾功能及免疫学指标正常，未见新发皮疹，遂停用激素。上述治疗期间，皮疹逐渐消退，加用激素后体温未再升高，故依次加用抗结核药物：盐酸乙胺丁醇片，750mg，一日1次，口服（9月9日10时至18日）；异烟肼片，300mg，一日1次，口服（9月11日10时至18日）；利福喷汀胶囊，300mg，一周2次，口服（9月13日11时至18日）。加药期间，未见新发皮疹。从9月16日停用激素和抗过敏药物后，患者未见新发皮疹，全身无瘙痒，体温正常，9月19日带盐酸乙胺丁醇片、异烟肼片、利福喷汀胶囊自动出院。门诊随访2周，患者皮疹完全好转，随访期间未用激素及抗过敏药。

　　分析点评：引起多形红斑型药疹的常见药物包括β-内酰胺类、磺胺类抗菌药物、解热镇痛药、卡马西平、别嘌醇及中药，患者住院期间皮疹发生前未用上述药物（入院前用药史不详）。乙胺丁醇、异烟肼、链霉素均可引起多形红斑型药疹。该患者停药后重新给予盐酸乙胺丁醇片、异烟肼片，未见新发皮疹，随访2周皮疹完全好转。故推断为链霉素所致多形红斑型药疹。

　　重要提示：由于链霉素的过敏反应发生率是氨基糖苷类抗生素中最高的，所以应用链霉素前要作皮肤试验。但链霉素皮试阳性率低且与临床发生过敏反应符合率不高，皮试阴性者仍可发生过敏反应。说明书中也指出，对一种氨基糖苷类过敏的患者可能对其他氨基糖苷类也过敏，因此，临床使用时应注意氨基糖苷类之间的交叉过敏现象。嘱咐患者到任何医疗机构就诊时应主动将链霉素过敏史告诉医生。

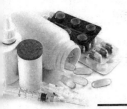

第十章 生殖内分泌 疾病

1. 雌二醇注射液有哪些安全用药操作要点?

2. 尿促性素有哪些安全用药操作要点?

3. 结合雌激素的禁忌证有哪些?

4. 如何对服用己烯雌酚的患者进行用药指导?

5. 炔诺酮有哪些用药注意事项?

223

6. 黄体酮有哪些安全用药操作要点？

7. 酚磺乙胺的应用注意事项有哪些？

8. 氨甲环酸注射液能与青霉素配伍应用吗？

9. 服用帕罗西汀可以突然停药吗？

第一节 功能失调性子宫出血

功能失调性子宫出血（dysfunction uterine bleeding，DUB），为妇科常见病，是指内、外生殖器官无器质性病变，由于生殖内分泌轴功能紊乱造成的异常子宫出血，可分为有排卵性和无排卵性两类。

一、无排卵性功能失调性子宫出血

(一)疾病简介

无排卵性功能失调子宫出血(anovulatory dysfunctional bleeding),多见于青春期和更年期。青春期功能失调性子宫出血是由于下丘脑-垂体-卵巢轴发育不成熟或延迟,导致卵巢中虽有卵泡生长发育,但不能出现排卵所致。更年期功能失调性子宫出血是由于卵巢自然衰老,卵泡缺乏,卵巢功能减退,对垂体促性腺激素敏感性降低,以致无法排卵而引起不规则的阴道出血。

(二)临床特点

无排卵性功能失调性子宫出血患者可有各种不同的临床表现,最常见症状是子宫不规则出血,常表现为月经周期紊乱,经期长短不一,经量不定或增多,甚至大量出血。出血期间一般无腹痛或其他不适,出血量多或时间长时常继发贫血,大量出血可导致休克。

(三)治疗原则

功能失调性子宫出血的一线治疗是药物治疗。青春期及生育年龄无排卵性功能失调性子宫出血以止血、调整周期、促排卵为主;绝经过渡期功能失调性子宫出血以止血、调整周期、减少经量、防止子宫内膜病变为治疗原则。常采用性激素止血和调整月经周期。

1. 止血

(1)雌激素:大剂量雌激素可促使子宫内膜生长,修复创面而止血,适用于急性大量出血时。如苯甲酸雌二醇、结合雌激素。

(2)孕激素:使雌激素作用下持续增生的子宫内膜转化为分泌期,达到止血效果。如甲羟孕酮、甲地孕酮、炔诺酮、黄体酮。

(3)雄激素:拮抗雌激素,减少盆腔充血和增强子宫血管张力,以减少出血量,起协助止血作用。如丙酸睾酮。

（4）其他止血药物：如氨甲环酸、酚磺乙胺、维生素 K$_3$ 等，仅作为止血的辅助措施。

2. 调整月经周期　应用性激素止血后，尽可能明确无排卵的病因，选择合适的方案，调整月经周期，诱发排卵。通常采用雌、孕激素序贯法和雌、孕激素联合法，促进内膜生长，引起周期性脱落。常用有：雌二醇、己烯雌酚、甲羟孕酮、黄体酮等。

3. 手术治疗　对于药物治疗效果不佳或不宜用药、无生育要求的患者，尤其是不易随访的年龄较大的患者，应考虑手术治疗。

（四）治疗药物

雌二醇（Estradiol）

【临床应用】

用于治疗雌激素缺乏综合征，垂体与卵巢内分泌失调引起的闭经、月经异常、功能性子宫出血、子宫发育不良等。

【用法用量】

1. 口服　起始剂量为 1~2mg，用于缓解雌激素缺乏症状。如果每天服用 1~2mg 仍未能缓解血管舒缩症状，则应改用每日口服 4mg。

2. 肌内注射　初剂量一日 3~4mg，分 2~3 次；若出血量明显减少，则维持，若出血量未见减少，则加量。也可从一日 6~8mg 开始。止血 3 日后减量，通常每 3 日递减 1/3 量，一日最大量一般不超过 12mg。

【操作要点】

1. 本品注射液为淡黄色的澄明油状液体，注射前充分摇匀，或加热摇匀。注射部位可出现红肿、疼痛。

2. 可降低抗凝血药、降血糖药的疗效。如必须合并使用时，应调整抗凝血药和降血糖药用量。

3. 本品可增加钙剂的吸收。

4. 大剂量雌激素可加重三环类抗抑郁药的不良反应，同时降低其疗效。

5. 卡马西平、苯巴比妥、苯妥英钠、扑米酮、利福平等通过诱导肝微粒体酶，加快雌激素代谢，减弱疗效。

6. 本品可减弱抗高血压药和他莫昔芬的疗效。

【注意事项】

1. 肝肾功能不全者、活动性血栓性静脉炎或血栓栓塞患者、乳腺或生殖系统癌症患者、原因不明的阴道出血者、有胆汁淤积性黄疸史者、伴有血管病变的严重糖尿病患者禁用。

2. 有乳腺癌家族史、轻度子宫内膜异位症及子宫良性肿瘤、心脏病、癫痫、糖尿病、高血压、偏头痛、手足抽搐、哮喘等患者慎用。

3. 用药期间较常见恶心、呕吐、食欲减退、腹部绞痛或腹胀、踝部及足背水肿、乳房胀痛、子宫内膜过度增生等不良反应；罕见不规则阴道流血、困倦、抑郁、严重的或突发头痛、共济失调、尿频或尿痛、突发呼吸急促、血压升高等。长期用药可刺激子宫内膜增生，增加子宫内膜癌的发病率。

【患者用药指导】

1. 用药期间定期进行妇科检查。

2. 长期或大量使用本品者，停药或减量时须逐步进行。

3. 应用本品的最低有效量，时间尽可能缩短，以减少不良反应的发生。

4. 子宫切除及绝经后妇女可在任一日开始用药，仍有月经者，应在出血的第 5 日开始用药。

5. 肢体固定术前应停药，择期手术前应停药 6 周，以减少血栓发生的危险，并防止卧床时间延长。

6. 如出现乳房胀痛、水潴留、恶心和阴道突破出血，可能是剂量过高的表现，此时必须相应减少剂量。

【应急措施】

出现以下情况应立即停药：第一次发生偏头痛或频繁发作少见的严重头痛、突发性感觉障碍、血栓性静脉炎或血栓栓塞的前兆指征、胸部疼痛及紧缩感、血压显著升高及发生黄疸、肝炎、全身瘙痒。

结合雌激素（Conjugated Estrogens）

【临床应用】

本品适用于治疗中重度与绝经相关的血管舒缩症状、外阴和阴道萎缩，预防和控制骨质疏松症及治疗因性腺功能减退、去势或原发性卵巢功能衰退所致的雌激素低下症。

【用法用量】

口服。

1. 止血　一次 1.25mg，每 4~6 小时 1 次，止血 3 日后按每 3 日递减 1/3 量至维持。

2. 调整月经周期　月经第 5 日起用药，生理替代全量为结合雌激素 1.25mg 或戊酸雌二醇 2mg，每晚 1 次，连服 21 日。

【操作要点】

1. 体内外研究都表明雌激素部分通过细胞色素 P450（CYP3A4）来代谢。因此 CYP3A4 的诱导剂和抑制剂都能影响雌激素药物的代谢。

2. CYP3A4 的诱导剂如圣约翰草提取物（贯叶连翘）、苯巴比妥、卡马西平、利福平和地塞米松都可以降低雌激素血浆浓度，可能导致治疗效果降低和（或）改变子宫出血的情况。

3. CYP3A4 的抑制剂如西咪替丁、红霉素、克拉霉素、伊曲康唑、利托那韦和葡萄柚汁可以升高雌激素血浆浓度，而引起不良反应。

4. 较长期和较大量用药时，可以增加发生子宫体腺癌的危险,故必须加以孕激素的对抗。

【注意事项】

1. 禁用于以下情况

(1)对本品任何成分过敏者;

(2)已知或怀疑妊娠、诊断不明的异常子宫出血者;

(3)乳腺癌患者(治疗某些转移性癌除外);

(4)原因不明的阴道不规则出血者;

(5)急性血栓性静脉炎或血栓栓塞性疾病及有与使用雌激素相关的血栓性疾病史患者;

(6)有胆汁淤积性黄疸病史者。

2. 在以往患有高甘油三酯血症患者服用雌激素后有发生血浆甘油三酯大幅升高导致的胰腺炎的罕见报告,故该部分人群应谨慎。

3. 对于有雌激素相关胆汁淤积性黄疸或妊娠相关胆汁淤积性黄疸病史的患者应慎用。复发的患者应停止用药。

4. 在患有易诱发严重低钙血症的疾病患者中应慎用雌激素。

5. 雌激素会在一定程度上引起体液潴留,可能受这一因素影响的患者,如心、肾功能不全的患者,如果处方雌激素,应该仔细观察。

6. 雌激素联合孕激素治疗与单纯雌激素治疗相比有额外和(或)增加的风险,包括会使心肌梗死、肺栓塞、浸润性乳腺癌和卵巢癌的风险增加。

7. 不良反应有恶心、呕吐、腹绞痛、腹胀、胆汁淤积性黄疸、胰腺炎;乳房触痛、增大;头痛、头晕、精神抑郁;停药后黄褐斑或黑斑病持续存在。

8. 可使血中甘油三酯水平升高。

【患者用药指导】

1. 用药期间应定期检测血压。

2. 长期持续服用天然或合成雌激素,会增加乳腺、子宫、宫颈、阴道和肝癌变的概率。

3. 有报道服用雌激素者发生视网膜血管血栓形成。如果突然出现部分或全部视觉丧失，或出现突发性眼球突出、复视或偏头痛，应该终止用药，并仔细检查。如果检查发现视神经盘水肿或者视网膜血管病变，应该立即终止使用雌激素。

4. 对所有服用雌激素以及联合服用雌激素和孕激素的妇女进行临床监测是重要的。对所有诊断不明的持续或反复的异常子宫出血的患者应采取恰当的诊断措施，以排除恶性疾病的可能。

5. 开始治疗前应全面体检，包括乳腺、血压、盆腔检查及宫颈细胞学检查，以后至少每年 1 次。用药妇女应定期检查乳腺、子宫内膜厚度。

6. 吸烟可增加本品发生严重不良反应的危险，且危险性将随吸烟量和吸烟者年龄的增加而增加。

己烯雌酚（Diethylstilbestrol）

【临床应用】

补充体内雌激素不足。调节下丘脑 - 垂体 - 卵巢轴内分泌失衡引起的月经紊乱，如闭经、功能性子宫出血。

【用法用量】

口服：一次 1~2mg，每 6~8 小时 1 次，止血后每 3 日递减 1/3 量，维持量一日 1mg。

【操作要点】

1. 与抗凝血药、降血糖药合并使用时，可能减弱其作用，应调节剂量。

2. 本品可增加钙剂的吸收。

3. 大剂量雌激素可加重三环类抗抑郁药的不良反应，同时降低疗效。

4. 卡马西平、苯巴比妥、苯妥英钠、扑米酮、利福平等可减弱雌激素疗效，加快雌激素用量。

5. 本品可减弱抗高血压药和他莫昔芬的疗效。

【注意事项】

1. 活动性血栓性静脉炎或血栓栓塞患者、乳腺或生殖系统癌症患者、与雌激素有关的肿瘤患者、未确证的阴道不规则流血患者、有胆汁淤积性黄疸史、子宫内膜异位症者、高血压患者禁用。

2. 下列患者慎用　肝肾功能障碍、心功能不全、冠状动脉疾病、脑血管疾病、癫痫、糖尿病、血钙过高、甲状腺疾病、精神抑郁、偏头痛、良性乳腺疾病及子宫肌瘤等。

3. 用药期间较常见恶心、食欲减退、腹部绞痛或腹胀、踝部及足背水肿、乳房胀痛、体重增加或减少等不良反应；罕见不规则阴道流血、困倦、抑郁、严重的或突发的头痛、共济失调、尿频或尿痛、突发呼吸急促、血压升高、视力突然下降等。长期或大量用药可能诱发恶性肿瘤，如子宫内膜癌、乳腺癌等。

【患者用药指导】

1. 应用本品的最低有效量,时间尽可能缩短,以减少不良反应的发生。

2. 长期使用应定期检查血压、肝功能、阴道脱落细胞,每年1次宫颈防癌刮片。

3. 长期或大量使用本品者,停药或减量时须逐步进行。

4. 按指定方法服药,尽量避免漏服现象,且不宜中途停药,避免导致子宫出血。

5. 因雌激素可引起一定的液体潴留,故应注意与此有关的哮喘、癫痫、偏头痛及心、肾功能不全。

6. 子宫肌瘤可因使用雌激素而增大,应立即停药。

7. 本品可升高甘油三酯与高密度脂蛋白水平,有利于预防冠心病。

8. 老年人应用本品,易引起钠潴留和高钾血症,应注意。

甲羟孕酮（Medroxyprogesterone）

【临床应用】

可用于月经不调、功能性子宫出血及子宫内膜异位症等。还可用于晚期乳腺癌、子宫内膜癌。

【用法用量】

口服：与结合雌激素联合，采用生理替代剂量治疗。结合雌激素 1.25mg，一日 1 次，共 21 日，最后 7~10 日口服本品 10mg，一日 1 次。

【操作要点】

1. 本品与化疗药物合并使用，可增强其抗癌作用效果。

2. 与肾上腺皮质激素合用可促进血栓症。

3. 与氨基苯哌啶酮合用，可显著降低本品的生物利用度。

4. 可显著降低氨鲁米特的生物利用度。

【注意事项】

1. 骨转移产生的高钙血症患者，肝、肾功能不全者，脑梗死、心肌梗死、血栓性静脉炎等血栓病史患者，未明确诊断的性器官或尿道出血患者，月经过多者禁用。

2. 未确诊的性器官出血、尿路出血患者以及对本品过敏者禁用。

3. 心脏病、癫痫、抑郁症、糖尿病、偏头痛、哮喘患者慎用。

4. 不良反应有乳房胀痛、溢乳、阴道出血、月经改变、闭经、水肿、体重改变、宫颈糜烂程度或宫颈分泌物的改变、黄疸、伴或不伴瘙痒的皮疹、视觉错乱、精神抑郁。

5. 可见心肌梗死、充血性心力衰竭、心悸、心动过速、关节痛、后背痛、腿部痉挛、肝功能异常、轻度恶心及消化不良、血栓栓塞性疾病。

【患者用药指导】

1. 治疗前应作全面妇科体检（特别是乳腺和盆腔），长期应用需注意检查乳房及监测肝功能。

2. 如发生突破性出血，应仔细检查排除器质性疾病的可能。同时可根据出血量加服炔雌醇 0.005~0.015mg，连服 3 日，即可止血。

3. 当需长期使用时，应评估骨密度，且长期用药的妇女不宜吸烟。

4. 在应用过程中如有血栓形成的征象（如突发视力障碍、复视、偏头痛），应立即停药检查，如有视神经盘水肿或视网膜神经病变，应立即停药并酌情处理；如出现黄疸，应考虑停止再次给药。

【典型案例】

患者，女，57 岁，确诊为"子宫内膜腺癌"，行"次广泛子宫切除术 + 盆腔淋巴结清扫术"，术后先后给予"紫杉醇 + 卡铂""紫杉醇脂质体（力扑素）120mg D1、D8+ 顺铂 40mg D1~3"方案化疗，效果不佳。入院后给予"环磷酰胺 0.8g D1+ 表柔比星 110mg D2"方案化疗 1 周期，结束后给予枸橼酸他莫昔芬（20mg，一日 2 次）及醋酸甲羟孕酮分散片（0.5g，一日 2 次）治疗。患者出院后继续服用他莫昔芬及甲羟孕酮片。3 月后，患者面部出现红色丘疹，轻微的瘙痒感，后皮疹逐渐增多，扩散至头皮、双手，瘙痒越来越严重，且肿瘤指标较前升高。于是来门诊治疗，停用他莫昔芬，换用来曲唑片（2.5mg，一日 1 次）治疗。1 周后门诊复诊，查体见面部、头皮、双手皮疹较前轻度增多，有瘙痒感，给予维生素 C（0.1g，一日 3 次）、氯雷他定片（开瑞坦，10mg，每晚 1 次）治疗，3 天后电话随访，患者自述皮疹较前无明显变化，瘙痒感明显减轻。再次来院查体，见双手皮疹消失，面部、头部皮疹较前减少，瘙痒感较前明显减轻。

分析点评：患者服用他莫昔芬和甲羟孕酮 3 个月后

出现面部皮疹、瘙痒，并逐渐加重，他莫昔芬和甲羟孕酮均可导致皮疹，停用他莫昔芬，换用来曲唑治疗后皮疹并未减轻。给予维生素 C 和氯雷他定抗过敏后，症状明显好转，推断迟发型皮疹与甲羟孕酮相关。

重要提示：甲羟孕酮说明书中虽有可导致皮疹的提示，但在临床中比较少见。患者既往无药物及食物过敏史，但是也不排除肿瘤或者化疗导致的机体超敏状态。因此，在患者用药前，应交待患者出现任何说明书中提到的不良反应，应立即就医。

甲地孕酮（Megestrol）

【临床应用】

本品适用于晚期乳腺癌和子宫内膜癌的姑息治疗（即复发性、不能手术的或已经转移的患者）。

【用法用量】

口服：一日 4~8mg，共20天，自月经第5天开始服用。

【操作要点】

1. 与药酶诱导剂如利福平、苯巴比妥、氨苄西林、非那西丁、吡唑酮类镇痛药（如保泰松）等合用，可产生肝微粒体酶效应，加速本品的体内代谢，导致子宫内膜突破性出血。

2. 由于在妊娠期头 4 个月内，应用黄体酮类药物对胎儿具有潜在性伤害，故不应推荐在妊娠期头 4 个月内应用本品。

【注意事项】

1. 严重肝肾功能不全者、乳房肿块者禁用。

2. 对本品过敏者禁用。

3. 禁用于妊娠诊断试验。

4. 有子宫肌瘤、卟啉病、血栓病史及血栓性静脉炎病史、高血压、糖尿病、哮喘病、癫痫、偏头痛、精神抑郁患者慎用。

5. 不良反应有体重增加、血栓栓塞现象、轻度肾上腺功能减退。

6. 其他不良反应有恶心、呕吐、水肿和子宫突发性出血、呼吸困难、心力衰竭、高血压、脸发热与潮红、乳房疼痛、溢乳、阴道流血、情绪改变、库欣面容、肿瘤复发（伴或不伴有高钙血症）、高血糖、秃发、腕管综合征和皮疹。

【患者用药指导】

1. 用药前应全面查体，特别是乳腺与盆腔检查，以及宫颈细胞学检查；长期用药注意检查肝功能、乳房；长期用药妇女不宜吸烟。

2. 本品对于新生儿具有潜在的毒害作用，哺乳期的妇女在用药期间应停止哺乳。

3. 治疗前排除妊娠。无生育要求患者治疗期间必须有安全的避孕措施。一旦发现怀孕，立即停止服用本品。

4. 孕激素可引起一定程度的体液潴留，因此癫痫、偏头痛、哮喘、心肾功能不全的患者用药期间应严密观察。

5. 如发生突破性出血，应详细检查原因以排除器质性病变。

炔诺酮（Norethisterone）

【临床应用】

用于月经不调、子宫功能出血、子宫内膜异位症等；单方或与雌激素合用能抑制排卵，作避孕药。

【用法用量】

口服：首剂量 5mg，每 8 小时 1 次，用药 2~3 日，止血后每 3 日递减 1/3 量，直至维持量一日 2.5~5mg，持续用药至止血后 21 日停药。

【操作要点】

与利福平、氯霉素、氨苄西林、苯巴比妥、苯妥英钠、扑米酮、甲丙氨酯、氯氮䓬、对乙酰氨基酚及吡唑酮类镇痛药(保泰松)等同服可产生肝微粒体酶效应,加速炔诺酮在体内的代谢,突破性出血发生率增高,应予注意。

【注意事项】

1. 对本品过敏者、严重肝肾功能不全、乳房肿块者禁用。

2. 心血管疾病、高血压、肾功能损害、糖尿病、哮喘病、癫痫、偏头痛、未明确诊断的阴道出血、胆囊疾病和有精神抑郁史者慎用。

3. 服用本品的吸烟妇女并发心血管疾病(如心肌梗死等)较不吸烟者多,因此服用本品的妇女应停止吸烟,或吸烟妇女(特别是年龄超过 35 岁者)不宜服用本品。

【患者用药指导】

1. 长期用药需注意检查肝功能,特别注意乳房检查。

2. 本品可对体内血脂浓度和血糖产生不良影响,应定期检查血脂以及监测血糖或尿糖。

3. 本品还可改变人体的凝血机制,有增加血栓发生的危险,建议定期检查凝血因子。

4. 不良反应有恶心、头晕、倦怠;突破性出血;可见血糖升高;偶见过敏反应。

5. 服药期间可能发生子宫内膜突破性出血,应仔细检查排除器质性疾病的可能。并可每日加服炔雌醇0.005~0.015mg,一般会有经量减少、经期偏短现象,不必处理。

黄体酮(Progesterone)

【临床应用】

用于月经失调,如闭经和功能性子宫出血、黄体功能不足、先兆流产和习惯性流产(因黄体不足引起者)、经前期紧张综合征的治疗。

【用法用量】

肌内注射：一日 20mg，连用 3~5 天。或采用三合激素法，同时肌内注射黄体酮 12.5mg、苯甲酸雌二醇 1.25mg、丙酸睾酮 25mg，共 2ml，每 8~12 小时 1 次，血止后逐渐递减至维持量，每 3 天 1 次，共 20 天停药。

【操作要点】

1. 本品是油剂，推注时要缓慢用力。注射的局部皮肤有时会瘙痒和肿胀，可以局部热敷减轻症状。

2. 苯巴比妥可诱导肝脏微粒体酶，加速黄体酮类化合物灭活，从而减弱其作用。

【注意事项】

1. 对本品及花生油过敏者、心血管疾病和高血压患者、血栓性疾病及血栓性疾病史者、糖尿病患者、严重肝肾功能不全者、癫痫患者、偏头痛者等禁用。

2. 肾病、心脏病水肿、有抑郁史的患者慎用。

3. 对早期流产以外的患者给药前应进行全面检查，确定属于黄体功能不全再使用。不良反应偶见恶心、头晕及头痛、倦怠感、荨麻疹、乳房肿胀，长期连续应用可引起月经减少或闭经、肝功能异常、水肿、体重增加等。

【患者用药指导】

1. 一旦出现血栓性疾病（如血栓性静脉炎、脑血管病、肺栓塞、视网膜血栓形成）的临床表现，应立即停药。

2. 出现突发性部分视力丧失或突发性失明、复视或偏头痛，应立即停药。

3. 用药后某些患者可出现短暂的眩晕，不宜驾驶或操作机器。建议睡前用药。

4. 用药后若出现反跳出血、不规则出血，须明确出血原因。

丙酸睾酮(Testosterone Propionate)

【临床应用】

对抗雌激素作用。妇科疾病如月经过多、子宫肌瘤等。

【用法用量】

肌内注射:配合黄体酮使用,一次 25~50mg,一日 1 次,共 3~4 次。

【操作要点】

1. 药物是油剂,推注时要缓慢用力。

2. 应作深部肌内注射,不能静脉注射。注射时将皮肤横向撑开,否则药液不易被吸收或会溢出皮肤。

3. 注射部位可出现疼痛、硬结、感染及荨麻疹。注射的局部皮肤有瘙痒和肿胀时,可以局部热敷减轻症状。长期用药应注意更换注射部位。

4. 注射液如有结晶析出,可加温溶解后再用。

5. 与口服抗凝血药合用,可增强口服抗凝血药的作用,甚至可引起出血。

6. 与胰岛素合用,对蛋白同化有协同作用。

7. 与肾上腺皮质激素合用,可加重水肿。

8. 与巴比妥类药物合用,可使本品代谢加快,疗效降低。

【注意事项】

1. 有过敏反应者应立即停药。肝、肾功能不全者禁用。

2. 大剂量可致女性男性化。

3. 不良反应可见水肿、黄疸、肝功能异常,皮疹等;妇女久用,可出现男性化表现,如多毛、痤疮、闭经、阴蒂增大、嗓音变粗等。

【患者用药指导】

1. 一般不与其他睾酮制剂换用,因它们的作用时间不同。

2. 用药后如出现过敏反应,应立即停药;用药期间如发现肝功能损害,也应及时停药。

酚磺乙胺(Etamsylate)

【临床应用】

用于防治各种手术前后的出血,也可用于血小板功能不良、血管脆性增加而引起的出血,亦可用于呕血、尿血等。

【用法用量】

1. 肌内注射或静脉注射　一次 0.25~0.5g,一日 0.5~1.5g。

2. 静脉滴注　一次 0.25~0.75g,一日 2~3 次,稀释后滴注。

【操作要点】

1. 本品最好单独注射,不宜与其他药物(如碱性药液)配伍,以免药物氧化,变色而失效。

2. 高分子血容量扩张药不能在本品之前使用。

3. 本品可与维生素 K 注射液混合使用,但不可与氨基己酸注射液混合使用,合用可引起中毒。

4. 本品与其他类型止血药合用,可增强止血效果。

5. 与右旋糖酐合用,可拮抗本品疗效,前者可抑制血小板聚集,从而延长出血时间,两者联用,应间隔用药。

【注意事项】

1. 血栓栓塞性疾病、肾功能不全者慎用。

2. 本品毒性低,可有恶心、头痛、皮疹、暂时性低血压等,偶有静脉注射后发生过敏性休克的报道。

【典型案例】

患者,女,18 岁,因外伤后腰部疼痛 20 分钟后急送入院就诊。患者缘于 20 分钟前由二楼跌落,臀部着地,即感腰部疼痛,活动受限。无恶心、呕吐,无抽搐、昏迷。大小便正常。既往无药物过敏史。查体：T36.5℃，P80次／分，R22次／分、BP110/70mmHg，急性病容，被动体位，头颅无畸形，双瞳孔等大正圆，直径约2.5mm，对光反应灵敏。颈软、无抵抗。胸廓对称无畸形，双肺呼吸音粗，无干、湿啰音。心率80次／分，律齐，各瓣膜听诊区未闻及病理性杂音。腹胀，无肠型及蠕动波。无腹肌紧张，无压痛、反跳痛。肝脾未触及。腹部叩诊鼓音，肝脾、双肾区无叩击痛。腰部活动受限，局部皮肤红肿，无波动感，第一腰椎椎体压痛。无纵向叩击痛。上下肢活动无异常。X线片：第一腰椎压缩性骨折。初步诊断：腰部软组织挫伤；第一腰椎压缩性骨折。给予酚磺乙胺1.0g加入5%葡萄糖溶液250ml中静脉滴注。当液体输入约15分钟时（约50ml），患者自诉胸闷、发热、瘙痒。头面及颈部出现大片荨麻疹，迅速而发展到全身。此时患者大叫一声，及意识不清、口唇青紫、四肢湿冷。测体温不升，P110次／分，R16次／分，BP40/0mmHg，双瞳孔等大正圆，直径约2.5mm，对光反应迟钝。双肺呼吸音粗糙，未闻及干、湿啰音。心率110次／分，律齐。诊断为过敏性休克。即停用原药，给予高流量氧气吸入，肾上腺素0.5mg皮下注射，异丙嗪25mg肌内注射。地塞米松15mg静脉注射，5分钟患者意识转清，自诉头晕、胸闷、恶心、瘙痒。查体36.7℃，P90次／分，R24次／分，BP100/60mmHg，给予10%葡萄糖酸钙20ml加入5%葡萄糖溶液250ml中静脉滴注。患者症状进一步缓解，30分钟后过敏症状消失，皮疹消退。住院治疗7天，好转出院。

　　分析点评：酚磺乙胺能降低毛细血管通透性，增强血小板聚集及黏附性，促进血小板释放活性物质，缩短凝血时间，从而达到止血效果。对酚磺乙胺过敏者无任何特异性，由于该患者发生过敏性休克时正处于查体阶段，发现早，处理及时，故未造成严重后果。

　　重要提示：医护人员在用药时应提高警惕，密切注意观察患者的反应，做到早发现、早抢救，以免贻误抢救时机。

氨甲环酸（Tranexamic Acid）

【临床应用】

本品主要用于因原发性纤维蛋白溶解过度所引起的出血，包括急性和慢性、局限性或全身性的高纤溶出血。

【用法用量】

静脉滴注：一次 0.25~0.5g，一日 0.75~2g，用 5% 或 10% 葡萄糖注射液稀释后静脉滴注。

【操作要点】

1. 与青霉素、尿激酶等溶栓剂或输注血液有配伍禁忌。

2. 雌激素或凝血酶原复合物与本品合用，有增加血栓形成的危险。

3. 本品与其他凝血因子（如因子Ⅸ）等合用，应警惕血栓形成。一般认为在凝血因子使用后 8 小时再用本品较为妥当。

【注意事项】

1. 对本品中任何成分过敏者禁用。

2. 应用本品的患者要监护血栓形成并发症的可能性，对于有血栓形成倾向者（如急性心肌梗死）慎用。

3. 由于本品可导致继发性肾盂肾炎和输尿管凝血块阻塞，故血友病或肾盂实质病变发生大量血尿时要慎用。

4. 慢性肾功能不全用量酌减，因给药后尿液中药物浓度较高。

【患者用药指导】

1. 必须持续应用本品者，应作眼科检查监护（如视力测验、视觉、视野和眼底）。

2. 偶有药物过量所致颅内血栓形成和出血。可有腹泻、恶心及呕吐。较少见的有经期不适（经期血液凝固所致）。

3. 由于本品可进入脑脊液，注射后可有视力模糊、头痛、头晕、疲乏等中枢神经系统症状，与注射速度有关，但很少见。

维生素 K₃（Vitamin K₃）

【临床应用】

用于各种止血、维生素 K 缺乏所引起的出血性疾病。

【用法用量】

肌内注射：一次 2~4mg，一日 2 次。

【操作要点】

1. 遮光，于干燥低温处密闭保存。

2. 推注时要缓慢用力。用药后局部可见红肿和疼痛，可以局部热敷减轻症状。

3. 肝功能损害时，本品疗效不明显，PT 极少恢复正常，盲目大量使用本品，反而可加重肝脏损害。

【注意事项】

1. 大剂量使用可致肝损害，严重肝病者慎用，肝功能不全患者可改用维生素 K₁。

2. 红细胞葡萄糖 -6- 磷酸脱氢酶缺乏症患者可诱发急性溶血性贫血。

3. 可致恶心、呕吐等胃肠道反应。

【患者用药指导】

1. 口服抗凝剂如双香豆素类可干扰维生素 K 代谢，两药同用，作用相互抵消。

2. 较大剂量水杨酸类、磺胺药、奎宁、奎尼丁等也可影响维生素 K 效应。

二、排卵性月经失调

（一）疾病简介

排卵性月经失调（ovulatory menstrual dysfunction）较

无排卵性功能失调性子宫出血少见,多发生于生育年龄妇女。常见类型有:月经过多或月经周期间出血。月经周期间出血又分为黄体功能异常(黄体功能不足、子宫内膜不规则脱落)和围排卵期出血。黄体功能不足指月经周期中有卵泡发育及排卵,但黄体期孕激素分泌不足或黄体过早衰退导致子宫内膜分泌反应不良和黄体期缩短。子宫内膜不规则脱落指月经周期有排卵,黄体发育良好,但萎缩过程延长,导致子宫内膜不规则脱落。

（二）临床特点

1. 月经过多常表现为月经周期规则、经期正常,但经量增多＞80ml。

2. 黄体功能不足引起的功能失调性子宫出血表现为月经周期缩短、不孕或早孕时流产,妇科检查无引起功能失调性子宫出血的生殖器官器质性病变。

3. 子宫内膜不规则脱落引起的功能失调性子宫出血表现为月经间隔时间正常,但经期延长,长达9~10日,且出血量多。

（三）治疗原则

1. 应用雌激素、选择性雌激素受体调节剂促进卵泡发育和排卵,常用结合雌激素、戊酸雌二醇和氯米芬。

2. 应用孕激素调节下丘脑-垂体-卵巢轴的反馈功能,使黄体及时萎缩,内膜按时完整脱落,如醋酸甲羟孕酮。

3. 促性腺激素可促进月经中期黄体生成素排卵峰形成,达到不使黄体过早衰退和提高其分泌黄体酮的功能,如绒促性素。

（四）治疗药物

结合雌激素（Conjugated Estrogens）

【临床应用】

本品适用于治疗中重度与绝经相关的血管舒缩症

状、外阴和阴道萎缩,预防和控制骨质疏松症及治疗因性腺功能减退、去势或原发性卵巢功能衰退所致的雌激素低下症。

【用法用量】

口服:于月经第 5 日起,每日口服 0.625mg,连续 5~7 日。

【操作要点】【注意事项】【患者用药指导】见第十章第一节功能失调性子宫出血中的无排卵性功能失调性子宫出血

雌二醇(Estradiol)

【临床应用】

用于治疗雌激素缺乏综合征,垂体与卵巢内分泌失调引起的闭经、月经异常、功能性子宫出血、子宫发育不良等。

【用法用量】

口服:于月经第 5 日起每日口服 1mg,连续 5~7 日。

【操作要点】【注意事项】【患者用药指导】见第十章第一节功能失调性子宫出血中的无排卵性功能失调性子宫出血

氯米芬(Clomifene)

【临床应用】

治疗无排卵的女性不育症(适用于体内有一定雌激素水平者)、黄体功能不足,测试卵巢功能,治疗避孕药引起的闭经及月经紊乱,并改善经前期的紧张及溢乳症状。

【用法用量】

口服:于月经第 5 日起每日口服 50mg,连续 5 日。

【操作要点】

1. 于月经周期的第 5 日开始用药,每日必须在同一时间服药 1 次,若漏服应立即补服,如已接近下次服药时间,该次药量应加倍。

2. 动物实验证明本品可致畸胎,一旦受孕立即停药。

【注意事项】

1. 甲状腺或肾上腺功能异常者、原因不明的不规则阴道出血、子宫肌瘤、卵巢囊肿、肝功能损害、精神抑郁、血栓性静脉炎等患者禁用。

2. 多囊卵巢综合征慎用。

3. 较常见的不良反应有肿胀、胃痛、盆腔或下腹部痛;较少见视力模糊、复视、眼前感到闪光、眼睛对光敏感、视力减退、皮肤和巩膜黄染等;长期或较高剂量用药时,有发生卵巢过度刺激综合征的危险性。此外,本品可增加女性患子宫癌的危险。

【患者用药指导】

1. 下列反应持续存在时应予以注意,如潮热、乳房不适、便秘或腹泻、头昏或眩晕、头痛、月经量增多或不规则出血、食欲和体重增加、毛发脱落、精神抑郁、精神紧张、好动、失眠、疲倦、恶心呕吐、皮肤红疹、过敏性皮炎、风疹块、尿频等。

2. 用药期间需每天测量基础体温,必要时测定雌激素及血清黄体酮水平。

3. 治疗前需测定肝功能,治疗 1 年以上者,需进行眼底及裂隙灯检查;用药中若出现视力障碍应立即停药并进行相应检查。

4. 用药期间不宜驾驶、操作机械或进行高空作业。

【应急措施】

用药后如发生严重过敏反应,应停药;如出现视力障碍,也应立即停药,并进行眼科检查。一般在停药后数日或数周,视力恢复正常。

甲羟孕酮(Medroxyprogesterone)

【临床应用】

可用于月经不调、功能性子宫出血及子宫内膜异位症等。

【用法用量】

口服:排卵后第 1~2 日或下次月经前 10~14 日开始,每日口服 10mg,连服 10 日。

【操作要点】【注意事项】【患者用药指导】见第十章第一节功能失调性子宫出血中的无排卵性功能失调性子宫出血

黄体酮(Progesterone)

【临床应用】

用于月经失调,如闭经和功能性子宫出血、黄体功能不足、先兆流产和习惯性流产(因黄体不足引起者)、经前期紧张综合征的治疗。

【用法用量】

肌内注射:自排卵后开始每日肌内注射本品 10mg,共 10~14 日。

【操作要点】【注意事项】【患者用药指导】见第十章第一节功能失调性子宫出血中的无排卵性功能失调性子宫出血

绒促性素(Chorionic Gonadotrophin)

【临床应用】

用于女性黄体功能不全的治疗、垂体促性腺激素不足所致的女性无排卵性不孕症、功能性子宫出血、妊娠早期先兆流产、习惯性流产等。

【用法用量】

肌内注射:黄体功能刺激疗法:于基础体温上升后

开始,隔日肌内注射绒促性素 1000~2000U,共 5 次。促进月经中期黄体生成素峰形成:在监测到卵泡成熟时,1 次或分 2 次肌内注射绒促性素 5000~10 000U。

【操作要点】

1. 用药前需作皮肤过敏试验。

2. 本品溶液极不稳定,且不耐热,应于临用前用所附溶剂配制,并经肌内或皮下缓慢注射。

3. 与脑垂体促性腺激素合并用药时(如 HMG),可能使不良反应增加,应慎用。

【注意事项】

1. 怀疑有垂体增生或肿瘤、诊断未明的阴道流血、子宫肌瘤、卵巢囊肿或卵巢肿大患者禁用。

2. 高血压、癫痫、心脏病、肾功能不全、偏头痛、哮喘患者慎用。

3. 偶有注射局部疼痛、过敏性皮疹、乳房肿大、头痛、易激动、精神抑郁、易疲劳等不良反应。

4. 老年患者应考虑潜在诱发与雄激素有关的肿瘤的可能性,并由于生理功能低下而减量。

【患者用药指导】

1. 应注意本品可能引起性早熟、骨端早期闭锁。

2. 本品不宜长期应用,以免产生抗体和抑制垂体促性腺功能。

【应急措施】

用药后如有卵巢过度刺激综合征表现,应立即作盆腔、腹腔、卵巢检查和雌激素测定。如发现卵巢明显胀大或血清雌激素显著升高,应停止治疗。

第二节　闭　经

一、疾病简介

闭经(amenorrhea)为常见的妇科症状,表现为无月经或月经停止。根据既往有无月经来潮,分为原发性闭经和继发性闭经两类。原发性闭经(primary amenorrhea)指年龄超过13岁、第二性征未发育或年龄超过15岁、第二性征已发育,月经还未来潮。继发性闭经(secondary amenorrhea)指正常月经建立后月经停止6个月,或按自身原有月经周期计算停止3个周期以上者。

二、临床特点

1. 原发性闭经　较少见,多为遗传原因或先天性发育缺陷引起。

2. 继发性闭经

(1)下丘脑性闭经:此类闭经的特点是下丘脑合成和分泌促性腺激素释放激素(gonadotrophin releasing hormone, GnRH)缺陷或不足导致垂体促性腺激素(gonadotropin, Gn),即卵泡刺激激素(follicle-stimulating hormone, FSH)和黄体生成素(luteinizing hormone, LH)特别是LH的分泌功能低下,故属于低促性腺激素、低雌激素性闭经。

(2)垂体性闭经:垂体性闭经是由于垂体病变致使Gn分泌降低而引起的闭经。

(3)卵巢性闭经:卵巢性闭经是由于卵巢本身原因引起的闭经。卵巢性闭经时Gn水平升高,分为先天性性腺发育不全、酶缺陷、卵巢抵抗综合征及后天各种原因引起的卵巢功能减退。

(4)子宫性及下生殖道发育异常性闭经:子宫性闭经常见先天性子宫性闭经和因感染、创伤导致宫腔粘连引起的获得性闭经。下生殖道发育异常性闭经包括宫颈闭锁、阴道横膈、阴道闭锁及处女膜闭锁等。

（5）其他情况：①雄激素水平升高的疾病，包括多囊卵巢综合征（polycystic ovarian syndrome，PCOS）、先天性肾上腺皮质增生症（congenital adrenal cortical hyperplasia，CAH）、分泌雄激素的肿瘤及卵泡膜细胞增殖症等；②甲状腺疾病，常见的甲状腺疾病为桥本病及毒性弥漫性甲状腺肿（Graves 病）。

三、治疗原则

1. 全身治疗 占重要地位，包括积极治疗全身性疾病，提高机体体质，供给足够营养，保持标准体重。运动性闭经者应适当减少运动量。对应激或精神因素所致闭经，应进行耐心的心理治疗，消除精神紧张和焦虑。

2. 激素治疗 明确病变环节及病因后，给予相应激素治疗以补充机体激素不足或拮抗其过多，达到治疗目的。

（1）雌激素补充治疗：适用于无子宫者，常用雌二醇。

（2）孕激素疗法：适用于体内有一定内源性雌激素水平者，常用醋酸甲羟孕酮。

（3）雌、孕激素人工周期疗法：适用于有子宫者。

（4）对于有生育要求的患者，应用促排卵药，如氯米芬、促性腺激素等。

（5）对肿瘤、多囊卵巢综合征等引起的闭经，应进行特异性治疗。

四、治疗药物

雌二醇（Estradiol）

【临床应用】

用于治疗雌激素缺乏综合征，垂体与卵巢内分泌失调引起的闭经、月经异常、功能性子宫出血、子宫发育不良等。

【用法用量】

口服：每日口服 1mg，连续用药 21 日，停药 1 周后重复给药。

【操作要点】【注意事项】【患者用药指导】见第十章第一节功能失调性子宫出血

结合雌激素（Conjugated Estrogens）

【临床应用】

本品适用于治疗中重度与绝经相关的血管舒缩症状、外阴和阴道萎缩，预防和控制骨质疏松症及治疗因性腺功能减退、去势或原发性卵巢功能衰退所致的雌激素低下症。

【用法用量】

口服：每日口服 0.625mg，连续用药 21 日，停药 1 周后重复给药。

【操作要点】【注意事项】【患者用药指导】见第十章第一节功能失调性子宫出血

己烯雌酚（Diethylstilbestrol）

【临床应用】

补充体内雌激素不足等。

【用法用量】

口服：应用小剂量，刺激垂体分泌促性腺激素。一日不超过 0.25mg。

【操作要点】【注意事项】【患者用药指导】见第十章第一节功能失调性子宫出血

甲羟孕酮（Medroxyprogesterone）

【临床应用】

可用于月经不调、功能性子宫出血及子宫内膜异位症等。

【用法用量】

口服：于月经周期后半期，每日口服 6~10mg，连服 10 日。

【操作要点】【注意事项】【患者用药指导】见第十章第一节功能失调性子宫出血

氯米芬(Clomifene)

【临床应用】

治疗无排卵的女性不育症(适用于体内有一定雌激素水平者)、黄体功能不足，测试卵巢功能，治疗避孕药引起的闭经及月经紊乱，并改善经前期的紧张及溢乳症状。

【用法用量】

口服：于月经第 5 日起每日口服 50~100mg，连续 5 日。

【操作要点】【注意事项】【患者用药指导】【应急措施】见第十章第一节功能失调性子宫出血

尿促性素(Menotropins)

【临床应用】

与绒促性素合用，用于促性腺激素分泌不足所致的原发性或继发性闭经、无排卵所致的不孕症等。

【用法用量】

肌内注射：开始(或周期第 5 天起)一次 75~150U，一日 1 次，连用 7~12 日，至雌激素水平增高后，再肌内注射绒促性素，一次 10 000U，一日 1 次，连用 5 日，经 12 小时即排卵。

【操作要点】

1. 本品为粉针剂，肌内注射在临用时加入 1~2ml 灭菌注射用水或氯化钠注射液溶解。注意液体应沿瓶壁缓慢流下，以免产生大量泡沫。

2. 对注射 3 周后卵巢无反应者，则停止用药。

3. 如 24 小时尿雌激素高于 200μg，则不宜大量使用本品，以免引起对卵巢的过度刺激。

4. 与氯米芬联用，可减少本品用量约 50%，同时降低卵巢过度刺激综合征（ovarian hyperstimulation syndrome，OHSS）的发生率。

5. 本品有刺激卵巢的作用。

【注意事项】

1. 过敏、卵巢早衰、绝经、原因不明的阴道出血、子宫肌瘤、卵巢囊肿、卵巢增大患者禁用。

2. 哮喘、心脏病、癫痫、肾功能不全、垂体肿瘤或肥大、甲状腺或肾上腺皮质功能减退患者慎用。

3. 不良反应主要为卵巢过度刺激综合征，表现为下腹不适或胀感、腹痛、恶心、呕吐、卵巢增大。严重可致胸闷、气急、尿量减少、胸腔积液、腹水，甚至卵泡囊肿破裂出血等。

【患者用药指导】

用药期间应定期进行全面检查：B 型超声波（监测卵泡发育）、宫颈黏液检查、雌激素水平测定和每日基础体温测量。

【应急措施】

如出现重度卵巢过度刺激综合征，应立即停药。

溴隐亭（Bromocriptine）

【临床应用】

用于月经不调及女性不孕症、由催乳素引起的催乳素过高或正常情况下的闭经（乳溢或无乳溢）、月经过少、黄体期过短、药物引起的高催乳素血症等。

【用法用量】

口服：单纯高催乳素（prolactin，PRL）血症患者，一日 2.5~5mg，一般在服药的第 5~6 周能使月经恢复。垂体催乳素瘤患者，一日 5~7.5mg。

【操作要点】

1. 合并使用大环内酯类抗生素，如红霉素或交沙霉素会导致血浆溴隐亭浓度升高。合用溴隐亭和奥曲肽治疗肢端肥大症也会导致血浆溴隐亭浓度升高。

2. 本品通过刺激中枢神经多巴胺受体产生治疗作用。故合并使用其他多巴胺受体拮抗剂，如抗精神病药（如吩噻嗪、丁酰苯、硫杂蒽类）和甲氧氯普胺、多潘立酮都会降低其疗效。

3. 出现过嗜睡和（或）突然入睡的患者可以考虑降低用药剂量。

【注意事项】

1. 已知对溴隐亭及本品任何成分或其他麦角碱过敏者、有严重精神障碍的症状和（或）病史的患者禁用。

2. 控制不满意的高血压、妊娠期高血压（包括子痫、子痫前期及妊娠高血压）、分娩后及产褥期高血压状态、冠心病及其他严重的心血管疾病者禁用。

3. 患罕见的遗传性半乳糖不耐受、严重乳糖酶缺乏或葡萄糖 - 半乳糖吸收不良的患者禁用。

4. 用药后较常见症状性、直立性低血压发生，大剂量用药者可出现精神错乱、异动症、幻觉等，还包括食欲缺乏、口干、呕吐、胃痛、腹泻、便秘等。

5. 用药后出现肝功能损害，应减量。

6. 有胃肠道出血史的肢端肥大症患者宜采用替代治疗，如必须使用本品，应注意胃肠道反应。

【患者用药指导】

1. 本品应在睡前、进食时或餐后服用，以减少胃肠道不良反应。

2. 偶有患者在治疗头几天会出现低血压，并可能使精神警觉性下降。另外，可致嗜睡、突然入睡，偶有报道在日间活动中发生无征兆的突发性昏睡,使用本品时不要驾驶或者操作机器。

3. 乙醇可降低本品的耐受性,服药期间避免饮酒。

【应急措施】

用药过量可能出现呕吐,以及因过度刺激多巴胺受体而致的其他症状,也可能发生精神错乱、幻觉和低血压等,此时应给予对症处理,去除尚未被吸收的药物,必要时维持血压正常。急性过量可给予甲氧氯普胺,宜胃肠外给药。

第三节 多囊卵巢综合征

一、疾病简介

多囊卵巢综合征(PCOS)是一种常见的妇科内分泌疾病之一。临床上以雄激素过高的临床或生化表现、持续性无排卵、卵巢多囊改变为特征,常伴有胰岛素抵抗和肥胖。其病因至今尚未阐明。

二、临床特点

该病多起病于青春期,主要临床表现包括月经失调、雄激素过量和肥胖。其中月经失调为最主要症状,生育期妇女因排卵障碍常导致不孕。

三、治疗原则

1. 调节生活方式 一般治疗对肥胖型多囊卵巢综合征患者,应控制饮食和增加运动,降低体重和腰围,可增加胰岛素敏感性,降低胰岛素、睾酮水平,从而恢复排卵及生育功能。

2. 药物治疗

(1)调节月经周期:常采用口服避孕药、孕激素后半周期疗法对抗雄激素作用,调整月经周期。

（2）降低血雄激素水平:糖皮质激素适用于多囊卵巢综合征,环丙孕酮具有很强的抗雄激素作用,还可用螺内酯,具有抑制雄激素合成和竞争雄激素受体的作用。

（3）改善胰岛素抵抗:对肥胖或有胰岛素抵抗患者常用胰岛增敏剂。二甲双胍可抑制肝脏合成葡萄糖,增加外周组织对胰岛素的敏感性。

（4）诱发排卵:对有生育要求者在生活方式调整、抗雄激素和改善胰岛素抵抗等基础上进行促排卵治疗。常用氯米芬。

3. 严重多囊卵巢综合征患者对促排卵药无效者,可考虑手术治疗。

四、治疗药物

甲羟孕酮（Medroxyprogesterone）

【临床应用】

可用于月经不调、功能性子宫出血及子宫内膜异位症等。

【用法用量】

口服:月经周期后半期用 6~10mg,一日 1 次,共10~12 日。

【操作要点】【注意事项】【患者用药指导】见第十章第一节功能失调性子宫出血

黄体酮（Progesterone）

【临床应用】

用于月经失调,如闭经和功能性子宫出血、黄体功能不足、先兆流产和习惯性流产（因黄体不足引起者）、经前期紧张综合征的治疗。

【用法用量】

肌内注射：一次 20mg，一日 1 次，共 3~7 日。

【操作要点】【注意事项】【患者用药指导】见第十章
第一节功能失调性子宫出血

炔雌醇环丙孕酮（Ethinylestradiol and Cyproterone Acetate）

【临床应用】

治疗妇女雄激素依赖性疾病，如妇女雄激素性脱
发、轻型多毛症，以及多囊卵巢综合征患者的高雄性激素
表现。

【用法用量】

口服：每日 1 片（含炔雌醇 0.035mg，环丙孕酮 2mg），
连服 21 天。停药 7 天后开始下一疗程。

【操作要点】

1. 本品与其他药物的相互作用，可能导致突破性出
血和（或）避孕失败。

2. 本品与诱导微粒体酶药物之间的相互作用能导
致性激素清除率增加，可能引起突破性出血和（或）避孕
失败。如使用该类药物，则应该在使用本品同时，暂时加
用屏障避孕方法或选择其他方法避孕。在用药期间和停
药后 28 天内，应加用屏障避孕方法。

3. 苯妥英、巴比妥酸盐、扑米酮、卡马西平和利福平
等可增加本品的清除率。

4. 服用本品可影响某些药物的代谢。相应的，其
血浆和组织浓度可能升高（如环孢素）或降低（如拉莫
三嗪）。

5. 本品不能与其他激素类避孕药共同使用；在开始
使用本品之前必须停止使用这些药物。

【注意事项】

1. 以下情况禁用本品

（1）出现或既往有静脉或动脉血栓形成性 / 血栓栓塞性疾病（如深静脉血栓形成、肺栓塞、心肌梗死）或脑血管意外；

（2）出现或既往有血栓形成的前驱症状（如短暂脑缺血发作、心绞痛）；

（3）有局灶性神经症状的偏头痛病史累及血管的糖尿病；

（4）与重度高甘油三酯血症相关的胰腺炎或其病史严重的肝脏疾病，只要肝功能值没有恢复正常，出现或既往有肝脏肿瘤（良性或恶性）；

（5）已知或怀疑受性甾体激素影响的（如生殖器官或乳腺）恶性肿瘤；

（6）未确诊的阴道出血；

（7）已知或怀疑妊娠；

（8）哺乳。

2. 服用本品后可见恶心、腹痛、呕吐、腹泻、过敏反应、体重增加、体液潴留、乳房疼痛、皮疹等不良反应。

【患者用药指导】

1. 必须按照包装所指方向每天约在同一时间用少量液体送服。

2. 用药期间通常发生撤退性出血。通常在该周期最后一片药用完后 2~3 天开始出血，而在开始下一盒药时出血可能尚未结束。

3. 如果使用者忘记服药的时间是在 12 小时以内，必须立即补服，同时应仍在常规时间用下一片药物。如果忘记服药的时间超过 12 小时，漏服药的处理可遵循以下两项基本原则：①停止服药不能超过 7 天；②需要不间断地连服 7 天，以保持对下丘脑 - 垂体 - 卵巢轴的适当抑制。

【典型案例】

患者，女，28 岁，因"喘息、咳嗽、头晕 2 周，晕厥 1 次"，

第十章　生殖内分泌疾病

入院。入院前一天患者试图上楼时突感头晕，随即出现黑矇、意识丧失而倒地，无口吐白沫及四肢抽搐。家人遂掐其人中，几分钟后患者意识仍朦胧，约半小时后好转，遂至医院就诊。患者于 3 月前因"肥胖、月经不调"诊断为"多囊卵巢综合征，2 型糖尿病"，长期规律口服炔雌醇环丙孕酮片，一日 1 次；间断服用二甲双胍（每次餐后服用 500mg）治疗糖尿病。否认其他病史及食物、药物过敏史，无其他特殊个人史及家族史。行肺动脉 CT 血管造影术示：肺主动脉干宽约 31.9mm，右肺上叶前段、右肺中叶及各段、右肺下叶及各段、左肺上叶及各段、左肺下叶及各段肺动脉管腔内见大小不等低密度充盈缺损影（双侧肺动脉大面积栓塞，栓塞面积 77.5%）。诊断：急性大面积肺栓塞，多囊卵巢综合征，2 型糖尿病。确诊后立即停用炔雌醇环丙孕酮片，并于入院当天下午给予阿替普酶 50mg 持续静脉滴注 2 小时溶栓，后给予吸氧，依诺肝素钠注射液（7000IU，皮下注射，一日 2 次）及华法林片（一日 1 次，一次 6mg，口服）抗凝治疗，同时嘱其绝对卧床休息，密切监测其凝血功能，根据 INR 值调整华法林用量。溶栓后复查示肺栓塞较前有所改善，栓塞面积57.5%。患者情况稳定后检查双下肢深浅静脉超声示双下肢回流通畅，未见异常；双上肢静脉超声示右上肢贵要静脉内见栓子，继续口服华法林片药物治疗，嘱右上肢忌按压、按摩，避免血栓脱落加重肺栓塞。

分析点评：肺栓塞发生的风险对于炔雌醇环丙孕酮来讲是已知的，药品说明书指出"出现或既往有静脉或动脉血栓形成性／血栓栓塞性疾病（如深静脉血栓形成、肺栓塞、心肌梗死）或脑血管意外"时必须停药。该患者为年轻女性，规律口服炔雌醇环丙孕酮，同时由于肥胖和长期坐位工作，增加了血栓形成的危险性。

重要提示：炔雌醇环丙孕酮治疗前，临床医生应充分评估患者是否存在肺栓塞的危险因素，告知患者医疗风险。患者应养成良好的用药习惯,若出现单侧腿痛、肿胀、突发胸痛、咳嗽、呼吸困难等症状时,应及时去医院就诊。建议女性患者在服用该药前,进行危险因素的筛查,以降低发生栓塞风险。

去氧孕烯炔雌醇(Desogestrel and Ethinylestradiol)

【临床应用】

避孕,用于治疗功能性子宫出血及多囊卵巢综合征。

【用法用量】

口服:从月经第 1 天开始服用本品,每日 1 片,连续服 21 天,随后停药 7 天,第 29 天开始服用下一周期药。

【操作要点】

1. 苯妥英、巴比妥酸盐、扑米酮、卡马西平和利福平、奥卡西平、托吡酯和灰黄霉素等可能使本品清除率增高。

2. 一些抗生素(如氨苄西林和四环素)可能也对本品有影响。

3. 用于长期使用肝酶降解药的妇女,建议增加激素的用量。

4. 吸烟可加重本品的不良反应,明显增加发生心血管病的危险性,尤其是年龄大于 35 岁,且高血压、高脂血症、肥胖等的妇女,不宜使用本品。

【注意事项】

1. 有下述任何情况者禁用　有或曾有血栓(静脉或动脉)、栓塞前驱症状(如心绞痛和短暂性脑缺血发作)、存在一种严重的或多个静脉或动脉血栓栓塞的危险因子、伴血管损害的糖尿病、严重高血压、严重异常脂蛋白血症、已知或怀疑的性激素依赖的生殖器官或乳腺恶性肿瘤、肝脏肿瘤(良性或恶性)、有或曾有严重肝脏疾病、肝脏功能未恢复正常、不明原因的阴道出血、已妊娠或怀疑妊娠、哺乳期妇女。

2. 开始几个周期时会出现一些轻度的反应,如恶心、头痛、乳房胀痛以及在月经周期中出现点滴的出血等不良反应。少数在用药期间会发生阴道分泌物改变,尚可见闭经、乏力、抑郁、不能耐受角膜接触镜等。

3. 如血压持续升高或应用抗高血压药无效,应停用本品。

4. 高甘油三酯血症或有家族病史者服用本品后,出现胰腺炎的危险性可增加。

【患者用药指导】

1. 连续服用本品 3 个月以上,应去医院进行检查。服用本品时应当每年进行体检,在体检过程中向医师说明正在服用本品。

2. 在 7 天的停药期中通常会出现撤退性出血,通常在最后一次服药后 2~3 天发生,且可能持续到服用下一板药前还不会结束。

3. 如出现听力或视觉障碍、持续血压升高、胸部锐痛或突然气短、偏头痛、乳房肿块、癫痫发作次数增加、严重腹痛或腹胀、皮肤黄染或全身瘙痒等情况应当停止使用并咨询医师。

4. 易患黄褐斑的妇女服用本品时,应避免在紫外光或阳光下暴露过多。

螺内酯(Spironolactone)

【临床应用】

与其他利尿药合用,治疗充血性水肿、肝硬化腹水、肾性水肿等水肿性疾病,也用于特发性水肿的治疗。具有抑制雄激素合成和竞争雄激素受体的作用。

【用法用量】

口服:一日 40~200mg。

【操作要点】

1. 给药个体化,一般从小剂量开始使用,观察电解质变化。

2. 本品起效慢，而维持时间长，首日剂量可增至常规剂量的2~3倍，以后酌情减量。

3. 本品与引起血压下降的药物合用，利尿和降压效果均加强。

4. 本品与下列药物合用时，发生高钾血症的机会增加，如含钾药物、库存血（含钾30mmol/L，如库存10日以上含钾高达65mmol/L）、血管紧张素转换酶抑制剂、血管紧张素受体拮抗剂和环孢素等。

5. 本品与葡萄糖胰岛素液、碱剂等合用，发生高钾血症的机会减少。

6. 本品使地高辛半衰期延长。

7. 本品与氯化铵合用易发生代谢性酸中毒。

8. 本品与肾毒性药物合用，肾毒性增加。

9. 可使血糖升高，不宜与抗糖尿病药合用。

10. 能减弱口服双香豆素的抗凝作用，应避免同时使用。

【注意事项】

1. 高钾血症患者、肾衰竭者禁用。

2. 无尿、肾功能不全、肝功能不全、低钠血症、酸中毒、乳房增大或月经失调者慎用。

3. 常见不良反应有高钾血症、胃肠道反应，如恶心、呕吐、胃痉挛和腹泻。少见低钠血症、长期或大剂量服用可发生行走不协调、头痛等。

【患者用药指导】

1. 应于进食时或餐后服药，以减少胃肠道反应，并可能提高本品的生物利用度。

2. 如每日服药1次，应于早晨服药，以免夜间排尿次数增多。

3. 用药期间禁补钾，以防血钾过高，出现高钾血症，应立即停药。

地塞米松(Dexamethasone)

【临床应用】

主要用于过敏性与自身免疫性炎症性疾病。还用于某些肾上腺皮质功能减退的替代治疗。

【用法用量】

口服：每晚0.25mg，剂量不宜超过每日0.5mg。

【操作要点】

1. 与巴比妥类、苯妥英、利福平同服，本品代谢促进作用减弱。

2. 与水杨酸类药合用，增加其毒性。

3. 可减弱抗凝血剂、口服降血糖药作用，应调整剂量。

4. 与利尿剂(留钾利尿剂除外)合用可引起低钾血症，应注意用量。

5. 口服制酸药可降低本品的胃肠道吸收。

【注意事项】

1. 对本品及肾上腺皮质激素类药物有过敏史患者禁用。高血压、血栓症、胃与十二指肠溃疡、精神病、电解质代谢异常、心肌梗死、内脏手术、青光眼等患者一般不宜使用。特殊情况下权衡利弊使用，但应注意病情恶化的可能。

2. 糖尿病、骨质疏松症、肝硬化、肾功能不良、甲状腺功能减退患者慎用。

3. 长程使用可引起以下副作用　医源性库欣综合征面容和体态、体重增加、下肢水肿、紫纹、易出血倾向、创口愈合不良、痤疮、月经紊乱、肱或股骨头缺血性坏死、骨质疏松及骨折(包括脊椎压缩性骨折、长骨病理性骨折)、肌无力、肌萎缩、低钾血症、胃肠道刺激(恶心、呕吐)、胰腺炎、消化性溃疡或穿孔、儿童生长受到抑制、青光眼、白内障、良性颅内压增高综合征、糖耐量减退和糖尿病加重。

4. 服用本品患者可出现精神症状,如欣快感、激动、谵妄、不安、定向力障碍,也可表现为抑制。精神症状易发生于患慢性消耗性疾病的人及以往有过精神不正常者。

5. 并发感染为肾上腺皮质激素的主要不良反应,以真菌、结核分枝杆菌、葡萄球菌、变形杆菌、铜绿假单胞菌和各种疱疹病毒为主。

【患者用药指导】

1. 不良反应多发生在应用药理剂量时,而且与疗程、剂量、用药种类、用法及给药途径等有密切关系。

2. 长期服药后,停药前应逐渐减量。

溴隐亭(Bromocriptine)

【临床应用】

用于月经不调及女性不孕症、由催乳素引起的催乳素过高或正常情况下的闭经(乳溢或无乳溢)、月经过少、黄体期过短、药物引起的高催乳素血症等。

【用法用量】

口服:单纯高 PRL 血症患者,一日 2.5~5mg,一般在服药的第 5~6 周能使月经恢复。垂体催乳素瘤患者,一日 5~7.5mg。

【操作要点】【注意事项】【患者用药指导】见第十章第二节闭经

二甲双胍(Metformin)

【临床应用】

本品可抑制肝脏合成葡萄糖,增加外周组织对胰岛素的敏感性,逆转性激素异常,诱导自发排卵。用于多囊卵巢综合征。

【用法用量】

口服:起始剂量为 0.5g,一日 2 次;或 0.85g,一日 1 次;

可每周增加0.5g,或每2周增加0.85g,逐渐加至一日2g,分次服用。

【操作要点】

1. 与呋塞米合用,本品的AUC增加,但肾清除无变化;同时呋塞米的C_{max}和AUC均下降,终末半衰期缩短,肾清除无改变。

2. 地高辛、吗啡、普鲁卡因胺、奎尼丁、奎宁、雷尼替丁、氨苯蝶啶、甲氧苄啶和万古霉素理论上可能与本品竞争肾小管转运系统,发生相互作用,因此建议密切监测、调整本品及相互作用药物的剂量。

3. 如同时服用某些可引起血糖升高的药物,如噻嗪类药物或其他利尿剂、糖皮质激素、甲状腺制剂、雌激素、口服避孕药、苯妥英、烟酸、拟交感神经药、钙通道阻滞剂和异烟肼等时要密切监测血糖,而在这些药物停用后,要密切注意低血糖的发生。

4. 本品有增加华法林的抗凝血倾向。

5. 树脂类药物与本品同服,可减少本品吸收。

【注意事项】

1. 需要药物治疗的充血性心力衰竭、急性心肌梗死、败血症等引起的肾功能障碍、严重心肺疾患、严重感染和外伤、已知对本品过敏、急性或慢性代谢性酸中毒、接受血管内注射碘化造影剂者以及维生素B_{12}、叶酸缺乏未纠正者禁用本品。

2. 本品常见不良反应包括腹泻、恶心、呕吐、胃胀、乏力、消化不良、腹部不适及头痛。

【患者用药指导】

1. 本品应随餐服用。

2. 口服本品期间,定期检查肾功能,尤其是老年患者。

3. 出现不能解释的过度呼气、肌痛、乏力、嗜睡或其他非特异性的症状时,应立即停药,及时就诊。

4. 乙醇与本品同服,会增强对乳酸代谢的影响,易致患者出现乳酸酸中毒,故服药期间应避免饮酒。

【应急措施】

出现低血糖,可口服糖果或饮葡萄糖水。药物过量时可发生乳酸酸中毒,患者常伴一些非特异性症状,如不适、肌肉酸痛、嗜睡、呼吸窘迫等。应立即停药,并予以支持治疗。透析可有效清除本品。

【典型案例】

患者,女,28岁。诊断为多囊卵巢。服用二甲双胍500mg,一日2次,口服。1个月后因进食不洁食物后,出现恶心、呕吐、不能进食,每日呕吐约10余次,但继续服用二甲双胍,剂量同前。4日后18:00左右突然出现胸憋、气紧、全身不适、烦躁等症状,1小时后急由家人送往医院。入院血生化检查:K^+: 4.6mmol/L,Na^+: 137mmol/L,Cl^-: 105mmol/L,碳酸氢盐: 6mmol/L,血尿素氮: 13.89mmol/L,肌酐: 189.1μmol/L,葡萄糖(glucose,GLU)1.29mmol/L。立即给予吸氧、50%的葡萄糖静脉推注,后给予10%葡萄糖静脉滴注,同时建立两路静脉通路给予5%碳酸氢钠250ml静脉滴注后转入重症监护病房。反复给予补液纠正电解质紊乱、纠正酸中毒处理,48小时内给予5%碳酸氢钠总量1500ml,同时给予抗炎对症治疗、生命指征监护,次日病情趋于稳定,2日后转内分泌科治疗,1周后病情好转出院。

分析点评:乳酸酸中毒是各种代谢性酸中毒中较常见的一种,临床表现为精神神志障碍、呼吸深快、腹痛和血压下降等。此患者发生乳酸酸中毒的主要原因系应用二甲双胍药物不当所致。二甲双胍为常用的口服降血糖药,主要是通过抑制线粒体内乳酸向GLU转化,故在应用中可导致体内乳酸水平增高。

重要提示:服用本品过量时可发生乳酸酸中毒,患者应严格按照药品说明书或医嘱用药,若服药期间出现肌肉酸痛、嗜睡、呼吸窘迫等不适症状,应立即停药并及时就医。

氯米芬(Clomifene)

【临床应用】

治疗无排卵的女性不育症(适用于体内有一定雌激素水平者)、黄体功能不足,测试卵巢功能,治疗避孕药引起的闭经及月经紊乱,并改善经前期的紧张及溢乳症状。

【用法用量】

口服:于月经第 5 日起每日口服 50~100mg,连续5 日。

【操作要点】【注意事项】【患者用药指导】【应急措施】
见第十章第一节功能失调性子宫出血

第四节　原发性痛经

一、疾病简介

痛经(dysmenorrhea)为妇科最常见的症状之一,是指行经前后或月经期出现下腹部疼痛、坠胀,伴有腰酸或其他不适,症状严重影响生活质量。痛经分为原发性和继发性两类,原发性痛经是指生殖器官无器质性病变的痛经,占痛经 90% 以上;继发性痛经是指盆腔器质性疾病引起的痛经。本节仅叙述原发性痛经。

二、临床特点

1. 原发性痛经在青春期多见,常在初潮后 1~2 年内发病。

2. 疼痛多自月经来潮后开始,最早出现在经前12 小时,以行经第 1 日疼痛最剧烈,持续 2~3 日后缓解,疼痛常呈痉挛性,通常位于下腹部耻骨上,可放射至腰骶部和大腿内侧。

3. 常伴恶心、呕吐、腹泻、头晕、乏力等症状,严重时面色发白、出冷汗。

4. 妇科检查无异常发现。

三、治疗原则

1. 一般治疗应重视精神心理治疗,阐明月经时轻度不适是生理反应,消除紧张和顾虑有缓解效果。

2. 疼痛不能忍受时可辅以药物治疗

(1)前列腺素合成酶抑制剂:通过抑制前列腺素合成酶的活性减少前列腺素产生,防止过强子宫收缩和痉挛,从而减轻或消除痛经。该类药物美国 FDA 批准的用于治疗痛经的药物有布洛芬、酮洛芬、双氯芬酸等。

(2)口服避孕药:可抑制前列腺素合成及子宫肌层收缩,缓解疼痛。适用于要求避孕的痛经妇女。常用复方炔诺酮或复方甲地孕酮。

四、治疗药物

布洛芬(Ibuprofen)

【临床应用】

急性的轻、中度疼痛,如手术后、创伤后、劳损后的疼痛,原发性痛经,牙痛,头痛等。

【用法用量】

1. 普通片剂　口服,一次 0.2~0.4g,每 4~6 小时 1 次。

2. 缓释制剂　口服,一次 0.3g(1 粒),一日 2 次(早、晚各 1 次)。

【操作要点】

1. 本品与其他解热、镇痛、抗炎药物同用时可增加胃肠道不良反应,并可能导致溃疡。

2. 本品与肝素、双香豆素类(如华法林)等抗凝血药同用时,可导致凝血酶原时间延长,增加出血倾向。

3. 本品与地高辛、甲氨蝶呤、口服降血糖药物同用时,能使这些药物的血药浓度增高,不宜同用。

4. 本品与呋塞米同用时,后者的排钠和降压作用减弱;与抗高血压药同用时,也降低后者的降压效果。

5. 本品与氨基糖苷类、糖皮质激素、抗血小板药物如阿司匹林、环孢素、利尿剂、锂、喹诺酮类药物、齐多夫定、选择性 5- 羟色胺再摄取抑制剂(selective serotonin reuptake inhibitor, SSRI)联合使用时,应慎用或在医师指导下使用。

6. 与维拉帕米、硝苯地平同用,本品的血药浓度升高。

7. 与丙磺舒同用,本品排泄减少,血药浓度升高,毒性增加,故同用时宜减少本品剂量。

8. 与抗糖尿病药(包括口服降血糖药)同用,可增强抗糖尿病药的降血糖作用。

9. 本品可抑制苯妥英的降解。

【注意事项】

1. 对本品及其他非甾体抗炎药过敏者禁用,过敏体质者慎用。

2. 对阿司匹林过敏的哮喘患者禁用。

3. 严重肝肾功能不全者或严重心力衰竭者禁用。

4. 既往有与使用非甾体抗炎药治疗相关的上消化道出血或穿孔史者禁用。

5. 有系统性红斑狼疮或混合性结缔组织病,免疫系统疾病导致关节疼痛、皮肤改变和其他器官的病症患者应慎用。

6. 支气管哮喘、肝肾功能不全、凝血机制或血小板功能障碍(如血友病或其他出血性疾病)患者慎用。

7. 有消化性溃疡史、胃肠道出血、近期进行过胃部手术、慢性肠炎或克罗恩病、心功能不全、高血压患者应在医师指导下使用。

8. 少数患者可出现消化道症状,包括恶心、呕吐、胃烧灼感或轻度消化不良、胃肠道溃疡及出血,亦有因溃疡穿孔者;神经系统症状如头痛、嗜睡、眩晕、耳鸣少见;其他有皮疹、支气管哮喘发作、白细胞减少、下肢水肿等。

【患者用药指导】

1. 本品最好在餐中或餐后服用。

2. 必须整粒吞服,不得打开或溶解后服用(缓释胶囊)。

3. 不能同时服用其他含有解热镇痛药的药品(如某些复方抗感冒药)。

4. 服药期间不得饮酒或含有乙醇的饮料。

5. 服药期间出现皮疹、黏膜损伤或过敏症状,应立即停药并咨询医师。

6. 服药期间如出现胃肠道出血或溃疡、肝肾功能损害、尿液混浊或尿中带血、背部疼痛、视力或听力障碍、血象异常、胸痛、气短、无力、言语含糊等情况,应停药并咨询医师。

7. 本品性状发生改变时禁止使用。

8. 使用本品期间饮酒,可增加胃肠道不良反应,并有致溃疡和出血的危险。

【应急措施】

过量服药可引起头痛、呕吐、倦睡、低血压等,一般症状在停药后即可自行消失。如服药过量出现严重不良反应时应作紧急处理,包括催吐或洗胃、口服药用炭、抗酸药或(和)利尿药,并给予监护及其他支持疗法。

酮洛芬(Ketoprofen)

【临床应用】

用于各种关节炎、强直性脊柱炎引起的关节肿痛,以及各种疼痛,如痛经、牙痛、术后痛和癌性痛等。

【用法用量】

口服:一次50mg,一日3次。

【操作要点】

1. 长期与对乙酰氨基酚同用时可增加对肾脏的毒副作用。

2. 与肝素、双香豆素等抗凝血药及血小板聚集抑制药同用时有增加出血的危险。

3. 与呋塞米同用时,后者的排钠和降压作用减弱。

4. 与维拉帕米、硝苯地平同用时本品的血药浓度增高。

5. 本品可增高地高辛的血药浓度,同用时须注意调整地高辛的剂量。

6. 本品可增强抗糖尿病药(包括口服降血糖药)的作用。

7. 本品与抗高血压药同用时影响后者的降压效果。

8. 本品可降低甲氨蝶呤的排泄,增高其血药浓度,甚至可达中毒水平,故本品不应与中或大剂量甲氨蝶呤同用。

9. 本品不应与丙磺舒同用,因后者可导致本品血药浓度增高,而有引起中毒的危险。

10. 本品不应与阿司匹林同用,因后者也可降低本品的蛋白结合率,降低本品结合物的形成及排出。

【注意事项】

1. 对阿司匹林或其他非甾体抗炎药过敏、有活动性消化性溃疡者禁用。

2. 原有支气管哮喘、心功能不全、高血压、血友病或其他出血性疾病、有消化道溃疡病史者、肾功能不全者以及肝硬化患者应慎用。

3. 服用本品不良反应可见胃部疼痛或不适、胀气、恶心、呕吐、食欲减退、腹泻、便秘、过敏性皮炎、皮肤瘙痒、视力模糊、心律失常、血压升高、心悸、头晕、头痛、耳鸣、肝损害、肾功能下降等情况。

【患者用药指导】

1. 为减少胃肠道刺激，可在进食时或餐后服用本品，胶囊应整粒吞服。对急需止痛的患者，可在进食前30分钟或进食后2小时服用。

2. 食物可减慢本品的吸收率，饮酒或与其他非甾体抗炎药同用时增加胃肠道不良反应及出血倾向，并有致溃疡的危险。因此服用本品期间避免饮酒和服用其他非甾体抗炎药。

3. 用药期间一旦出现胃肠出血、肝肾功能损害、视力障碍、精神异常、血常规异常及过敏反应等，应立即停药并作相应处理。

【应急措施】

1. 用药过量的表现　服药达常规量的5~10倍可致嗜睡、恶心、呕吐和上腹疼痛。大剂量可引起呼吸抑制和昏迷、惊厥。也可发生胃肠道出血、低血压、高血压或急性肾衰竭。

2. 用药过量的处置　紧急处理包括催吐和洗胃，口服药用炭、导泻药、抗酸药和(或)利尿剂，并监测患者情况及应用其他支持治疗。血液透析可能无效。

双氯芬酸(Diclofenac)

【临床应用】

急性的轻、中度疼痛，如手术、创伤、劳损后等的疼痛，原发性痛经，牙痛，头痛等。

【用法用量】

口服：一日50~150mg，剂量应个体化，一日最大剂量用至200mg。

【操作要点】

1. 与锂剂同时使用时可提高血浆锂剂浓度。应当检测血浆锂剂水平。

2. 与地高辛同时使用时可提高血浆地高辛浓度。应当检测血浆地高辛水平。

3. 与利尿剂和抗高血压药物(如β受体拮抗药、管紧张素转换酶抑制剂)联合使用时,抗高血压效果可能会降低。因此联合使用时,应当谨慎给药,并定期检查患者血压。

4. 与其他非甾体抗炎药或皮质激素联合使用时,可能增加胃肠道不良反应的频率。

5. 与抗凝剂及抗血小板药物联合用药时有可能增加出血风险,因此,应该密切监护这类患者。

6. 与选择性SSRI合用可能增加胃肠道出血危险性。

7. 与口服降血糖药合用有必要监测血糖水平。

8. 甲氨蝶呤治疗前后24小时内,应慎用非甾体抗炎药(包括本品),因为甲氨蝶呤的血药浓度可能被提高,其毒性也可能增加。

9. 本品与其他非甾体抗炎药一样,由于对肾脏前列腺素的影响,可能会增加环孢素的肾毒性。因此对接受环孢素治疗的患者的使用量应低于非使用者。

10. 本品与喹喏酮类抗生素合用可能产生惊厥。

11. 饮酒或与某些非甾体抗炎药合并用药时,可能会增加不良反应的发生率,并有致溃疡的危险。长期与对乙酰氨基酚同用时可增加对肾脏的毒副作用。

12. 与维拉帕米、硝苯地平同用时,本品的血药浓度增高。

13. 丙磺舒可降低本品的排泄,增加血药浓度,从而增加毒性,故同用时宜减少本品剂量。

14. 与强效CYP2C9抑制剂(如磺吡酮和伏立康唑)合用,由于强效CYP2C9抑制剂对本品代谢的抑制作用,可能引起本品血浆浓度峰值及暴露量的显著升高。

15. 本品与苯妥英合用时,由于苯妥英的暴露量可能会升高,因此建议监测苯妥英的血浆浓度。

【注意事项】

1. 以下情况禁用本品

（1）服用阿司匹林或其他非甾体抗炎药后诱发哮喘、荨麻疹或过敏反应的患者。

（2）有应用非甾体抗炎药后发生胃肠道出血或穿孔病史的患者。

（3）有活动性消化道溃疡／出血，或者既往曾复发溃疡／出血的患者。

（4）重度心力衰竭患者。严重的肝、肾和心脏衰竭患者。

2. 有高血压和（或）心力衰竭（如液体潴留和水肿）病史的患者、哺乳妇女慎用。本品因含钠，对限制钠盐摄入量的患者应慎用。

3. 胃肠道反应为主要的不良反应，服用本品可见腹痛、腹泻、恶心、消化不良、腹胀、呕吐、胃炎、便秘、反酸等，另外可见皮疹、头晕、头痛、月经过多等不良反应，肝病患者可出现血清丙氨酸氨基转移酶（serum alanine aminotransferase，ALT）、血清天门冬氨酸氨基转移酶（serum aspartate amino transferase，AST）和胆红素增高等。

【患者用药指导】

1. 应用本品缓释制剂及肠溶制剂时，应完整吞服药片，不可掰开或嚼碎。

2. 肠溶片口服起效迅速但排出亦快，待急性疼痛控制后宜用缓释剂型，减少服药次数，维持稳定血药浓度。

3. 使用本品期间出现眩晕或其他中枢神经系统不良反应时，应避免驾驶或操作机械。

4. 食物可降低本品的吸收率，饮酒可增加胃肠道不良反应，并有致溃疡的危险。

【应急措施】

药物过量时应：①紧急处理：包括催吐或洗胃、口服药用炭、使用抗酸药和（或）利尿药。输液保持全身良好血液循环并促进药物代谢和排出。②监测肝、肾及其他生命脏器功能。③对并发症,如血压过低、肾衰竭、惊厥、胃肠刺激、呼吸抑制,应及时行支持和对症治疗。

复方炔诺酮(Compound Norethisterone)

【临床应用】

本品用于女性口服避孕。用于需避孕的痛经妇女。

【用法用量】

口服:从月经周期第 5 日开始用药,一日 1 片,连服 22 日,不能间断,服完等月经来后第 5 日继续服药。

【操作要点】

1. 抗菌药,尤其是口服广谱抗菌药;药酶诱导剂,如利福平、苯巴比妥、苯妥英钠等,对本品血药浓度有影响,应避免同时服用。

2. 本品影响其他药物的疗效,使其作用减弱的有抗高血压药、抗凝血药以及降血糖药;使其疗效增强的有三环类抗抑郁药。

【注意事项】

1. 下列情况应禁用　乳腺癌、生殖器官癌、阴道有不规则出血、肝功能异常或近期有肝病或黄疸史、深部静脉血栓、脑血管意外、高血压、心血管病、糖尿病、高脂血症、精神抑郁症及 40 岁以上妇女。

2. 服用后可出现恶心、呕吐、困倦、头晕、食欲缺乏、精神压抑、头痛、疲乏、体重增加、面部色素沉着等。

【患者用药指导】

1. 服药期间,应定期体检,发现异常应及时停药就医。

2. 按规定方法服药,漏服药不仅可发生突破性出血,还可导致避孕失败。一旦发生漏服,除按常规服药外,应在 24 小时内加服 1 片。

3. 出现下列症状时应停药,如怀疑妊娠、血栓栓塞病、视觉障碍、高血压、肝功能异常、精神抑郁、缺血性心脏病等。

【典型案例】

患者,女,31岁。口服复方炔诺酮避孕,一日1片,服用2~3周出现乏力、食欲减退及消化道症状。患者否认肝病史、肝炎接触史、输血史。患者入院时体格检查神志清楚,一般情况可,皮肤、巩膜明显黄染并见皮肤抓痕,肝大,肋下1~3cm,质软、触痛,脾脏未扪及。实验室检查:肝功能异常,ALT 128~160U/L,总胆红素246μmol/L,直接胆红素150μmol/L,直接胆红素与总胆红素之比大于50%。治疗前后分别作乙肝病毒感染标记物、甲肝IgM抗体、丙肝抗体和戊肝抗体检测均阴性。血清碱性磷酸酶升高,胆固醇轻度升高,余各项检验结果基本正常。根据患者病前有本品服用史,明显消化道症状,皮肤、巩膜黄染,肝功能异常等,可除外各型病毒性肝炎及肝外梗阻性黄疸,诊断为淤胆型肝炎。在保肝支持治疗基础上,分别选用苯巴比妥、泼尼松、酚妥拉明治疗2~4个月,黄疸消退,症状缓解,肝功能恢复正常,痊愈出院,分别随访1~3年未见复发。

分析点评:复方炔诺酮为口服长效避孕药,在月经周期、经量改变、白带增多、类早孕反应,以及头晕、恶心、高血压等方面的不良反应已有报道,但引起淤胆型肝炎国内尚未见报道。该患者黄疸消退慢,肝内淤胆时间长、病情重应引起广大计划生育工作者和临床医务人员重视。

重要提示:医护人员应交待患者服药期间出现任何不适请及时停药并就医,做到早发现、早处理。

第五节 经前期综合征

一、疾病简介

经前期综合征(premenstrual syndrome,PMS)是指反

复在黄体期出现周期性以情感、行为和躯体障碍为特征的综合征。月经来潮后,症状自然消失。

二、临床特点

多见于 25~45 岁妇女,症状出现于月经前 1~2 周,月经来潮后迅速减轻直至消失。主要症状为:①躯体症状:头痛、背痛、乳房胀痛、腹部胀满、便秘、肢体水肿、体重增加、运动协调功能减退;②精神症状:易怒、焦虑、抑郁、情绪不稳定、疲乏以及饮食、睡眠、性欲改变,而易怒是其主要症状;③行为改变:注意力不集中、工作效率低、记忆力减退、神经质、易激动等。周期性反复出现为其临床表现特点。

三、治疗原则

1. 调整生活状态,包括合理的饮食及营养、适当的身体锻炼、戒烟、限制钠盐和咖啡的摄入。

2. 帮助患者调整心理状态,给予心理安慰与疏导,让精神放松,有助于减轻症状。

3. 药物治疗

(1)抗焦虑药:适用于有明显焦虑症状者。如地西泮、硝西泮及阿普唑仑。

(2)抗抑郁药:适用于有明显抑郁症状者。如氟西汀和帕罗西汀等。

(3)醛固酮受体拮抗剂:螺内酯可拮抗醛固酮而利尿,减轻水潴留,对改善精神症状也有效。

(4)维生素 B_6:可调节自主神经系统与下丘脑 - 垂体 - 卵巢轴的关系,还可抑制催乳素合成。

(5)口服避孕药:通过抑制排卵缓解症状,并可减轻水钠潴留症状,抑制循环和内源性激素波动。常用炔雌醇、复方炔诺酮片等。

四、治疗药物

阿普唑仑(Alprazolam)

【临床应用】

主要用于焦虑、紧张、激动,也可用于催眠或焦虑的辅助用药,也可作为抗惊恐药,并能缓解急性乙醇戒断症状。

【用法用量】

口服:经前开始用药,一次 0.25mg,一日 2~3 次,逐渐增量,最大剂量为一日 4mg,用至月经来潮第 2~3 日。

【操作要点】

1. 与中枢抑制药合用可增加呼吸抑制作用。

2. 与易成瘾和其他可能成瘾的药物合用时,成瘾的危险性增加。

3. 与酒及全麻药、可乐定、镇痛药、吩噻嗪类、单胺氧化酶 A 型抑制药和三环类抗抑郁药合用时,可彼此增效,应调整用量。

4. 与抗高血压药和利尿降压药合用,可使降压作用增强。

5. 与西咪替丁、普萘洛尔合用本品清除减慢,血浆半衰期延长。

6. 与扑米酮合用由于减慢后者代谢,需调整扑米酮的用量。

7. 与左旋多巴合用时,可降低后者的疗效。

8. 与利福平合用,增加本品的消除,血药浓度降低。

9. 异烟肼抑制本品的消除,致血药浓度增高。

10. 与地高辛合用,可增加地高辛血药浓度而致中毒。

【注意事项】

1. 青光眼、睡眠呼吸暂停综合征、严重肝功能不全等患者禁用本品。

2. 中枢神经系统处于抑制状态的急性酒精中毒、肝肾功能损害、癫痫、重症肌无力、低蛋白血症、严重慢性阻塞性肺部病变等患者慎用本品。

3. 对有精神抑郁的患者应慎用。

4. 常见的不良反应可见嗜睡、头昏、乏力、口干、恶心、呕吐、便秘、排尿障碍、视物模糊等，大剂量偶见共济失调、震颤、尿潴留、黄疸。罕见的有皮疹、光敏、白细胞减少。

【患者用药指导】

1. 驾驶员、高空作业者、危险精细作业者应慎用本品。

2. 应用本品时应从小剂量开始，逐渐增加。个别患者发生兴奋、多语、睡眠障碍，甚至幻觉。停药后，上述症状很快消失。

3. 本品有成瘾性，长期应用后，停药可能发生撤药症状，表现为激动或抑郁，故停药时应逐渐减少剂量。

4. 服用本品时应避免饮酒，同时大量咖啡因可影响本药抗焦虑作用。

【应急措施】

本品可引起中枢神经系统不同部位的抑制，如用药过量，宜及早进行对症处理，包括催吐或洗胃，以及维持呼吸和循环。如出现异常兴奋，不能用巴比妥类药，以免中枢性兴奋加剧或中枢神经系统的抑制延长。苯二氮䓬受体拮抗药氟马西尼可用于本品过量中毒的解救。

地西泮（Diazepam）

【临床应用】

主要用于焦虑、镇静催眠，还可用于抗癫痫和抗惊厥。

【用法用量】

口服：一次 5mg，一日 3~4 次。

【操作要点】【注意事项】【患者用药指导】【应急措施】见第七章第一节外阴鳞状上皮增生

氟西汀（Fluoxetine）

【临床应用】

用于治疗多种抑郁性精神障碍，包括轻性或重性抑郁症、双相情感性精神障碍的抑郁相、心因性抑郁及抑郁性神经症。用于强迫症。用于惊恐障碍、经前紧张症。

【用法用量】

口服：黄体期用药，一次 20mg，一日 1 次。

【操作要点】

1. 本品不宜与单胺氧化酶抑制剂（monoamine oxidase inhibitor, MAOI）并用，必要时应停用本药 5 周后，才可换用 MAOI。

2. 与口服抗凝血药（如华法林）合用，可导致出血增加。

3. 与降血糖药合用，有发生低血糖的可能，停用本品时血糖将升高。

4. 本品可加重洋地黄毒苷的毒性，合用时需注意。

5. 如合用色氨酸、氟伏沙明或锂盐也会使 5- 羟色胺（5-hydroxytryptamine, 5-HT）效应加剧。

6. 与三环类抗抑郁药合用，因竞争肝内代谢，可能使后者的血药浓度升高，甚至中毒。

7. 本品可使锂的血药浓度升高或降低。

8. 本品可增加乙醇的作用。

9. 本品和其他选择性 SSRI 对 CYP2D6 具有抑制作用，故可使依靠此同工酶代谢的药物浓度上升；且在人群中约有 7% 先天性缺少这种同工酶，这就使后者的血药浓度更见上升，甚至产生毒性，如异喹胍、右美沙芬和三环类抗抑郁药。

【注意事项】

1. 对本品过敏者禁用。

2. 肝、肾功能不全,有抽搐发作史者,有躁狂或轻躁狂史者,急性心脏疾病者慎用。

3. 本品可经乳汁分泌,哺乳妇女使用时应停止哺乳。

4. 应用本品的不良反应 ①恶心、呕吐、口干、消化不良、腹泻、厌食、体重减轻。②失眠、嗜睡、头痛、焦虑、不安、神经敏感、乏力、视力模糊也常见,但较轻微,且多发生在治疗早期,一般不影响治疗。③头晕、震颤、惊厥、锥体外系反应已有报道。④本品可致过度出汗、皮疹、荨麻疹、瘙痒。有的患者在发生皮疹时,还可能涉及肺、肝、肾,可能为血管炎,因此,使用本品时如发生皮疹应立即停药。⑤可能引起低钠血症,尤其老年患者。⑥有肝功能异常发生。⑦超量可致恶心、呕吐、中枢兴奋,且有死亡报道。⑧比较少见的不良反应有低钾血症、低钠血症、缺铁性贫血、血糖升高或降低。

【患者用药指导】

1. 因本品及其活性代谢产物半衰期较长,停药时无须逐渐减量,但应考虑药物的蓄积作用。同时肝、肾功能较差者应适当减少剂量。

2. 驾驶、高空作业、操纵机器者慎用本品。

3. 与乙醇合用,可增强中枢抑制作用,故服药期间避免饮酒。

4. 出现过敏反应、抽搐发作或抽搐发作频率增加、躁狂时,应停药。

5. 出现 5-羟色胺综合征、神经阻滞剂恶性综合征,应停药并进行对症和支持治疗。

6. 用药过量 表现为易激惹、嗜睡、兴奋、心动过速、震颤、恶心、呕吐、躁狂发作等。

【应急措施】

服用本品过量时应进行对症和支持治疗,包括:①如不久前进过食,需洗胃和进行呼吸道保护处理,不能催吐；②服用药用炭和山梨醇以减少吸收；③维持呼吸和心脏功能，并保持体温；④监测心血管功能；⑤必要时可服用抗癫痫药物（如地西泮）以控制癫痫发作。

【典型案例】

患者，女，36岁。诊断"抑郁症"。因口服文拉法辛出现头晕、嗜睡，换用氟西汀一日40mg，同时给予复方丹参滴丸10粒，一日3次。次日出现腹泻，大便呈黄色稀水样，每日5~6次，大便常规无异常发现，停复方丹参滴丸。第2天腹泻继续。第3天停氟西汀，腹泻停止。后因再次口服氟西汀时，又出现上述症状，停用氟西汀，大便又恢复正常，改用其他抗抑郁药后未再有腹泻。

分析点评：氟西汀是一种非三环类抗抑郁药，临床广泛应用。常用于各型抑郁症，尤其是对于老年性抑郁症有很好的效果，还可用于治疗强迫症、恐惧症、神经性厌食或贪食症，以及抑郁症的焦虑症状。常见的不良反应有恶心、呕吐、口干、消化不良、腹泻、厌食、体重减轻、失眠、嗜睡、头痛、焦虑、不安、神经敏感等。此患者服用氟西汀后出现腹泻，停用后腹泻停止，再次服用氟西汀，又发生腹泻，停用后大便恢复正常，确定腹泻由氟西汀引起。

重要提示：服用氟西汀时如发生腹泻，及时停药改用其他抗抑郁药，症状往往会改善或完全消失，但有时即使停药症状可能会持续一段时间，这可能与所谓的惯性作用有关，此时嘱患者安心治疗即可。

帕罗西汀（Paroxetine）

【临床应用】

治疗各种类型的抑郁症，包括伴有焦虑的抑郁症及反应性抑郁症。也可用于广泛性焦虑障碍、创伤后应激障碍和月经前焦虑障碍。

【用法用量】

口服：一次20mg，一日1次。

【操作要点】

1. 本品不能与单胺氧化酶抑制剂（包括抗生素类药物利奈唑胺）合用。服用本品前后两周内不能使用 MAOI。在停用 MAOI 两周后开始服用本品时应慎重，剂量应逐渐增加。

2. 本品和华法林之间有药效学相互作用（在凝血酶原时间不变的情况下出血增加）。由于临床经验少，本品与华法林合用应谨慎。

3. 本品不增加乙醇引起精神和运动功能损害，但是不推荐本品与乙醇合用。

4. 本品与色氨酸合用，可造成 5-羟色胺综合征，表现为躁动、不安及胃肠道症状。重者可出现肌张力增高、高热或意识障碍。

5. 本品和锂盐合用时应慎重。

6. 与苯妥英钠及其他抗惊厥药合用时，会降低本品的血药浓度。

7. 本品与三环类抗抑郁药阿米替林、丙米嗪合用，可使后者的血药浓度增高。

【注意事项】

1. 已知对本品及其赋形剂过敏者禁用。本品不能与单胺氧化酶抑制剂合用。

2. 癫痫患者、躁狂病史者、严重心脏疾病者、闭角型青光眼者、肝肾功能不全者、双相情感障碍者、出血倾向者、有自杀倾向的抑郁症者、患有可能影响新陈代谢或血流动力学疾病者慎用。

3. 本品常见嗜睡、失眠和兴奋、眩晕、震颤、头痛、情绪不稳定、高血压、心动过速等不良反应。较少见焦虑、感觉障碍、味觉改变、食欲改变、肝功能异常、肌痛、肌无力、低钠血症、皮疹等。本品可能提高年轻人发生自杀行为的风险，也可产生药物依赖性。

4. 用药前及用药时应当检查或监测肝肾功能、血压、脉搏、血常规、心电图,对癫痫患者或有癫痫病史者应进行临床及脑电图监测。

【患者用药指导】

1. 本品与食物、水同服可避免胃部刺激。建议每日早餐时顿服,药片完整吞服不可咀嚼。

2. 用药期间不宜驾驶、操作机械或高空作业。

3. 本品服用 1~3 周后才能充分显效,用药时间应足够长以巩固疗效。

4. 单次给药后,可出现轻微的心率降低、血压波动,对有心血管疾病或新发心肌梗死者,应注意该反应。

5. 本品突然停药时可出现停药综合征(眩晕、感觉障碍、睡眠障碍、兴奋或焦虑、恶心、头痛、震颤、意识模糊、腹泻和出汗等症状)。建议如果不再需用药时,应当逐渐减量停药。

6. 肝功能检查值持续升高或出现皮疹时,必须停药。

【应急措施】

用药过量时的症状及处理:①过量时可出现发热、头痛、眩晕、嗜睡、烦躁、激动、焦虑、瞳孔散大、口干、恶心、呕吐、血压变化、心动过速、出汗、震颤和不自主肌肉收缩,但无惊厥。偶有昏迷或心电图变化。②过量无特殊解救药,可进行洗胃和呼吸道保护处理,服用药用炭和山梨醇以减少吸收,维持呼吸和心脏功能,并保持体温,监测心血管功能等。

【典型案例】

患者,女,49 岁,抑郁症。口服帕罗西汀剂量 40mg/d。治疗 6 周后,撤药,在撤药的第 1 周出现话多和思维加快;第 2 周出现头晕、视物模糊、恶心及发怒、易激动、有想杀人和自杀的强烈念头,以上症状持续 2 天后自动消失。

分析点评:SSRI 撤药综合征主要表现为躯体症状。

帕罗西汀撤药时可出现精神症状,其引起严重行为症状的原因可能有:①撤药时间不够,中枢血清素浓度较低(与冲动和攻击行为有关);②帕罗西汀所致的延迟性轻躁狂反应。

重要提示:患者在 SSRI 持续治疗时,应告诫患者不要突然停药、漏服、减量及换药。尽管撤药综合征的处理并不困难,但发生时可引起患者的痛苦,增加其经济负担和心理压力。因此建议:①提高医生对撤药综合征的认识和鉴别能力,不得将其误诊为药物依赖或疾病复燃,以免延误治疗;②在 SSRI 治疗中,做好患者的用药指导,提高患者的依从性;③当症状改善或消失时,采取更加缓慢的停药或减药的策略,对预防撤药综合征发生十分必要。

炔雌醇(Ethinylestradiol)

【临床应用】

补充雌激素不足,治疗女性性腺功能不良、闭经、更年期综合征、月经紊乱、功能性子宫出血、阴道干燥和萎缩等。

【用法用量】

口服:从月经第 1 天开始服用本品,一日 1 片,连续服 21 日,随后停药 7 日,连续服用 6 个周期。

【操作要点】

1. 口服 1g 维生素 C 能使单次口服炔雌醇生物利用度提高到 60%~70%。

2. 与孕激素类药合用,具有抑制排卵的协同作用。

3. 与抗凝血药合并使用时,可能减弱其作用,应调节剂量。

4. 本品可增加钙剂的吸收。

5. 大剂量雌激素可加重三环类抗抑郁药的不良反应,同时降低疗效。

6. 卡马西平、苯巴比妥、苯妥英钠、扑米酮、利福平等可减弱雌激素疗效,加快雌激素用量。

7. 本品可减弱抗高血压药和他莫昔芬的疗效。

【注意事项】

1. 与雌激素有关的肿瘤,如乳腺癌、子宫颈癌、血栓性静脉炎、肺栓塞患者、不明原因的阴道出血者、有胆汁淤积或急性黄疸史者禁用。

2. 肝肾功能异常、心功能不全者、良性乳腺疾病者、子宫内膜异位者、子宫肌瘤、癫痫、糖尿病患者慎用。

3. 用药期间较常见恶心、食欲减退、腹部绞痛或腹胀、踝部及足背水肿、乳房胀痛、体重增加或减少等不良反应;罕见不规则阴道流血、困倦、抑郁、严重的或突发的头痛、共济失调、血压升高、视力突然改变等。

【患者用药指导】

1. 应用本品的最低有效量,时间尽可能缩短,以减少不良反应的发生。

2. 长期或大量使用本品者,停药或减量时须逐步进行。

3. 服用本品时吸烟,可增加心血管系统不良反应发生的危险,且危险性随着吸烟量和吸烟者年龄的增加而增加。

复方炔诺酮(Compound Norethindrone)

【临床应用】

本品用于女性口服避孕。用于需避孕的痛经妇女。

【用法用量】

口服,从月经周期第 5 日开始用药,一日 1 片,连服22 日,不能间断,服完后等月经来后第 5 日继续服药。

【操作要点】【注意事项】【患者用药指导】见第十章第四节原发性痛经

第六节　围绝经期综合征

一、疾病简介

围绝经期综合征是指妇女绝经前后出现性激素波动或减少所致的一系列躯体及精神心理症状。绝经（menopause）分为自然绝经和人工绝经。自然绝经指卵巢内卵泡生理性耗竭所致的绝经；人工绝经指两侧卵巢经手术切除或受放射治疗所致的绝经。人工绝经患者更易发生围绝经期综合征。

二、临床特点

1. 月经紊乱　多为月经周期不规则，持续时间长及月经量增多。

2. 血管舒缩症状　最典型的表现为潮热，是雌激素降低的特征性症状。其特点是反复出现短暂的面部和颈部及胸部皮肤阵红，继之出汗。

3. 自主神经失调症状　常出现心悸、眩晕、头痛、失眠、耳鸣等。

4. 神经精神症状　表现为注意力不易集中，并且情绪波动大，如易怒、焦虑不安或情绪低落、抑郁、不能自我控制等情绪症状。

三、治疗原则

1. 一般治疗　围绝经期精神神经症状可因神经类型不稳定或精神状态不健全而加剧，应进行心理治疗。必要时给予适量的镇静药以助睡眠，如艾司唑仑、谷维素等。

2. 激素补充治疗　主要药物为雌激素，可辅以孕激素。

（1）雌激素：常用戊酸雌二醇、结合雌激素、尼尔雌醇等；

（2）组织选择性雌激素活性调节剂：如替勃龙；

（3）孕激素：常用醋酸甲羟孕酮等。

3. 非激素类药物

（1）选择性 SSRI：如氟西汀、盐酸帕罗西汀等；

（2）钙剂：如氨基酸螯合钙胶囊；

（3）维生素 D：适用于围绝经期妇女缺少户外活动者。

四、治疗药物

艾司唑仑（Estazolam）

【临床应用】

主要用于抗焦虑、失眠。也用于紧张、恐惧及抗癫痫和抗惊厥。

【用法用量】

口服：一次 1~2mg，一日 3 次。

【操作要点】

1. 与中枢抑制药合用可增加呼吸抑制作用。

2. 与易成瘾和其他可能成瘾的药物合用时，成瘾的危险性增加。

3. 与酒及全麻药、可乐定、镇痛药、吩噻嗪类、单胺氧化酶 A 型抑制药和三环类抗抑郁药合用时，可彼此增效，应调整用量。

4. 与抗高血压药和利尿降压药合用，可使降压作用增强。

5. 与西咪替丁、普萘洛尔合用本品清除减慢，血浆半衰期延长。

6. 与扑米酮合用由于减慢后者代谢，需调整扑米酮的用量。

7. 与左旋多巴合用时,可降低后者的疗效。

8. 与利福平合用,增加本品的消除,血药浓度降低。

9. 异烟肼抑制本品的消除,致血药浓度增高。

10. 与地高辛合用,可增加地高辛血药浓度而致中毒。

【注意事项】

1. 对本品过敏者、重症肌无力者禁用;中枢神经系统处于抑制状态的急性酒精中毒、急性闭角型青光眼、严重慢性阻塞性肺部病变者禁用本品注射剂。

2. 心肝肾功能不全、有药物滥用或成瘾者、运动过多症者、低蛋白血症者慎用;中枢神经系统处于抑制状态的急性酒精中毒、急性闭角型青光眼、严重慢性阻塞性肺部病变者慎用本品片剂。

3. 常见的不良反应　口干、嗜睡、头昏、乏力等,大剂量可有共济失调、震颤。罕见的有皮疹、白细胞减少、肝损害。

4. 个别患者发生兴奋、多语、睡眠障碍,甚至幻觉。停药后,上述症状很快消失。

【患者用药指导】

1. 用药期间不宜饮酒。驾驶员、高空作业者、危险精细作业者应慎用本品。

2. 对本类药耐受量小的患者初用量宜小,逐渐增加剂量。

3. 避免长期大量使用而成瘾。长期使用本品,停药时应逐渐减量,不宜骤停。停药可能发生撤药症状,表现为激动或抑郁。

4. 药物过量表现　持续精神错乱、嗜睡、震颤、持续言语不清、站立不稳、心动过缓,出现呼吸抑制或低血压等常提示超量。

【应急措施】

本品可引起中枢神经系统不同部位的抑制,如用药过量,宜及早进行对症处理,包括催吐或洗胃,以及维持呼吸和循环。如出现异常兴奋,不能用巴比妥类药,以免中枢性兴奋加剧或中枢神经系统的抑制延长。苯二氮䓬受体拮抗药氟马西尼可用于本品过量中毒的解救。

谷维素(Oryzanol)

【临床应用】
用于自主神经功能失调、脑震荡后遗症、更年期综合征、经前期紧张症及原发性痛经等。

【用法用量】
口服:一次 10~30mg,一日 3 次。

【操作要点】
如使用 7 天症状未缓解,请向医师咨询。

【注意事项】
1. 胃及十二指肠溃疡患者慎用。

2. 服后偶有胃部不适、恶心、呕吐、口干、鼻塞、多汗、疲乏、皮疹、瘙痒、乳房肿胀、油脂分泌过多、脱发、体重增加等不良反应,停药后均可消失。

结合雌激素(Conjugated Estrogens)

【临床应用】
本品适用于治疗中~重度与绝经相关的血管舒缩症状、外阴和阴道萎缩,预防和控制骨质疏松症及治疗因性腺功能减退、去势或原发性卵巢功能衰退所致的雌激素低下症。

【用法用量】
1. 口服　一日 0.625~1.25mg。

2. 外用　根据症状严重程度,阴道内给予结合雌激素阴道软膏。

【操作要点】【注意事项】【患者用药指导】见第十章第一节功能失调性子宫出血

雌二醇(Estradiol)

【临床应用】

用于治疗雌激素缺乏综合征,垂体与卵巢内分泌失调引起的闭经、月经异常、功能性子宫出血、子宫发育不良等。

【用法用量】

口服:一日 1~2mg,连服 21 日,停药 1 周后开始下一疗程。

【操作要点】【注意事项】【患者用药指导】【应急措施】

见第十章第一节功能失调性子宫出血

尼尔雌醇(Nilestriol)

【临床应用】

临床用于雌激素缺乏引起的绝经期或更年期综合征,如潮热、出汗、头痛、目眩、疲劳、烦躁易怒、神经过敏、外阴干燥,老年性阴道炎等。

【用法用量】

口服:一次 2mg,每 2 周 1 次。症状改善后维持量为一次 1~2mg,每月 2 次,3 个月为一疗程。

【操作要点】【注意事项】【患者用药指导】见第六章

第五节萎缩性阴道炎

替勃龙(Tibolone)

【临床应用】

自然绝经和手术绝经所引起的各种症状。

【用法用量】

口服:一次 1.25~2.5mg,一日 1 次。至少连续服用 3 个月。

【操作要点】

1. 肾病、癫痫、三叉神经痛或有上述疾病史者,偶尔可引起液体潴留。

2. 可引起高胆固醇血症，因在服用本品者中曾发现血脂变化。

3. 本品可减低糖耐量，因此需要增加胰岛素或其他降血糖药的用量。

4. 服用本品期间，患者对抗凝剂的敏感性增强。

【注意事项】

1. 已确诊或怀疑的激素依赖性肿瘤患者，血栓性静脉炎、血栓栓塞形成等心血管疾病或脑血管疾病，或者上述疾病既往史者、原因不明的阴道流血以及严重肝病者禁用。

2. 糖尿病患者慎用。

3. 不良反应包括体重变化、眩晕、皮脂分泌过多、皮肤病、阴道出血、头痛、肠胃不适、肝功能指标变化、面部毛须生长增加、颈前水肿等。

【患者用药指导】

1. 本品应整片吞服不可咀嚼，最好能每天固定在同一个时间服用。

2. 本品具有抑制排卵的作用。长期服用具有激素活性甾体化合物，应定期进行体检。

3. 服用剂量如超过推荐剂量可能引起阴道出血，服用较高剂量时，应定期加服孕激素。

4. 如出现静脉栓塞症、肝功能试验结果异常、胆道阻塞性黄疸则应立即停药。

甲羟孕酮（Medroxyprogesterone）

【临床应用】

可用于月经不调、功能性子宫出血及子宫内膜异位症等。

【用法用量】

口服：一次 4~6mg，一日 1 次。

【操作要点】【注意事项】【患者用药指导】见第十章
第一节功能失调性子宫出血

氟西汀（Fluoxetine）

【临床应用】

用于治疗多种抑郁性精神障碍，包括轻性或重性
抑郁症、双相情感性精神障碍的抑郁症、心因性抑郁及
抑郁性神经症。用于强迫症。用于惊恐障碍、经前紧
张症。

【用法用量】

口服：黄体期用药，一次 20mg，一日 1 次。

【操作要点】【注意事项】【患者用药指导】【应急措施】
见第十章第五节经前期综合征

帕罗西汀（Paroxetine）

【临床应用】

治疗各种类型的抑郁症，包括伴有焦虑的抑郁症及
反应性抑郁症。也可用于广泛性焦虑障碍、创伤后应激
障碍和月经前焦虑障碍。

【用法用量】

口服：一次 20mg，一日 1 次。

【操作要点】【注意事项】【患者用药指导】【应急措施】
见第十章第五节经前期综合征

氨基酸螯合钙（Calcium amino acid chelate）

【临床应用】

用于防治钙、矿物质缺乏引起的各种疾病。

【用法用量】

口服：温水送下。一日 1~2 粒。

【操作要点】

本品不宜与洋地黄类药物合用。

【注意事项】

1. 肾功能不全或血钙过高者禁用。

2. 心功能不全患者慎用。

3. 偶见胃部不适。

维生素 D(Vitamin D)

【临床应用】

用于预防和治疗维生素 D 缺乏症、绝经后及老年性骨质疏松等。

【用法用量】

口服：一日 0.01~0.02mg(400~800U)。

【操作要点】

1. 用药前及用药时可同时服用钙剂。

2. 与镁剂合用，可引起高镁血症。

3. 苯巴比妥、苯妥英、扑米酮等可减弱维生素 D 的作用。

4. 硫糖铝、氢氧化铝可减少维生素 D 的吸收。

5. 正在使用洋地黄类药物的患者，因维生素 D 引起高钙血症，易诱发心律失常，应慎用本品。

6. 大剂量钙剂或利尿药(一些降血压药)与本品同用，可能发生高钙血症。

7. 大量含磷药物与本品同用，可发生高磷血症。

【注意事项】

1. 维生素 D 增多症、高钙血症、高磷血症伴肾性佝偻病患者禁用。

2. 动脉硬化、心功能不全、高胆固醇血症、高磷血症、对维生素 D 高度敏感及肾功能不全患者慎用。

3. 长期过量服用，可出现中毒，早期表现为骨关节疼痛、肿胀、皮肤瘙痒、口唇干裂、发热、头痛、呕吐、便秘或腹泻、恶心等。

【应急措施】

药物过量,应停止给药,给予低钙饮食,并大量饮水,保持尿液酸性,同时进行对症和支持治疗。必要时应用利尿药、降钙素或皮质激素,甚至作血液透析,并避免阳光曝晒,至血钙浓度降至正常值才改变治疗方案。

第七节　高催乳素血症

一、疾病简介

各种原因导致血清 PRL 异常升高,大于 1.14nmol/L (25μg/L),称为高催乳素血症(hyperprolactinemia)。

二、临床特点

1. 月经紊乱及不育　85% 以上患者有月经紊乱。
2. 溢乳　是本病的特征之一。
3. 头痛、眼花及视觉障碍。
4. 性功能改变　出现低雌激素状态,表现为阴道壁变薄或萎缩,分泌物减少,性欲减退。

三、治疗原则

1. 确诊后应及时治疗,治疗手段有药物治疗、手术治疗及放射治疗。
2. 药物治疗
(1)溴隐亭:选择性激动多巴胺受体,能有效降低催乳素。
(2)喹高利特:为作用于多巴胺 D_2 受体的多巴胺激动剂。多用于溴隐亭副作用无法耐受时。
(3)维生素 B_6:和溴隐亭同时使用起协同作用。

四、治疗药物

溴隐亭(Bromocriptine)

【临床应用】

内分泌学临床应用于月经不调及女性不孕症、由催乳素引起的催乳素过高或正常情况下的闭经(乳溢或无乳溢)、月经过少、黄体期过短、药物引起的高催乳素血症等。

【用法用量】

口服：高催乳素血症引起的雄性激素低下者，一日5~10mg，分3次服用，连用2~3个月。垂体催乳素瘤患者，起始剂量为一日1.25mg，维持剂量为一日5~7.5mg。高催乳素血症引起的闭经溢乳者，起始剂量为一日1.25mg，一日2~3次。

【操作要点】【注意事项】【患者用药指导】【应急措施】
见第十章第二节闭经

维生素 B_6(Vitamin B_6)

【临床应用】

用于预防和治疗维生素 B_6 缺乏症。

【用法用量】

口服：一次20~30mg，一日3次。与溴隐亭同时应用具协同作用。

【操作要点】

1. 本品影响左旋多巴治疗帕金森病的疗效，但对卡比多巴的疗效无影响。

2. 氯霉素、环丝氨酸、乙硫异烟胺、盐酸肼屈嗪、免疫抑制剂(包括肾上腺皮质激素、环磷酰胺、环孢素)、异烟肼、青霉胺等药物可拮抗本品或增加本品经肾排泄，可引起贫血或周围神经炎。

3. 对诊断的干扰　尿胆原试验呈假阳性。

【注意事项】

1. 对本品过敏者禁用,过敏体质者慎用。

2. 本品在肾功能正常时几乎不产生毒性。若每天服用200mg,持续30天以上,曾报道可产生本品依赖综合征。

3. 有报道,口服本品可产生便秘、嗜睡、食欲缺乏等不良反应。

4. 有高胱氨酸尿症患者用药后出现血清叶酸盐浓度降低的报道。

【患者用药指导】

1. 必须按推荐剂量服用,不可超量服用,用药3周后应停药。

2. 如服用过量或出现严重不良反应,应立即就医。

3. 本品性状发生改变时禁止使用。

【应急措施】

每日应用2~6g,持续几个月,可引起严重神经感觉异常、进行性步态不稳致足麻木、手不灵活,停药后可缓解,但仍软弱无力。

喹高利特(Quinagolide)

【临床应用】

血催乳素过多症(原发的或者是因分泌催乳素的脑垂体微小腺瘤或巨腺瘤)。

【用法用量】

口服:通常一日1次,临睡前与食物同服。开始3天25μg/d,以后3天改成50μg/d,从第7天开始,剂量为75μg/d,剂量可以一步步增加直至获得最大剂量。通常的维持剂量为75~150μg/d,可间隔逐渐增加,而且时间不得少于4周。

【**注意事项**】

1. 有精神失常病史的患者要慎用。

2. 开始可能由于多巴胺兴奋作用,会引起直立性低血压。

【**患者用药指导**】

1. 应用本品时要注意避孕。

2. 偶尔会发生血压过低反应,特别在治疗的开始几天更应当心,直立性血压过低会导致晕厥,在治疗的开始阶段以及剂量增加时应注意监测血压。

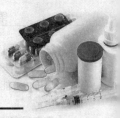

第十一章 子宫内膜异位症和子宫腺肌症

1. 米非司酮与伊曲康唑、红霉素等药物合用时,其血药浓度会发生什么变化?

2. 如何安全使用孕三烯酮?

3. 亮丙瑞林皮下注射时有哪些注意事项?

4. 如何正确复溶注射用曲普瑞林?

5. 如何对服用达那唑患者进行用药指导?

子宫内膜异位性疾病包括子宫内膜异位症和子宫腺肌症,两者均由具有生长功能的异位子宫内膜所致,临床上可并存。但两者的发病机制及组织发生学不尽相同,临床表现及其对卵巢激素的敏感性亦有差异,前者对孕激素敏感,后者不敏感。

第一节　子宫内膜异位症

一、疾病简介

子宫内膜异位症(endometriosis,EMT),简称内异症,是指子宫内膜组织(腺体和间质)出现在子宫体以外的部位。内异症在形态学上呈良性表现,但在临床行为学上具有类似恶性肿瘤的特点,如种植、侵袭及远处转移等。

二、临床特点

25% 子宫内膜异位症患者无任何症状。该病的主要临床表现为育龄期女性有继发性痛经且进行性加重、不孕或慢性盆腔痛,盆腔检查扪及子宫相连的囊性包块或盆腔内有触痛性结节。腹部切口子宫内膜异位症常有瘢痕处结节,经期结节增大及疼痛加重。

三、治疗原则

治疗内异症的根本目的是"缩减和去除病灶,减轻和控制疼痛,治疗和促进生育,预防和减少复发"。治疗方法应根据患者年龄、症状、病变部位和范围以及对生育要求等加以选择,强调治疗个体化。

1. 期待治疗　症状轻或无症状的轻微病变患者,采用定期随访,并对症处理病变引起的轻微经期腹痛,可口服非甾体抗炎药,缓解疼痛。希望生育者一般不用期待治疗,应尽早促使其妊娠,一旦妊娠,异位内膜病灶坏死萎缩,分娩后症状缓解并有望治愈。

2. 药物治疗　有生育要求的轻度患者经过全面诊断评估后可以先给予药物治疗,重者行保留生育功能要求。药物治疗包括抑制疼痛的对症治疗,抑制雌激素合成使异位内膜萎缩、阻断下丘脑 - 垂体 - 卵巢轴的刺激和出血周期为目的的性激素治疗,适用于有慢性盆腔痛、经期痛经症状明显、有生育要求及无卵巢囊肿形成患者,可采用使患者假孕或假绝经性激素疗法。但对较大的卵巢内膜异位囊肿,特别是卵巢包块性质未明者,宜采用手术治疗。

假孕疗法即长期连续应用避孕药造成类似妊娠人工闭经,此法适用于轻度内异症患者。假绝经法是目前治疗子宫内膜异位症最有效的方法,口服达那唑,使子宫内膜萎缩,患者闭经,适用于轻度及中度内异症痛经明显的患者。药物性切除卵巢法即采用促性腺激素释放激素激动剂(gonadotrophin releasing hormone agonist, GnRH-a)治疗,长期用药后,抑制垂体分泌促性腺激素,导致卵巢激素水平明显下降,出现暂时性闭经。

3. 手术治疗　适用于药物治疗后症状不缓解、局部病变加剧或生育功能未恢复者,较大的卵巢内膜异位囊肿者。腹腔镜手术是首选的手术方法,目前认为腹腔镜确诊、手术 + 药物为内异症的金标准治疗。手术的方式有:保留生育功能手术、保留卵巢功能手术、根治性手术。

4. 手术与药物联合治疗　手术治疗前给予3~6个月的药物治疗,使异位病灶缩小、软化有利于缩小手术范围和手术操作。保守性手术、手术不彻底或术后疼痛不缓解者,术后给予6个月的药物治疗,推迟复发。

四、治疗药物

吲哚美辛(Indomethacin)

【临床应用】

用于治疗偏头痛、痛经、手术后痛、创伤后痛等。

【用法用量】

口服：首剂一次 25~50mg，继之 25mg，一日 3 次，直到疼痛缓解，可停药。

【操作要点】

1. 与对乙酰氨基酚长期合用可增加肾脏毒性，与其他非甾体抗炎药同用时消化道溃疡的发病率增高。

2. 与阿司匹林或其他水杨酸盐同用时并不能加强疗效，而胃肠道不良反应则明显增多，由于抑制血小板聚集的作用加强，可增加出血倾向。

3. 与洋地黄类药物同用时，本品可使洋地黄的血药浓度升高(因抑制从肾脏的清除)而增加毒性，因而需调整洋地黄剂量。

4. 与肝素、口服抗凝血药及溶栓药合用时，因本品与之竞争性结合蛋白，使抗凝作用加强。同时本品有抑制血小板聚集作用，因此有增加出血的潜在危险。

5. 本品与胰岛素或口服降血糖药合用，可加强降糖效应，须调整降血糖药物的剂量。

6. 与呋塞米同用时，可减弱后者排钠及抗高血压作用。其原因可能是由于抑制了肾脏内前列腺素的合成。本品还有阻止呋塞米、布美他尼及吲达帕胺等对血浆肾素活性增强的作用，对高血压患者评议其血浆肾素活性的意义时，应注意此点。

7. 与氨苯蝶啶合用时可致肾功能减退(肌酐清除率下降、氮质血症)。

8. 本品与硝苯地平或维拉帕米同用时，可致后两者血药浓度增高,因而毒性增加。

9. 丙磺舒可减少本品自肾及胆汁的清除,增高血药浓度,使毒性增加,合用时须减量。

10. 与秋水仙碱、磺吡酮合用时可增加胃肠溃疡及出血的危险。

11. 与锂盐同用时,可减少锂自尿排泄,使血药浓度增高,毒性加大。

12. 本品可使甲氨蝶呤血药浓度增高,并延长高血药浓度时间。正在用本品的患者如需作中或大剂量甲氨蝶呤治疗,应于24~48小时前停用本品,以免增加其毒性。

13. 与抗病毒药齐多夫定同用时,可使后者清除率降低,毒性增加。同时本品的毒性也增加,故应避免合用。

14. 二氟尼柳可增高吲哚美辛的血药浓度。

15. 含铝、镁的制酸药可使本品吸收稍减慢。

【注意事项】

1. 交叉过敏反应 与阿司匹林有交叉过敏性。由阿司匹林过敏引起的喘息患者,应用时可引起支气管痉挛。对其他非甾体抗炎镇痛药过敏者也可能对本品过敏。

2. 活动性溃疡病、溃疡性结肠炎及病史者,癫痫、帕金森病及精神病患者,肝肾功能不全者,血管神经性水肿或支气管哮喘者禁用。

3. 心功能不全及高血压等患者应慎用,血友病及其他出血性疾病患者应慎用,再生障碍性贫血、粒细胞减少等患者也应慎用。

4. 本品因对血小板聚集有抑制作用,可使出血时间延长,停药后此作用可持续1天,用药期间血尿素氮及血肌酐含量也常增高。

5. 服用本品胃肠道可出现消化不良、胃痛、胃烧灼感、恶心、反酸等症状,出现溃疡、胃出血及胃穿孔。神经系统出现头痛、头晕、焦虑及失眠等，严重者可有精神行为障碍或抽搐等。

6. 其他不良反应包括各型皮疹，最严重的为大疱性多形红斑（Stevens-Johnson 综合征）；造血系统受抑制而出现再生障碍性贫血、白细胞减少或血小板减少等；可发生过敏反应、哮喘、血管性水肿及休克等。

【患者用药指导】

1. 为减少药物对胃肠道的刺激，本品宜于餐后服用或与食物或制酸药同用。

2. 服药期间应定期随访检查血常规及肝、肾功能；个案报道提及本品能导致角膜沉着及视网膜改变（包括黄斑病变），遇有视力模糊时应立即作眼科检查。

3. 饮酒或与皮质激素、促皮质素同用，可增加胃肠道溃疡或出血的危险。

4. 如正在服用米非司酮，用药 8~12 天后才能开始服用本品。

5. 联合使用环孢素需密切关注其肾功能。

6. 本品可使血压正常者血压升高，高血压患者用药时更应密切观察。

7. 如出现眩晕，不应驾驶或操纵机器。

8. 当出现持续头痛、消化性溃疡（胃、十二指肠、空肠），甚至合并出血和穿孔时应停药。

【应急措施】

用量过大（尤其是一日超过 150mg 时）容易引起毒性反应，如恶心、呕吐、紧张性头痛、嗜睡、精神行为障碍等，采用催吐或洗胃，对症及支持治疗，给予抗酸药物，在数日内观察胃肠道是否出血。

布洛芬（Ibuprofen）

【临床应用】

急性的轻、中度疼痛，如手术后、创伤后、劳损后的疼痛,原发性痛经,牙痛,头痛等。

【用法用量】

1. 普通片剂 口服,一次0.2~0.4g,每4~6小时1次。

2. 缓释制剂 口服,一次0.3g,一日2次(早、晚各1次)。

【操作要点】【注意事项】【患者用药指导】【应急措施】
见第十章第四节原发性痛经

米非司酮(Mifepristone)

【临床应用】

强抗孕激素作用,用于子宫内膜异位症,造成闭经使病灶萎缩。

【用法用量】

口服:一日25~100mg。

【操作要点】

1. 本品不能与灰黄霉素合用,服用本品1周内,避免服用阿司匹林和其他非甾体抗炎药。

2. 本品在体内主要由肝脏的细胞色素CYP3A4酶代谢。伊曲康唑、红霉素等药物可减弱肝药酶活性,利福平、肾上腺皮质激素和某些抗惊厥药(如苯妥英钠、苯巴比妥、卡马西平)可诱导肝药酶活性,从而影响本品血药浓度,故不宜合用。

【注意事项】

1. 对本品过敏者,心、肝、肾疾病患者及肾上腺皮质功能不全者,凝血功能障碍或进行抗凝治疗者禁用。

2. 怀疑宫外孕者、年龄超过35岁的吸烟妇女禁用。

3. 不良反应有轻度恶心、呕吐、眩晕、乏力和下腹痛、肛门坠胀感和子宫出血,个别妇女可出现一过性肝功能异常,偶可出现皮疹。

【患者用药指导】

1. 治疗或随诊过程中,如出现大量出血或其他异常情况,应及时就医。

2. 本品宜空腹或进食 2 小时后服用,并且服药后禁食 1~2 小时。

3. 使用本品后如出现子宫痉挛所致疼痛,可用止痛药对症处理。

4. 葡萄柚汁可抑制本品的代谢,避免同服。

【典型案例】

患者,女,39 岁,孕 2 产 1。因停经 48 天,平时月经正常,来院检查。既往无心、肝肾、慢性病史,无药物过敏史。查体:体温 36.5℃,呼吸 18 次,血压 96/60mmHg。神志清,全身皮肤无皮疹及出血点,肝脾未触及。妇科检查:外阴已婚型,阴道畅,宫颈光滑。尿孕试阳性,B 超检查,宫内探及 1.9cm×0.6cm×1.2cm 孕囊,提示早孕。血常规正常,经本人同意使用药物流产。医嘱给予米非司酮药物流产,餐前 2 小时空腹口服米非司酮 25mg×2 片,连续服用 3 日。按医嘱服药 1 小时后出现胸闷、寒战、发热,面部出现潮红、片状的皮疹,并伴皮肤瘙痒,并逐渐扩展到全身。并有头痛、恶心、呕吐。查体:体温 38.5℃,呼吸 23 次,血压 120/90mmHg。神志清,心率 96 次/分,紧张焦虑。立即停用本品,让患者平卧抬高下肢,以增加大脑血流量,减少脑损伤,给予吸氧 5~6ml/min,5~10 分钟;观察生命体征,注意保暖;保持呼吸道通畅,平卧头偏向一侧,以便及时清除呕吐物以防窒息,观察呼吸道是否通畅并做好急救各项准备工作,备好吸痰和气管插管;建立静脉通道,按医嘱给予地塞米松 10mg 加 100ml 盐水静脉滴注;皮下注射肾上腺素 0.5mg,口服阿司咪唑(息斯敏)10mg,维生素 C 0.3g;安慰患者消除紧张恐惧心理。1 小时 40 分钟后孕妇症状逐渐缓解,于下午 4 点常规消毒下行人工流产术,手术顺利后留院观察 1 小时后离院。

分析点评:本品主要用于终止早孕,完全流产率高。但存在流产后出血多和出血时间长的问题。该病例提示本品可导致过敏性皮疹、过敏性休克反应。因此用药时要严密观察以防意外。

重要提示:用药前医护人员必须仔细询问患者药物过敏史、家庭史。凡是有药物过敏史的禁用此药物。护士在抢救工作中应冷静、敏捷、高度集中、分秒必争,配合医生做好各种观察记录工作。除此之外,医护人员应尽量安抚患者恐惧紧张心理,做好家属的解释工作,取得家属的配合。

达那唑(Danazol)

【临床应用】

用于子宫内膜异位症的治疗。

【用法用量】

口服:从月经周期第 1~3 天开始服用,一次 200~400mg,一日 2 次,一日总剂量不超过 800mg,连用 3~6 个月,必要时可用至第 9 个月。

【操作要点】

1. 与胰岛素同用时,容易产生耐药性。

2. 与华法林并用时抗凝增效,容易发生出血。

3. 与卡马西平合用,可使后者的血药浓度升高,同时减弱本品的疗效。

4. 与环孢素合用,可增加环孢素的不良反应。

5. 与肾上腺皮质激素合用,可加重水肿。

6. 与氨苄西林、苯巴比妥、苯妥英钠、扑米酮、利福平合用可减弱本品的疗效。

【注意事项】

1. 服药期间对一些诊断性实验有影响。如糖耐量试验、甲状腺功能试验,血清总甲状腺素(total serum thyroxine, T_4)可降低而血清三碘甲状腺原氨酸(three iodine thyroid original amino acid, T_3)则可增加。

2. 使用本品时应注意有无心脏功能损害、肾脏功能损害、生殖器官出血及肝脏功能损害。

3. 较常见的不良反应有闭经、突破性子宫出血,并可有乳房缩小、音哑、毛发增多;也可出现痤疮、皮肤或毛发的油脂增多、下肢水肿或体重增加。

4. 较少见的不良反应有血尿、鼻出血、牙龈出血、视力减退、白细胞增多症等。

5. 有本品致血栓形成、血栓栓塞和血栓性静脉炎,包括矢状窦血栓和脑卒中的报道。

6. 有与本品相关的颅内压增高的报道。

7. 长期用药可出现肝紫癜病和肝腺瘤并发腹腔内大出血。

【患者用药指导】

1. 孕妇及哺乳妇女禁用,本品作用于子宫可能有雄激素效应,已有女性胎儿出现阴蒂肥大、唇融合、泌尿生殖窦缺损、阴道闭锁和外生殖器分化模糊的报道。一旦发生妊娠,立即停药。

2. 血栓性疾病患者,心、肝、肾疾病患者,异常性生殖器出血患者,卟啉病患者禁用。

3. 癫痫、偏头痛、糖尿病患者慎用。

4. 以下反应如果持续出现须引起注意　①由于雌激素效能低下,可使妇女出现阴道灼热、干燥及瘙痒、出血或易发生真菌性阴道炎;②皮肤发红、情绪或精神状态的改变、神经质或多汗;③有时可出现肌痉挛性疼痛。

5. 治疗期间注意肝功能检查。

6. 出现男性化症状,停止治疗。如停药60~90日后仍无规则月经,应进行诊治。

7. 对于无生育要求者,用药期间应严格避孕(应采用非激素避孕的方法);如怀孕应终止妊娠。

8. 用药时监测患者颅内高压的症状(包括视神经盘水肿、头痛、恶心和呕吐、视力障碍),一旦出现视神经盘水肿,应立即停药。

炔诺酮（Norethisterone）

【临床应用】

用于子宫内膜异位症。

【用法用量】

口服：一日10~30mg。开始时一日10mg，每2周后增加5mg，最高为一日30mg，分次服，连续服用6~9个月。

【操作要点】【注意事项】【患者用药指导】见第十章第一节功能失调性子宫出血

甲羟孕酮（Medroxyprogesterone）

【临床应用】

用于子宫内膜异位症。

【用法用量】

口服：开始时一日6~8mg，逐渐增加至一日20~30mg，连用6~8周。

【操作要点】【注意事项】【患者用药指导】见第十章第一节功能失调性子宫出血

甲地孕酮（Megestrol）

【临床应用】

治疗子宫内膜异位症。

【用法用量】

口服：一次4mg，一日2次，连服1周后改为一次4mg，一日3次，服用1周后再改为一次8mg，一日2次，再服1周，然后增至一日20mg，6周为一疗程。

【操作要点】【注意事项】【患者用药指导】见第十章第一节功能失调性子宫出血

地屈孕酮(Dydrogesterone)

【临床应用】
用于治疗子宫内膜异位症。

【用法用量】
口服:从月经周期的第 5~25 天,一次 10mg,一日 2~3 次。

【操作要点】
1. 本品与雌激素联合使用时,如发生肝功能异常、血栓栓塞或血压大幅度升高时,应停药。
2. 长期采用孕激素雌激素联合用药者应每年定期进行全面体检,包括妇科及乳房 X 线检查。出现不正常的阴道出血时,应作进一步的检查。

【注意事项】
1. 不明原因阴道出血、严重肝功能障碍、肝脏肿瘤、Dubin-Johnson 综合征、Rotor 综合征、黄疸患者禁用。
2. 妊娠期或应用性激素时产生或加重的疾病或症状,如严重瘙痒症、阻塞性黄疸、妊娠期疱疹、卟啉病和耳硬化症患者禁用。
3. 已知对本品的有效成分或任何辅料过敏者禁用。
4. 已知或疑有孕激素依赖性肿瘤患者禁用。

【患者用药指导】
1. 以孕激素为主要成分的药物可能会增加抑郁症的机会。有抑郁症史的患者在孕激素治疗过程中,应密切观察。
2. 孕激素治疗会掩盖更年期的发生(不规则月经周期);用药期间出现不正常阴道出血时,应作进一步检查。
3. 可见轻微出血、经期血量的改变、闭经;不适、呕吐、腹痛;肝功能改变;乳房疼痛;瘙痒、皮肤过敏、荨麻疹、抑郁情绪、头痛、偏头痛、精神紧张;水肿;性欲改变等不良反应。

4. 长期采用孕激素、雌激素联合用药者,应每年定期进行全面体检,包括妇科及乳房 X 线检查。

【应急措施】

本品毒性极小,过量可出现恶心、呕吐、嗜睡和眩晕等症状。如发生过量用药,应在 2~3 小时内洗胃。无特效解毒药,应采用对症治疗。

孕三烯酮(Gestrinone)

【临床应用】

用于子宫内膜异位症。

【用法用量】

口服:一次 2.5mg,一周 2 次,在月经第 1 日开始第 1 次服药,第 4 日服用第 2 次,以后每周相同时间服用,连续 24 周。

【操作要点】

1. 同时服用抗癫痫药或利福平能加速本品的代谢,降低疗效。

2. 服药期间要定期检查肝功能。转氨酶轻度升高者,服用保肝药,可继续治疗。如转氨酶明显升高且服保肝药也无效时,则应停止治疗。

【注意事项】

1. 严重的心力衰竭,严重肝、肾功能不全者,既往有代谢、血管疾病史者禁用。

2. 怀孕及哺乳期妇女禁用。

3. 可引起体液潴留,故对心、肾功能不全者应密切观察。

4. 少数人有头晕、乏力、胃部不适、痤疮、多毛及脂溢性皮炎、腿肿、体重增加、乳房缩小松弛等;也有月经周期缩短或延长、闭经、经量减少、不规则出血。

5. 其他尚有突破性出血(约 5%)和 ALT 升高。

【患者用药指导】

1. 如果忘记服 1 次药，一旦发现就服用 1 粒本品，以后按原先的方法在每周服药的日子继续治疗。如果有 1 次以上忘了服药，就应当停止治疗。检查没有怀孕之后，在新的月经周期的第 1 天，按照正常的服药计划重新开始治疗。

2. 治疗前须排除怀孕的可能，如患者无生育要求，治疗期间必须采取严格的避孕措施（禁用口服避孕药）。一旦发现怀孕，应停止治疗。

3. 对伴高脂血症的患者，应监测 ALT、AST、胆固醇等水平，对有糖尿病的患者应监测血糖水平。

亮丙瑞林（Leuprorelin）

【临床应用】

用于子宫内膜异位症。

【用法用量】

皮下注射：月经周期的 1 日开始用药，一次 3.75mg，每隔 28 日注射 1 次，共 3~6 次。当患者体重低于 50kg 时，可以使用 1.88mg 的制剂。

【操作要点】

1. 本品只作为皮下给药（静脉注射可能会引起血栓形成）。

2. 注射部位应选择上臂、腹部或臀部的皮下。

3. 注射部位应每次变更，不得在同一部位重复注射。

4. 检查注射针头，不得扎入血管内。

5. 临用时配制，混悬后立即使用。在混悬液中发现有沉积物，轻轻振荡使颗粒再度混悬均匀后使用，避免形成泡沫。

6. 注射完毕后不得按摩注射部位。

7. 与性激素类化合物合用，本品的疗效将降低。

【注意事项】

1. 对本制剂成分、合成的黄体生成素释放激素（luteinizing hormone releasing hormone，LHRH）或 LHRH 衍生物有过敏史者禁用。

2. 孕妇或有可能怀孕的妇女，或哺乳期妇女禁用。

3. 有性质不明的、异常的阴道出血者禁用。

4. 充血性心力衰竭或有心血管病史者慎用。

5. 血栓栓塞、骨质疏松患者慎用。

6. 已存在由脊髓压迫或尿潴留引起的肾功能障碍者或者是有重新发作可能性的患者慎用。

7. 对含有明胶的药物或含有明胶的食物有过敏史者慎用。

8. 可出现发热，有时出现颜面潮红、热感、肩部僵硬、失眠、眩晕、发汗、关节痛和骨痛、性欲减退、会阴部不适、恶心、呕吐、食欲减退等。

9. 可见皮疹、瘙痒、注射局部疼痛、硬结、发红。可有脱毛或多毛现象，可见心电图异常、心胸比例增大等。可有胸部压迫感、间质性肺炎、肺栓塞。

10. 可出现伴 AST、ALT 值升高的肝功能障碍或胆红素升高、黄疸。

11. 由于雌激素降低作用而出现更年期综合征样的精神抑郁状态。

【患者用药指导】

1. 治疗时一定要确认未妊娠，且于月经周期的 1~5 天开始给药，在治疗期内如发现怀孕，立即停止使用本品。如无生育要求治疗期间应采用非激素方法避孕。

2. 由于雌激素降低可引起骨质的损失，因此原则上，对子宫内膜异位症患者使用本品不应超过 6 个月（使用超过 6 个月的安全性尚未确立），故需长期给药或再次给药时，应尽可能检查骨密度，慎重用药。

3. 可能引发或加重糖尿病症状，如果发生这类状况应采取适当的措施。

4. 给药时应留心与类似疾患（恶性肿瘤等）相鉴别，如给药过程中肿瘤增大、临床症状未见改善时应终止给药。

5. 首次用药初期，由于高活性 LHRH 衍生物对垂体 - 性腺系统的刺激作用，使血清中雌激素水平的一过性升高，导致临床症状的一过性加重。然而，此种加重通常会在继续用药的过程中消失。

6. 乙醇可加重本品的不良反应。

7. 如因雌激素低下引起的症状难以坚持治疗时，可补充少量雄激素（反向添加疗法）缓解症状。

戈舍瑞林（Goserelin）

【临床应用】

用于子宫内膜异位症：缓解症状包括减轻疼痛并减少子宫内膜损伤的大小和数目。

【用法用量】

在腹前壁皮下注射，一次 3.6mg，每 28 天 1 次，一般治疗不超过 6 个月。

【操作要点】

1. 腹前壁皮下注射，如果必要可使用局部麻醉。

2. 肝肾功能不全患者不必调整剂量。

【注意事项】

1. 患代谢性骨骼疾病的妇女应慎用本品。至今尚没有关于使用本品超过 6 个月治疗子宫内膜异位症的临床资料。

2. 已知对 LHRH 类似物过敏的患者禁用。

3. 妊娠及哺乳妇女禁用。

4. 有骨密度降低可能性的患者慎用。

5. 偶见皮下注射部位的轻度肿胀。

【患者用药指导】

1. 可引起骨骼矿物质密度下降，应定期检查骨密度。

2. 可出现皮疹、关节痛、头痛、抑郁、潮红、出汗及性欲减退、阴道干燥及乳房体积改变，一般不需停药。极少数患者使用 LHRH 类似物治疗期间进入绝经期，而停药后月经不再来潮。

3. 可出现血压(表现为低血压或高血压)的改变，这通常为一过性的，在持续治疗期间或停止治疗后即可恢复。

4. 无生育要求的患者在治疗中使用非激素的避孕方法。

曲普瑞林(Triptorelin)

【临床应用】

子宫内膜异位症(Ⅰ至Ⅳ)一个疗程应限制在 6 个月内。

【用法用量】

月经周期的第 1~5 天开始用药，肌内注射，一次 1 支，每 4 周注射 1 次。根据发病时严重程度以及治疗过程中临床指标的变化(包括功能和器质性指标)而定。原则上，一个疗程应至少 4 个月，至多 6 个月。建议不要使用本品或下丘脑 GnRH 类似物进行第 2 个疗程的治疗。

【操作要点】

1. 用药盒内提供的溶剂复溶药物粉末，复溶后立即注射。复溶后得到的悬浮液不得与其他药品混合。注意请严格按照专用无菌注射用具包的使用说明进行复溶操作，任何误操作导致损失的药液量多于注射器中合理的残留量的情况应记录并报告。

2. 不能与升高催乳素浓度的药物同时使用，因此类药物能降低垂体中的 GnRH 受体水平。

3. 与促性腺激素合用时，可能引起腹腔和(或)盆腔的疼痛。

【注意事项】

1. 对本品或 GnRH 及其类似物过敏者、骨质疏松患者、孕妇禁用。

2. 常见的不良反应如潮热、阴道干燥、性欲下降、性交困难与垂体 - 卵巢轴阻断有关。

3. 其他不良反应有恶心、呕吐、体重增加、高血压、情绪紊乱、发热、视觉异常、注射处疼痛。罕有头痛、关节痛和肌肉痛的报道。

4. 可能会发生过敏反应，如荨麻疹、皮疹、瘙痒，罕见有昆克水肿(Quincke 水肿)发生。

【患者用药指导】

1. 治疗初期，由于血浆雌二醇水平一过性升高，可出现子宫内膜异位症症状(骨盆疼痛、痛经)加重，1~2 周后消失。

2. 每 4 周定期使用 1 支，通常引起低促性腺素性闭经。用药 1 个月后出现子宫出血属于异常，应核实血浆雌二醇水平，如果低于 50pg/ml，需检查可能伴有的器质性病变。停止治疗后，卵巢功能恢复，最后一次注射后平均 58 天出现排卵，平均 70 天后出现第 1 次月经。

3. 长期使用 GnRH 类似物可引起骨质流失，有致骨质疏松的危险。

4. 治疗过程中应监测血清性激素水平。

5. 使用前确认没有怀孕。

丙氨瑞林(Alarelin)

【临床应用】

用于治疗子宫内膜异位症。

【用法用量】

皮下或肌内注射：月经来潮的第 1~2 天开始治疗，一次 150μg，一日 1 次。3~6 个月为一疗程。

【操作要点】

1. 本品在临用前用 2ml 灭菌生理盐水溶解。

2. 撤药时除因子宫内膜异位症引起的不孕症患者可采用突然停药外,其余患者均需采用逐步撤药的方法。

【注意事项】

1. 孕妇、哺乳期妇女及原因不明阴道出血者禁用。

2. 对 GnRH 或类似物过敏者禁用。

3. 对于以往曾使用过本品或 LHRH 类似物治疗患者、有长期饮酒或吸烟史患者、有骨质疏松症家族史或者长期服用可导致骨质丢失药物(如皮质激素或抗惊厥药物)的患者,若需使用本品应慎重权衡利弊。

4. 可出现因低雌激素状态引起的症状,如潮热、盗汗、阴道干燥或情绪改变的症状。

【患者用药指导】

1. 疗程一般不超过 6 个月,以防发生骨质丢失。

2. 对于无生育要求的患者,用药期间应采取有效的避孕措施(但禁用甾体激素避孕药)。

3. 个别患者出现皮疹,停药后即可消失;当出现全身性皮疹时马上停药。

4. 有抑郁症的患者,使用本品应紧密注意情绪的变化。

5. 用药期间如出现淋漓出血,可咨询医生调整剂量至 200μg/d。

替勃龙(Tibolone)

【临床应用】

预防低雌激素状态相关的心血管症状和骨质丢失。

【用法用量】

口服:一次 1.25mg,一日 1 次。

【操作要点】【注意事项】【患者用药指导】见第十章第六节围绝经期综合征

结合雌激素（Conjugated Estrogens）

【临床应用】

预防和控制骨质疏松症。当仅为预防和控制骨质疏松症，应仅在有明显骨质疏松危险的妇女和被认为不适合非雌激素疗法的妇女才考虑使用。

【用法用量】

口服：一次 0.625mg，一日 1 次。与甲羟孕酮（一次2mg，一日 1 次）合并使用。

【操作要点】【注意事项】【患者用药指导】见第十章第一节功能失调性子宫出血

第二节　子宫腺肌症

一、疾病简介

当子宫内膜腺体及间质侵入子宫肌层时，称为子宫腺肌症（adenomyosis）。多发生于 30~50 岁经产妇，约15% 同时合并内异症，约半数合并子宫肌瘤。

二、临床特点

经量过多、经期延长和逐渐加重的进行性痛经，疼痛位于下腹正中，常于经前 1 周开始，直至月经结束。有35% 患者无典型症状，子宫腺肌病患者中月经过多发生率为 40%~50%，表现为连续数个月经周期中月经期出血量多，一般大于 80ml。子宫均匀增大或局限性结节隆起，质硬且有压痛，经期压痛尤为显著。

三、治疗原则

1. 应视患者症状、年龄和生育要求而定。
2. 症状较轻、有生育要求及近绝经期患者可使用达那唑、孕三烯酮或 GnRH-a 治疗，均可缓解症状。

3. 年轻或希望生育的子宫肌瘤患者，可试行病灶挖除术，但术后有复发风险。

4. 对症状严重、无生育要求或药物治疗无效者应行全子宫切除术。

四、治疗药物

达那唑（Danazol）

【临床应用】

用于子宫内膜异位症的治疗，也可用于治疗纤维囊性乳腺病、自发性血小板减少性紫癜、遗传性血管性水肿、系统性红斑狼疮、青春期性早熟。

【用法用量】

从月经周期第 1~3 天开始服用，一次 200~400mg，一日 2 次，一日总剂量不超过 800mg，连用 3~6 个月，必要时可用至第 9 个月。

【操作要点】【注意事项】【患者用药指导】见第十一章第一节子宫内膜异位症

孕三烯酮（Gestrinone）

【临床应用】

用于子宫腺肌症。

【用法用量】

口服：一次 2.5mg，一周 2 次，在月经第 1 日开始第 1次服药，第 4 日服用第 2 次，以后每周相同时间服用，连续 24 周。

【操作要点】【注意事项】【患者用药指导】见第十一章第一节子宫内膜异位症

亮丙瑞林（Leuprorelin）

【临床应用】

子宫内膜腺肌症；伴有月经过多、下腹痛、腰痛及贫血等的子宫肌瘤；绝经前乳腺癌，且雌激素受体阳性患者；中枢性性早熟症。

【用法用量】

皮下注射：月经周期的第 1 日开始用药，一次 3.75mg，每隔 28 日注射 1 次，共 3~6 次。当患者体重低于 50kg 时，可以使用 1.88mg 的制剂。

【操作要点】【注意事项】【患者用药指导】见第十一章第一节子宫内膜异位症

戈舍瑞林（Goserelin）

【临床应用】

子宫内膜腺肌症：缓解症状包括减轻疼痛并减少子宫内膜损伤的大小和数目。

【用法用量】

在腹前壁皮下注射，一次 3.6mg，每 28 天 1 次，一般治疗不超过 6 个月。

【操作要点】【注意事项】【患者用药指导】见第十一章第一节子宫内膜异位症

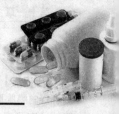

第十二章 妇科急腹症

1. 氨基己酸有哪些安全用药操作要点？

2. 肾功能不全患者如何应用头孢唑林？

3. 替硝唑安全用药操作要点有哪些？

妇科急腹症是由于女性盆腔器官的某些疾病引起的急性症状，这些疾病尽管临床表现多种多样，而其共同的特点就是腹痛，并常常需要紧急的手术治疗。但早期宫内妊娠流产或一些晚期妊娠并发症所造成的腹痛不包括在内。妇科急腹症和外科急腹症一样，病情发展迅速，往往在短时间内发生急剧变化，稍有忽略，就可能招致严重的后果。由于这类患者就医时所申诉的症状常和一些内、外科的疾病难于区别，因此必须掌握妇科急腹症的诊断要点，及时作出正确的治疗方案。

第一节　异位妊娠

一、疾病简介

受精卵在子宫体腔以外着床称为异位妊娠（ectopic pregnancy），习称宫外孕（extrauterine pregnancy）。根据受精卵在子宫体腔外种植部位不同而分为输卵管妊娠、卵巢妊娠、腹腔妊娠、阔韧带妊娠、宫颈妊娠及子宫残角妊娠等。异位妊娠中，以输卵管妊娠最多见。输卵管妊娠是妇产科常见急腹症之一，当输卵管妊娠流产或破裂急性发作时，可引起腹腔内严重出血，如不及时诊断、积极抢救，可危及患者生命。

二、临床特点

输卵管妊娠主要表现为腹痛、停经及阴道流血。除输卵管间质部妊娠停经时间较长外，大都停经 6~8 周。输卵管妊娠发生流产或破裂之前，常表现为一侧下腹部隐痛或酸胀感。当发生流产或破裂时，突感一侧下腹撕裂样疼痛，常伴恶心、呕吐。若血液局限于病变区，主要表现为下腹部疼痛，当血液积聚于直肠子宫陷凹时，可出现肛门坠胀感。随着血液由下腹部流向全腹，疼痛由下腹向全腹扩散，血液刺激膈肌，可引起肩胛部放射性疼痛及胸部疼痛。胚胎死亡后，常有不规则阴道出血，色深褐，量少呈点滴状，一般不超过月经量。由于腹腔内出血及剧烈腹痛，轻者晕厥，严重者失血性休克。输卵管妊娠流产或破裂时所形成的血肿与周围组织或器官发生粘连形成包块。

三、治疗原则

1. **药物治疗**　主要用于早期输卵管妊娠、要求保存生育能力的年轻患者。符合下列条件可采用此法：①无药物治疗的禁忌证；②输卵管妊娠未发生破裂；③妊娠囊直径 ≤ 4cm；④血人绒毛膜促性腺激素（human chorionic gonadotrophin，hCG）< 2000IU/L；⑤无明显内出血。主要的禁忌证为：①生命体征不稳定；②异位妊娠破裂；③妊娠囊直径 ≥ 4cm 或 ≥ 3.5cm 伴胎心搏动。化疗一般采用全身用药，亦可采用局部用药。全身用药常用甲氨蝶呤，在应用甲氨蝶呤治疗期间，应用 B 型超声和血 hCG 进行严密监护，并注意患者的病情变化及药物的毒副作用。若病情无改善，甚至发生急性腹痛，应立即进行手术治疗。局部用药可采用在超声引导下穿刺或在腹腔镜下将甲氨蝶呤直接注入输卵管的妊娠囊内。

2. **手术治疗**　分为保守手术和根治手术。保守手术为保留患侧输卵管，根治手术为切除患侧输卵管。保守手术适用于有生育要求的年轻妇女，特别是对侧输卵管已切除或有明显病变者。保守手术后发生持续性异位妊娠时，及时给予甲氨蝶呤治疗，必要时需再手术。根治手术适用于无生育要求的输卵管妊娠、内出血并发休克的急症患者。应在积极纠正休克的同时，迅速打开腹腔，提出病变输卵管，手术切除输卵管，并酌情处理对侧输卵管。手术可经腹或经腹腔镜完成，其中腹腔镜手术是治疗异位妊娠的主要方法。输卵管间质部妊娠，争取在破裂前手术，手术应作子宫角部楔形切除及患侧输卵管切除，必要时切除子宫。

四、治疗药物

甲氨蝶呤（Methotrexate）

【临床应用】

用于异位妊娠的药物治疗，抑制滋养细胞增殖，破坏绒毛，使胚胎组织坏死、脱落、吸收。

【用法用量】

1. 肌内注射　一日 0.4mg/kg，5 天为一疗程；监测 β-hCG 下降至 5IU/L，一般需 3~4 周。

2. 局部注射　在 B 超引导下穿刺或在腹腔镜下将药物注入输卵管的孕囊。

【操作要点】

1. 本品与阿糖胞苷、氟尿嘧啶及泼尼松龙存在配伍禁忌。

2. 本品吸收之后与血清白蛋白部分结合，由于其结合能被某些药物替代例如水杨酸盐、磺胺类药、磺酰脲类、保泰松和苯妥英，故毒性反应可能会增加。

3. 丙磺舒能减少肾小管的转运功能，可延长本品血浆半衰期。因此，本品与丙磺舒合用时应仔细监测。

4. 降血脂化合物（如考来烯胺）与本品合用时，其结合本品能力大于血清蛋白。

5. 青霉素和磺胺类药物可能降低本品的肾清除率；已观察到本品血清浓度增高并伴有血液学和胃肠道毒性。本品与青霉素或磺胺类药合用时应密切观察。

6. 已有报道本品（通常大剂量用药）与某些非甾体抗炎药（non-steroidal anti-inflammatory drugs，NSAIDs）包括阿司匹林和其他水杨酸盐、阿扎丙宗、双氯芬酸、吲哚美辛和酮洛芬同时给药时出现未预知的严重的（有时为致命的）骨髓抑制和胃肠道毒性，同时使用时应慎重。

7. 叶酸缺乏状态可能增加本品的毒性。罕有报道甲氧苄啶单用或与磺胺甲噁唑合用后可能通过降低肾小管分泌和(或)一种累加的抗叶酸效应而增加甲氨蝶呤治疗患者的骨髓抑制。也有报道患者接受本品和乙胺嘧啶治疗后骨髓抑制增加。相反,多种维生素制品,包括叶酸或其衍生物可以改变本品的疗效,所以不能同时给予。

8. 有报道使用门冬酰胺酶后拮抗本品的疗效。

9. 本品与来氟米特联用也可以增加全血细胞减少的风险。

10. 本品增加了巯嘌呤的血浆浓度,因此巯嘌呤与本品联用时可能需要调整用药剂量。

11. 本品可以降低茶碱的清除率,当与本品同时给药时需要监测茶碱水平。

12. 与阿维A酯合用时,易发生严重中毒性肝炎。

【注意事项】

1. 已知对本品或任何辅料过敏的患者禁用。

2. 有严重肝功能不全、有酒精中毒或酒精性肝病、有消化性溃疡病或溃疡性结肠炎、存在严重感染银屑病患者禁用。

3. 有严重肾功能不全、有明显的或实验室检查证实的免疫缺陷的患者禁用。

4. 本品的主要毒性反应发生在正常和增生迅速的组织,特别是骨髓和胃肠道。口腔黏膜溃疡通常是毒性反应的最早期症状。最常见的不良反应包括溃疡性口腔炎、白细胞减少、恶心和腹部不适。其他有过度疲劳、寒战发热、头痛、头晕、困倦、耳鸣、视力模糊、眼睛不适和对感染抵抗力下降。

5. 本品可以引起显著的骨髓抑制、贫血、再生障碍性贫血、白细胞减少、中性粒细胞减少、血小板减少和出血。

6. 本品可能具有肝脏毒性,特别是在大剂量或长时间治疗的情况下。

7. 可能发生肺炎(某些情况会导致呼吸衰竭)。在治疗中可能会发生潜在致死性的机会性感染,特别是肺孢子菌肺炎。患者出现肺部症状时,应考虑肺孢子菌肺炎的可能性。

8. 呕吐、腹泻和溃疡性口腔炎是常见的毒性反应,需要中断治疗。此外也可能发生出血性肠炎和致死性的肠穿孔。

9. 治疗期间出现肺部症状(尤其是无痰性干咳、呼吸困难),可能需要中断治疗并且给予仔细的检查。肺部损伤在任何剂量下甚至低至每周 7.5mg 剂量都会发生。需要排除感染(包括肺炎)。需要密切监测患者的肺部症状。

10. 本品有产生严重毒性作用的危险。毒性反应可能与剂量频度和强度或注射的频率相关,但在任何药物浓度下都能发生。由于毒性作用可以发生在治疗的任何时间,有必要非常严密地监测接受本品治疗的患者。当上述反应确实发生时,需要减少药物的剂量或停药并且给予相应的解救措施。如果重新开始治疗,用药需极为谨慎,充分考虑再次用药的必要性,并且更加注意重新出现毒性反应的可能性。

11. 通常,准备接受或正在接受本品治疗的患者,推荐以下的实验室检查作为必要的临床评估的一部分和合适的监测方法,这些检查包括:全血细胞计数、血细胞比容、尿检验、肾功能检查和肝功能检查。同样也推荐胸部X 线检查。应该在治疗前、治疗的适当时期和末次治疗后接受上述检查。在起始或改变剂量时,或在甲氨蝶呤血药浓度升高的风险增加时(如脱水),推荐给予更频繁的监测。

【患者用药指导】

1. 本品会引起肾功能损伤而导致急性肾衰竭。需密切观察肾功能包括给予足够的水化,碱化尿液和测定本品血清浓度,同时推荐监测肾功能。

2. 本品主要由肾脏排泄。当在有肾功能损害的情况下使用该药会导致中毒量的累积甚至加重肾功能损害。给药前、治疗期间应该检查患者肾功能的情况,恰当的检查可以发现明显的肾功能损害。药物应该减量或停用直到肾功能改善或恢复。在治疗的过程中尿液要保持碱性(甲氨蝶呤是弱酸性的,当尿 pH 低于 6 时会发生沉淀)。

3. 告知患者毒性反应的早期症状和体征,如果症状一旦发生立即去看医生,以及必要的密切随访,包括定期的实验室检查以监测毒性反应。

4. 因为有光敏反应的可能性,接受治疗的患者应该避免无防护下过度的接受阳光的照射。

5. 有活动性感染、消化道溃疡和溃疡性结肠炎存在时,本品的使用要非常慎重。本品有免疫抑制活性,可能导致严重的甚至致死性的感染。在免疫反应对患者可能是非常重要或必要时,评估本品的使用必须要考虑该因素。

6. 明显的或实验室检查证实的免疫缺陷患者通常禁止使用本品。

7. 本品治疗期间行免疫接种可能是无效的。一般不推荐接种活病毒疫苗。曾报道患者在本品治疗期间接种天花疫苗后发生播散性感染。

8. 用药时摄入乙醇,可能因干扰胆碱的合成而增加本品的肝毒性及中枢神经系统不良反应。

【应急措施】

使用大剂量本品治疗时必须给予亚叶酸钙。在给予亚叶酸钙解救、水化和碱化尿液的同时须持续监测毒性作用和本品清除情况。

配制甲氨蝶呤注射液必须由受过训练的专业人员在指定地点完成。如果发生泄漏,限制进入污染区域,戴双层乳胶手套、呼吸面罩、防护罩衣和护目镜。用纸、锯屑或细小碎屑来吸附泄漏物，防止其扩展。泄漏物也可用5%次氯酸钠处理。随后用大量的清水冲洗污染区域。

第二节　黄体破裂

一、疾病简介

黄体是育龄妇女卵巢周期性变化的一种产物。有生育能力的育龄妇女有正常的卵泡发育和排卵，排卵后的卵泡塌陷和出血，留在卵巢内的颗粒细胞和卵泡膜细胞增殖、肥大，内含黄色类脂质，称为黄体。在黄体形成过程中，可能发生破裂而引起出血，导致腹腔内出血。黄体破裂是妇科常见的急腹症之一，最容易发生在月经中期后的1周内，好发于14~30岁的年轻女性。

二、临床特点

如果出血较少，下腹部疼痛轻微，则黄体内的毛细血管会自动愈合，不会留下任何后遗症。若是黄体内的血管破裂，出血严重，腹痛剧烈，呈持续性加重，则容易发生意外。此时常导致出血性休克，患者大汗淋漓，头晕眼花，血压下降，甚至昏迷。内出血多时一侧下腹有压痛、反跳痛及移动性浊音阳性。

三、治疗原则

根据出血量的多少可进行保守治疗和手术治疗。

1. 若内出血较多的患者休克，应进行抗休克治疗，并及时剖腹探查，修补或切除出血的黄体。若患者的生命体征平稳，内出血不多，可采用保守治疗，患者卧床休息，给予止血药物，并用抗生素预防感染，密切观察病情变化。或服用中药以化瘀止血、攻坚破积，适当添加清热解毒药物进行治疗。

2. 对部分患者,有条件的医院可采用腹腔镜手术进行止血。

四、治疗药物

氨基己酸(Aminocaproic Acid)

【临床应用】

预防及治疗血纤维蛋白溶解亢进引起的各种出血。

【用法用量】

静脉滴注:4~6g 溶于 0.9% 氯化钠注射液或 5%~10% 葡萄糖注射液 100ml 中,于 15~30 分钟滴完。

【操作要点】

1. 本品即刻止血作用较差,对急性大出血宜与其他止血药物配伍应用。

2. 本品不宜与酚磺乙胺混合注射。

3. 链激酶或尿激酶的作用可被本品对抗,故前者过量时亦可使用本品对抗。

4. 本品静脉注射过快可引起明显血压降低、心动过速和心律失常,少数人可发生惊厥及心脏或肝脏损害。

5. 同时给予高度激活的凝血酶原复合物和抗纤维蛋白溶解药,有增加血栓形成的危险。

6. 在给药前应明确诊断为纤维蛋白溶解亢进,以避免用药不当致血栓形成。

【注意事项】

1. 对本品过敏者、有血栓形成倾向或过去有血管栓塞者禁用。

2. 弥散性血管内凝血(disseminated inravascular coagulation, DIC)的高凝期(此时尚未出现继发性纤维蛋白溶解亢进)患者禁用。

3. 本品从尿排泄快,尿浓度高,能抑制尿激酶的纤溶作用,可形成血凝块,阻塞尿路。因此,泌尿科术后有血尿的患者应慎用。

4. 易发生血栓和心、肝、肾功能不全者慎用。

5. 本品不能阻止小动脉出血,术中有活动性动脉出血,仍需结扎止血。

【患者用药指导】

1. 常见的不良反应为恶心、呕吐和腹泻,其次为眩晕、瘙痒、头晕、耳鸣、全身不适、鼻塞、皮疹、红斑等。当每日剂量超过 16g 时,尤易发生。

2. 使用雌激素的妇女,使用本品时可增加血栓形成的倾向。

3. 因本品易形成血栓和心、肝、肾功能损害,孕妇慎用。

4. 大剂量或疗程超过 4 周可产生肌痛、软弱、疲劳、肌红蛋白尿,甚至肾衰竭等,停药后可缓解恢复。

5. 本品排泄快,需持续给药,否则难以维持稳定的有效血药浓度。

氨甲环酸(Tranexamic Acid)

【临床应用】

主要用于急性或慢性、局限性或全身性原发性纤维蛋白溶解亢进所致的各种出血。

【用法用量】

静脉注射或滴注:一次 0.25~0.5g,一日 0.75~2g。必要时可一日 1~2g,分 1~2 次给药。静脉注射液以 25% 葡萄糖液稀释,静脉滴注液以 5%~10% 葡萄糖液稀释。

【操作要点】【注意事项】【患者用药指导】见第十章第一节功能失调性子宫出血

氨甲苯酸(Aminomethylbenzoic Acid)

【临床应用】

本品主要用于因原发性纤维蛋白溶解过度所引起

的出血,包括急性和慢性、局限性或全身性的高纤溶出血,后者常见于癌肿、白血病、妇产科意外、严重肝病出血等。

【用法用量】

静脉滴注或静脉注射:0.1~0.3g,一日不超过0.6g。

【操作要点】

1. 与青霉素或尿激酶等溶栓剂有配伍禁忌。

2. 雌激素或凝血酶原复合物浓缩剂与本品合用,有增加血栓形成的危险。

【注意事项】

1. 慢性肾功能不全时用量酌减,因给药后尿液中药物浓度较高。

2. 如与其他凝血因子(如因子IX)等合用,应警惕血栓形成。一般认为在凝血因子使用后 8 小时再用本品较为妥善。

【患者用药指导】

1. 应用本品患者要监护血栓形成并发症的可能性。对于有血栓形成倾向者(如急性心肌梗死)宜慎用。

2. 由于本品可导致继发肾盂和输尿管凝血块阻塞,血友病或肾盂实质病变发生大量血尿时要慎用。

3. 有血栓栓塞病史者应慎用。

4. 长期应用未见血栓形成,偶有头昏、头痛、腹部不适。

青霉素(Benzylpenicillin)

【临床应用】

天然青霉素类药,其抗菌谱包括不产青霉素酶的葡萄球菌、脑膜炎奈瑟菌、淋病奈瑟球菌、铜绿假单胞菌,以及梅毒螺旋体等,用于敏感菌所致的感染。

【用法用量】

1. 肌内注射　一日 80 万~200 万单位,分 3~4 次给药,每 50 万单位青霉素钠溶解于 1ml 灭菌注射用水,超过 50 万单位则需加灭菌注射用水 2ml。

2. 静脉滴注　一日 200 万~2000 万单位，分 2~4 次给药，给药速度不能超过每分钟 50 万单位，以免发生中枢神经系统毒性反应。

轻、中度肾功能损害者使用常规剂量不需减量，严重肾功能损害者应延长给药间隔或调整剂量。

【操作要点】【注意事项】【患者用药指导】【应急措施】见第六章第一节前庭大腺炎

阿莫西林（Amoxicillin）

【临床应用】

适用于敏感菌（不产 β- 内酰胺酶菌株）所致的感染。

【用法用量】

口服：一次 0.5g，每 6~8 小时 1 次，一日剂量不超过 4g。

肾功能严重损害患者需调整给药剂量，其中内生肌酐清除率为 10~30ml/min 的患者每 12 小时 0.25~0.5g；内生肌酐清除率小于 10ml/min 的患者每 24 小时 0.25~0.5g。

【操作要点】

1. 丙磺舒竞争性地减少本品的肾小管分泌，两者同时应用可引起本品血药浓度升高，半衰期延长。

2. 本品与下列药物有配伍禁忌　硫酸阿米卡星、卡那霉素、庆大霉素、链霉素、磷酸克林霉素、盐酸林可霉素、黏菌素甲磺酸钠、多黏菌素 B、琥珀氯霉素、红霉素乙基琥珀酸盐和乳糖酸盐、四环素类注射剂、新生霉素、头孢噻吩、万古霉素、两性霉素 B、异丙嗪、苯妥英钠、肾上腺素、间羟胺、多巴胺、阿托品、盐酸肼屈嗪、水解蛋白、氯化钙、葡萄糖酸钙、维生素 B 族、维生素 C、含有氨基酸的营养注射剂、多糖和氢化可的松琥珀酸钠等。

3. 铜、锌、汞、酸性溶液、氧化剂或还原剂中的羟基化合物及锌化物制造的橡皮管及瓶塞均可使本品活性下降。

4. 老年人和肾功能严重损害时可能需调整剂量。

【注意事项】

1. 青霉素过敏及青霉素皮肤试验阳性患者禁用。

2. 巨细胞病毒感染、淋巴细胞白血病、淋巴瘤、传染性单核细胞增多症患者禁用。

3. 肾功能严重损害者、孕妇及哺乳期妇女慎用。

4. 可见恶心、呕吐、腹泻及假膜性肠炎等胃肠道反应，皮疹、药物热和哮喘等过敏反应，及贫血、血小板减少、嗜酸性粒细胞增多、血清转氨酶轻度增高等症状。偶见兴奋、焦虑、失眠、头晕以及行为异常等中枢神经系统症状。

5. 念珠菌或耐药菌可引起二重感染。

【患者用药指导】

1. 本品宜餐后服用，以减轻胃肠道反应。

2. 疗程较长患者应检查肝、肾功能和血常规。

3. 哮喘、湿疹、花粉症、荨麻疹等过敏性疾病史者应避免使用。

【应急措施】

如发生过敏性休克反应，抢救原则和方法与处理青霉素过敏性休克相同。

氨苄西林（Ampicillin）

【临床应用】

适用于敏感菌所致的呼吸道感染、胃肠道感染、尿路感染、软组织感染、心内膜炎、脑膜炎、败血症等。

【用法用量】

1. 肌内注射　一日2~4g，分4次给药。

2. 静脉滴注或注射　一日4~8g，分2~4次给药。

3. 重症感染患者一日剂量可以增加至12g，一日最高剂量为14g。

4. 肾功能不全者　内生肌酐清除率为10~50ml/min

或小于 10ml/min 时,给药间期应分别延长至 6~12 小时和
12~24 小时。

【操作要点】【注意事项】【患者用药指导】【应急措施】
见第六章第一节前庭大腺炎

第三节　卵巢囊肿蒂扭转

一、疾病简介

卵巢囊肿扭转的蒂由骨盆漏斗韧带、卵巢固有韧带
和输卵管组成,当患者体位突然改变,或妊娠期、产褥期
子宫大小、位置改变时发生蒂扭转。发生急性扭转后,因
静脉回流受阻,瘤内充血或血管破裂致瘤内出血,导致瘤
体迅速增大,若动脉血流受阻,肿瘤可发生坏死、破裂和
继发感染。卵巢肿瘤蒂扭转多发于瘤蒂长、中等大小、活
动度好、重心偏于一侧的肿瘤。

二、临床特点

有盆腔或附件包块史的患者突发一侧下腹剧痛,常
伴恶心、呕吐,甚至休克。当扭转蒂部自然复位或肿瘤完
全坏死时,腹痛可减轻。一侧附件区可扪及肿物,张力
高,有压痛,以蒂部最明显。

三、治疗原则

1. 确诊后尽快行手术治疗。术时应先在扭转蒂部
靠子宫的一侧钳夹后,再切除肿瘤和扭转的瘤蒂,钳夹前
不可先将扭转的蒂回复,以防血栓脱落造成重要器官栓
塞。若为不全扭转,肿瘤未坏死,可酌情剥除包块,保留
卵巢,可进行快速冰冻病理检查,确定肿瘤的性质。

2. 应用抗生素预防感染。

四、治疗药物

青霉素(Benzylpenicillin)

【适应证】

天然青霉素类药,其抗菌谱包括不产青霉素酶的葡萄球菌、脑膜炎奈瑟菌、淋病奈瑟球菌、铜绿假单胞菌,以及梅毒螺旋体等,用于敏感菌所致的感染。

【用法用量】

1. 肌内注射 一日80万~200万单位,分3~4次给药,每50万单位青霉素钠溶解于1ml灭菌注射用水,超过50万单位则需加灭菌注射用水2ml。

2. 静脉滴注 一日200万~2000万单位,分2~4次给药,给药速度不能超过每分钟50万单位,以免发生中枢神经系统毒性反应。

轻、中度肾功能损害者使用常规剂量不需减量,严重肾功能损害者应延长给药间隔或调整剂量。

【操作要点】【注意事项】【患者用药指导】【应急措施】见第六章第一节前庭大腺炎

阿莫西林(Amoxicillin)

【临床应用】

适用于敏感菌(不产 β- 内酰胺酶菌株)所致的感染。

【用法用量】

口服:一次0.5g,每6~8小时1次,一日剂量不超过4g。

肾功能严重损害患者需调整给药剂量,其中内生肌酐清除率为10~30ml/min的患者每12小时0.25~0.5g;内生肌酐清除率小于10ml/min的患者每24小时0.25~0.5g。

【操作要点】【注意事项】【患者用药指导】【应急措施】见第十二章第二节黄体破裂

氨苄西林(Ampicillin)

【临床应用】

适用于敏感菌所致的呼吸道感染、胃肠道感染、尿路感染、软组织感染、心内膜炎、脑膜炎、败血症等。

【用法用量】

1. 肌内注射　一日2~4g,分4次给药。

2. 静脉滴注或注射　一日4~8g,分2~4次给药。

3. 重症感染患者一日剂量可以增加至12g,一日最高剂量为14g。

4. 肾功能不全者　内生肌酐清除率为10~50ml/min或小于10ml/min时,给药间期应分别延长至6~12小时和12~24小时。

【操作要点】【注意事项】【患者用药指导】【应急措施】见第六章第一节前庭大腺炎

头孢唑林(Cefazolin)

【临床应用】

适用于敏感细菌所致的感染。也可作为外科手术前的预防用药。

【用法用量】

可静脉缓慢推注、静脉滴注或肌内注射。

1. 肌内注射　临用前加灭菌注射用水或氯化钠注射液溶解后使用。

2. 静脉注射　临用前加适量注射用水完全溶解后于3~5分钟静脉缓慢推注。

3. 静脉滴注　加适量注射用水溶解后,再用氯化钠或葡萄糖注射液100ml稀释后静脉滴注。

4. 本品用于预防外科手术后感染时,一般为术前0.5~1小时肌内注射或静脉给药1g,手术时间超过3小时者术中加用0.5~1g。术后每6~8小时0.5~1g,至手术后

24 小时止。

5. 成人常用剂量　一次 0.5~1g，一日 2~4 次，严重感染可增加至一日 6g，分 2~4 次静脉给予。或遵医嘱。

6. 肾功能减退者的肌酐清除率大于 55ml/min 时，仍可按正常剂量给药。肌酐清除率为 35~54ml/min 时，每 8 小时 0.5g；肌酐清除率为 11~34ml/min 时，每 12 小时 0.25g；肌酐清除率小于 10ml/min 时，每 18~24 小时 0.25g。所有不同程度肾功能减退者的首次剂量为 0.5g。

【操作要点】

1. 静脉滴注　将本品用灭菌注射用水、生理盐水或葡萄糖注射液溶解后使用，当静脉滴注体积超过 100ml 时不要用注射用水。

2. 本品配制后请避光保存，室温保存不得超过 24 小时。

3. 本品常温不溶时，可置 37℃加热使其溶解。

4. 如未按本品说明书的要求贮运，产品偶会出现板结、发黄现象，此时请勿使用。

5. 本品与下列药物有配伍禁忌　氨基糖苷类（硫酸阿米卡星、庆大霉素、卡那霉素、妥布霉素、新霉素）、四环素类（盐酸金霉素、盐酸四环素、盐酸土霉素）、多黏菌素类（多黏菌素甲磺酸钠、硫酸多黏菌素 B）、大环内酯类（葡萄糖酸红霉素、乳糖酸红霉素）、林可霉素、磺胺异噁唑、氨茶碱、可溶性巴比妥类、氯化钙、葡萄糖酸钙、盐酸苯海拉明和其他抗组胺药、利多卡因、去甲肾上腺素、间羟胺、哌甲酯、琥珀胆碱等。

6. 偶亦能与下列药品发生配伍禁忌　青霉素、甲氧西林、琥珀酸氢化可的松钠、苯妥英钠、丙氯拉嗪、维生素 B 族和维生素 C、水解蛋白。

【注意事项】

1. 对头孢菌素过敏者及有青霉素过敏性休克或即刻反应史者禁用本品。

2. 对青霉素过敏者、有胃肠道疾病史者,特别是溃疡性结肠炎、克罗恩病或抗生素相关性结肠炎者及肝、肾功能减退者应慎用本品。

3. 应用本品的不良反应发生率低。药疹发生率为1.1%。嗜酸性粒细胞增高的发生率为 1.7%。单独以药物热为表现的过敏反应偶有报告。

4. 与庆大霉素或阿米卡星联用时对某些敏感菌珠有协同抗菌作用。

5. 与丙磺舒同用可抑制本品在肾脏的排泄,使血药浓度升高约30%。

6. 与华法林同用可增加出血的危险性,可能的机制是同用时可导致维生素 K 依赖性凝血因子的合成减少。

7. 呋塞米、依他尼酸、布美他尼等强利尿药,卡莫司汀、链佐星等抗肿瘤药以氨基糖苷类抗生素与本品合用有增加肾毒性的可能。

【患者用药指导】

1. 对头孢菌素过敏者及有青霉素过敏性休克者禁用本品。

2. 与伤寒活疫苗同用可降低伤寒活疫苗的免疫效应,可能的机制是本品对伤寒沙门菌具有抗菌活性。

3. 本品与庆大霉素或其他肾毒性抗生素合用有增加肾损害的危险。

【应急措施】

药物过量的处理:本品无特效拮抗药,药物过量时主要给予对症治疗和大量饮水及补液等,血液透析也有助于清除部分药物。

头孢呋辛(Cefuroxime)

【临床应用】

用于对本品敏感的细菌所致的下列感染:呼吸道感染、泌尿道感染、皮肤及软组织感染、败血症、脑膜炎、淋病、骨及关节感染。

【用法用量】

1. 肌内注射、静脉注射或静脉滴注　一般或中度感染一次 0.75g，一日 3 次。重症感染一次 1.5g，一日 3 次。静脉滴注 20~30 分钟。

2. 肌内注射　将本品加入注射用水 3ml，轻轻摇匀，可配成不透明的混悬液。

3. 静脉注射　将本品溶解于注射用水中，至少需加入注射用水 6ml。短时间的静脉滴注（例如长达 30 分钟），则将本品 1.5g 溶于 50ml 注射用水中。配成的溶液可直接用于静脉注射；若患者正在接受输液治疗时，可将本品配成的溶液加入到输注管内。

【操作要点】【注意事项】【患者用药指导】【应急措施】见第六章第一节前庭大腺炎

头孢曲松（Ceftriaxone）

【临床应用】

用于敏感菌所致的下列感染：脓毒血症，脑膜炎，播散性莱姆病，腹部感染，骨、关节、软组织、皮肤及伤口感染，免疫机制低下患者的感染，肾脏及泌尿道感染，呼吸道感染，尤其是肺炎、耳鼻喉感染，生殖系统感染，包括淋病、术前预防感染。

【用法用量】

1. 静脉滴注　一日 1~2g，一日 1 次，危重病例或由中度敏感菌引起的感染，剂量可增至 4g，一日 1 次。溶于 0.9% 氯化钠注射液或 5%~10% 葡萄糖注射液 50~100ml 中，于 0.5~1 小时内滴入。

2. 静脉注射　0.25g 或 0.5g 溶于 5ml 灭菌注射用水中，1g 溶于 10ml 中用于静脉注射，注射时间不能少于 2~4 分钟。

3. 肌内注射　0.25g 或 0.5g 溶于 1% 盐酸利多卡因

2ml 中,1g 溶于 3.5ml 中用于肌内注射。

【操作要点】【注意事项】【患者用药指导】【应急措施】
见第六章第一节前庭大腺炎

氧氟沙星(Ofloxacin)

【临床应用】

主要用于革兰阴性菌所致泌尿道等部位的急、慢性感染。

【用法用量】

静脉滴注:一次 0.2g,一日 2 次;铜绿假单胞菌感染或较重感染剂量可增至一次 0.4g,一日 2 次。

【操作要点】【注意事项】【患者用药指导】【应急措施】
见第六章第一节前庭大腺炎

左氧氟沙星(Levofloxacin)

【临床应用】

适用于敏感菌引起的泌尿生殖系统感染,包括单纯性、复杂性尿路感染,淋菌性尿道炎。

【用法用量】

静脉滴注:一次 0.1~0.2g,一日 2 次。

【操作要点】【注意事项】【患者用药指导】【应急措施】
见第六章第一节前庭大腺炎

甲硝唑(Metronidazole)

【临床应用】本品有抗厌氧菌作用,可用于治疗厌氧杆菌引起的产后盆腔炎,也可用于妇产科手术,可降低或避免手术感染。

【用法用量】

静脉滴注:静脉给药首次按体重 15mg/kg(70kg 成人为 1g),维持量按体重 7.5mg/kg,一次最大剂量不超过 1g,每 6~8 小时静脉滴注 1 次。

【操作要点】【注意事项】【患者用药指导】【应急措施】见第九章第一节盆腔炎性疾病

替硝唑(Tinidazole)

【临床应用】

适合于胃肠道和女性生殖系统厌氧菌感染。

【用法用量】

静脉滴注:一次 0.8g,一日 1 次,静脉缓慢滴注。

【操作要点】

1. 本品与苯妥英钠、苯巴比妥等诱导肝微粒体酶的药物合用时,可加强本品代谢,使血药浓度下降,并使苯妥英钠排泄减慢。

2. 本品与西咪替丁等抑制肝微粒体酶活性的药物合用时,可减慢本品在肝内的代谢及其排泄,应根据血药浓度测定的结果调整剂量。

3. 本品与土霉素合用时,土霉素可干扰本品清除阴道滴虫的作用。

【注意事项】

1. 对本品或甲硝唑等硝基咪唑类药物过敏者、有活动性中枢神经疾病和血液病者、孕妇禁用;哺乳期妇女必须应用时,应暂停哺乳。

2. 肝功能减退者本品代谢减慢,药物及其代谢物易在体内蓄积,应予减量,并作血药浓度监测。

3. 胃肠道反应常见恶心、呕吐、上腹痛、食欲下降及口腔金属味。

4. 中枢神经系统可有头痛、眩晕、共济失调,高剂量还可引起癫痫发作及周围神经病变。

5. 过敏反应可有皮肤瘙痒、皮疹、荨麻疹、血管神经性水肿等。

6. 出现运动失调及其他中枢神经症状时应及时停药。

7. 其他可见中性粒细胞减少、双硫仑样反应。

8. 本品可干扰丙氨酸氨基转移酶、乳酸脱氢酶、甘油三酯、己糖激酶等的检验结果，使其测定值降至零。

9. 本品能抑制华法林和其他口服抗凝血药的代谢，加强它们的作用，引起凝血酶原时间延长。

【患者用药指导】

1. 因干扰乙醇的氧化过程，用药期间不应饮用含乙醇的饮料，否则可出现腹部痉挛、恶心、呕吐、头痛、面部潮红等。

2. 口服片剂宜于在餐间或餐后服用。

3. 治疗阴道滴虫病时需同时治疗性伴侣。

4. 本品代谢产物可使尿液呈红色，应与血尿相鉴别。

【应急措施】

1. 本品首剂可使机体致敏，再次使用就会出现过敏反应，出现全身水肿、呼吸困难、肌肉酸痛、头痛、皮疹等过敏反应。应停用本品后予吸氧、抗过敏等治疗。

2. 若服药期间饮酒，可能发生恶心、呕吐、头痛、眩晕、出汗、颜面潮红、血压下降、虚脱、昏睡等乙醛中毒症状，应停用本品后及时对症治疗。

第四节　卵巢囊肿破裂

一、疾病简介

卵巢囊肿可发生外伤性和自发性破裂。外伤性破裂常因腹部受撞击、分娩、性交、妇科检查及穿刺后引起。自发性破裂常因肿瘤发生恶性病变，肿瘤快速、浸润性生长破壁所致。

二、临床特点

症状轻重取决于破裂口大小、流入腹腔囊液的量和性质。小的囊肿或单纯浆液性囊腺瘤破裂时，患者仅有轻度腹痛；大囊肿或畸胎瘤破裂后，患者常有剧烈腹痛伴恶心、呕吐。破裂也可导致腹腔内出血、腹膜炎及休克。腹部有压痛、腹肌紧张，可有腹腔积液征，盆腔原存在的肿块消失或缩小。

三、治疗原则

1. 疑有肿瘤破裂应立即手术。术中尽量吸净囊液，并行细胞学检查；彻底清洗盆、腹腔，切除标本送病理学检查。

2. 应用抗生素预防感染。

四、治疗药物

五、同第三节　卵巢囊肿蒂扭转

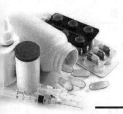

第十三章　妊娠晚期出血

1. 肝素过量如何解救？

2. 硫酸亚铁中毒表现及应急措施是什么？

3. 利托君的安全操作要点有哪些？

4. 苯巴比妥中毒解救措施是什么？

5. 应用缩宫素如何进行监护？

胎盘、胎膜属胎儿附属物,在胎儿生长发育过程中起重要作用,若发生异常,可对母体及胎儿造成危害。

第一节　前置胎盘

一、疾病简介

正常妊娠时胎盘附着于子宫底的前壁、后壁或侧壁。妊娠 28 周后,若胎盘附着于子宫下段、下缘达到或覆盖宫颈口内,位置低于胎先露部,称为前置胎盘(placenta previa)。前置胎盘是妊娠晚期严重并发症之一,也是妊娠晚期阴道流血最常见的原因之一。

按胎盘边缘与宫颈内口的关系,将前置胎盘分为 4 种类型:完全性前置胎盘、部分性前置胎盘、边缘性前置胎盘、低置胎盘。妊娠中期超声检查发现胎盘接近或覆盖宫颈内口时,称为胎盘前置状态。前置胎盘分类:

完全性前置胎盘:胎盘组织完全覆盖宫颈内口。

部分性前置胎盘:胎盘组织部分覆盖宫颈内口。

边缘性前置胎盘:胎盘附着于子宫下段,边缘达到宫颈内口,但未超越。

低置胎盘:胎盘附着于子宫下段,边缘距宫颈内口的距离 < 20mm(国际上尚未统一,多数定义为距离 < 20mm),此距离对临床分娩方式的选择有指导意义。也有文献认为,当胎盘边缘距离宫颈内口 20~35mm 时称为低置胎盘;将胎盘边缘距宫颈内口的距离 < 20mm 而未达到宫颈内口时定义为边缘性前置胎盘。由于低置胎盘可导致临床上的胎位异常、产前产后出血,对母儿造成危害,临床上应予重视。

前置胎盘的程度可随妊娠及产程的进展而发生变化,诊断时期不同,分类也不同。建议以临床处理前的最后 1 次检查来确定其分类。

二、临床特点

妊娠晚期或临产后，突然发生无诱因、无痛性反复阴道流血。前置胎盘出血前无明显诱因，初次出血量一般不多，剥离处血液凝固后，出血停止；也有初次即发生致命性大出血而导致休克。完全性前置胎盘初次出血时间多在妊娠 28 周左右，称为"警戒性出血"；边缘性前置胎盘出血多发生在妊娠晚期或临产后，出血量较少；部分性前置胎盘的初次出血时间、出血量及反复出血次数，介于两者之间。

三、治疗原则

前置胎盘的治疗原则是抑制宫缩、止血、纠正贫血和预防感染。根据阴道流血量、有无休克、妊娠周数、产次、胎位、胎儿是否存活、是否临产及前置胎盘类型等综合作决定。

1. 期待疗法　妊娠 < 36 周、胎儿体重 < 2000g、胎儿存活、阴道流血量不多、一般情况良好的孕妇，纠正贫血，妊娠 24~34 周使用类固醇促胎肺成熟，如有宫缩可使用宫缩抑制剂。

2. 一般处理　取侧卧位，绝对卧床休息，血止后方可轻微活动；禁止性生活、阴道检查及肛检查；密切观察阴道流血量；监护胎儿宫内情况，包括胎心率、胎动计数、胎儿电子监护及胎儿生长发育情况等；为提高胎儿血氧供应，可每日间断吸氧 30 分钟；纠正孕妇贫血，补充铁剂，维持正常血容量；血红蛋白低于 70g/L 时，应输血，使血红蛋白 ≥ 110g/L，血细胞比容 > 0.30。

3. 药物治疗　必要时给予地西泮等镇静剂。在保证孕妇安全的前提下尽可能延长孕周，抑制宫缩，以提高围产儿存活率，出血时间久，应用广谱抗生素预防感染。估计孕妇近日需终止妊娠，若胎龄 < 34 周，给予促胎肺

成熟。妊娠 35 周以后,子宫生理性收缩频率增加,前置胎盘出血率随之上升,可适时终止妊娠。妊娠 36 周以后择期终止妊娠时,围产儿结局明显好于等待至 36 周以上自然临产者。

4. 紧急转运　如患者阴道流血多,怀疑凶险性前置胎盘,当地无医疗条件处理,应建立静脉通道,输血输液,止血,抑制宫缩,由有经验的医师护送,迅速转诊到上级医疗机构。

5. 终止妊娠

(1)终止妊娠指征:孕妇反复发生多量出血甚至休克,无论胎儿成熟与否,为了孕妇安全应终止妊娠;胎龄达妊娠 36 周以上;胎儿成熟度检查提示胎儿肺成熟者;胎龄在妊娠 34~36 周,出现胎儿窘迫征象,或胎儿电子监护发现胎心异常、监测胎肺未成熟者;经促胎肺成熟处理后;胎儿已死亡或出现难以存活的畸形,如无脑儿。终止妊娠可选择剖宫产和阴道分娩。胎儿娩出后,应用促宫缩药,以减少子宫出血。

(2)剖宫产指征:术前积极纠正贫血,预防感染等,备血,作好处理产后出血和抢救新生儿的准备。

紧急剖宫产:出现大出血甚至休克,为挽救孕妇生命,应果断终止妊娠。不需考虑胎儿情况。在期待治疗过程中,若出现胎儿窘迫等产科指征,胎儿已可存活,可行急诊手术。临产后诊断的部分性或边缘性前置胎盘,出血量较多,估计短时间内不能分娩者,也选择急诊剖宫产终止妊娠。

择期终止妊娠:择期剖宫产,为目前处理前置胎盘的首选。对于无症状的前置胎盘合并胎盘植入者可于妊娠 36 周后终止妊娠。无症状的完全性前置胎盘,妊娠达 37 周,可考虑终止妊娠;边缘性前置胎盘满 38 周可考虑终止妊娠;部分性前置胎盘应根据胎盘遮盖宫颈内口情况适时终止妊娠。

（3）阴道分娩：适用于边缘性前置胎盘、枕先露、阴道流血不多、无头盆不称和胎位异常、估计短时间内能结束分娩者，需在有条件的医疗机构，备足血源的同时可在严密监测下行阴道试产。

四、治疗药物

利托君（Ritodrine）

【临床应用】

本品为选择性 β_2 肾上腺素受体激动药，可特异性抑制子宫平滑肌。能减弱妊娠和非妊娠子宫的收缩强度，减少频率，并缩短子宫收缩时间。

【用法用量】

1. 静脉滴注　取本品 100mg 溶于 500ml 葡萄糖注射液中，开始时 0.05mg/min 的速度滴注，以后每隔 10~15 分钟增加 0.05mg，直至 0.35mg/min，至宫缩停止。其后继续维持 12 小时，逐渐减量后改口服。

2. 口服　一次 10mg，每 2 小时 1 次，24 小时后改为20mg 或 10mg，每 4 小时 1 次，再过 24 小时改为 20mg 或10mg，每 6 小时 1 次，并维持此剂量，共服用 7~10 日。

【操作要点】

1. 使用过程中应密切观察心率和主诉，如心率超过120 次/分，或诉心前区疼痛则停止用药并作心电监护。

2. 与糖皮质激素合用，可出现肺水肿，极严重者可导致死亡。

3. 溶液变色或出现沉淀或结晶，则不可再用。

【注意事项】

1. 本品禁用于妊娠不足 20 周和分娩进行期（子宫颈扩展大于 4cm 或开全 80% 以上）的孕妇。

2. 有严重心血管疾患的患者禁用。

3. 本品可以升高血糖及降低血钾，故糖尿病患者及使用排钾利尿剂的患者慎用。本品能通过胎盘屏障使新生儿心率改变和出现低血糖,应密切关注。

4. 静脉注射时,还可有震颤、恶心、呕吐、头痛和红斑以及神经过敏、心烦意乱、焦虑不适等不良反应。口服还可有心率增加、心悸和震颤、恶心和颤抖、皮疹和心律失常等反应。

【患者用药指导】

1. 用药过程中密切观察各种反应,反应严重者应终止治疗。

2. 密切进行胎儿监护。

【应急措施】

本品对 β_2 受体的激动作用选择性不强,它同时也作用于 β_1 受体,故可发生心悸、胸闷、胸疼和心律失常等反应,反应严重者应中断治疗。

地塞米松(Dexamethasone)

【临床应用】

本品为人工合成的长效糖皮质激素。用于预防早产儿呼吸窘迫症的发生,促胎肺成熟。荟萃分析显示,早产孕妇产前应用糖皮质激素能降低新生儿呼吸窘迫综合征、脑室周围出血、坏死性小肠炎的发病率,以及缩短新生儿入住 ICU 的时间。

【用法用量】

肌内注射:6mg,一日2次,共4次。

【操作要点】

1. 对孕 24~34 周之间、可能在 7 天内发生早产的孕妇,推荐使用单疗程糖皮质激素治疗。

2. 对于在使用第1疗程糖皮质激素治疗至少7天后如仍有可能在孕 34 周前早产的孕妇,可考虑再使用1个疗程糖皮质激素。激素不利于胎儿生长及神经系统发育,应避免多疗程或每周激素治疗。

【注意事项】

1. 对本品及肾上腺皮质激素类药物有过敏史患者禁用。高血压、血栓症、胃与十二指肠溃疡、精神病、电解质代谢异常、心肌梗死、内脏手术、青光眼等患者一般不宜使用。特殊情况下权衡利弊使用，但应注意病情恶化的可能。

2. 糖尿病、骨质疏松症、肝硬化、肾功能不良、甲状腺功能减退患者慎用。

3. 结核病、急性细菌性或病毒性感染患者应用时，必须给予适当的抗感染治疗。

4. 长期使用有降低新生儿头围、降低出生体重、增加母儿感染率的风险。

【患者用药指导】

妊娠期妇女使用可增加胎盘功能不全、新生儿体重减少或死胎的发生率，动物实验有致畸作用，应权衡利弊使用。

青霉素（Benzylpenicillin）

【临床应用】

天然青霉素类药，其抗菌谱包括不产青霉素酶的葡萄球菌、脑膜炎奈瑟菌、淋病奈瑟球菌、铜绿假单胞菌，以及梅毒螺旋体等，用于敏感菌所致的感染。

【用法用量】

1. 肌内注射　一日 80 万 ~200 万 U，分 3~4 次给药，每 50 万 U 青霉素钠溶解于 1ml 灭菌注射用水，超过 50 万 U 则需加灭菌注射用水 2ml。

2. 静脉滴注　一日 200 万 ~2000 万 U，分 2~4 次给药，给药速度不能超过 50 万 U/min，以免发生中枢神经系统毒性反应。

【操作要点】【注意事项】【患者用药指导】【应急措施】见第六章第一节前庭大腺炎

氨苄西林（Ampicillin）

【临床应用】

本品属青霉素类抗生素，对革兰阳性球菌和杆菌（包括厌氧菌）的抗菌作用基本与青霉素相同，对粪肠球菌的作用较青霉素强。革兰阴性细菌中脑膜炎奈瑟菌、淋病奈瑟球菌、流感嗜血杆菌、百日咳鲍特菌、布鲁菌、奇异变形杆菌、沙门菌等皆对本品敏感。适用于敏感菌所致的感染。

【用法用量】

1. 肌内注射　一日 2~4g，分 4 次给药。

2. 静脉滴注或注射　一日 4~8g，分 2~4 次给药。

3. 重症感染患者一日剂量可以增加至 12g，一日最高剂量为 14g。

4. 肾功能不全者　内生肌酐清除率为 10~50ml/min 或小于 10ml/min 时，给药间期应分别延长至 6~12 小时和 12~24 小时。

【操作要点】【注意事项】【患者用药指导】【应急措施】见第六章第一节前庭大腺炎

阿莫西林（Amoxicillin）

【临床应用】

青霉素类抗生素，对肺炎链球菌、溶血性链球菌等链球菌属、不产青霉素酶葡萄球菌、粪肠球菌等需氧革兰阳性球菌，大肠埃希菌、奇异变形杆菌、沙门菌属、流感嗜血杆菌、淋病奈瑟球菌等需氧革兰阴性菌的不产 β- 内酰胺酶菌株及幽门螺杆菌具有良好的抗菌活性。适用于敏感菌（不产 β- 内酰胺酶菌株）所致的感染。

【用法用量】

口服：一次 0.5g，每 6~8 小时 1 次，一日剂量不超过 4g。

肾功能严重损害患者需调整给药剂量,其中内生肌酐清除率为 10~30ml/min 的患者每 12 小时 0.25~0.5g;内生肌酐清除率小于 10ml/min 的患者每 24 小时 0.25~0.5g。

【操作要点】【注意事项】【患者用药指导】【应急措施】见第十二章第二节黄体破裂

哌拉西林钠 / 他唑巴坦钠
（Piperacillin Sodium and Tazobactam Sodium）

【临床应用】

本品为哌拉西林与 β- 内酰胺酶抑制剂他唑巴坦组成的复方广谱抗生素。适用于对本品敏感菌所致的感染。

【用法用量】

静脉滴注:一次 3.375g（含哌拉西林 3.0g、他唑巴坦 0.375g）,每 6 小时 1 次,疗程 7~10 日。

【操作要点】【注意事项】【患者用药指导】【应急措施】见第六章第一节前庭大腺炎

头孢唑林（Cefazolin）

【临床应用】

为第一代头孢菌素类抗生素。对葡萄球菌（包括产酶菌株）、链球菌（肠球菌除外）、肺炎链球菌、大肠埃希菌、奇异变形杆菌、克雷伯菌、流感嗜血杆菌以及产气肠杆菌等有抗菌作用。本品的特点是对革兰阴性菌的作用较强。适用于敏感细菌所致的感染,也可作为外科手术的预防用药。

【用法用量】

1. 可静脉缓慢推注、静脉滴注或肌内注射。

2. 肌内注射　临用前加灭菌注射用水或氯化钠注射液溶解后使用。

3. 静脉注射　临用前加适量注射用水完全溶解后

于 3~5 分钟静脉缓慢推注。

4. 静脉滴注　加适量注射用水溶解后,再用氯化钠或葡萄糖注射液 100ml 稀释后静脉滴注。

5. 本品用于预防外科手术后感染时,一般为术前0.5~1 小时肌内注射或静脉给药 1g,手术时间超过 3 小时者术中加用 0.5~1g。术后每 6~8 小时 0.5~1g,至手术后24 小时止。

6. 成人常用剂量　一次 0.5~1g,一日 2~4 次,严重感染可增加至一日 6g,分 2~4 次静脉给予。或遵医嘱。

7. 肾功能减退者的肌酐清除率大于 55ml/min 时,仍可按正常剂量给药。肌酐清除率为 35~54ml/min 时,每 8 小时 0.5g;肌酐清除率为 11~34ml/min 时,每 12 小时 0.25g;肌酐清除率小于 10ml/min 时,每 18~24 小时0.25g。所有不同程度肾功能减退者的首次剂量为 0.5g。

【操作要点】【注意事项】【患者用药指导】【应急措施】见第十二章第三节卵巢囊肿蒂扭转

苯巴比妥(Phenobarbital)

【临床应用】

本品为长效巴比妥类药物。随着剂量的增加,其中枢抑制作用逐渐增大。小剂量用于焦虑不安、烦躁。

【用法用量】

口服:一次 15~30mg,一日 2~3 次。

【操作要点】

1. 本品为肝药酶诱导剂,提高药酶活性,长期用药不但加速自身代谢,还可加速其他药物代谢。如在应用氟烷、恩氟烷、甲氧氟烷等制剂麻醉之前有长期服用巴比妥类药物者,可增加麻醉剂的代谢产物,增加肝脏毒性的危险。巴比妥类与氯胺酮同时应用时,特别是大剂量静脉给药,增加血压降低、呼吸抑制的危险。

2. 与口服抗凝血药合用时,可降低后者的效应,由于肝微粒体酶的诱导,加速了抗凝血药的代谢,应定期测定凝血酶原时间,从而决定是否调整抗凝血药的用量。

3. 与钙拮抗剂合用,可引起血压下降。

【注意事项】

1. 严重肺功能不全、肝硬化、卟啉病史、贫血、哮喘史、未控制的糖尿病、过敏等患者禁用。

2. 轻微脑功能障碍(MBD)症、低血压、高血压、贫血、甲状腺功能减退、肾上腺功能减退、心肝肾功能损害者慎用。

3. 常见头晕、嗜睡、乏力、关节肌肉疼痛、恶心、呕吐等。少见皮疹、药物热、剥脱性皮炎等过敏反应。可能出现认知障碍、逆行性遗忘(记忆缺损)。罕见巨幼细胞贫血和骨软化的不良反应。

【患者用药指导】

1. 与其他中枢抑制药合用,对中枢产生协同抑制作用,应注意。

2. 可能引起微妙的情感变化,出现认知和记忆的缺损。

3. 孕期避免长期用药。

【应急措施】

急性中毒者给予人工呼吸、吸氧等支持治疗。经口服中毒者,在3~5小时内可用高锰酸钾(1:2000)溶液洗胃。用10~15g硫酸钠溶液导泄(禁用硫酸镁)。为加速排泄可给甘露醇等渗透性利尿药,如肾功能正常可用呋塞米。可用碳酸氢钠、乳酸钠碱化尿液加速排泄,严重者可透析。

地西泮(Diazepam)

【临床应用】

本品为苯二氮䓬类药物,可引起中枢神经系统不同部位的抑制,随着用量的增大,临床表现可自轻度的镇静到催眠甚至昏迷。小剂量具有良好的抗焦虑作用,改善患者紧张、忧虑、激动及烦躁等症状。

【用法用量】

口服:一次 2.5~5mg,一日 3 次。

【操作要点】【注意事项】【患者用药指导】【应急措施】见第七章第一节外阴鳞状上皮增生

硫酸亚铁(Ferrous Sulfate)

【临床应用】

用于各种原因如慢性失血、营养不良、妊娠、儿童发育期等引起的缺铁性贫血。

【用法用量】

口服:一次 0.3g,一日 3 次,餐后服。

【操作要点】

1. 与维生素 C 同服,有利于吸收。

2. 本品与磷酸盐类、四环素类及鞣酸等同服,可妨碍铁的吸收。

3. 本品可减少左旋多巴、卡比多巴、甲基多巴及喹诺酮类药物的吸收。

【注意事项】

1. 对本品过敏者禁用。

2. 酒精中毒、肝炎、急性感染、肠道炎症、胰腺炎、胃与十二指肠溃疡、溃疡性肠炎患者慎用。

3. 可见胃肠道不良反应,如恶心、呕吐、上腹疼痛、便秘。

4. 本品可减少肠蠕动,引起便秘,并排黑便。

【患者用药指导】

1. 不应与浓茶同服。

2. 本品宜在餐后或餐时服用,以减轻胃部刺激。

3. 治疗剂量不得长期使用,应在医师确诊为缺铁性贫血后使用,且治疗期间应定期检查血象和血清铁水平。

【应急措施】

使用本品过量可引起胃炎、肠炎,患者可有严重呕吐、腹泻及腹痛,从而导致血压下降、代谢性酸中毒,甚至出现昏迷。24~48 小时后,严重中毒可进一步发展至休克、血容量不足、肝损害及心血管衰竭,患者可出现全身抽搐。中毒晚期症状表现为皮肤湿冷、发绀、嗜睡、极度疲乏及虚弱、心动过速。用药后如出现急性中毒表现,应立即给予喷替酸钙钠或去铁胺对抗。

富马酸亚铁(Ferrous Fumarate)

【临床应用】

用于各种原因如慢性失血、营养不良、儿童发育期等引起的缺铁性贫血。

【用法用量】

口服:一日 0.2~0.4g,一日 3 次。

【操作要点】

1. 与维生素 C 同服,有利于吸收。

2. 与稀盐酸合用,有助于铁剂的吸收,因后者可促进三价铁离子转为亚铁离子,对胃酸缺乏患者尤适用。

3. 与西咪替丁、去铁胺、二巯丙醇、胰酶、胰脂酶等合用,可影响铁的吸收。

4. 本品与制酸药(如碳酸氢钠)、磷酸盐类、四环素类及鞣酸等同服,可妨碍铁的吸收。

5. 本品可减少左旋多巴、卡比多巴、甲基多巴及喹诺酮类药物的吸收。

6. 口服铁剂期间,不宜同时注射铁剂,以免发生毒性反应。

【注意事项】

1. 对本品过敏者禁用。

2. 非缺铁性贫血(如地中海贫血)、严重肝肾功能损害、含铁血黄素沉着症、血友病患者禁用。

3. 酒精中毒、肝炎、急性感染、肠道炎症、胰腺炎、胃与十二指肠溃疡、溃疡性肠炎患者慎用。

4. 可见胃肠道不良反应，如恶心、呕吐、食欲缺乏、上腹疼痛、腹泻。

5. 本品可减少肠蠕动，引起便秘，并排黑便。

【患者用药指导】

1. 不应与浓茶同服。如同时饮用含鞣酸（如浓茶）的饮料，影响铁的吸收，故服药后 2 小时之内应避免饮用此类饮料。

2. 本品宜在餐后或餐时服用，以减轻胃部刺激。

3. 治疗剂量不得长期使用，应在医师确诊为缺铁性贫血后使用，且治疗期间应定期检查血象和血清铁水平。

4. 使用铁剂后，血清结合转铁蛋白或铁蛋白增高（易导致对贫血的漏诊），大便隐血试验阳性（易与上消化道出血相混淆）。

5. 用药后如出现明显胃肠道反应，可减少初次口服剂量（以后逐渐增加）；如患者服药后不能耐受，可换用其他铁剂或改用注射给药。

6. 口服铁剂期间，不宜同时注射铁剂，以免发生毒性反应。

【应急措施】

见硫酸亚铁。

琥珀酸亚铁（Ferrous Succinate）

【临床应用】

用于缺铁性贫血的预防和治疗。

【用法用量】

口服：一次 0.1g，一日 3 次。

【操作要点】

1. 本品缓释片应整片吞服。

2. 本品颗粒不宜用热开水冲服，以免影响吸收。服用时应用吸管,服后漱口,以防牙齿变黑。包装开封后,应于2日内服完。

3. 与维生素 C 同服,有利于本品吸收,但也易致胃肠道反应。

4. 与稀盐酸合用,有助于铁剂的吸收,因后者可促进三价铁离子转为亚铁离子,对胃酸缺乏患者尤适用。

5. 本品与磷酸盐类、四环素类及鞣酸等同服,可妨碍铁的吸收。

6. 本品可减少左旋多巴、卡比多巴、甲基多巴及喹诺酮类药物的吸收。

7. 口服铁剂期间,不宜同时注射铁剂,以免发生毒性反应。

【注意事项】

1. 对铁剂过敏者禁用;肝功能严重损害者,尤其伴有未经治疗的尿路感染者禁用;血友病患者禁用。

2. 过敏体质者、酒精中毒、肝炎、急性感染、肠道炎症、胰腺炎等患者慎用;胃与十二指肠溃疡、溃疡性肠炎患者慎用。

3. 可见胃肠道不良反应,如恶心、呕吐、上腹疼痛、便秘。

4. 用于日常补铁时,应采用预防量。

5. 本品可减少肠蠕动,引起便秘,并排黑便。

【患者用药指导】

1. 不应与含鞣酸(如浓茶)饮料同服,影响铁的吸收。

2. 本品宜在餐后或餐时服用,以减轻胃部刺激。

3. 治疗剂量不得长期使用,应在医师确认为缺铁性贫血后使用,且治疗期间应定期检查血象和血清铁水平。

4. 使用铁剂后,血清结合转铁蛋白或铁蛋白增高(易导致对贫血的漏诊),大便隐血试验阳性(易与上消化道出血相混淆)。

【应急措施】

见硫酸亚铁。

多糖铁复合物（Polysaccharide-Iron Complex）

【临床应用】

用于缺铁性贫血的预防和治疗。

【用法用量】

口服：预防量，一次 150mg，一日 1 次；治疗量，一次 300mg，一日 1 次。

【操作要点】

1. 口服铁剂期间，不宜同时注射铁剂，以免发生毒性反应。

2. 维生素 C 与本品同服，有利于本品吸收。

3. 本品与磷酸盐类、四环素类及鞣酸等同服，可妨碍铁的吸收。

4. 本品可减少左旋多巴、卡比多巴、甲基多巴及喹诺酮类药物的吸收。

【注意事项】

1. 肝肾功能严重损害，尤其是伴有未经治疗的尿路感染者禁用。

2. 铁负荷过高、血色病或含铁血黄素沉着症患者禁用。

3. 非缺铁性贫血（如地中海贫血）患者禁用。

4. 酒精中毒、肝炎、急性感染、肠道炎症、胰腺炎、胃与十二指肠溃疡、溃疡性肠炎患者慎用。

5. 对本品过敏者禁用，过敏体质者慎用。

【患者用药指导】

1. 不应与含鞣酸（如浓茶）饮料同服，影响铁的吸收。

2. 本品宜在餐后或餐时服用，以减轻胃部刺激。

3. 治疗剂量不得长期使用，应在医师确诊为缺铁性贫血后使用，且治疗期间应定期检查血象和血清铁水平。

4. 使用铁剂后,血清结合转铁蛋白或铁蛋白增高(易导致对贫血的漏诊),大便隐血试验阳性(易与上消化道出血相混淆)。

【应急措施】

见硫酸亚铁。

缩宫素(Oxytocin)

【临床应用】

本品为多肽类激素子宫收缩药。用于胎儿娩出后,子宫收缩止血。

【用法用量】

子宫肌壁注射:一次 20U,胎儿娩出断脐后,子宫肌层注射。

【操作要点】

1. 本品只能在医院有医护人员监测时才能给药,产前使用时禁止快速静脉注射和肌内注射。

2. 与肾上腺素、硫喷妥钠、乙醚、氟烷、吗啡等同用时会减弱子宫收缩作用。

3. 不能同时多途径给药及并用多种宫缩药,同用时可使子宫张力过高,有引起子宫破裂和(或)宫颈撕裂的危险。

4. 遇子宫收缩乏力时,给药时间不宜超过 6~8 小时。

5. 用药前和用药时需检查及监护 ①子宫收缩的频率、持续时间及程度;②妊娠妇女脉搏及血压;③胎儿心率;④静止期间子宫肌张力;⑤胎儿成熟度;⑥骨盆大小及胎儿先露下降情况;⑦出入液量的平衡,尤其是长时间使用缩宫素。

6. 用于催产时必须指征明确,以免产妇和胎儿发生危险。

【注意事项】

1. 对本品过敏者、严重的妊娠高血压综合征、瘢痕子宫者禁用。

2. 心脏病患者慎用。

3. 大剂量应用时可引起高血压或水潴留。使用后因宫缩过强可引起相关并发症，如子宫破裂等。

【患者用药指导】

偶有恶心、呕吐、心率加快或心律失常的不良反应。

【应急措施】

药物过量可引起高血压、子宫强烈收缩、子宫破裂；子宫胎盘灌注不足，可引起胎儿心率下降、缺氧甚或死亡；长期大剂量给药可引起水中毒伴抽搐。用药过程中医护人员严密观察孕妇情况，及时停药并处理。

【典型案例】

患者，女，临床诊断为胎膜早破。在 B 超监测下引产，分娩出一死婴。为收缩子宫、产后止血，分别 2 次给予缩宫素注射液 20U+ 林格液 500ml 静脉注射，均未见不适。第 3 次静脉注射 3 分钟后，患者出现呼吸困难、嘴唇发紫、大汗淋漓，血压 80/50mmHg，呼吸 24 次 / 分，脉搏 110 次 / 分。立即停药给予 1% 肾上腺素注射液 1ml 肌内注射；地塞米松注射液 0.1g 静脉注射，并吸氧。10 分钟后，呼吸明显好转。查体：呼吸 20 次 / 分，脉搏 85 次 / 分，血压 120/70mmHg。

分析点评：缩宫素属多肽类激素子宫收缩药，可用于引产、催产、产后及流产后因宫缩无力或缩复不良而引起的子宫出血，说明书上记载的不良反应有偶尔恶心、呕吐、心率加快或心律失常。大剂量应用时可引起高血压或水潴留，并无注明可引起过敏性休克。

重要提示：缩宫素引起过敏性休克较少见。可能与患者特异性体质有关，也可能与药物质量有关。提示临床医生在用药前详细询问过敏史，用药期间严密观察患者反应，并作好抢救措施，如有异常，应及时处理。

卡前列素氨丁三醇
（Carboprost Tromethamine）

【临床应用】

本品是含有天然前列腺素 $F_{2\alpha}$ 的（15S）-15-甲基衍生物的氨丁三醇盐溶液，可刺激妊娠子宫肌层收缩，类似足月妊娠末的分娩收缩。用于难治性产后出血和中期流产。

【用法用量】

肌内注射：流产，起始剂量为 250μg，间隔 1.5~3.5 小时再次注射 250μg。产后子宫出血，起始剂量为 250μg，间隔 15~90 分钟多次注射，总剂量不得超过 2mg。

【操作要点】

1. 本品必须由专业医务人员使用，且医院有能力提供及时的医疗监护和紧急手术设备。

2. 本品可能会加强其他宫缩药的活性，故不推荐与其他宫缩药合用。

3. 本品与其他强力宫缩药一样，必须严格遵循推荐剂量使用。

4. 本品不得经静脉注射给药，也不能用于诱导分娩。

5. 与非甾体抗炎药合用有拮抗作用，一般不宜合用。

【注意事项】

1. 本品含有苯甲醇，据报道苯甲醇与早产儿致死性的"呼吸窘迫综合征"有关。

2. 对本品无菌溶液过敏的患者禁用。

3. 急性盆腔炎、严重哮喘、胃肠功能紊乱、高血压、肝功能不全及肾上腺皮质功能不全患者禁用。

4. 常见的不良反应有呕吐、腹泻、恶心、体温上升、潮红。

5. 还可引起血压升高和支气管痉挛。偶有呼吸困难和肺水肿。

6. 本品用于治疗产后出血,有血压升高的副作用。任何有血压升高现象的患者不需特别治疗。

【患者用药指导】

1. 可能发生白细胞增多,应监测白细胞计数。

2. 使用本品后可引起短暂的体温升高,其原因可能是下丘脑体温调节中枢受到影响所致。治疗结束后体温均可恢复正常。

【应急措施】

使用大剂量的卡前列素氨丁三醇后能引起血压升高,这可能与其引起血管平滑肌收缩有关,立即停药并对症治疗。

【典型案例】

患者,女性,33 岁,"孕 39+2 周"入院待产,孕期诊断为妊娠期糖尿病、脐带异常(绕颈 3 周)。腰椎麻醉下行子宫下段剖宫产术,术中宫体注射卡前列素氨丁三醇注射液 250μg 促进子宫收缩,5 分钟后,患者出现口舌麻木、大汗淋漓、呼吸加深加快、四肢湿冷等症状,心电监护示:HR 100 次 / 分,血压降至 80/53mmHg,考虑为药源性过敏性休克。立即皮下注射肾上腺素 1mg,静脉推注地塞米松磷酸钠 10mg 抗过敏,并予间羟胺 20mg 升压治疗以及肢体保暖,30 分钟后,患者心电监护示:HR 90 次 / 分,血压升至 107/76mm/Hg,R 20 次 / 分,呼吸平稳,患者口唇红晕,四肢回暖,抢救成功。

分析点评:卡前列素氨丁三醇宫体注射后吸收入血液循环的速度快,15 分钟后即可达到最高血药浓度,使子宫平滑肌强制性收缩,有力地压迫子宫肌层内血管,使宫腔内膜开放的血窦和血管迅速闭合,从而充分发挥止血作用。卡前列素氨丁三醇用药后常见的不良反应多与它对平滑肌的收缩作用有关,如腹泻、恶心、呕吐、体温升高、头痛、潮红、潮热、咳嗽、心动过速、高血压、呼吸窘迫、血管迷走神经性昏厥等,罕见过敏性休克。

重要提示:卡前列素氨丁三醇注射液是临床上高危产妇宫缩乏力性产后出血强而有效的宫缩剂。产后妇女体质虚弱,加之产后出血易导致血压偏低,临床在应用卡前列素氨丁三醇注射液前,应认真询问患者有无过敏史,以及对食物或药物过敏史,特别是高敏体质、体质虚弱等患者,应谨慎用药并积极采取防范措施。对患者给药后进行密切观察与监护,对过敏体质患者应最好延长观察时间至48小时。此外,配备好急救药品,如肾上腺素、地塞米松等,一旦患者发生严重过敏样反应或过敏性休克及时采取抗过敏、抗休克甚至四联急救及扩容与吸氧等对症治疗措施。

卡贝缩宫素(Carbetocin)

【临床应用】

用于选择性硬膜外或腰椎麻醉下剖宫产术后,以预防子宫收缩乏力和产后出血。

【用法用量】

静脉注射:单剂量 100μg(1ml),缓慢地在 1 分钟内一次性给予。

【操作要点】

1. 只有在硬膜外或腰椎麻醉下剖宫产术完成婴儿娩出后给药。

2. 单剂量使用本品后,如患者未能产生足够的子宫收缩,不可重复给予卡贝缩宫素,但可使用缩宫素或麦角新碱进行更进一步的治疗。

3. 对持续出血的病例,需要排除胎盘碎片的滞留、凝血疾病或产道损伤。

【注意事项】

1. 禁用于对缩宫素和本品过敏的患者。

2. 禁用于有血管疾病的患者,特别是冠状动脉疾病,必须用则应非常谨慎。

【患者用药指导】

1. 常见不良反应包括恶心、腹疼、瘙痒、面红、呕吐、热感、低血压、头痛和震颤。

2. 其他包括背疼、头晕、金属味、贫血、出汗、胸痛、呼吸困难、寒战、心动过速和焦虑。

凝血酶(Thrombin)

【临床应用】

本品能使纤维蛋白原转化成纤维蛋白。局部应用后作用于病灶表面的血液很快形成稳定的凝血块,用于手术中不易结扎的小血管的止血、消化道出血及外伤出血等。

【用法用量】

局部止血:用灭菌生理盐水溶解成每毫升含本品50~1000U,喷雾或灌注创面;或以明胶海绵、纱条蘸凝血酶贴敷创面;也可直接撒布粉末状凝血酶至创面。

【操作要点】

1. 本品必须直接与创面接触,才能起止血作用。外用可直接用粉剂,也可新鲜配制(根据出血严重程度以生理盐水配制)成溶液后使用。

2. 本品严禁注射。如误入血管可导致血栓形成、局部坏死危及生命。

3. 外科止血常和明胶海绵合用,使用时去除海绵中的空气,将药液浸泡过的明胶海绵置于出血表面 10~15 秒,加敷料包扎。

4. 本品遇酸、碱、重金属发生反应而降效,故应避免与此类药物混合使用。

5. 本品还可用磷酸盐缓冲液(pH 7.6)或冷牛奶溶解。如用阿拉伯胶、明胶、果糖胶、蜂蜜等配制成乳胶状溶液，可提高凝血酶的止血效果，并可适当减少本品用量。

6. 在室温状态下经 8 小时或冷冻后在 48 小时内，即失去活性。

【注意事项】

1. 外科止血中应用本品曾有致低热反应的报道。

2. 应注意与相似药物注射用血凝酶区别。

3. 局部使用凝血酶制剂偶可引起凝血异常，包括凝血酶原时间（PT）异常、活化部分凝血活酶时间（APTT）异常、严重出血或罕见致死性血栓形成等，与抗体形成有关。

4. 局部重复用药，有增加抗体形成的可能。对有抗凝血酶制剂产生抗体的患者不应再使用这类药物。

【患者用药指导】

1. 过敏体质或对本品过敏者禁用。

2. 偶可致过敏反应，应及时停药。

3. 孕妇只在具有明显指征、病情必需时才能使用。

第二节　胎盘早剥

一、疾病简介

妊娠 20 周后或分娩期，正常位置的胎盘在胎儿娩出前，部分或全部与子宫壁剥离，称为胎盘早剥（placental abruption）。胎盘早剥为妊娠晚期的一种严重并发症，往往起病急、进展快，如处理不及时可威胁母儿生命。胎盘早剥的发生可能与血管病变、宫腔压力骤降、机械因素、脐带因素等有关。

二、临床特点

胎盘早剥的典型症状是阴道出血、腹痛、子宫收缩和子宫压痛。出血特征为陈旧性不凝血。绝大多数发生在孕 34 周以后。往往是胎盘早剥的严重程度与阴道出血量不相符。后壁胎盘的隐性剥离多表现为腰背部疼痛，子宫压痛可不明显。部分胎盘早剥伴有宫缩，但宫缩频率高、幅度低，间歇期也不能完全放松。

根据病情严重程度将胎盘早剥分 4 度。

0 度：胎盘后有小凝血块，但无临床症状。

Ⅰ度：阴道出血；可有子宫压痛和子宫强直性收缩；产妇无休克发生，无胎儿窘迫发生。

Ⅱ度：可能有阴道出血；产妇无休克；有胎儿窘迫发生。

Ⅲ度：可能有阴道出血；子宫强制性收缩明显，触诊呈板状；持续性腹痛，产妇发生失血性休克，胎儿死亡；30% 的产妇有凝血功能指标异常。

三、治疗原则

胎盘早剥的治疗应根据孕周、早剥的严重程度、有无并发症、宫口开大情况、胎儿宫内状况等决定。

1. 纠正休克　患者入院时，情况危重、处于休克状态者，应积极补充血容量，纠正休克，尽快改善患者状况。监测产妇生命体征，维持血液循环系统的稳定，有 DIC 表现者要尽早纠正凝血功能障碍。使血红蛋白维持在 100g/L，血细胞比容 > 0.30，尿量 > 30ml/h。

2. 及时终止妊娠　根据孕妇病情轻重、胎儿宫内状况、产程进展、胎产式等，决定终止妊娠的方式。

（1）阴道娩出：阴道分娩：①如胎儿已死亡，在评价产妇生命体征前提下首选阴道分娩。严重的胎盘早剥常致胎儿死亡，且合并凝血功能异常，抢救产妇是治疗的重点。应尽快实施人工破膜减压及促进产程进展，减少出血。缩宫素的使用要慎重，以防子宫破裂。如伴有其他异常，如胎横位等可行剖宫产术。应强调根据不同情况，个体化处理。②胎儿存活者,以显性出血为主,宫口已开大,经产妇一般情况较好,估计短时间内能结束分娩者,人工破膜后可经阴道分娩。分娩过程中密切观察血压、脉搏、宫底高度、宫缩与出血情况,建议全程行胎心电子监护,了解胎儿宫内状况,并备足血制品。

（2）剖宫产:适用于Ⅱ度胎盘早剥,不能在短时间内结束分娩者;Ⅰ度胎盘早剥,出现胎儿窘迫征象者;Ⅲ度胎盘早剥,产妇病情恶化,胎儿已死不能立即分娩者;破膜后产程无进展者孕32周以上,胎儿存活,胎盘早剥Ⅱ级以上,建议尽快、果断进行剖宫产术,以降低围生儿死亡。阴道分娩过程中,如出现胎儿窘迫征象或破膜后产程无进展者,应尽快行剖宫产术。近足月的轻度胎盘早剥者,病情可能随时加重,应考虑终止妊娠并建议剖宫产术分娩为宜。

3. 并发症的处理

（1）产后出血:在分娩后立即给予子宫收缩药物,如缩宫素、前列腺素制剂等;胎儿娩出后人工剥离胎盘,持续子宫按摩等。若仍有不能控制的子宫出血,或血不凝、凝血块较软,应按凝血障碍处理。

（2）凝血功能障碍:迅速终止妊娠,阻断促凝物质继续进入母血循环,纠正凝血机制障碍。补充血容量和凝血因子;DIC高凝阶段主张及早应用肝素,可阻断DIC的发展。当DIC处于血液不凝固而出血不止的纤溶阶段时,可在肝素化和补充凝血因子的基础上应用抗纤溶药物。

（3）肾衰竭:若患者尿量＜30ml/h,提示血容量不足,应及时补充血容量;若血容量已补足而尿量＜17ml/h,可给予呋塞米20~40mg静脉推注,必要时可重复用药。若短期内尿量不增加且血清尿素氮、肌酐、血钾进行性升高,并且二氧化碳结合力下降,提示肾衰竭。出现尿毒症时,应及时进行血液透析治疗。

四、治疗药物

羟乙基淀粉40氯化钠
（Hydroxyethyl Starch 40 Sodium Chloride）

【临床应用】

血容量补充药。有抑制血管内红细胞聚集作用，用于改善微循环障碍，临床用于低血容量性休克，如失血性、烧伤性及手术中休克等；血栓闭塞性疾患。

【用法用量】

静脉滴注：一日250~500ml。

【操作要点】

1. 本品可改变凝血机制，导致一过性凝血酶原时间和凝血时间延长，因此注意监测凝血时间。

2. 大量输入可致钾排泄增多，应适当补钾。

【注意事项】

少数患者使用本品可出现过敏现象，表现为眼睑水肿、荨麻疹及哮喘等；可见发热、寒战及流感样症状，呕吐、颌下腺与腮腺肿大及下肢水肿等。

【患者用药指导】

1. 心功能不全或肾清除率受损者慎用。

2. 孕妇使用权衡利弊。

【应急措施】

用量过大，可发生自发性出血，最大用量不超过750ml。一旦发生出血，对症治疗。

缩宫素（Oxytocin）

【临床应用】

本品为多肽类激素子宫收缩药。用于引产、催产、产后及流产后因宫缩无力或缩复不良而引起的子宫出血。

【用法用量】

静脉滴注：小剂量、低浓度静脉滴注用于促宫颈成熟，2.5U 加入到 5% 葡萄糖溶液 500ml 中静脉滴注 6~8 小时，一日 1 次，一般连续 3 日；控制产后出血每分钟静脉滴注 0.02~0.04U，胎盘排出后可肌内注射 5~10U。

【操作要点】

1. 本品只能在医院有医护人员监测时才能给药，产前使用时禁止快速静脉注射和肌内注射。

2. 与肾上腺素、硫喷妥钠、乙醚、氟烷、吗啡等同用时会减弱子宫收缩作用。

3. 不能同时多途径给药及并用多种宫缩药，同用时可使子宫张力过高，有引起子宫破裂和（或）宫颈撕裂的危险。

4. 遇子宫收缩乏力时，给药时间不宜超过 6~8 小时。

5. 用药前和用药时需检查及监护　①子宫收缩的频率、持续时间及程度；②妊娠期妇女脉搏及血压；③胎儿心率；④静止期间子宫肌张力；⑤胎儿成熟度；⑥骨盆大小及胎儿先露下降情况；⑦出入液量的平衡，尤其是长时间使用缩宫素。

6. 用于催产时必须指征明确，以免产妇和胎儿发生危险。

7. 静脉滴注速度应根据患者的具体情况而定。

【注意事项】

1. 对本品过敏、骨盆过窄或畸形、明显头盆不称及胎位异常、疤痕子宫或有剖宫产史、前置胎盘、胎儿窘迫、子宫收缩乏力长期用药无效、严重的妊娠高血压综合征患者禁用。

2. 心脏病、早产、部分性前置胎盘者应慎用。

3. 大剂量应用时可引起高血压或水潴留。使用后因宫缩过强可引起相关并发症，如子宫破裂、胎儿窘迫等。

【患者用药指导】

1. 用药过程中出现血压升高、胎儿心率及宫缩异常等情况，及时告知医师。

2. 偶有恶心、呕吐、心率加快或心律失常的不良反应。

【应急措施】

药物过量可引起高血压、子宫强烈收缩、子宫破裂；子宫胎盘灌注不足，可引起胎儿心率下降、缺氧甚或死亡；长期大剂量给药可引起水中毒伴抽搐。用药过程中医护人员严密观察孕妇情况，及时停药并处理。

麦角新碱（Ergometrine）

【临床应用】

本品主要用在产后或流产后预防和治疗由于子宫收缩无力或缩复不良所致子宫出血。

【用法用量】

1. 肌内注射　一次 0.1~0.2mg。

2. 子宫壁注射　剖宫产时直接注射于子宫肌层 0.2mg；或子宫颈注射 0.2mg。

3. 口服　一次 0.2~0.5mg，一日 1~2 次。一次剂量不应超过 0.5mg，一日不超过 1mg。

【操作要点】

1. 避免与其他麦角碱同用。

2. 不得与血管收缩药（包括局麻药液中含有的）同用。

3. 与升压药同用，有出现严重高血压甚至脑血管破裂的危险。

4. 患者在使用本品时勿用洋地黄。

【注意事项】

1. 在胎盘未剥离娩出前不用，否则可使胎盘嵌留宫腔内。如胎儿娩出前使用本品，可能发生子宫强直收缩，以致胎儿缺氧或颅内出血，应禁用。

2. 下列情况应慎用　①冠心病,血管痉挛时可造成心肌梗死;②肝功能损害;③严重的高血压,包括妊娠高血压综合征;④低钙血症,可能加重闭塞性周围血管病;⑤肾功能损害;⑥脓毒症。

3. 交叉过敏反应　患者不能耐受其他麦角制剂,同样也不能耐受本品。

4. 用量不得过大和时间过长,超量时可发生麦角样中毒及麦角性坏疽。

5. 如有感染存在,用药应慎重,因感染可增强本品的敏感性。

6. 遇有低钙血症,本品的效应减弱,应谨慎静脉注射钙盐,以恢复宫缩。

【患者用药指导】

1. 静脉给药时,可出现头痛、头晕、耳鸣、腹痛、恶心、呕吐、胸痛、心悸、呼吸困难、心率过缓的不良反应;也有可能突然发生严重高血压,在用氯丙嗪后可以有所改善甚至消失。

2. 如使用不当,可能发生麦角中毒,表现为持久腹泻、手足和下肢皮肤苍白的发冷、心跳弱、持续呕吐、惊厥。

3. 禁止吸烟过多,因可致血管收缩或挛缩。

【应急措施】

过量会发生麦角中毒。对症治疗。麦角中毒的治疗同一般食物中毒如催吐、洗胃(可用 2% 碳酸氢钠)或导泻(可内服鞣酸和盐类泻剂),静脉滴注右旋糖酐 40 注射液 500ml,皮下注射罂粟碱 30mg 以改善末梢循环;并行对症治疗,如抗痉挛、扩张血管等。

【典型案例】

患者,女,25 岁。既往无高血压、妊娠高血压综合征病史及药物过敏史。因过期妊娠静脉滴注缩宫素引产过程中出现胎儿宫内窘迫,急诊医师在连续硬膜外麻醉下行剖宫产术。入手术室后,测血压102/60mmHg,L1~L2椎间隙穿刺顺利,尾向置管,推注2%利多卡因共14ml。麻醉效果满意,呼吸、循环平稳。新生儿娩出后,因宫缩乏力,子宫出血,宫体注射缩宫素20U、麦角新碱0.2mg,2分钟后,患者出现剧烈头痛,以双颞部跳痛为主,测血压升至173/90mmHg,立即静脉推注氟哌利多5mg、哌替啶50mg,5分钟后血压降至139/75mmHg,头痛减轻,手术历时50分钟,术终,血压逐渐降至120/68mmHg,头痛症状缓解。术后6小时及术后48小时再次出现头痛,血压升至143/75mmHg左右,均口服复方降压片(1片)缓解。术后7天,切口愈合良好,拆线出院。随访1年,颞部血管搏动性头痛发作十余次,有时单侧,有时双侧,持续数秒钟症状自行消失。

分析点评:麦角新碱作用于子宫平滑肌使其收缩,用于治疗产后出血、子宫复旧不良等;麦角新碱又有升压作用,因此禁用于高血压、妊娠高血压综合征及其他心血管疾病患者。本病例虽无上述禁忌证,用药剂量也属常用量范围,却发生了严重不良反应。

重要提示:临床使用麦角新碱时,建议分次用药,先用治疗量的一半,根据药物作用结果酌情追加。同时应注意观察患者的血压情况,一旦发现血压升高,及早处理。

甲麦角新碱(Methylergometrine)

【临床应用】

本品主要用于预防和治疗产后或流产后子宫收缩无力或缩复不良所致的子宫出血。

【用法用量】

1. 口服　一次0.2~0.4mg,一日2~4次,直到宫缩无力纠正和流血明显减少。一般48小时为一疗程。

2. 肌内注射　一次0.2mg,必要时每2~4小时1次,最多5次。

3. 静脉注射　用于子宫大出血时,剂量同肌内注射,稀释后缓慢注射,推注时间至少1分钟。

【操作要点】

1. 一次剂量不应超过0.5mg,超量时可发生麦角样中毒及麦角性坏疽,且不宜以静脉注射作为常规使用;用药时间不得过长。

2. 对低钙血症者,本品的效应减弱,应谨慎静脉注射钙盐,以恢复宫缩。

3. 不得与其他麦角碱、血管收缩药(包括局麻药液中含有者)和洋地黄类药同用。

4. 用药后若出现突发性严重高血压,使用氯丙嗪可得到改善甚至消失。

【注意事项】

1. 对本品过敏者、胎儿及胎盘娩出前(以免发生子宫破裂、胎儿宫内窒息死亡及胎盘嵌留宫腔内)禁用。

2. 冠心病(血管痉挛时可造成心绞痛或心肌梗死)、肝肾功能损害、低钙血症、闭塞性周围血管病、高血压、感染患者(感染可增强本品的敏感性)慎用。

3. 药物对妊娠的影响　美国食品和药品管理局(FDA)对本品的妊娠安全性分级为C级。

【患者用药指导】

1. 与升压药合用,有出现严重高血压甚至脑血管破裂的危险。

2. 烟碱可使本品的血管收缩作用加剧,故用药期间不得吸烟。

3. 本品可随乳汁分泌,使婴儿出现麦角样毒性反应,同时还可能抑制泌乳,哺乳妇女应权衡利弊后用药。

4. 静脉给药时,可出现头痛、头晕、耳鸣、腹痛、恶心、呕吐、胸痛、心悸、呼吸困难、心率过缓的不良反应;也有可能突然发生严重高血压,在用氯丙嗪后可以有所改善甚至消失。

【应急措施】

如使用不当,可能发生麦角中毒,表现为持久腹泻、手足和下肢皮肤苍白的发冷、心跳弱、持续呕吐、惊厥。麦角中毒的治疗同一般食物中毒如催吐、洗胃(可用2%碳酸氢钠)或导泻(可内服鞣酸和盐类泻剂),静脉滴注右旋糖酐40注射液500ml,皮下注射罂粟碱30mg以改善末梢循环;并行对症治疗,如抗痉挛、扩张血管等。

卡前列素氨丁三醇
(Carboprost Tromethamine)

【临床应用】

本品是含有天然前列腺素 $F_{2\alpha}$ 的(15S)-15-甲基衍生物的氨丁三醇盐溶液,可刺激妊娠子宫肌层收缩,类似足月妊娠末的分娩收缩。用于难治性产后出血和中期流产。

【用法用量】

肌内注射:流产,起始剂量为250μg,间隔1.5~3.5小时再次注射250μg。产后子宫出血,起始剂量为250μg,间隔15~90分钟多次注射,总剂量不得超过2mg。

【操作要点】【注意事项】【患者用药指导】【应急措施】见第十三章第一节前置胎盘

卡前列甲酯(Carboprost Methylate)

【临床应用】

对子宫平滑肌具有兴奋作用。预防和治疗宫缩弛缓所引起的产后出血,与米非司酮等序贯用,应用于终止早期妊娠。

【用法用量】

阴道给药:预防和治疗宫缩弛缓所引起的产后出血时,于胎儿分娩出后,立即戴无菌手套将1枚(1mg)卡前列甲酯栓放入阴道,贴附于阴道前壁下1/3处,约2分钟。

【操作要点】

1. 必须戴无菌手套将药品置入阴道，以免发生继发感染。

2. 本品不能用作足月妊娠引产。

【注意事项】

1. 对本品过敏者、胎膜已破者、前置胎盘者禁用。

2. 急性盆腔感染、胃溃疡、心血管疾病、哮喘及严重过敏体质、青光眼患者禁用。

3. 有癫痫病史者、糖尿病、高血压及严重心肝肾功能不全者慎用。

【患者用药指导】

1. 本品应在医师监护下使用。如发现不可耐受性呕吐、腹痛或阴道大出血，应立即停用。

2. 不良反应主要为腹泻、恶心或呕吐、腹痛等，少数人面部潮红，停药后上述反应即可消失。采用复方地芬诺酯（复方苯乙哌啶）片后，不良反应显著减少。

肝素（Heparin）

【临床应用】

本品是一种酸性黏多糖，主要是由肥大细胞和嗜碱性粒细胞产生。无论在体内还是体外，肝素的抗凝作用都很强。用于各种原因引起的 DIC。

【用法用量】

静脉滴注：急性 DIC 每日 10 000~30 000U，一般一日 15 000U 左右，每 4~6 小时 1 次，于 1 小时内滴完，每 6 小时用量不超过 5000U，根据病情可连续使用 3~5 天。

【操作要点】

1. 本品稀释液应避免冻存。

2. 给药期间应避免肌内注射其他药物。

3. 对本品过敏者应提高警惕，仅在出现危及生命的紧急状况下方可用药。遇有过敏体质者，特别对猪肉、牛肉或其他动物蛋白过敏者，可先给予本品 6~8mg 作为测试量，如半小时后无特殊反应，才可给予全量。

4. 与香豆素及其衍生物合用，可导致严重的因子Ⅸ缺乏而致出血。

5. 与阿司匹林及非甾体抗炎镇痛药合用，包括甲芬那酸、水杨酸等均能抑制血小板功能，并能诱发胃肠道溃疡出血。

6. 与双嘧达莫、右旋糖酐等合用可能抑制血小板功能。

7. 与肾上腺皮质激素、促皮质素等合用易诱发胃肠道溃疡出血。

8. 与依他尼酸、组织型纤溶酶原激活物（t-PA）、尿激酶、链激酶等合用可加重出血危险。

9. 本品并用碳酸氢钠、乳酸钠等纠正酸中毒的药物可促进肝素的抗凝作用。

10. 本品与透明质酸酶混合注射，既能减轻肌内注射痛，又可促进肝素吸收。但肝素可抑制透明质酸酶活性，故两者应临时配伍使用，药物混合后不宜久置。

11. 本品可与胰岛素受体作用，从而改变胰岛素的结合作用。已有肝素致低血糖的报道。

12. 甲巯咪唑、丙硫氧嘧啶与本品有协同作用。

13. 硫酸鱼精蛋白可中和本品的作用。

14. 下列药物与本品有配伍禁忌 卡那霉素、阿米卡星、柔红霉素、乳糖酸红霉素、硫酸庆大霉素、氢化可的松琥珀酸钠、多黏菌素 B、多柔比星、妥布霉素、万古霉素、头孢孟多、头孢哌酮、头孢噻吩钠、氯喹、氯丙嗪、异丙嗪、麻醉性镇痛药。

【注意事项】

1. 对本品过敏者、有自发出血倾向者、血液凝固迟缓者（如血友病、紫癜、血小板减少）、溃疡病、创伤、产后出血者、胃十二指肠溃疡患者、溃疡性结肠炎患者、严重肝功能不全者、胆囊疾病或黄疸患者、恶性高血压患者、活动性结核患者、内脏肿瘤患者及脑内出血或有脑内出血史者禁用。

2. 有过敏性疾病或哮喘病史者慎用。

3. 主要不良反应是用药过多可致自发性出血。

4. 常见寒战、发热、荨麻疹等过敏反应。少见气喘、鼻炎、流泪、头痛、恶心、呕吐、心前区紧迫感、呼吸短促甚至休克。可能出现瘙痒、发热感，特别是脚底部。

5. 偶见一次性脱发和腹泻。尚可引起骨质疏松和自发性骨折。

6. 肝功能不良者长期使用可引起抗凝血酶Ⅲ耗竭而血栓形成倾向。

7. 下列情况应慎用肝素　①手术后或损伤创面未经良好止血者；②近期有大咯血的结核病或有大量出血的活动性消化性溃疡；③蛇毒所致 DIC；④ DIC 晚期，患者有多种凝血因子缺乏及明显纤溶亢进。

8. 药物过量表现　凝血时间超过 30 分钟或活化部分凝血活酶时间（APTT）超过 100 秒，均表明用药过量。早期过量的表现有黏膜和伤口出血、刷牙时齿龈渗血、皮肤瘀斑或紫癜、鼻出血、月经量过多等。严重时有内出血征象，表现为腹痛、腹胀、背痛、麻痹性肠梗阻、咯血、呕血、血尿、血便及持续性头痛。亦可引起心脏停搏。

【患者用药指导】

1. 本品监护最常用者为 APTT，正常值为 40 秒 ±5 秒，肝素治疗使其延长 60%~100% 为最佳剂量。如用凝血时间（CT）作为本品使用的血液学监测指标，不宜超过 30 分钟。

2. 偶可引起过敏反应及血小板减少，常发生在用药初 5~9 天，故开始治疗应定期监测血小板计数。对血小板计数低于 10×10^9/L 或反复出现进展性血栓形成者，则应停用本品。若必须用本品继续治疗，应选用其他器官来源的肝素谨慎的进行治疗。

3. 本品可延长凝血酶原时间,使磺溴酞钠(BSP)试验潴留时间延长而呈假阳性反应,导致 T_3、T_4 浓度增加,从而抑制垂体促甲状腺素的释放。因此必须在用药 4 小时后重复该项试验。

4. 本品为酶诱导剂,常见 ALT、AST、LDH 升高,但胆红素及碱性磷酸酶正常,以静脉给药者发生率高。因此,在使用肝素情况下,对与酶水平变化有关的疾病如肝炎、肺栓塞、急性心肌梗死等疾病的诊断需慎重。

【应急措施】

本品过量时可用 1% 的硫酸鱼精蛋白溶液缓慢滴注,如此可中和本品作用。缓慢滴注时,每 10 分钟内滴注量不能超过 50mg 硫酸鱼精蛋白;每 1mg 鱼精蛋白可中和 100U 的本品。

【典型案例】

患者,女,35 岁,彩色多普勒提示大动脉炎多发血管病变、主动脉瘤。双上肢血压 260/140mmHg,口服降血压药控制血压。次日行 DSA 胸腹主动脉造影检查,造影提示胸腹主动脉增宽,腹主动脉下段近分叉处完全闭塞,可见侧支循环,左肾动脉长段狭窄,左髂总动脉起始部血栓形成,右髂总动脉与腹主动脉侧支形成。术中使用尿激酶 80 万 U,效果不明显。术后次日静脉推注肝素 6250U,2 小时后又误输肝素 12 500U,最初左肱动脉穿刺处皮下处淤血,后患者出现烦躁不安,主诉心慌、胸闷、双上肢血压测不到,随即 5% 葡萄糖 500ml、多巴胺 80mg 快速静脉滴注,30 分钟后测上肢血压 80/60mmHg,排出血便。诊断肝素过量、消化道出血。静脉推注硫酸鱼精蛋白 50mg,凝血酶 0.1 万 U,氨甲苯酸 0.3g,奥美拉唑 40mg。出血症状得到控制,当晚解黑便数次。

分析点评:肝素是硫酸化的糖胺聚糖,血浆半衰期为 0.5~1 小时。该患者造影显示存在肾性高血压,虽应

用降血压药控制高血压,但仍然是高血压状态,严重高
血压和短时间内肝素的大剂量输注导致患者消化道出
血,发现出血后迅速用硫酸鱼精蛋白对抗,鱼精蛋白带有
正电荷可与肝素结合形成稳定的复合物,使肝素失去抗
凝作用,且立即输注凝血酶、氨甲苯酸、奥美拉唑等止血
药、抗酸药,使出血症状得到控制。

重要提示:当患者使用肝素时,切勿超剂量使用,仔
细核对查验是否存在超剂量应用情况。在应用肝素期间
应密切关注患者的出血情况,一旦发生超剂量使用,患者
出现出血现象,要掌握急救的方法。

氨基己酸(Aminocaproic Acid)

【临床应用】

DIC晚期,以防继发性纤溶亢进症。

【用法用量】

静脉滴注:4~6g溶于0.9%氯化钠注射液或5%~10%
葡萄糖注射液100ml中,于15~30分钟滴完。

【操作要点】【注意事项】【患者用药指导】见第十二
章第二节黄体破裂

氨甲环酸(Tranexamic Acid)

【临床应用】

本品为合成的氨基酸类抗纤溶药,主要用于纤维蛋
白溶解亢进所致的多种出血,也用于人工流产、胎盘早
剥、死胎和羊水栓塞引起的纤溶性出血。

【用法用量】

静脉注射或滴注:一次0.25~0.5g,一日0.75~2g。必
要时可一日1~2g,分1~2次给药。静脉注射液以25%葡
萄糖液稀释,静脉滴注液以5%~10%葡萄糖液稀释。

【操作要点】【注意事项】【患者用药指导】见第十章
第一节功能失调性子宫出血

氨甲苯酸（Aminomethylbenzoic Acid）

【临床应用】

本品主要用于因原发性纤维蛋白溶解过度所引起的出血,包括急性和慢性、局限性或全身性的高纤溶出血,后者常见于癌肿、白血病、妇产科意外、严重肝病出血等。

【用法用量】

静脉滴注或静脉注射:0.1~0.3g,一日不超过0.6g。

【操作要点】【注意事项】【患者用药指导】见第十二章第二节黄体破裂

二乙酰氨乙酸乙二胺
（Ethylenediamine Diaceturate）

【临床应用】

本品通过抑制纤溶酶原激活物,使纤溶酶原不能激活为纤溶酶,从而抑制纤维蛋白的溶解;促进血小板释放活性物质,增强血小板的聚集性和黏附性,缩短凝血时间;增强毛细血管抵抗力,降低毛细血管的通透性,产生止血作用。用于预防和治疗各种原因出血。对手术渗血、外科出血、妇科出血、痔出血、泌尿道出血等均有较好疗效。

【用法用量】

1. 肌内注射　一次 0.2g,一日 1~2 次,以注射用水稀释后使用。

2. 静脉注射　一次 0.4g,一日 1~2 次,以 5% 葡萄糖注射液 20ml 稀释后使用;

3. 静脉滴注　常用量一次 0.6g,一日最高限量为1.2g,以 5% 葡萄糖注射液 250~500ml 溶解稀释后使用。

【操作要点】

静脉注射、静脉滴注或肌内注射,凡遇急救性情况,第1次可大剂量静脉注射和静脉滴注同时应用。

【注意事项】

1. 可能出现的不良反应有头昏、心率减慢、乏力、皮肤麻木、发热感、口干、呕吐、恶心等。大多能自行消失或停药后能消失。

2. 由于本品与其他药物的相互作用尚不明确，故应谨慎配伍用药。

【患者用药指导】

孕妇用药安全性尚未确立，使用时应权衡利弊。

酚磺乙胺（Etamsylate）

【临床应用】

本品可降低毛细血管的通透性，使血管收缩，出血时间缩短；增强血小板的聚集性和黏附性。用于防治各种手术前后的出血，也可用于血小板功能不良、血管脆性增加而引起的出血。

【用法用量】

1. 肌内注射或静脉注射　一次 0.25~0.5g，一日 0.5~1.5g。

2. 静脉滴注　一次 0.25~0.75g，一日 2~3 次，稀释后滴注。

3. 预防手术后出血　术前 15~30 分钟静脉滴注或肌内注射 0.25~0.5g，必要时 2 小时后再注射 0.25g。

【操作要点】【注意事项】【患者用药指导】见第十章第一节功能失调性子宫出血

第十四章　妊娠特有疾病

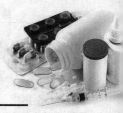

1. 卡前列素氨丁三醇的安全操作要点有哪些？

2. 如何正确应用凝血酶？

3. 胎盘早剥并发症如何处理？

4. 缩宫素的安全操作要点有哪些？

孕妇在妊娠期间可发生一些特有疾病,这类疾病不同于一般内科并发病,在妊娠期发病,大多于妊娠结束后自然消退。妊娠特有疾病有时也可与孕妇原有内科疾病合并存在。积极防治妊娠特有疾病是高危妊娠管理的重要任务。

第一节 妊娠期高血压疾病

一、疾病简介

妊娠期高血压疾病(hypertensive disorders complicating pregnancy)是妊娠与血压升高并存的一组疾病,发生率约5%~12%。多发生于妊娠20周以后,临床表现为高血压、蛋白尿、水肿,严重时出现抽搐、昏迷,甚至母婴死亡。该组疾病严重影响母婴健康,是孕产妇和围生儿病死率升高的主要原因,包括妊娠期高血压、子痫前期、子痫,以及慢性高血压并发子痫前期和妊娠合并慢性高血压,本节重点阐述前三种疾病。

二、临床特点

1. 妊娠期高血压 妊娠20周后首次出现高血压,收缩压 ≥ 140mmHg(1mmHg=0.133kPa)和(或)舒张压 ≥ 90mmHg,于产后12周内恢复正常;尿蛋白检测阴性。收缩压 ≥ 160mmHg 和(或)舒张压 ≥ 110mmHg 为重度妊娠期高血压。

2. 子痫前期 妊娠20周后出现收缩压 ≥ 140mmHg 和(或)舒张压 ≥ 90mmHg,且伴有下列任一项:尿蛋白 ≥ 0.3g/24h,或尿蛋白/肌酐比值 ≥ 0.3,或随机尿蛋白 ≥(+)(无法进行尿蛋白定量时的检查方法);无蛋白尿但伴有以下任何一种器官或系统受累:心、肺、肝、肾等重要器官,或血液系统、消化系统、神经系统的异常改变,胎盘 - 胎儿受到累及等。血压和(或)尿蛋白水平持续升高,发生母体器官功能受损或胎盘 - 胎儿并发症是子痫前期病情向重度发展的表现。

子痫前期孕妇出现下述任一表现可诊断为重度子痫前期(severe preeclampsia):

(1)血压持续升高:收缩压 ≥ 160mmHg 和(或)舒张压 ≥ 110mmHg。

(2)持续性头痛、视觉障碍或其他中枢神经系统异常表现。

(3)持续上腹部疼痛及肝包膜下血肿或肝破裂表现。

(4)肝酶异常:ALT 或 AST 水平升高。

(5)肾功能受损:尿蛋白 > 2.0g/24h;少尿(24 小时尿量 < 400ml,或每小时尿量 < 17ml);或血肌酐 > 106μmol/L。

(6)低蛋白血症伴腹水、胸腔积液或心包积液。

(7)血液系统异常:血小板计数呈持续性下降并低于 100×10^9/L;微血管内溶血(表现有贫血、黄疸或 LDH 水平升高)。

(8)心力衰竭。

(9)肺水肿。

(10)胎儿生长受限或羊水过少、胎死宫内、胎盘早剥等。

3. 子痫　在子痫前期的基础上进而有抽搐发作,或伴有昏迷,称为子痫。少数患者病情进展迅速,子痫前期的征象不明显而骤然发作。子痫的典型发作过程首先表现为眼球固定,瞳孔散大。头偏向一侧,牙关紧闭;继而口角及面肌颤动,数秒后发展为全身及四肢肌强直,双手紧握,双臂屈曲,迅速发生强烈抽动。抽搐时可呼吸暂停,面色青紫。持续时间不定,抽搐强度减弱,全身肌肉松弛,随即深长吸气,发出鼾声而恢复呼吸。抽搐发作前及抽搐期间,神志丧失。

三、治疗原则

妊娠期高血压疾病的治疗目的是预防重度子痫前期和子痫的发生，降低母儿围生期发病率和死亡率，改善围生结局。治疗基本原则是休息、镇静、预防抽搐，有指征地降压和利尿，密切监测母儿情况，适时终止妊娠。应根据病情的轻重缓急和分类进行个体化治疗。

1. 妊娠期高血压患者应休息、镇静、监测母胎情况，酌情降压治疗。子痫前期患者应预防抽搐，有指征地降压、利尿、镇静，密切监测母胎情况，预防和治疗严重并发症，适时终止妊娠。子痫：控制抽搐，病情稳定后终止妊娠，预防并发症。

2. 注意休息并取左侧卧位，但子痫前期患者住院期间不建议绝对卧床休息。保证充足的蛋白质和热量，不建议限制食盐摄入。保证充足睡眠，必要时可睡前口服地西泮。

3. 降压治疗的目的　预防子痫、心脑血管意外和胎盘早剥并发症。收缩压 $\geq$ 160mmHg 和（或）舒张压 $\geq$ 110mmHg 的高血压孕妇必须降压治疗，收缩压 $\geq$ 140mmHg 和（或）舒张压 $\geq$ 90mmHg 的高血压孕妇可以使用降压治疗；妊娠前已用降压药治疗的孕妇应继续降压治疗。目标血压：孕妇未并发器官功能损伤，收缩压应控制在 130~155mmHg 为宜，舒张压应控制在 80~105mmHg；孕妇并发器官功能损伤，则收缩压应控制在 130~139mmHg，舒张压应控制在 80~89mmHg。降压过程力求血压下降平稳，不可波动过大，且血压不可低于130/80mmHg，以保证子宫-胎盘血流灌注。

4. 硫酸镁是子痫治疗的一线药物，也是预防子痫发作的预防用药。其作用机制为：①镁离子抑制运动神经末梢释放乙酰胆碱，阻断神经肌肉接头间的信息传导，使骨骼肌松弛；②镁离子刺激血管内皮细胞合成前列环素，抑制内皮素合成，降低机体对血管紧张素 Ⅱ 的反应，从而缓解血管痉挛状态；③镁离子通过阻断谷氨酸通道阻止钙离子内流，解除血管痉挛，减少血管内皮损伤；④镁离子可提高孕妇和胎儿血红蛋白的亲和力，改善氧代谢。硫酸镁控制子痫再次发作的效果优于地西泮、苯巴比妥和冬眠合剂等镇静药物，除非存在硫酸镁应用禁忌或治疗效果不佳，否则不推荐使用。

5. 子痫前期患者不主张常规应用利尿剂，仅当患者出现全身性水肿、肺水肿、脑水肿、肾功能不全、急性心力衰竭时，可酌情使用呋塞米等快速利尿剂。甘露醇主要用于脑水肿，该药属高渗性利尿剂，患者心力衰竭或潜在心力衰竭时禁用。

四、治疗药物

拉贝洛尔（Labetalol）

【临床应用】

本品为具有 α_1 受体和非选择性 β 受体阻断作用，两种作用均有降压效应，用于各种类型高血压。本品降低血压但不影响肾及胎盘血流量，并可对抗血小板聚集，促进胎儿肺成熟。

【用法用量】

1. 口服 一次 50~150mg，一日 3~4 次。

2. 静脉注射 初始剂量 20mg，10 分钟后若无有效降压则剂量加倍，最大单次剂量为 80mg，直至血压被控制，一日最大总剂量 220mg。

3. 静脉滴注 50~100mg 加入 5% 葡萄糖 250~500ml，根据血压调整滴速，待血压稳定后改口服。

【操作要点】

1. 本品与三环类抗抑郁药同时应用可产生震颤。

2. 西咪替丁可增加本品的生物利用度。

3. 本品可减弱硝酸甘油的反射性心动过速，但降压作用可协同;本品可增强氟烷对血压的作用。

4. 与维拉帕米类钙拮抗剂联用时需十分谨慎。

5. 甲氧氯普胺(胃复安)可增强本品的降压作用。

【注意事项】

1. 支气管哮喘、心源性休克、房室传导阻滞、重度或急性心力衰竭、窦性心动过缓等患者禁用。

2. 充血性心力衰竭、糖尿病、肺气肿或非过敏性支气管炎、肝功能不全、甲状腺功能减退、雷诺综合征或其他周围血管疾病、肾功能减退者慎用。

3. 偶有头昏、胃肠道不适、疲乏、感觉异常、哮喘加重等症,个别患者有直立性低血压。

4. 剂量过大,还可发生心动过速、急性肾衰竭。

5. 心绞痛患者不能突然停药。

【患者用药指导】

1. 本品应餐后服用。

2. 用药期间监测血压、心率,防止血压过低和心率过慢的发生。

3. 用药时应逐渐加量,少数患者可在用药后 2~4 小时出现直立性低血压。同时避免突然停药,建议 1~2 周内逐渐减量。

4. 给药期间患者应保持仰卧位,用药后要平卧 3 小时,以防体直立性低血压发生。

【应急措施】

本品降压效果与剂量有关,药物过量时可出现严重的直立性低血压和心动过缓,此时患者应平卧,并监测血压。该反应在减量或停药后即可自行消失。个别患者如血压下降过低时,可用去氧肾上腺素、阿托品予以对抗。

硝苯地平(Nifedipine)

【临床应用】

本品为钙拮抗剂,可解除外周血管痉挛,使全身血管扩张,血压下降。

【用法用量】

口服:一次 5~10mg,一日 3~4 次,24 小时总量不超过 60mg。对急需快速降压可舌下含服 10mg,5~10 分钟内生效,由于其降压作用迅速,一般不推荐舌下含服。缓释片 20mg 口服,一日 1~2 次。

【操作要点】

1. FDA 对本品的妊娠安全性分级为 C 级。本品单用或与 β 肾上腺素受体阻断药合用,可有效地控制妊娠期或产后严重高血压急性发作,但舌下含化可引起母亲严重低血压和胎儿抑制。

2. 在用药前后及用药时必须经常测血压,检查心电图,在开始用药以及增加用量时尤需注意。

3. 本品与硫酸镁有协同作用。

4. 与 β 受体拮抗药合用,绝大多数患者有较好的耐受性和疗效,但个别患者可能诱发和加重低血压、心力衰竭和心绞痛。

5. 与地高辛合用,本品可能增加地高辛血药浓度,提示在初次使用、调整剂量或停用本品时应监测地高辛的血药浓度。

6. 蛋白结合率高的药物如双香豆素类、苯妥英钠、奎尼丁、奎宁、华法林等与本品同用时,这些药的游离浓度常发生改变。

7. 与西咪替丁合用时,硝苯地平的血浆峰浓度增加,注意调整剂量。

8. 与二甲双胍合用时,可引起二甲双胍血浆浓度中度升高,增加低血糖发生的危险。

9. 本品可降低苯妥英的代谢,增加苯妥英的毒性反应。

10. 葡萄柚汁中的黄酮类似物可抑制细胞色素 P450 酶系统,使本品的血药浓度升高,导致严重低血压、心肌缺血或加重血管扩张引起的不良反应。

【注意事项】

1. 对本品过敏者或对其他钙通道阻滞药过敏者禁用。

2. 严重主动脉瓣狭窄者、低血压患者、心源性休克和不稳定型心绞痛患者禁用。

3. 心力衰竭和肝功能不全患者慎用。

4. 不良反应常见头痛，颜面发红，发热和足、踝、腿部水肿，皮肤瘙痒，荨麻疹，胃肠不适，低血压，心悸，脉搏加快，尿频等。

5. 少见贫血、白细胞减少、血小板减少、紫癜、过敏性肝炎等不良反应。

6. 个别患者发生心绞痛，可能与低血压反应有关。

7. 绝大多数患者服用本品后仅有轻度低血压反应，个别患者出现严重的低血压症状。这种反应常发生在剂量调整期或加量时，特别是合用 β 受体拮抗药时。在此期间需监测血压，尤其合用其他降压药时。

8. 极少数患者，特别是严重冠脉狭窄患者，在服用本品或加量期间，降压后出现反射性交感兴奋而心率加快，心绞痛或心肌梗死的发生率增加。

【患者用药指导】

1. 应用本品时偶可有碱性磷酸酶、肌酸激酶、LDH、AST 和 ALT 升高，一般无临床症状，但曾有报道胆汁淤积和黄疸；血小板聚集度降低，出血时间延长；直接 Coombs 试验阳性伴 / 不伴溶血性贫血。

2. 肝肾功能不全、正在服用 β 受体拮抗药者应慎用，宜从小剂量开始，以防诱发或加重低血压，增加心绞痛、心力衰竭甚至心肌梗死的发生率。

3. 缓释剂型或控释剂型应整粒（片）吞服。

4. 长期给药不宜骤停，以避免发生停药综合征而出现反跳现象。

【应急措施】

现有文献表明,增加剂量可使外周血管过度扩张,导致或加重低血压状态。药物过量导致临床上出现低血压的患者,应及时给予心血管支持治疗,包括心肺监测、抬高下肢、注意循环血容量和尿量。若无禁忌,可用血管收缩药(去甲肾上腺素)恢复血管张力和血压。肝功能损害的患者药物清除时间延长。血液透析不能清除本品。

尼莫地平(Nimodipine)

【临床应用】

本品为钙拮抗剂,对脑组织受体有高度选择,容易透过血脑屏障。通过有效地阻止钙离子进入细胞内,抑制平滑肌收缩,达到解除血管痉挛的目的,从而保护脑神经元,稳定其功能及增进脑血灌流,改善脑供血,提高对缺氧的耐受力。用于轻、中度高血压。

【用法用量】

1. 口服　一次20~60mg,一日2~3次。

2. 静脉滴注　20~40mg加入5%葡萄糖溶液250ml中,一日总量不超过360mg。

【操作要点】

1. 本品可被聚氯乙烯所吸附,故输注时应使用聚乙烯输液系统,并经中心静脉插管,用输液泵连续静脉输注,不能使用其他输液瓶或输液袋。联合输注时,聚乙烯管、联合输液管、中心导管应采用三通阀连接。

2. 本品有轻微的光敏感性,应避免在太阳光直射下使用,否则应采用黑色、棕色或红色的玻璃注射器及输液管,或用不透光材料将输液泵和输液管包裹。如在散射性日光或人工光源下,用药10小时内无须采取特殊的保护措施。

3. 与其他作用于心血管的钙拮抗剂联合应用时可增加其他钙拮抗剂的作用。

4. 与 α_1 受体阻断药联用,可增强降血压作用。

5. 与 β 受体拮抗药联用,可能引起低血压、心动过缓。

6. 与口服抗凝血药联用,可增加发生胃肠道出血的危险性。

7. 与胺碘酮联用,可能引起房室传导阻滞或窦性心动过缓。

8. 抗癫痫药苯巴比妥、苯妥英或卡马西平,能显著降低口服本品的生物利用度。

9. 与肾毒性药物如氨基糖苷类、头孢菌素类、呋塞米等联用,可能引起肾功能减退。

【注意事项】

1. 对本品或本品中任何成分过敏者禁用。

2. 脑水肿及颅内压增高患者、肝功能损害者慎用。

3. 常见的不良反应是低血压,其发生与剂量相关,其他心血管不良反应包括水肿、心悸、潮红、出汗和血压升高。

4. 偶见一过性头晕、头痛、面潮红、呕吐、胃肠不适等,个别患者可出现肝炎和黄疸、ALP 和 ALT 升高。

5. 个别患者可发生 ALP、LDH 的升高,血糖升高以及血小板数的升高。

6. 可引起咽炎、喘息、耳鸣、面红、口唇麻木、皮疹、瘙痒、皮肤刺痛,偶可引起肌痛。个别患者首次用药后可出现急性低氧血症。

【患者用药指导】

1. 可产生假性肠梗阻,表现为腹胀、肠鸣音减弱。当出现上述症状时应当减少用药剂量和保持观察。

2. 建议空腹服用,进食时服用本品可降低药效。

3. 葡萄柚汁可增加本品的生物利用度,使本品血药浓度升高,不推荐用药时饮用。

4. 与其他降压药合用有增强作用。

5. 注射部位可出现静脉炎。

【应急措施】

药物过量可出现中毒症状，如颜面潮红、血压明显下降、心动过速或过缓、胃肠道不适（如恶心）、中枢神经系统症状。处理应立即停药，口服过量可用药用炭吸附剂。如血压明显下降，可静脉给予多巴胺或去甲肾上腺素，并进行对症和支持治疗。

甲基多巴（Methyldopa）

【临床应用】

本品可兴奋血管运动中枢的 α 受体，抑制外周交感神经而降低血压，妊娠期使用效果较好。

【用法用量】

口服：一次 250mg，一日 3 次。根据病情酌情增减，一日最高不超过 2g。

【操作要点】

1. 本品宜从晚间开始加量，以避免过度镇静作用。

2. 手术前不必撤药，但与麻醉药合用须减少麻醉药的剂量。

3. 本品可增加口服抗凝血药的作用及加强中枢神经抑制剂的作用。

4. 与其他抗高血压药合用有协同作用，合用时本品开始剂量宜较小。

5. 与利血平合用可加重中枢抑制，故本品不宜与利血平合用。

6. 与单胺氧化酶抑制药（如帕吉林）合用可诱发中枢兴奋和血压升高，两者不宜合用。

7. 与左旋多巴合用可加强中枢神经毒性作用。

8. 与锂剂合用时须防备锂剂的毒性作用。

【注意事项】

1. 活动性肝脏疾病，如急性肝炎、活动性肝硬化者禁用。

2. 直接抗球蛋白（Coombs）试验阳性者禁用。

3. 由于本品主要通过肾脏排出，肾功能不全者慎用。有肝脏疾病和肝功能不全的患者慎用。

4. 冠心病患者、有自身免疫性疾病史患者、有溶血性贫血史患者、帕金森病患者和有抑郁病史患者慎用。

5. 镇静、头疼和乏力多于开始用药和加量时出现，通常是一过性的。

6. 较常见的不良反应有水钠潴留所致的下肢水肿、口干。

7. 较少见的有药物热或嗜酸性粒细胞增多、肝功能变化（可能属免疫性或过敏性）、精神改变（抑郁或焦虑、梦呓、失眠）、性功能减低、腹泻、乳房增大、恶心、呕吐、晕倒。偶有加重心绞痛和心力衰竭。

8. 少见的有延长颈动脉窦敏感性和直立性低血压时间，体重增加，窦性心动过缓，肝功能损害，胰腺炎，结肠炎，唾液腺炎，舌痛或舌黑，便秘，腹胀，排气，高催乳素血症，骨髓抑制，血小板减少，溶血性贫血，白细胞减少，抗核抗体、LE细胞、类风湿因子阳性，直接抗球蛋白（Coombs）试验阳性，心肌炎，心包炎，血管炎，狼疮样综合征，帕金森病，反应迟钝，不自觉舞蹈症，脑血管供血不足症状，精神错乱如多梦、镇静、衰弱、感觉异常，BUN升高，关节痛，可伴关节肿胀，肌肉痛，鼻塞，表皮坏死，皮疹，泌乳。

9. 罕见的有粒细胞减少症，停药后即恢复正常。

【患者用药指导】

1. 本品能透过胎盘，已有的研究显示妊娠期用药对胎儿无明显有害影响，故在必要时本品可用于孕妇。FDA对本品的妊娠安全性分级为B级。

2. 用药前和用药过程中应定期检查血常规、Coombs试验和肝功能（尤其在用药的头2~3个月内）。

3. Coombs试验阳性、溶血性贫血、肝功能异常可能与服用本品密切相关,偶可致死亡。因此,用药前和用药过程中应定期检查血常规、Coombs 试验和肝功能。若发生溶血性贫血应立即停药,通常贫血很快好转,否则应使用皮质激素治疗。该类患者不能再次使用本品。Coombs 试验阳性在停用本品数周或数月后可转为正常。

4. 如果直接和间接抗球蛋白试验均阳性,主侧交叉配血将出现问题,应请教血液学或输血专家解决。

5. 须定期检查肝功能,尤其在用药的头 2~3 个月内。发现问题立即停药者体温和肝功能可恢复。该类患者不能再次使用本品。

6. 服用本品出现水肿或体重增加的患者,可用利尿剂治疗。一旦水肿进行性加重或有心力衰竭迹象应停服本品。

7. 透析过程中本品被排出体外,将偶有血压回升现象。

8. 患有严重双侧脑血管病者,若服药过程中发生不自主性舞蹈症,须立即停药。

尼卡地平(Nicardipine)

【临床应用】

本品钙拮抗剂,通过抑制钙离子流入血管平滑肌细胞而发挥血管扩张作用,而且能抑制磷酸二酯酶,使脑、冠状动脉及肾血流量增加,起到降压作用。

【用法用量】

1. 口服　初始剂量 20~40mg,一日 3 次。

2. 静脉滴注　滴注量由每小时 1mg 起,根据血压变化每 10 分钟调整剂量,待血压稳定后改口服。

【操作要点】

1. 本品注射液对光不稳定,使用时应避免阳光直射。

2. 本品的使用应个体化,治疗早期决定合适剂量的过程中,应仔细检测血压,避免出现低血压。最大降压作用出现在血药峰浓度时,故宜在给药后 1~2 小时测血压;为了解降压是否合适,则宜在血药谷浓度(给药后 8 小时)测血压。

3. 用药后需注意患者反应,尤其是降压后心率加快者。

4. 本品静脉溶液浓度以 0.01%~0.02%(0.1~0.2mg/ml)为宜。稀释液宜用 5% 葡萄糖注射液或生理盐水。碳酸氢钠和乳酸林格液不能与本品同时输注。本品在葡萄糖注射液中与呋塞米、肝素和硫喷妥钠不相溶。

5. 本品与其他降压药联合用药时,有可能产生相加作用,使用时应多加注意。

6. 与 β 肾上腺素受体阻断药合用,耐受良好,对治疗心绞痛与高血压有利,但也可造成明显低血压和心脏抑制,尤其在左室功能不全、心律失常或主动脉瓣狭窄的患者更容易出现。需联合用药时,应密切观察心脏功能,必要时应减少其中一种药物的剂量或终止给药。

【注意事项】

1. 对本品过敏者禁用,支气管哮喘、心源性休克、房室传导阻滞、重度或急性心力衰竭、窦性心动过缓等患者禁用,颅内出血估计尚未完全止血的患者禁用,脑中风的急性期颅内压增高患者禁用。

2. 有肝、肾功能障碍的患者慎用本品,低血压、心力衰竭、青光眼、孕妇、哺乳期妇女慎用本品;急性脑梗死和脑缺血患者应慎用,以防发生低血压;肝功能不全者宜从低剂量开始。

3. 常见不良反应有足踝部水肿、头晕、头痛、面部潮红等,偶有头昏、胃肠道不适、疲乏、感觉异常、哮喘加重等症,个别患者有直立性低血压。

4. 有时出现 AST、ALT、γ-GT 升高,偶有胆红素升高;有时出现便秘、腹痛,偶有食欲减退、腹泻、恶心、呕吐;偶有 LDH 、胆固醇、尿素氮、肌酐升高,偶见粒细胞减少;较少见者心悸、乏力、心动过速。

【患者用药指导】

1. 使用本品时需观察血压、心率。

2. 停用本品时应逐渐减少剂量,并密切观察病情。

3. 长期使用本品若注射部位出现疼痛或发红时,应改变注射部位。

【应急措施】

药物过量可引起显著低血压与心动过缓,伴嗜睡、意识模糊、语言不清。处理应及时给予心血管支持治疗,包括心肺监测、抬高下肢、注意循环血容量和尿量,采用排空胃内容物、抬高四肢、静脉补液等措施。若无禁忌,可用血管收缩药(去甲肾上腺素)恢复血管张力和血压。肝功能损害的患者药物清除时间延长。血液透析不能清除本品。

酚妥拉明(Phentolamine)

【临床应用】

本品为 α 受体拮抗药,能显著降低外周血管阻力,增加血容量,引起血管扩张和血压降低,以小动脉为主,使体循环和肺循环阻力下降,动脉压降低。

【用法用量】

静脉滴注:10~20mg 加入 5% 葡萄糖液 250ml 中,滴注速度从 10μg/min 开始,根据血压调整滴速。

【操作要点】

1. 本品禁忌与硝酸甘油类药物、铁剂合用。

2. 用药自小剂量开始,逐渐加量,并严密监测血压。

3. 本品与其他血管扩张剂合用会增加低血压危象。

4. 本品可能增加其他抗高血压药物的降血压作用,与神经松弛剂(主要是镇静剂)合用可能增加 α 受体拮抗药的降血压作用。

【注意事项】

1. 对本品和有关化合物过敏、对亚硫酸酯过敏者禁用。

2. 严重动脉硬化、肾功能不全、低血压、冠心病、心肌梗死、胃炎或胃溃疡者禁用。

3. 有血压过低、心肌梗死、心绞痛或其他显著的冠状动脉疾病患者，胃炎或胃溃疡患者及孕妇慎用。

4. 本品较常见的不良反应有直立性低血压、心动过速或心律失常、鼻塞、恶心、呕吐等；晕厥和乏力较少见；突然胸痛（心肌梗死）、神志模糊、头痛、共济失调、言语含糊等极少见。

【患者用药指导】

1. 应用期间应监护患者的血压、心率。

2. 冠心病、脑血管病患者应慎用，因本品引起的低血压可导致心肌梗死和脑血栓形成。

3. 血容量不足者必须纠正后方可应用。

【应急措施】

药物过量主要影响心血管系统，出现心律失常、心动过速、低血压甚至休克；另外也可能出现兴奋、头痛、大汗、瞳孔缩小、恶心、呕吐、腹泻和低血糖。如果出现严重的低血压或休克，应立即停药，同时给予抗休克治疗。患者置于头低脚高卧位，并扩冲血容量。必要时可静脉推注去甲肾上腺素，并持续静脉滴注直至血压恢复至正常水平。但不宜用肾上腺素，以防低血压进一步下降。

硝酸甘油（Nitroglycerin）

【临床应用】

作用于一氧化氮合酶，可同时扩张静脉和动脉，降低心脏前、后负荷，主要用于合并急性心力衰竭和急性冠状动脉综合征时的高血压急症的降压治疗。

【用法用量】

静脉滴注：起始剂量为 5~10μg/min，每 5~10 分钟增加滴速至维持剂量 20~50μg/min，最好用输液泵恒速输入。

【操作要点】

1. 用 5% 葡萄糖注射液或氯化钠注射液稀释后静脉滴注，静脉使用本品时须采用避光措施。

2. 静脉滴注本品时，由于许多塑料输液器可吸附本品，因此应采用非吸附本品的输液装置，如玻璃输液瓶等。

3. 与降压药或血管扩张药合用可增强硝酸盐的致直立性低血压作用。

4. 与乙酰胆碱、组胺及拟交感胺类药合用时，疗效可能减弱。

5. 与其他拟交感类药如去氧肾上腺素、麻黄碱或肾上腺素同用时可能降低心绞痛的效应。

6. 与三环类抗抑郁药同用时，可加剧抗抑郁药的低血压和抗胆碱效应。

7. 可降低肝素的抗凝作用。合用时肝素剂量应相应增加。

【注意事项】

1. 禁用于心肌梗死早期（有严重低血压及心动过速时）、严重贫血、青光眼、颅内压增高和已知对本品过敏的患者。

2. 应慎用于血容量不足或收缩压低的患者。

3. 如果出现视力模糊或口干，应停药。

4. 不良反应可见头痛，偶可发生眩晕、虚弱、心悸和其他直立性低血压的表现。

【患者用药指导】

1. 应用本品时应注意监测血压，采取卧位，防止直立性低血压的发生。

2. 本品易出现药物耐受性,应每日给予 6~8 小时空白期。

3. 大量或长期使用后需停药时,应逐渐减量,以防撤药时发生症状反跳。

【应急措施】

药物过量可引起严重低血压、心动过速、心动过缓、传导阻滞、心悸、循环衰竭导致死亡等。因药物过量发生低血压时,应抬高两腿,以利静脉血液回流。如仍不能纠正,可加用 α 肾上腺素受体激动药,如去氧肾上腺素或甲氧明(不用肾上腺素);重症可静脉注射亚甲蓝。

硝普钠(Sodium Nitroprusside)

【临床应用】

为强效血管扩张剂。用于高血压急症,如高血压危象、高血压脑病、恶性高血压、嗜铬细胞瘤手术前后阵发性高血压等的紧急降压。

【用法用量】

静脉滴注:50mg 加入 5% 葡萄糖溶液 500ml,以 0.5~0.8μg/(kg · min)缓慢静脉滴注。

【操作要点】

1. 妊娠期应用仅适用于其他降压药物无效的高血压危象孕妇,产前应用不超过 4 小时。

2. 本品对光敏感,溶液稳定性较差,滴注溶液应新鲜配制并注意避光。新配溶液为淡棕色,如变为暗棕色、橙色或蓝色,应弃去。溶液的保存与应用不应超过 24 小时。

3. 本品溶液内不宜加入其他药品混合输注。

4. 药液有局部刺激性,谨防外渗,推荐自中心静脉给药。

5. 如静脉滴注已达 10μg/(kg · min),经 10 分钟而降压仍不满意,应考虑停用本品,改用或加用其他降压药。

6. 应用本品时偶可出现明显耐药性,应视为中毒的先兆征象,此时减慢滴速可使其消失。

7. 与其他降压药同用可使血压剧降。

8. 与多巴酚丁胺同用,可使心排血量增多而肺毛细血管嵌压降低。

9. 与拟交感胺类同用,本品降压作用减弱。

【注意事项】

1. 代偿性高血压如动静脉分流或主动脉缩窄时禁用。

2. 下列情况下慎用 ①脑血管或冠状动脉供血不足时,对低血压的耐受性降低;②脑病或其他颅内压增高时,扩张脑血管可进一步增高颅内压;③肝功能损害时,本品可能加重肝损害;④甲状腺功能过低时,本品的代谢产物硫氰酸盐可抑制碘的摄取和结合,因而可能加重病情;⑤肺功能不全时,本品可能加重低氧血症;⑥维生素 B_{12} 缺乏时使用本品,可能使病情加重。

3. 本品毒性反应来自其代谢产物氰化物和硫氰酸盐,氰化物是中间代谢物,硫氰酸盐为最终代谢产物。如氰化物不能正常转换为硫氰酸盐,则硫氰酸盐血浓度虽正常也可发生中毒。短期应用适量不致发生不良反应。

4. 可见以下不良反应 ①血压降低过快过剧,出现眩晕、大汗、头痛、肌肉颤搐、神经紧张或焦虑、烦躁、胃痛、反射性心动过速或心律失常,症状的发生与静脉给药速度有关,与总量关系不大。②硫氰酸盐中毒或逾量时,可出现运动失调、视力模糊、谵妄、眩晕、头痛、意识丧失、恶心、呕吐、耳鸣、气短。③氰化物中毒或超量时,可出现反射消失、昏迷、心音遥远、低血压、脉搏消失、皮肤粉红色、呼吸浅、瞳孔放大。④皮肤:光敏感与疗程及剂量有关,皮肤石板蓝样色素沉着,停药后经较长时间(1~2 年)才渐退。其他过敏性皮疹,停药后消退较快。

【患者用药指导】

1. 应用本品过程中,应经常测血压,最好在监护室内进行。

2. 肾功能不全而本品应用超过 48~72 小时者,每天须测定血浆中氰化物或硫氰酸盐,保持硫氰酸盐不超过 100μg/ml,氰化物不超过 3μmol/ml。

3. 对诊断的干扰　用本品时血二氧化碳分压、pH、碳酸氢盐浓度可能降低;血浆氰化物、硫氰酸盐浓度可能因本品代谢后产生而增高,本品逾量时动脉血乳酸盐浓度可增高,提示代谢性酸中毒。

4. 撤药时应给予口服降压药巩固疗效。

【应急措施】

血压过低时减慢滴速或暂停本品即可纠正。如有氰化物中毒征象,吸入亚硝酸异戊酯或静脉滴注亚硝酸钠或硫代硫酸钠均有助于将氰化物转为硫氰酸盐而降低氰化物血药浓度。

硫酸镁(Magnesium Sulfate)

【临床应用】

可作为抗惊厥药,常用于妊娠高血压,防治先兆子痫和子痫。

【用法用量】

1. 控制子痫　静脉用药,负荷剂量 2.5~5g,溶于 10% 葡萄糖注射液 20ml 中静脉推注(15~20 分钟),或者 5% 葡萄糖注射液 100ml 快速静脉滴注,继而 1~2g/h 静脉滴注维持。或者夜间睡前停用静脉给药,改为肌内注射,用法为 25% 本品 20ml 加 2% 利多卡因 2ml,臀肌深部注射。24 小时本品总量 25~30g,疗程 24~48 小时。

2. 预防子痫发作　负荷和维持剂量同控制子痫处理。用药时间长短依病情而定,一般每日静脉滴注 6~12 小时,24 小时总量不超过 25g。用药期间每日评估病情变化,决定是否继续用药。

【操作要点】

1. 静脉注射本品常引起潮热、出汗、口干等症状,快速静脉注射时可引起恶心、呕吐、心慌、头晕,个别出现眼球震颤,减慢注射速度症状可消失。

2. 用药前应了解患者心肺情况,心肺毒性(尤其是呼吸抑制)是注射本品最危险的不良反应,可很快达到致死的呼吸麻痹,注药前呼吸频率每分钟至少保持16次。

3. 体重较轻者,不宜在短时间内大量使用本品,以免中毒。

4. 与本品配伍禁忌的药物有硫酸多黏菌素 B、硫酸链霉素、葡萄糖酸钙、盐酸多巴酚丁胺、盐酸普鲁卡因、四环素、青霉素和萘夫西林。

5. 保胎治疗时,不宜与肾上腺素、β受体激动药,如利托君同时使用,否则容易引起心血管的不良反应。

【注意事项】

1. 对本品过敏者、严重心功能不全者、严重肾功能不全者禁用本品注射液。

2. 有心肌损害、心脏传导阻滞时应慎用或不用。

3. 肾功能不全、用药剂量大,可发生血镁积聚,血镁浓度达 5mmol/L 时,可出现肌肉兴奋性受抑制,感觉反应迟钝,膝腱反射消失,呼吸开始受抑制,血镁浓度达 6mmol/L 时可发生呼吸停止和心律失常,心脏传导阻滞,浓度进一步升高,可使心脏停搏。

4. 连续使用本品可引起便秘,部分患者可出现麻痹性肠梗阻,停药后好转。

5. 极少数血钙降低,再现低钙血症。

6. 镁离子可自由透过胎盘,造成新生儿高镁血症,表现为肌张力低、吸吮力差、不活跃、哭声不响亮等,少数有呼吸抑制现象。

7. 少数孕妇出现肺水肿。

【患者用药指导】

1. 应用本品前须查肾功能,如肾功能不全应慎用,用药量应减少。条件许可,用药期间可监测血清镁离子浓度。

2. 每次用药前和用药过程中,定时作膝腱反射检查,测定呼吸次数,观察排尿量,查血镁浓度至出现膝腱反射明显减弱或消失,或呼吸次数每分钟少于 14~16 次,每小时尿量少于 25~30ml 或 24 小时少于 600ml,应及时停药。

3. 用药过程中突然出现胸闷、胸痛、呼吸急促,应及时听诊,必要时胸部 X 线摄片,以便及早发现肺水肿。

【应急措施】

血清镁离子有效治疗浓度为 1.8~3.0mmol/L,超过 3.5mmol/L 即可出现中毒症状。药物过量,急性镁中毒时可引起呼吸抑制,可很快达到致死的呼吸麻痹,此时应即刻停药,进行人工呼吸,并静脉缓慢推注(5~10 分钟)10% 葡萄糖酸钙 10ml。

地西泮(Diazepam)

【临床应用】

本品为苯二氮䓬类药物,可引起中枢神经系统不同部位的抑制,随着用量的增大,临床表现可自轻度的镇静到催眠甚至昏迷。小剂量具有良好的抗焦虑作用,改善孕产妇紧张、焦虑症状,改善睡眠,当应用硫酸镁无效或有禁忌时可用于预防并控制子痫。

【用法用量】

1. 口服　一次 2.5~5mg,一日 3 次或睡前服用。

2. 肌内注射　一次 10mg,用于预防子痫发作。

3. 静脉注射　一次 10mg,缓慢推入(> 2 分钟)。

1 小时内用药超过 30mg 可能发生呼吸抑制,24 小时总量不超过 100mg。

【操作要点】

1. 与中枢抑制药合用可增加呼吸抑制作用。

2. 与易成瘾和其他可能成瘾药合用时,成瘾的危险性增加。

3. 与抗高血压药和利尿降压药合用,可使降压作用增强。

4. 大环内酯类抗生素(如克拉霉素、红霉素、交沙霉素、罗红霉素、醋竹桃霉素)可抑制肝酶对本品的代谢,使本品的血药浓度升高。

【注意事项】

1. 肝肾功能损害者能延长本品清除半衰期。

2. 严重的精神抑郁可使病情加重,甚至产生自杀倾向,应采取预防措施。

3. 以下情况慎用　①严重的急性酒精中毒,可加重中枢神经系统抑制作用;②重度重症肌无力,病情可能被加重;③急性或隐性发生闭角型青光眼可因本品的抗胆碱能效应而使病情加重;④低蛋白血症时,可导致易嗜睡、难醒;⑤多动症者可有反常反应;⑥严重慢性阻塞性肺部病变,可加重呼吸衰竭;⑦外科或长期卧床患者,咳嗽反射可受到抑制;⑧有药物滥用和成瘾史者。

4. 常见的不良反应有嗜睡、头昏、乏力等,大剂量可有共济失调、震颤。较少见思维迟缓、头痛、视物模糊、口干、恶心、呕吐、便秘、排尿困难、构音障碍。偶见低血压、呼吸抑制、尿潴留、抑郁、精神错乱。较罕见的有皮疹、白细胞减少。

【患者用药指导】

1. 对本类药耐受量小的患者初用量宜小。

2. 对苯二氮䓬类药物过敏者,可能对本品过敏。

3. 长期连续用药可产生依赖性和成瘾性,如长期使用应逐渐减量,不宜骤停。停药可能发生撤药症状,表现为激动或抑郁。

4. 个别患者发生兴奋、多语、睡眠障碍,甚至幻觉。停药后,上述症状很快消失。

5. 葡萄柚汁可升高本品的血药浓度。

6. 不宜长期服用。分娩前及分娩时用药可导致新生儿肌张力较弱,应禁用。

【应急措施】

超量或中毒宜及早对症处理,包括催吐或洗胃以及呼吸循环方面的支持疗法,苯二氮䓬受体拮抗剂氟马西尼可用于该类药物过量中毒的解救和诊断。中毒出现兴奋异常时,不能用巴比妥类药,以免中枢性兴奋加剧或中枢神经系统的抑制延长。

呋塞米(Furosemide)

【临床应用】

本品为利尿剂,子痫前期患者不主张常规应用利尿剂,仅当患者出现全身性水肿、脑水肿、肺水肿、肾功能不全、急性心力衰竭时,可酌情使用本品等快速利尿剂。

【用法用量】

1. 口服　治疗水肿性疾病,起始剂量为 20~40mg,一日 1 次,必要时 6~8 小时后追加 20~40mg,直至出现满意利尿效果。

2. 静脉注射　起始剂量为 40mg,必要时每小时追加 80mg。

【操作要点】

1. 子痫前期孕妇不主张常规应用利尿剂,仅当孕妇出现全身性水肿、肺水肿、脑水肿、肾功能不全、急性心力衰竭时,可酌情使用本品等快速利尿剂。

2. 常规剂量静脉注射时间应超过 1~2 分钟,大剂量静脉注射时每分钟不超过 4mg。

3. 本品为钠盐注射液,碱性较高,故静脉注射时宜用氯化钠注射液稀释，而不宜用葡萄糖注射液稀释。

4. 本品与葡萄糖酸钙、维生素 C、四环素类、尿素、肾上腺素有配伍禁忌。

5. 本品不宜与氨基糖苷类抗生素配伍合用。

6. 与有肾毒性的抗生素（头孢噻啶、多黏菌素、卡那霉素、庆大霉素等）合用时可加剧肾毒性及耳毒性的危险，并可降低头孢噻啶的清除率，有时可引起急性肾衰竭。

7. 与胺碘酮、溴苄铵、奎尼丁类、索他洛尔合用时易引发尖端扭转型心律失常，应预防低钾血症。

8. 肾上腺皮质激素、促皮质素及雌激素能降低本品的利尿作用，并增加电解质紊乱尤其是低钾血症的发生机会。

9. 非甾体消炎镇痛药能降低本品的利尿作用，肾损害机会也增加，这与前者抑制前列腺素合成、减少肾血流量有关。

10. 丙磺舒可延长本品的半衰期，使其利尿效果增加，但有使血尿酸增高的危险，故对痛风患者应避免合用。

11. 巴比妥类药物及哌替啶（杜冷丁）可使本品的利尿作用明显减弱。

12. 与氯贝丁酯（安妥明）、茶碱等药物合用，可使后者的半衰期延长，血药浓度升高，毒性作用增加。

13. 本品可增加降压药的作用，合并用药时应酌减降压药物的用量。

【注意事项】

1. 对磺胺药和噻嗪类利尿药过敏者，对本品可能亦过敏，应慎用或禁用；肝性脑病者禁用；长期应用时宜适当补充钾盐，低钾血症者禁用。

2. 本品可通过胎盘屏障，孕妇尤其是妊娠前 3 个月应尽量避免应用。

3. 严重肝肾功能不全、糖尿病、痛风患者慎用。

4. 治疗中有血清尿素氮升高和少尿时应停药。

5. 本品不良反应常见者与水、电解质紊乱有关,尤其是大剂量或长期应用时,如直立性低血压、休克、低钾血症、低氯血症、低氯性碱中毒、低钠血症、低钙血症以及与此有关的口渴、乏力、肌肉酸痛、心律失常等。

6. 本品不良反应少见者有过敏反应(包括皮疹、间质性肾炎,甚至心脏停搏),视觉模糊、黄视症,光敏感,头晕、头痛,食欲减退、恶心、呕吐、腹痛、腹泻、胰腺炎,肌肉强直,骨髓抑制导致粒细胞减少、血小板减少性紫癜和再生障碍性贫血,肝功能损害,指(趾)感觉异常,高血糖、尿糖阳性、原有糖尿病加重,高尿酸血症。耳鸣、听力障碍多见于大剂量静脉快速注射时(每分钟剂量大于 4~15mg),多为暂时性,少数为不可逆性,尤其当与其他有耳毒性的药物同时应用时。在高钙血症时,可引起肾结石。尚有报道本品可加重特发性水肿。

【患者用药指导】

1. 对诊断的干扰　可致血糖升高、尿糖阳性,尤其是糖尿病或糖尿病前期患者;过度脱水可使血尿酸和尿素氮水平暂时性升高,血 Na^+、Cl^-、K^+、Ca^{2+} 和 Mg^{2+} 浓度下降。

2. 随访检查　血电解质,尤其是合用洋地黄类药物或皮质激素类药物、肝肾功能损害者;血压,尤其是用于降压、大剂量应用或用于老年人;肾功能;肝功能;血糖;血尿酸;酸碱平衡情况;听力。

3. 药物剂量应从最小有效剂量开始,然后根据利尿反应调整剂量,以减少水、电解质紊乱等不良反应的发生。

4. 少尿或无尿患者应用最大剂量后 24 小时仍无效时应停药。

5. 存在低钾血症或低钾血症倾向时,应注意补充钾盐。

【应急措施】

因脱水致血尿素氮升高时,如果不伴有血肌酐水平升高,则此情况是可逆的,可减药或停药观察;治疗肾脏疾病水肿,出现血尿素氮升高时,若同时伴有其他肾功能急剧减退,则须停止用药。

甘露醇(Mannitol)

【临床应用】

用于治疗各种原因引起的脑水肿,降低颅内压,防止脑疝。

【用法用量】

静脉滴注:20%甘露醇250ml,在30分钟内滴完。

【操作要点】

1. 除作肠道准备用,均应静脉内给药。

2. 本品遇冷易结晶,故应用前应仔细检查,如有结晶,可置热水中或用力振荡待结晶完全溶解后再使用。当本品浓度高于15%时,应使用有过滤器的输液器。

3. 静脉滴注速度过快,可致心动过速、心力衰竭(尤其有心功能损害时)、头痛、眩晕。

4. 静脉滴注时如漏出血管外,可用0.5%普鲁卡因液局部封闭,并热敷处理。

5. 避免与输注血液配伍,否则会引起血液凝集及红细胞不可逆皱缩。

6. 避免与无机盐类药物(如氯化钠、氯化钾等)配伍,以免引起本品结晶析出。

7. 根据病情选择合适的浓度,避免不必要地使用高浓度和大剂量。

8. 使用低浓度和含氯化钠溶液的本品能降低过度脱水和电解质紊乱的发生机会。

9. 可增加洋地黄毒性作用，与低钾血症有关。

10. 增加利尿药及碳酸酐酶抑制剂的利尿和降眼压作用，与这些药物合用时应调整剂量。

【注意事项】

1. 严重失水患者，已确诊为急性肾小管坏死的无尿患者，包括对试用本品无反应者，因本品积聚引起血容量增多、加重心脏负担的患者禁用。

2. 急性肺水肿，或严重肺淤血者禁用。颅内活动性出血者、因扩容加重出血者禁用，但颅内手术时除外。

3. 下列情况慎用 ①明显心肺功能损害者，因本品所致的突然血容量增多可引起充血性心力衰竭；②高钾血症或低钠血症；③低血容量，应用后可因利尿而加重病情，或使原来低血容量情况被暂时性扩容所掩盖；④严重肾衰竭而排泄减少使本品在体内积聚，引起血容量明显增加，加重心脏负荷，诱发或加重心力衰竭；⑤对本品不能耐受者。

4. 本品最为常见的不良反应为水和电解质紊乱，其他有寒战、发热、排尿困难、血栓性静脉炎。

【患者用药指导】

1. 给大剂量本品不出现利尿反应，可使血浆渗透浓度显著升高，故应警惕血高渗发生。

2. 随访检查 血压；肾功能；血电解质浓度，尤其是Na^+和K^+；尿量。

3. 本品外渗可致组织水肿、皮肤坏死。

【应急措施】

用药中一旦出现糖尿病高渗性昏迷，即高血糖（大于20mmol/L）、高钠血症（大于150mmol/L）、高血浆渗透压（大于320mosm/L）、尿糖阳性、酮体阴性，应立即停药，并尽快纠正。本品过量时给予支持、对症处理，并密切随访血压、电解质和肾功能。

第二节　妊娠剧吐

一、疾病简介

孕妇妊娠早期频繁恶心、呕吐,不能进食,排除其他疾病引起的呕吐,体重较妊娠前减轻≥5%、体液电解质失衡及新陈代谢障碍,需住院输液治疗者,称为妊娠剧吐(hyperemesis gravidarum),发生率0.5%~2%。

二、临床特点

多见于年轻初孕妇,初期为早孕反应,逐渐加重,妊娠8周左右频繁呕吐,不能进食。呕吐物为食物、胃液、胆汁,甚至带血。由于严重呕吐长期饥饿,引起脱水、电解质平衡紊乱、代谢性酸中毒、尿中出现酮体。严重者肝、肾功能损害,出现黄疸、丙氨酸氨基转移酶(ALT)升高、体温升高、意识模糊、昏迷,甚至死亡。

频繁呕吐、进食困难可引起维生素B_1缺乏,导致Wernicke综合征,主要表现为中枢神经系统症状:眼球震颤、视力障碍、步态及站立姿势异常;有时患者可出现言语增多、记忆障碍、精神迟钝或者嗜睡等脑功能紊乱状态。

三、治疗原则

1. 妊娠后服用多种维生素可减轻妊娠恶心、呕吐。对精神情绪不稳定的孕妇,给予心理治疗,解除其思想顾虑。

2. 妊娠剧吐患者应住院治疗、禁食,根据化验结果,明确失水量及电解质紊乱情况,酌情补充水分和电解质,每日补液量不少于3000ml,尿量维持在1000ml以上。输液中应加入氯化钾、维生素C等,并给予维生素B_1肌内注射。

3. 止吐剂一线用药为维生素B_6。对合并有代谢性酸中毒者,可给予碳酸氢钠纠正。营养不良者,静脉补充必需氨基酸、脂肪乳。一般经上述治疗 2~3 日后,病情多可好转。若患者体重减轻大于 5%~10%,不能进食,可选择鼻饲管或中心静脉全胃肠外营养。孕妇可在呕吐停止后,试进少量流质饮食,可逐渐增加进食量,同时调整补量液。

4. 经治疗后多数病情好转可继续妊娠,若出现下列情况危及孕妇生命时,需考虑终止妊娠:①持续黄疸;②持续蛋白尿;③体温升高,持续在 38℃以上;④心动过速(≥ 120 次 / 分);⑤伴发 Wernicke 综合征;⑥出现多发性神经炎及神经性体征。

四、治疗药物

维生素 B_6(Vitamin B_6)

【临床应用】

用于预防和治疗维生素 B_6 缺乏症,也用于减轻妊娠呕吐。

【用法用量】

1. 口服　一次 10~20mg,一日 3 次。

2. 皮下注射、肌内或静脉注射　一次 50~100mg(0.5~1 支),一日 1 次。

【操作要点】

1. 本品影响左旋多巴治疗帕金森病的疗效,但对卡比多巴的疗效无影响。

2. 氯霉素、环丝氨酸、乙硫异烟胺、盐酸肼屈嗪、免疫抑制剂(包括肾上腺皮质激素、环磷酰胺、环孢素)、异烟肼、青霉胺等药物可拮抗本品或增加本品经肾排泄,可引起贫血或周围神经炎。

3. 对诊断的干扰　尿胆原试验呈假阳性。

【注意事项】

1. 对本品过敏者禁用,过敏体质者慎用。

2. 本品在肾功能正常时几乎不产生毒性。若每天

411

服用 200mg,持续 30 天以上,曾报道可产生本品依赖综合征。

3. 有报道,口服本品可产生便秘、嗜睡、食欲缺乏,注射给药可产生剧烈头痛。

4. 有高胱氨酸尿症患者用药后出现血清叶酸盐浓度降低的报道。

【患者用药指导】

1. 孕妇接受大量本品,可致新生儿产生本品依赖综合征。FDA 对本品的安全性分级为 A 级,如超过日推荐剂量时则为 C 级。

2. 必须按推荐剂量服用,不可超量服用,用药 3 周后应停药。

3. 孕妇及哺乳期妇女应在医师指导下使用。

4. 如服用过量或出现严重不良反应,应立即就医。

5. 本品性状发生改变时禁止使用。

【应急措施】

每日应用 2~6g,持续几个月,可引起严重神经感觉异常、进行性步态不稳至足麻木、手不灵活,停药后可缓解,但仍软弱无力。

甲氧氯普胺(Metoclopramide)

【临床应用】

本品为多巴胺受体阻断剂。具有中枢性镇吐和胃肠道兴奋作用。用于各种原因引起的呕吐。

【用法用量】

口服:一次 5~10mg,一日 3 次。

【操作要点】

1. 本品一日剂量不宜超过 0.5mg/kg,否则会引起锥体外系反应。

2. 本品可释放儿茶酚胺,正在使用单胺氧化酶抑制剂的原发性高血压患者,使用时注意监控。

【注意事项】

1. 较常见的不良反应有昏睡、烦躁不安、倦怠无力。

2. 少见的反应有乳腺肿痛、恶心、便秘、皮疹、腹泻、睡眠障碍、眩晕、严重口渴、头痛、容易激动。

3. 用药期间出现乳汁增多,由于催乳素的刺激所致。

【患者用药指导】

1. 餐前 30 分钟服用。

2. 权衡利弊使用。FDA 对本品的妊娠安全性分级为 B 级。

【应急措施】

大剂量长期应用可能因阻断多巴胺受体,使胆碱能受体相对亢进而导致锥体外系反应,可出现肌震颤、发音困难、共济失调、深昏睡状态、神志不清、肌肉痉挛。使用抗胆碱药(如盐酸苯海索)、治疗帕金森病药物或抗组胺药(如苯海拉明),可有助于锥体外系反应的制止。

地西泮(Diazepam)

【临床应用】

本品为苯二氮䓬类药物,可引起中枢神经系统不同部位的抑制,随着用量的增大,临床表现可自轻度的镇静到催眠甚至昏迷。小剂量具有良好的抗焦虑作用,改善患者紧张、忧虑、激动及烦躁等症状。

【用法用量】

口服:一次 2.5~5mg,一日 3 次或睡前服用。

【操作要点】【注意事项】【患者用药指导】【应急措施】见第七章第一节外阴鳞状上皮增生

苯巴比妥(Phenobarbital)

【临床应用】

本品为长效巴比妥类药物。随着剂量的增加,其中枢抑制作用逐渐增大。小剂量用于焦虑不安、烦躁。

【用法用量】

1. 肌内注射　一次 0.1g，用于子痫发作时。

2. 口服　一次 30mg，一日 3 次，连用 2~3 周，预防子痫发作时。

【操作要点】

1. 本品为肝药酶诱导剂，提高药酶活性，长期用药不但加速自身代谢，还可加速其他药物代谢。如在应用氟烷、恩氟烷、甲氧氟烷等制剂麻醉之前有长期服用巴比妥类药物者，可增加麻醉剂的代谢产物，增加肝脏毒性的危险。巴比妥类与氯胺酮同时应用时，特别是大剂量静脉给药，增加血压降低、呼吸抑制的危险。

2. 与口服抗凝血药合用时，可降低后者的效应，由于肝微粒体酶的诱导，加速了抗凝血药的代谢，应定期测定凝血酶原时间，从而决定是否调整抗凝血药的用量。

3. 与奎尼丁合用时，由于增加奎尼丁的代谢而减弱其作用，应按需调整后者的用量。

4. 与钙拮抗剂合用，可引起血压下降。

5. 与吩噻嗪类和四环素类抗抑郁药合用时可降低抽搐阈值，增加抑制作用；与布洛芬类合用，可减少或缩短半衰期而减少作用强度。

【注意事项】

1. 严重肺功能不全、肝硬化、卟啉病史、贫血、哮喘史、未控制的糖尿病、过敏等患者禁用。

2. MBD 症、低血压、高血压、贫血、甲状腺功能减退、肾上腺功能减退、肝及肾功能损害、高空作业、驾驶员、精细和危险工种作业者慎用。

3. 对一种巴比妥过敏者，可能对本品过敏。

4. 肝功能不全者，用量应从小量开始。

5. 常见头晕、嗜睡、乏力、关节肌肉疼痛、恶心、呕吐等。少见皮疹、药物热、剥脱性皮炎等过敏反应。可能出现认知障碍、逆行性遗忘（记忆缺损）。罕见巨幼细胞贫血和骨软化的不良反应。

6. 大剂量时可产生眼球震颤、共济失调和严重的呼吸抑制。

7. 用本品的患者中约 1%~3% 的人出现皮肤反应，多见者为各种皮疹，严重者可出现剥脱性皮炎和多形红斑（或 Stevens-Johnson 综合征）、中毒性表皮坏死松解症极为罕见。

8. 有报道用药者出现肝炎和肝功能紊乱。

9. 本品可通过胎盘，妊娠期长期服用，可引起依赖性及致新生儿撤药综合征。可能由于维生素 K 含量减少引起新生儿出血。妊娠晚期或分娩期应用，由于胎儿肝功能尚未成熟引起新生儿（尤其是早产儿）的呼吸抑制。可能对胎儿产生致畸作用。

【患者用药指导】

1. 与其他中枢抑制药合用，对中枢产生协同抑制作用，应注意。

2. 可能引起微妙的情感变化，出现认知和记忆的缺损。

3. 长期用药，偶见叶酸缺乏和低钙血症。

4. 长期用药可产生精神或躯体的药物依赖性，停药需逐渐减量，以免引起撤药症状。

5. 作抗癫痫药应用时，可能需 10~30 天才能达到最大效果，需按体重计算药量，如有可能应定期测定血药浓度，以达最大疗效。

【应急措施】

急性中毒者给予人工呼吸、吸氧等支持治疗。经口服中毒者，在 3~5 小时内可用高锰酸钾（1∶2000）溶液洗胃。用 10~15g 硫酸钠溶液导泄（禁用硫酸镁）。为加速排泄可给甘露醇等渗透压利尿药，如肾功能正常可用呋塞米。可用碳酸氢钠、乳酸钠碱化尿液加速排泄，严重者可透析。

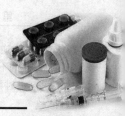

第十五章 分娩期并发症

1. 使用多巴胺注射液发生药物外渗怎么办?

2. 呋塞米能加入到 10% 葡萄糖注射液中输注吗?

3. 多巴酚丁胺注射液用药注意事项有哪些?

4. 阿莫西林/克拉维酸有哪些安全操作要点?

5. 间羟胺的用药注意事项有哪些?

在分娩过程中可出现一些严重并发症,如产后出血、羊水栓塞、子宫破裂等,威胁母婴生命安全,是导致孕产妇死亡的主要原因。

第一节 产后出血

一、疾病简介

产后出血(postpartum hemorrhage,PPH)指胎儿娩出后 24 小时内出血量 ≥ 500ml,剖宫产时 ≥ 1000ml,严重产后出血是指胎儿娩出后 24 小时内出血量 ≥ 1000ml;难治性产后出血是指经宫缩剂、持续性子宫按摩或按压等保守措施无法止血,需要外科手术、介入治疗甚至切除子宫的严重产后出血,是分娩的严重并发症,在导致产妇死亡的原因中居首位。病因以子宫收缩乏力、软产道损伤、胎盘因素及凝血功能障碍四类常见,子宫内翻者少见。

二、临床特点

1. 阴道流血 胎儿娩出后立即发生阴道流血,色鲜红,应考虑软产道裂伤;胎儿娩出后数分钟发生阴道流血,色暗红,应考虑胎盘因素;胎儿娩出后阴道流血较多,应考虑子宫收缩乏力或胎盘、胎膜残留;胎儿娩出后阴道持续流血且血液不凝,应考虑凝血功能障碍;失血表现明显,伴阴道疼痛而阴道流血不多,应考虑隐匿性软产道损伤,如阴道血肿。

2. 休克症状 出现血压下降、心率增快、烦躁、皮肤苍白湿冷、脉搏细数、脉压缩小时,产妇可能已处于休克早期。

三、治疗原则

1. 病因治疗是最根本的治疗,检查宫缩情况、胎盘、产道及凝血功能,针对出血原因进行积极处理。

2. 若宫缩乏力性出血,采用子宫按摩或压迫、应用宫缩剂、宫腔纱条填塞、子宫压缩缝合术、髂内动脉或子宫动脉栓塞、结扎盆腔血管、经导管动脉栓塞术、子宫切除等方法。

(1)胎盘滞留伴出血:对胎盘未娩出伴活动性出血者可立即行人工剥离胎盘术,并加用强效宫缩剂。对于阴道分娩者术前可用镇静剂,手法要正确、轻柔,勿强行撕拉,以防胎盘残留、子宫损伤或子宫体内翻的发生。

(2)胎盘残留:对胎盘、胎膜残留者应用手或器械清理,动作要轻柔,避免子宫穿孔。

(3)胎盘植入:胎盘植入伴活动性出血,若为剖宫产可先采用保守治疗方法,如盆腔血管结扎、子宫局部楔形切除、介入治疗等;若为阴道分娩应在输液和(或)输血的前提下,进行介入治疗或其他保守性手术治疗。如果保守治疗方法不能有效止血,则应考虑及时行子宫切除术。

(4)凶险性前置胎盘:即附着于子宫下段剖宫产瘢痕处的前置胎盘,常常合并有胎盘植入,出血量大。

3. 若软产道损伤,充分暴露手术视野,在良好照明下,查明损伤部位,注意有无多处损伤,缝合时注意恢复解剖结构,并应在超过裂伤顶端 0.5cm 处开始缝合,必要时应用椎管内麻醉。发现血肿尽早处理,可采取切开清除积血、缝扎止血或聚维酮碘纱条填塞血肿压迫止血(24~48 小时后取出)。

4. 若发生凝血功能障碍,应排除子宫收缩乏力、胎盘因素、软产道损伤等原因引起的出血,并应尽快输血、血浆,补充血小板、纤维蛋白原或凝血酶原复合物、凝血因子等。

5. 补充血容量,纠正失血性休克。

6. 应用抗菌药物防止感染。

四、治疗药物

缩宫素（Oxytocin）

【临床应用】

本品为多肽类激素子宫收缩药。用于引产、催产、产后因宫缩无力或缩复不良而引起的子宫出血。

【用法用量】

静脉滴注：10U 加入 0.9% 氯化钠注射液 500ml 中静脉滴注；必要时缩宫素 10U 直接宫体注射。

【操作要点】

1. 与麦角制剂、麦角新碱合用时，有增加子宫收缩的作用。

2. 与肾上腺素、硫喷妥钠、乙醚、氟烷、吗啡等同用时会减弱子宫收缩作用。

3. 不能同时多途径给药及并用多种宫缩药。其他宫缩药与本品同用时可使子宫张力过高，有引起子宫破裂和（或）宫颈撕裂的危险。

4. 遇子宫收缩乏力时，给药时间不宜超过 6~8 小时。

【注意事项】

1. 对本品过敏者；子宫收缩乏力长期用药无效、产前出血（包括胎盘早剥）、严重的妊娠高血压综合征患者禁用。

2. 心脏病患者应慎用。

【患者用药指导】

1. 骶管阻滞时用缩宫素，可发生严重的高血压，甚至脑血管破裂。

2. 偶有恶心、呕吐、心率加快或心律失常的不良反应。

3. 大剂量应用时可引起高血压或水滞留。

麦角新碱(Ergometrine)

【临床应用】

本品主要用在产后或流产后预防和治疗由于子宫收缩无力或缩复不良所致子宫出血。

【用法用量】

1. 肌内注射 一次 0.1~0.2mg。

2. 子宫壁注射 剖宫产时直接注射于子宫肌层 0.2mg。

3. 子宫颈注射 0.2mg 注射子宫颈左、右两侧。

4. 口服 一次 0.2~0.5mg,一日 1~2 次。一次剂量不应超过 0.5mg,一日不超过 1mg。

【操作要点】【注意事项】【患者用药指导】【应急措施】见第十三章第二节胎盘早剥

卡前列素氨丁三醇(Carboprost Tromethamine)

【临床应用】

本品适用于常规处理方法无效的子宫收缩弛缓引起的产后出血现象。

【用法用量】

肌内注射:起始剂量为 250μg(以本品无菌溶液溶解稀释 1ml),作深部肌内注射。必要时间隔 15~90 分钟再次注射,总剂量不得超过 2mg(8 次剂量)。

【操作要点】【注意事项】【患者用药指导】【应急措施】见第十三章第一节前置胎盘

卡前列甲酯(Carboprost Methylate)

【临床应用】

对子宫平滑肌具有兴奋作用。预防和治疗宫缩弛缓所引起的产后出血,与米非司酮等序贯用,应用于终止早期妊娠。

【用法用量】

阴道给药：预防和治疗宫缩弛缓所引起的产后出血时，于胎儿分娩出后，立即戴无菌手套将 1 枚（1mg）卡前列甲酯栓放入阴道，贴附于阴道前壁下 1/3 处，约 2 分钟。

【操作要点】【注意事项】【患者用药指导】【应急措施】见第十三章第二节胎盘早剥

右旋糖酐 40（Dextran 40）

【临床应用】

本品为血容量扩充剂，静脉注射后能提高血浆胶体渗透压，吸收血管外水分而增加血容量，升高和维持血压。其扩充血容量作用比右旋糖酐 70 弱且短暂，但改善微循环的作用比右旋糖酐 70 强。它可使已经集的红细胞和血小板解聚，降低血液黏滞性，改善微循环，防止血栓形成。此外，还具有渗透性利尿作用。用于治疗各种原因引起的低血容量休克。

【用法用量】

静脉滴注：用量视病情而定，成人常用量一次 250~500ml，24 小时内不超过 1000~1500ml。对于休克患者用量可较大，速度可快，滴注速度为 20~40ml/min，第 1 天最大剂量可用至 20ml/kg，在使用前必须纠正脱水。

【操作要点】

1. 过敏体质者用前应作皮试。

2. 首次输用本品，开始几毫升应缓慢静脉滴注，并在注射开始后严密观察 5~10 分钟，出现所有不正常征象（寒战、皮疹）都应马上停药。

3. 本品不应与维生素 C、维生素 B_{12}、维生素 K、双嘧达莫及促皮质素、氢化可的松、琥珀酸钠在同一溶液中混合给药。

4. 重度休克时，如大量输注右旋糖酐，应同时给予一定数量的全血,以维持血液携氧功能。

【注意事项】

1. 充血性心力衰竭及其他血容量过多的患者,严重血小板减少、凝血障碍等出血患者,少尿或无尿者,伴有急性脉管炎者禁用。

2. 过敏体质者,心、肝、肾功能不全,活动性肺结核患者慎用。

3. 少数患者可出现过敏反应,表现为皮肤瘙痒、荨麻疹、恶心、呕吐、哮喘,重者口唇发绀、虚脱、血压剧降、支气管痉挛,偶见发热、寒战、淋巴结肿大、关节炎等不良反应。个别患者甚至出现过敏性休克。

4. 可引起凝血障碍,使出血时间延长,出现出血倾向,常与剂量相关。

5. 与庆大霉素、巴龙霉素合用会增加肾毒性。

6. 伴有急性脉管炎者,不宜使用本品,以免炎症扩散。

【患者用药指导】

产妇对右旋糖酐过敏或发生类过敏性反应时可导致子宫张力过高。

【应急措施】

本品过量可出现低蛋白血症、出血倾向,对症处理。

【典型案例】

患者,女,25 岁,因宫内妊娠 36 周、B 超提示羊水过少入院,既往体健,无过敏史,查体:四肢正常,心肺(−),宫高 / 腰围 32/97cm,胎心音 122 次 / 分,B 超检查报告:宫内妊娠 36 周,单活胎,头位,羊水过少。血常规:WBC 15.0×10^9/L, N 0.88, L 0.12, Hb 113g/L, PLT 171×10^9/L,入院诊断:①宫内妊娠 36 周,单活胎,待产;②羊水过少(临界值)。给予右旋糖酐 40 注射液 500ml,静脉滴注,qd,治疗 2 天。在首次静脉滴入右旋糖酐 40 注射液约 2 分钟时,患者突然出现皮肤瘙痒、胸闷、气促、面色苍白、四肢麻木、呼吸困难、剧烈腹痛等不适,查体：P 70 次 / 分，BP 105/60mmHg，子宫张力高，可扪及宫缩，胎监示胎心弱，急诊 B 超显示胎心 76 次 / 分，立即停止右旋糖酐 40 注射液输注，予以吸氧，头高右侧卧位，肌内注射地塞米松 10mg、异丙嗪 25mg，结合病史、体查及辅助检查，考虑为右旋糖酐 40 注射液引起严重过敏反应并发急性胎儿宫内窘迫症，决定立即实施紧急剖宫术，术中可见羊水呈血性、胎盘早剥 1/2 剥离、新生儿轻度窒息，经过一系列及时抢救处理，使母子转危为安。

分析点评：右旋糖酐 40 注射液作为血浆代用品，临床广泛用于扩充血容量，改善微循环，右旋糖酐 40 注射液不良反应有皮肤过敏反应、发热等，极少数发生过敏性休克，并有休克致死的病例，多数在首次输入数滴或数毫升时发生。虽然右旋糖酐 40 注射液引起过敏性休克的报道甚多，但对于影响胎儿而导致急性胎儿宫内窘迫的报道却很少见。本例是右旋糖酐 40 注射液致严重过敏反应的又一例，而且并发急性胎儿宫内窘迫、胎盘重度剥离，发病急骤，病情凶险，在初次滴注时密切观察，出现症状立即采取果断正确的抢救措施，使母子转危为安。

重要提示：尽管有右旋糖酐 40 注射液曾经发生多例过敏休克的报道，但目前药典及该药药品说明书均未提示右旋糖酐 40 注射液应用时需先作皮试，从安全用药角度考虑，建议在应用该药时应先作皮试，皮试结果为阴性方可应用，尤其是过敏体质。同时要加强用药监护，采取预防及紧急救助措施，能防范或降低药品不良反应带来的严重不良后果。

羟乙基淀粉 200/0.5（Hydroxyethyl Starch（200/0.5））

【临床应用】

本品由高分子支链淀粉经酸水解、羟乙基化后制得，属中分子量低取代度羟乙基淀粉。具有起效快而强的扩容作用,能维持中等强度的扩容作用达 4 小时,能较完全地从肾脏清除,在血浆和组织中的蓄积较少,对凝血功能的影响最小,能够改善微循环。是目前最常用的血浆代用品,为治疗和预防低血容量和休克的首选药物。

【用法用量】

静脉滴注:开始的 10~20ml,应缓慢输入,同时密切观察患者(因可能发生过敏性样反应)。治疗和预防循环血量不足或休克(容量替代治疗)的推荐剂量:每日最大剂量:按体重每日 33ml/kg(按体重计,每日每公斤体重约为 2.0g 羟乙基淀粉);最大滴注速度:按体重每小时 20ml/kg(按体重计,每小时每公斤体重约为 1.2g 羟乙基淀粉)。

【操作要点】

1. 必须避免因滴注过快和用量过大导致的循环超负荷。

2. 与其他药物混合使用时,先要保证它们相容,并确保 100% 无菌和完全混匀。

3. 本品开启后,必须马上使用;发现溶液混浊或容器损坏时勿用。

4. 本品与卡那霉素、庆大霉素等合用,可增加肾毒性。

5. 与双嘧达莫、维生素 B_{12} 混用时,药液会发生变化。

【注意事项】

1. 严重充血性心力衰竭、肾功能失代偿期和肾衰竭、脑出血、严重凝血障碍、液体负荷过重(水分过多)或液体严重缺失(脱水)、淀粉过敏者禁用。

2. 少数患者使用本品可出现过敏反应,表现为眼睑水肿、荨麻疹及哮喘等。亦可出现发热、寒战及流感样症状。尚可见呕吐、颌下腺与腮腺肿大及下肢水肿等。遇此情况应即刻停药,必要时即刻采取急救措施。

3. 出现心动过速,伴或不伴血压下降、眩晕、恶心、呕吐时,使患者保持正确体位,并给予抗组胺药及皮质激素(如泼尼松龙 120mg 静脉注射)。

4. 使用本品有出现呼吸及心跳骤停的报道。

5. 长期中、高剂量输注本品,患者常出现难治性瘙痒,即使停药数周后,仍可能发生此症状,并可持续数月,导致患者情绪紧张。

6. 个别病例输注本品可能出现肾区疼痛,一旦出现此症状,应立即停药,同时补充足够的液体,密切监测血清肌酐水平。

7. 较高剂量使用本品时,血液稀释可能出现凝血功能降低,但不会引起临床出血。应注意监测血细胞比容的下降,防止血液过度稀释。

【患者用药指导】

1. 曾有出血性疾病患者慎用。

2. 输注本品时肝脏有暂时性蓄积作用,慢性肝病的患者应慎用。

【应急措施】

出现休克或支气管痉挛时,在使患者保持正确体位的同时,给予肾上腺素 0.05~0.1mg 静脉注射及皮质激素如泼尼松龙 1~2g 静脉注射,同时输液(如 5% 白蛋白)。若出现严重甚至非常严重的过敏反应时,应首选肾上腺素治疗。若出现呼吸困难,即将出现或已经出现休克,应实施下列步骤进行救治:颈静脉或中心静脉给药;静脉注射 0.1% 肾上腺素氯化钠溶液 0.1~0.3ml;输注大剂量的皮质激素,如泼尼松龙 30~40mg/kg;更换血浆代用品;鼻管给氧;必要时,通过面罩或插管进行人工呼吸;心肺复苏(出现呼吸停止或心脏停搏时)。

【典型案例】

患者,女,21 岁。因下腹疼痛 1 天入院,入院诊断为"黄体破裂",在硬膜外麻醉下行剖腹探查术。既往无药物、食物过敏史,术前 BP 100/55mmHg,HR 102 次 / 分,术前肌内注射阿托品和苯巴比妥钠,入手术室后用多功能监护仪监测 BP、HR 和 SPO$_2$。右侧卧位下行 L$_{1\sim2}$ 硬膜外穿刺置管，0.67% 利多卡因与 0.5% 左布比卡因混合液行硬膜外麻醉，测试麻醉平面不超过 T$_8$ 水平。建立静脉通道后，给予复方氯化钠液 500ml 快速滴注，手术开始时血压偏低，BP 88/45mmHg，HR 100 次 / 分，给予羟乙基淀粉 200/0.5 氯化钠注射液约 15 分钟后，患者诉心慌、胸闷不适，血压持续偏低。怀疑是血容量不足所致，给予麻黄碱 20mg，并加快输液。血压进一步下降，BP 70/40mmHg，HR 140 次 / 分，患者躁动不安。此时发现患者颈部有荨麻疹，进而发现前胸、双下肢均有大片荨麻疹。考虑为羟乙基淀粉所致过敏反应，立即停止输液，静脉注射地塞米松 10mg、异丙嗪 25mg、葡萄糖酸钙 1g、麻黄碱 20mg。20 分钟后血压逐渐恢复正常，45 分钟后荨麻疹渐消失。

分析点评：羟乙基淀粉 200/0.5 氯化钠注射液主要用于治疗和预防血容量不足或休克，在临床上应用广泛。羟乙基淀粉 200/0.5 具有过敏性低的特点，少数患者可出现过敏反应，表现为眼睑水肿、荨麻疹及哮喘等，亦可出现心动过速，伴或不伴血压下降、眩晕、恶心、呕吐，甚至休克或支气管痉挛。患者在静脉注射羟乙基淀粉后很快出现过敏反应症状、全身荨麻疹、严重低血压伴心动过速，抗过敏治疗有效，因而提示羟乙基淀粉 200/0.5 引起过敏反应的可能性极大。

重要提示：手术中由于患者有无菌手术单遮挡，不易察觉荨麻疹等过敏症状，术中出现低血压误认为是血容量不足或是其他麻醉因素引起，反而加快输液速度，从而加重休克症状。过敏反应的防治关键在于及早发现，及时停用可疑致敏原，严密观察生命体征，保持呼吸道通畅，维持有效血容量，使用抗过敏药物对症处理。对麻醉期间可能发生的过敏反应予以充分重视，最大限度减少发生，保障患者生命安全。

羟乙基淀粉 130/0.4(Hydroxyethyl Starch（130/0.4））

【临床应用】

治疗和预防血容量不足,用于低血容量休克。

【用法用量】

静脉输注:初始的 10~20ml,应缓慢输入,并密切观察患者(防止可能发生的过敏性样反应)。每日剂量及输注速度应根据患者失血量、血流动力学参数的维持或恢复及稀释效果确定。每日最大剂量按体重 33ml/kg。根据患者的需要,本品在数日内可持续使用,治疗持续时间取决于低血容量持续的时间和程度,及血流动力学参数和稀释效果。对于长时间每天给予最大剂量的治疗,目前只有有限的经验。

【操作要点】

1. 本品仅供静脉给药,其用量及输液速度根据患者失血情况、血液浓缩程度及其血液稀释效应而定。

2. 应避免与其他药物混合。如果在特别情况下需要与其他药物混合,要注意相容性(无絮状或沉淀)、无菌及均匀混合。

3. 瓶或袋开启后,应立即使用。

4. 超过有效期后不能使用,未用完的药品应丢弃。

5. 只有在溶液澄清及容器未损坏时使用。

【注意事项】

1. 液体负荷过重(包括肺水肿)、少尿或无尿的肾衰竭、接受透析治疗、颅内出血、严重高钠或高氯血症、已知对本品及本品中其他成分过敏者禁用。

2. 为防止重度脱水,使用本品前应先给予晶体溶液。

3. 使用本品时应补充充足的液体,定期监测肾功能、液体平衡和血清电解质水平。

4. 极个别患者可能发生类似中度流感的症状及心

动过缓、心动过速、支气管痉挛、非心源性肺水肿等过敏性样反应。

5. 长期大剂量使用本品,患者会出现皮肤瘙痒。

6. 使用本品时,可能发生与剂量相关的血液凝结异常。

7. 高淀粉酶血症的发生是由于血清淀粉酶和羟乙基淀粉形成一种酶 - 底物复合物,直到羟乙基淀粉被降解为可经肾脏排泄的低分子量成分后,淀粉酶方被肾脏延迟性清除。此短暂性高淀粉酶血症临床上是无害的,但在解释患者血清淀粉酶升高时应加以考虑。

8. 本品主要是通过肾脏排泄,应注意监测血清肌酐水平。

9. 据文献报道,耳神经障碍患者(如突发性耳聋、耳鸣或听觉损伤)使用本品时,其发生瘙痒的可能性与使用剂量有关。建议这类患者的每日最大使用剂量为 500ml,以减少皮肤瘙痒的发生,但同时应给患者补充足够的液体。

【患者用药指导】

1. 使用本品期间,如出现任何不良事件和(或)不良反应,应咨询医生。

2. 同时使用其他药品,请告知医生。

3. 严重肝脏疾病或严重凝血功能紊乱的患者应慎用。

4. 本品可改变凝血机制,导致一过性凝血酶原时间、活化部分凝血活酶时间及凝血时间延长。大量应用时亦可引起一过性出血时间延长。曾有出血性疾患或接受需预防颅内出血的神经外科手术患者应慎用。

5. 输注本品使血容量增加,肺水肿的患者应慎用。

6. 输注本品时肝脏有暂时性蓄积作用,慢性肝病的患者应慎用。

【应急措施】

在输液过程中,如患者发生不可耐受的反应,应立即终止给药,并给予适当的治疗处理。

多巴胺(Dopamine)

【临床应用】

本品是交感神经递质的生物合成前体,也是中枢神经递质之一。可以激动交感神经系统的肾上腺素受体和位于肾、肠系膜、冠状动脉、脑动脉的多巴胺受体而发挥作用,其临床疗效与剂量相关。适用于治疗失血性休克。

【用法用量】

1. 静脉注射　开始时每分钟按体重 $1\sim5\mu g/kg$,10分钟内以每分钟 $1\sim4\mu g/kg$ 速度递增,以达到最大疗效。

2. 静脉滴注　20mg加入5%葡萄糖注射液 $200\sim300ml$ 中,开始 $75\sim100\mu g/min$,以后根据血压情况,可加快速度和加大浓度,但最大剂量不超过 $500\mu g/min$。

【操作要点】

1. 本品在碱性液体中不稳定,遇碱易分解,故不宜与碱性药物配伍。

2. 应用本品前必须先纠正低血容量及酸中毒。

3. 在滴注前必须稀释,稀释液的浓度取决于剂量及个体需要的液量,若不需要扩容,可用 0.8mg/ml 溶液,如有液体潴留,可用 $1.6\sim3.2mg/ml$ 溶液。

4. 选用粗大的静脉作静脉注射或滴注,以防药液外溢,而产生组织坏死。如确已发生液体外溢,可用 $5\sim10mg$ 酚妥拉明稀释溶液在注射部位作浸润。

5. 静脉滴注时应控制每分钟滴速,滴注的速度和时间需根据血压、心率、尿量、外周血管灌流情况、异位搏动出现与否等而定,休克纠正时即减慢滴速。

6. 与硝普钠、异丙肾上腺素、多巴酚丁胺合用,注意心排血量的改变,比单用本品时反应有异。

7. 大剂量本品与 α 受体拮抗药如酚苄明、酚妥拉明、妥拉唑林等同用,后者的扩血管效应可被本品的外周血管的收缩作用拮抗。

8. 与全麻药(尤其是环丙烷或卤代碳氢化合物)合用由于后者可使心肌对本品异常敏感,引起室性心律失常。

9. 与β受体拮抗药同用,可拮抗本品对心脏的 $β_1$ 受体作用。

10. 与硝酸酯类同用,可减弱硝酸酯的抗心绞痛及升压效应。

11. 与利尿药同用,一方面由于本品作用于多巴胺受体扩张肾血管,使肾血流量增加,可增加利尿作用;另一方面本品自身还有直接的利尿作用。

12. 与三环类抗抑郁药同时应用,可能增加本品的心血管作用,引起心律失常、心动过速、高血压。

13. 与单胺氧化酶抑制剂同用,可延长及加强本品的效应。已知本品是通过单胺氧化酶代谢,在给多巴胺前 2~3 周曾接受单胺氧化酶抑制剂的患者,初量至少减到常用剂量的 1/10。

14. 与苯妥英钠同时静脉注射可产生低血压与心动过缓。在用本品时,如必须用苯妥英钠抗惊厥治疗时,则须考虑两药交替使用。

【注意事项】

1. 对本品过敏者、环丙烷麻醉者、嗜铬细胞瘤患者、快速型心律失常者禁用本品。

2. 肢端循环不良者、频繁室性心律失常者、闭塞性血管病(或有既往史者)(包括动脉栓塞、动脉粥样硬化、血栓闭塞性脉管炎、冻伤如冻疮、糖尿病性动脉内膜炎、雷诺病)、心绞痛患者慎用。

3. 本品不良反应常见的有胸痛、呼吸困难、心律失常(尤其用大剂量)、心搏快而有力、全身软弱无力感;心跳缓慢、头痛、恶心、呕吐者少见。

4. 对肢端循环不良的患者,须严密监测,注意坏死及坏疽的可能性。

【患者用药指导】

1. 在滴注本品时须进行血压、心排血量、心电图及尿量的监测。

2. 突然停药可产生严重低血压，故停药时应逐渐递减。

【应急处理】

过量或静脉滴注速度过快可出现呼吸急促、心动过速甚至诱发心律失常、头痛和严重高血压。此时应减慢滴速或停药，必要时给予 α 肾上腺受体阻断药。如发生药液外渗，为防止局部组织缺血性腐烂和坏死，应尽快给予甲磺酸酚妥拉明 5~10mg 进行局部浸润注射。

多巴酚丁胺（Dobutamine）

【临床应用】

用于器质性心脏病时心肌收缩力下降引起的心力衰竭，包括心脏直视手术后所致的低排血量综合征，作为短期支持治疗。

【用法用量】

静脉滴注：加于 50% 葡萄糖液或 0.9% 氯化钠注射液中稀释后，以滴速 2.5~10μg/(kg·min) 给予，偶用超过 15μg/(kg·min)。

【操作要点】

1. 本品不得与碳酸氢钠等碱性药物混合使用。

2. 配制好的静脉输注液必须在 24 小时内使用。

3. 患者如出现收缩压增加、心率增快，与剂量有关，应减量或暂停用药。

【注意事项】

1. 梗阻性肥厚型心肌病禁用，以免加重梗阻。

2. 高血压、严重的机械梗阻、室性心律失常、心肌梗死者慎用。

3. 低血容量时应用本品可加重，故用前须先加以纠正。

4. 心房颤动者慎用，如须用本品，应先给予洋地黄类药。

5. 本品与其他儿茶酚胺相同，可使窦性心率加快或血压升高，尤其是收缩压升高、诱发或加重室性异位搏动。也可能引起心率失常，加速心房颤动患者的心室率。

6. 与其他拟交感药存在交叉过敏反应。

【患者用药指导】

本品可有心悸、恶心、呕吐、头痛、胸痛、气短等不良反应，如有不适，及时联系医护人员。

【应急措施】

药物过量时，立即停用本品，给予气管插管，以确保供氧和通气，并迅速采用复苏措施，使用普萘洛尔或利多卡因也许能有效地治疗严重的快速性室性心律失常。出现高血压时，通常减小剂量或停止治疗有效；对患者的生命体征、血气分析、血清电解质等进行精确的监测并予以维持。

呋塞米（Furosemide）

【临床应用】

本品为利尿剂，用于治疗心力衰竭，保护心脏。

【用法用量】

静脉注射：起始剂量为 40mg，必要时每小时追加80mg。

【操作要点】

1. 肠道外用药宜静脉给药，不主张肌内注射。常规剂量静脉注射时间应超过 1~2 分钟，大剂量静脉注射时不超过 4mg/min。

2. 本品为加碱制成的钠盐注射液，碱性较高，故静脉注射时宜用氯化钠注射液稀释，而不宜用葡萄糖注射液稀释。

【注意事项】

1. 对磺胺药和噻嗪类利尿药过敏者,对本品可能亦过敏,应慎用或禁用;肝性脑病者禁用;长期应用时宜适当补充钾盐,低钾血症者禁用。

2. 严重肝肾功能不全、糖尿病、痛风患者慎用。

3. 治疗中有血清尿素氮升高和少尿时应停药。

4. 顽固性水肿患者服用本品易产生低钾血症,应同时给予钾盐。

5. 常见不良反应是水、电解质紊乱有关,尤其是大剂量或长期应用时,如直立性低血压、休克、低钾血症、低氯血症、低氯性碱中毒、低钠血症、低钙血症以及与此有关的口渴、乏力、肌肉酸痛、心律失常等。

6. 少见有过敏反应(包括皮疹、间质性肾炎,甚至心脏停搏),视觉模糊、黄视症,光敏感,头晕、头痛,食欲减退、恶心、呕吐、腹痛、腹泻、胰腺炎,肌肉强直等,骨髓抑制导致粒细胞减少,血小板减少性紫癜和再生障碍性贫血,肝功能损害,指(趾)感觉异常,高血糖,尿糖阳性,原有糖尿病加重,高尿酸血症。耳鸣、听力障碍多见于大剂量静脉快速注射时(每分钟剂量大于 4~15mg),多为暂时性,少数为不可逆性,尤其当与其他有耳毒性的药物同时应用时。在高钙血症时,可引起肾结石。尚有报道本品可加重特发性水肿。

【患者用药指导】

1. 对诊断的干扰　可致血糖升高、尿糖阳性,尤其是糖尿病或糖尿病前期患者;过度脱水可使血尿酸和尿素氮水平暂时性升高,血 Na^+、Cl^-、K^+、Ca^{2+} 和 Mg^{2+} 浓度下降。

2. 随访检查　血电解质,尤其是合用洋地黄类药物或皮质激素类药物、肝肾功能损害者;血压,尤其是用于降压,大剂量应用或用于老年人;肾功能;肝功能;血糖;血尿酸;酸碱平衡情况;听力。

3. 药物剂量应从最小有效剂量开始,然后根据利尿反应调整剂量,以减少水、电解质紊乱等不良反应的发生。

4. 少尿或无尿患者应用最大剂量后 24 小时仍无效时应停药。

5. 存在低钾血症或低钾血症倾向时,应注意补充钾盐。

【应急措施】

因脱水致血尿素氮升高时,如果不伴有血肌酐水平升高,则此情况是可逆的,可减药或停药观察;治疗肾脏疾病水肿,出现血尿素氮升高时,若同时伴有其他肾功能急剧减退,则须停止用药。

阿莫西林 / 克拉维酸钾(Amoxicillin and Clavulanate Potassium)

【临床应用】

适用于革兰阳性菌及阴性菌所致的各种感染以及铜绿假单胞菌感染,包括生殖器官感染,妇科、产科感染。

【用法用量】

静脉滴注:成人一日 6~10g,严重病例可增至 10~16g,分 2~4 次。

【操作要点】

1. 本品用 0.9% 氯化钠注射液配制溶解后,应立即稀释到 50~100ml 的注射液中;配制好的注射液应在 3 小时以内,用约 30 分钟完成滴注;本品不可与含葡萄糖、葡聚糖、酸性碳酸盐、血制品、蛋白质的液体及氨基糖苷类抗生素等混合使用。

2. 肾功能不全患者的用量 轻度损害(肌酐清除率 > 30ml/min),用量不变;中度损害(肌酐清除率 10~30ml/min),开始给予本品 1.2g,然后每 12 小时给予本品 600mg;重度损害(肌酐清除率 < 10ml/min),开始给予

本品 1.2g,以后每 24 小时给予本品 600mg。采用透析法降低血中本品浓度,并在透析中或透析后补充给予本品 600mg。

3. 本品与重金属,特别是铜、锌、汞呈配伍禁忌。

4. 本品静脉输液中加入头孢噻吩、林可霉素、四环素、万古霉素、琥乙红霉素、两性霉素 B、去甲肾上腺素、间羟胺、苯妥英钠、盐酸羟嗪、丙氯拉嗪、异丙嗪、维生素 B 族、维生素 C 等后将出现混浊。

5. 本品与氨基糖苷类抗生素同瓶输注可导致两者抗菌活性降低,因此不能置于同一容器内给药。

6. 本品与丙磺舒合用,丙磺舒对克拉维酸钾血药浓度无影响,但能提高阿莫西林的血药浓度。

7. 本品与阿司匹林、吲哚美辛、保泰松、磺胺药合用,可减少本品在肾小管的排泄,升高其血药浓度,延长其半衰期,但毒性也可能增加。

8. 本品与别嘌醇类尿酸合成抑制剂合用,可增加本品发生皮肤不良反应的危险。

【注意事项】

1. 禁用于对本品过敏者、有青霉素类过敏史者或对克拉维酸有过敏史者。

2. 传染性单核细胞增多症者禁用。

3. 有哮喘、湿疹、花粉症、荨麻疹等过敏反应性疾病史者,老年人及肾功能严重损害者慎用。

4. 不良反应常见胃肠道反应如腹泻、恶心和呕吐等。皮疹,尤其易发生于传染性单核细胞增多症者。可见过敏性休克、药物热和哮喘等。偶见血清转氨酶升高、嗜酸性粒细胞增多、白细胞降低及念珠菌或耐药菌引起的二重感染。

【患者用药指导】

1. 首次用药、皮试间隔超过 24 小时、更换批号、停药 3 天以上再次使用均需重新作皮试。

2. 有哮喘、湿疹、花粉症、荨麻疹等过敏性疾病患者应慎用本品。

3. 哺乳期妇女用药宜暂停哺乳。

4. 不同配比的阿莫西林和克拉维酸钾组成的复方制剂，不能互相替代。

5. 用药后发生腹泻的患者应谨慎处理，轻度假膜性结肠炎可能是由于间歇服药所致。严重情况下应补充电解质、蛋白质，并给予对厌氧芽孢梭菌有效的抗生素。

【应急措施】

1. 用药中，一旦发生过敏性休克，应立即肌内注射0.1%肾上腺素0.5~1ml，必要时以5%葡萄糖注射液或氯化钠注射液稀释后静脉注射。临床表现无改善者，半小时后重复1次，心脏停搏者，可给予肾上腺素心内注射。同时静脉滴注肾上腺皮质激素，并补充血容量。血压持久不升者可给以多巴胺等血管活性药，同时可考虑采用抗组胺药，以减少荨麻疹；有呼吸困难者应予以氧气吸入或人工呼吸；喉头水肿者，应及时进行气管插管或气管切开。

2. 药物过量时主要表现为胃肠道症状和水、电解质紊乱，少数患者出现皮疹、功能亢进或嗜睡等症状。若服药过量应立即停药，并根据症状需要进行支持或对症治疗。如果服药后时间短，应采取催吐或洗胃的方法。必要时也可采用血液透析清除部分药物。

氨苄西林/舒巴坦（Ampicillin and Sulbactam）

【临床应用】

本品适用于产β-内酰胺酶的流感嗜血杆菌、卡他莫拉菌、淋病奈瑟球菌、葡萄球菌属、大肠埃希菌、克雷伯菌属、奇异变形杆菌、脆弱拟杆菌、不动杆菌属、肠球菌属等所致的呼吸道、肝胆系统、泌尿系统、皮肤软组织感染，对需氧菌与厌氧菌混合感染，特别是腹腔感染和盆腔感染尤为适用。

【用法用量】

1. 深部肌内注射　一次 0.75~1.5g，每 6 小时 1 次，一日剂量不超过 6g。

2. 静脉给药　一次 1.5~3g（包括氨苄西林和舒巴坦），一日剂量不超过 12g（其中舒巴坦一日剂量最高不超过 4g）。

【操作要点】

1. 氨苄西林溶液浓度愈高，稳定性愈差，其稳定性亦随温度升高而降低，且溶液放置后致敏物质可增加，故本品配成溶液后须及时使用，不宜久置。

2. 肌内注射时应深部肌肉给药。

3. 一些药物可使氨苄西林的活性降低，因而与下列药物存在配伍禁忌：氨基糖苷类抗生素、克林霉素、林可霉素、多黏菌素、氯霉素、红霉素、四环素类注射剂、肾上腺素、间羟胺、多巴胺、阿托品、盐酸肼屈嗪、水解蛋白、氯化钙、葡萄糖酸钙、维生素 B 族、维生素 C、含有氨基酸的营养注射剂、多糖和氢化可的松。

4. 与重金属，特别是铜、锌和汞呈配伍禁忌。

5. 在弱酸性葡萄糖注射液中分解较快，宜用中性液体作溶剂。

【注意事项】

1. 用药前须作青霉素皮肤试验，阳性者禁用。

2. 传染性单核细胞增多症、巨细胞病毒感染、淋巴细胞白血病、淋巴瘤等患者应用本品易发生皮疹，故不宜应用。

3. 肾功能减退者，根据血浆肌酐清除率调整给药间隔时间。

4. 大剂量注射给药可出现高钠血症，应定期检测血清钠。

5. 与华法林合用，可加强华法林的作用。

【患者用药指导】

1. 青霉素类抗生素过敏者禁用。

2. 有哮喘、湿疹、花粉症、荨麻疹等过敏性疾病史者慎用。

3. 本品能刺激雌激素代谢或减少其肠肝循环,因而可降低口服避孕药的效果。

4. 丙磺舒、阿司匹林、吲哚美辛、保泰松、磺胺药可减少本品自肾脏排泄,慎用。

5. 与别嘌醇合用,皮疹发生率显著增高。

【应急措施】

用药中,一旦发生过敏性休克,应立即肌内注射 0.1% 肾上腺素 0.5~1ml,必要时以 5% 葡萄糖注射液或氯化钠注射液稀释后静脉注射。临床表现无改善者,半小时后重复 1 次,心脏停搏者,可给予肾上腺素心内注射。同时静脉滴注肾上腺皮质激素,并补充血容量。血压持久不升者可给以多巴胺等血管活性药,同时可考虑采用抗组胺药,以减少荨麻疹;有呼吸困难者应予以氧气吸入或人工呼吸;喉头水肿者,应及时进行气管插管或气管切开。

第二节　羊水栓塞

一、疾病简介

羊水栓塞(amniotic fluid embolism, AFE)是指在分娩过程中羊水突然进入母体血液循环引起急性肺栓塞、过敏性休克、DIC、肾衰竭或猝死的严重分娩并发症。也可发生在足月分娩和妊娠 10~14 周钳刮术时,死亡率高达 60% 以上,是孕产妇死亡的主要原因之一。

近年研究认为,羊水栓塞主要是过敏反应,建议命名为"妊娠过敏反应综合征"。

二、临床特点

羊水栓塞起病急骤,临床表现复杂。多发生于分娩过程中,尤其是胎儿娩出前后的短时间内,但也有极少数病例发生于羊膜腔穿刺术中、外伤时或羊膜腔灌注等情况下。

1. 典型羊水栓塞　是以骤然的血压下降(血压与失血量不符合)、组织缺氧和消耗性凝血病为特征的急性综合征。一般经过三个阶段:

(1)心肺衰竭和休克:在分娩过程中,尤其是刚破膜不久,产妇突感寒战,出现呛咳、气急、烦躁不安、恶心、呕吐等前驱症状,继而出现呼吸困难、发绀、抽搐、昏迷、脉搏细数、血压急剧下降,心率加快,肺底部湿啰音。病情严重者,产妇仅惊叫一声或打一个哈欠或抽搐一下后呼吸、心搏骤停,于数分钟内死亡。

(2)出血:患者度过心肺衰竭和休克后,进入凝血功能障碍阶段,表现以子宫出血为主的全身出血倾向,如切口渗血、全身皮肤黏膜出血、针眼渗血、血尿、消化道大出血等。

(3)急性肾衰竭:本病全身脏器均受损害,除心脏外,肾脏是最常受损的器官。存活的患者出现少尿(或无尿)和尿毒症表现。主要因为循环功能衰竭引起的肾缺血及DIC前期形成的血栓堵塞肾内小血管,引起缺血、缺氧,导致肾脏器质性损害。

羊水栓塞临床表现的三个阶段通常按顺序出现,有时也可不完全出现。

2. 不典型羊水栓塞　有些病情发展缓慢,症状隐匿。缺乏急性呼吸循环系统症状或症状较轻;有些患者羊水破裂时突然一阵呛咳,之后缓解,未在意;也有些仅表现为分娩或剖宫产时的一次寒战,几小时后才出现大量阴道出血,无血凝块,伤口渗血,酱油色。

三、治疗原则

一旦出现羊水栓塞的临床表现，应立即抢救，应用肾上腺皮质激素、血管扩张剂等进行纠正呼吸、循环功能衰竭和改善低氧血症，抗过敏，抗休克，防止 DIC 和肾衰竭发生。

四、治疗药物

氢化可的松（Hydrocortisone）

【临床应用】

本品为糖皮质激素。用于抗过敏、解痉，稳定溶酶体，保护细胞。

【用法用量】

静脉滴注：本品 100~200mg 加于 5%~10% 葡萄糖液50~100ml 快速静脉滴注，再用 300~800mg 加于 5% 葡萄糖液 250~500ml 静脉滴注，日用量可达 500~1000mg。

【操作要点】

1. 本品与非甾体抗炎药合用可加强本品致溃疡作用。

2. 本品可降低水杨酸盐的浓度，可增强对乙酰氨基酚的肝毒性。

3. 本品与两性霉素 B 或碳酸酐酶抑制剂合用，可加重低钾血症，长期与碳酸酐酶抑制剂合用，易发生低钙血症和骨质疏松。

4. 本品与强心苷合用，可增加洋地黄毒性及心律失常的发生。

5. 本品与排钾利尿药合用，可致严重低钾血症，并由于水钠潴留而减弱利尿药的排钠利尿效应。

6. 本品与维生素 E 或维生素 K 合用，可增强本品的抗炎效应，减轻撤药后的反跳现象；与维生素 C 合用可防治本类药物引起的皮下出血反应。与维生素 A 合用可消除本类药物所致创面愈合迟延,但也影响本类药物的抗炎作用。

【注意事项】

1. 交叉过敏　对其他肾上腺皮质激素类药过敏者也可能对本品过敏。

2. 禁忌证　①对肾上腺皮质激素类药过敏者;②有下列疾病患者一般不宜使用:严重的精神病(过去或现在)和癫痫、活动性消化性溃疡、新近胃肠吻合手术、骨折、创伤修复期、角膜溃疡、肾上腺皮质功能亢进症、高血压、糖尿病、孕妇、未能控制的感染(如水痘、麻疹、真菌感染)、较重的骨质疏松症等;③动脉粥样硬化、心力衰竭或慢性营养不良患者应避免使用。

3. 慎用　心脏病患者,憩室炎患者,情绪不稳定和有精神病倾向者,肝功能不全者,眼单纯疱疹患者,高脂蛋白血症患者,甲状腺功能减退患者,重症肌无力患者,骨质疏松患者,胃溃疡、胃炎或食管炎患者,肾功能损害或结石患者,结核病患者,全身性真菌感染患者,青光眼患者。

4. 用药后可见血胆固醇、血脂肪酸升高,淋巴细胞、单核细胞、嗜酸性粒细胞和嗜碱性粒细胞计数下降,多形核白细胞计数增加,血小板计数增加或下降。

【患者用药指导】

1. 为避免发生肾上腺皮质功能减退及原有疾病复燃,在长程糖皮质激素治疗后应逐渐缓慢减量,并由原来的一日用药次数改为一日上午用药 1 次,或隔日上午用药 1 次。

2. 糖皮质激素与感染的关系　生理剂量的糖皮质激素可提高患者对感染的抵抗力;非肾上腺皮质功能减退患者接受药理剂量糖皮质激素后易发生感染,但某些感染时应用糖皮质可减轻组织的破坏,减少渗出,减轻感染中毒症状,但必须同时使用有效的抗生素治疗,密切观察病情变化,在短期用药后,即应迅速减量、停药。

【应急措施】

药物过量或停药太快可导致病情加重,出现发热、肌痛、关节痛、全身无力等,甚至发生急性肾上腺皮质功能不全,表现为头晕、呕吐、休克、低血糖性昏迷等,一旦发生,即按肾上腺危象抢救,以全身糖皮质激素治疗为主,辅以补液、抗休克及对症治疗。

地塞米松(Dexamethasone)

【临床应用】

本品为人工合成的长效糖皮质激素。用于抗过敏、解痉,稳定溶酶体,保护细胞。

【用法用量】

静脉用药:本品20mg加于25%葡萄糖注射液静脉推注后,再加20mg于5%~10%葡萄糖液中静脉滴注。

【操作要点】

1. 可减弱抗凝血药、口服降血糖药、巴比妥类药物的作用,应调整剂量。

2. 与利尿剂(留钾利尿剂除外)合用可引起低钾血症,应注意用量。

【注意事项】

1. 对本品及肾上腺皮质激素类药物有过敏史患者禁用。高血压、血栓症、胃与十二指肠溃疡、精神病、电解质代谢异常、心肌梗死、内脏手术、青光眼等患者一般不宜使用。特殊情况下权衡利弊使用,但应注意病情恶化的可能。

2. 糖尿病、骨质疏松症、肝硬化、肾功能不良、甲状腺功能减退患者慎用。

3. 结核病、急性细菌性或病毒性感染患者应用时,必须给予适当的抗感染治疗。

【患者用药指导】

不良反应多发生在应用药理剂量时,而且与疗程、剂量、用药种类、用法及给药途径等有密切关系。

盐酸罂粟碱(Papaverine Hydrochloride)

【临床应用】

本品为一种鸦片生物碱解痉药,用于解痉,缓解肺动脉高压,改善肺血流低灌注,预防右心衰竭所致的呼吸循环衰竭。

【用法用量】

静脉注射:本品 30~90mg 加于 10%~25% 葡萄糖液 20ml 缓慢静脉注射,一日量不超过 300mg。可松弛平滑肌,扩张冠状动脉、肺和脑小动脉,降低小血管阻力,与阿托品同时应用效果更佳。

【操作要点】

1. 静脉注射过量或速度过快可导致房室传导阻滞、心室颤动,甚至死亡。应充分稀释后缓缓推入。

2. 出现肝功能不全时应即行停药。

【注意事项】

1. 完全性房室传导阻滞时禁用,帕金森病时一般禁用。

2. 心肌抑制时忌大量,以免引起进一步抑制。

3. 青光眼患者要定期检查眼压。

4. 血嗜酸性粒细胞、ALT、ALP、AST 及胆红素可增高,出现黄疸,眼及皮肤明显黄染,提示肝功能受损。

5. 大量静脉注射能抑制房室和室内传导,并产生严重心律失常。

6. 可引起注射部位发红、肿胀或疼痛。快速胃肠道外给药可使呼吸加深、面色潮红、心跳加速、低血压伴眩晕。

【患者用药指导】

心绞痛、新近心肌梗死或卒中患者慎用。

【应急措施】

过量时可有视力模糊、复视、嗜睡,立即停药。

阿托品(Atropine)

【临床应用】

本品为阻断 M 胆碱受体的抗胆碱药,能解除平滑肌的痉挛(包括解除血管痉挛,改善微血管循环);抑制腺体分泌;解除迷走神经对心脏的抑制,使心跳加快;散大瞳孔,使眼压升高;兴奋呼吸中枢。用于解痉,缓解肺动脉高压,改善肺血流低灌注,预防右心衰竭所致的呼吸循环衰竭。

【用法用量】

静脉注射:1mg 加于 10%~25% 葡萄糖液 10ml,每 15~30 分钟静脉推注 1 次,直至面色潮红、症状缓解为止。阿托品可阻断迷走神经反射所致的肺血管和支气管痉挛。

【操作要点】

1. 本品静脉注射宜缓慢。

2. 剂量过大则引起心率加快,增加心肌耗氧量,并有引起心室颤动的危险。

【注意事项】

1. 对本品或其他抗胆碱药过敏者、青光眼、高热者、重症肌无力患者禁用。

2. 脑损害、心脏病(特别是心律失常、充血性心力衰竭、冠心病、二尖瓣狭窄)、反流性食管炎、胃幽门梗阻、食管与胃的运动减弱、溃疡性结肠炎、发热、腹泻患者慎用。

3. 不同剂量所致的不良反应不同,小剂量(0.5mg)时轻微心率减慢,略有口干及少汗;大剂量(10mg)以上,上述症状更重,脉速而弱,中枢兴奋现象严重,呼吸加快加深,出现谵妄、幻觉、惊厥等;严重中毒时可由中枢兴奋转入抑制,产生昏迷和呼吸麻痹等。

【患者用药指导】

1. 20 岁以上患者存在潜隐性青光眼时,使用本品有诱发的危险。

2. 孕妇静脉注射本品可使胎儿心动过速。可分泌入乳汁,并有抑制泌乳作用,建议哺乳期妇女慎用。

【应急处理】

本品为阻断 M 胆碱受体的抗胆碱药,当药物过量,患者出现阿托品化后即应减量,延长给药间隔时间。另一方面要注意避免本品过量引起中毒。本品中毒表现为瞳孔散大、颜面潮红、皮肤干燥、高热、意识模糊、狂躁不安、幻觉、谵妄、抽搐、心动过速和尿潴留等。严重者可陷入昏迷和呼吸瘫痪,应立即停药观察和补液,以促进毒物的排出。必要时除洗胃等措施外,可给予尼可刹米或注射新斯的明、毒扁豆碱或毛果芸香碱等。新斯的明可皮下注射 0.5~1mg,每 15 分钟 1 次,直至瞳孔缩小、症状缓解为止。

酚妥拉明(Phentolamine)

【临床应用】

本品为 α_1、α_2 受体阻断药,具有血管舒张作用。用于解除肺血管痉挛,消除肺动脉高压。

【用法用量】

静脉滴注:5~10mg 加入 10% 葡萄糖液 100ml 中,以 3mg/min 速度静脉滴注。

【操作要点】【注意事项】【患者用药指导】【应急措施】见第十四章第一节妊娠期高血压疾病

多巴胺(Dopamine)

【临床应用】

本品是交感神经递质的生物合成前体,也是中枢神经递质之一。可以激动交感神经系统的肾上腺素受体和位于肾、肠系膜、冠状动脉、脑动脉的多巴胺受体而发挥作用,其临床疗效与剂量相关。适用于治疗失血性休克。

【用法用量】

1. 静脉注射　开始时每分钟按体重 1~5μg/kg,10 分钟内以每分钟 1~4μg/kg 速度递增,以达到最大疗效。

2. 静脉滴注　20mg 加入 5% 葡萄糖注射液 200~300ml 中,开始 75~100μg/min,以后根据血压情况,可加快速度和加大浓度,但最大剂量不超过 500μg/min。

【操作要点】【注意事项】【患者用药指导】【应急措施】见第十五章第一节产后出血

间羟胺(Metaraminol)

【临床应用】

本品主要作用于 α 受体,直接兴奋 α 受体,较去甲肾上腺素作用为弱但较持久,对心血管的作用与去甲肾上腺素相似。能收缩血管,持续地升高收缩压和舒张压,也可增强心肌收缩力,正常人心排血量变化不大,但能使休克患者的心排血量增加。对心率的兴奋不很显著,很少引起心律失常,无中枢神经兴奋作用。

【用法用量】

1. 肌内或皮下注射　一次 2~10mg,由于最大效应不是立即显现,在重复用药前对初始量效应至少应观察10 分钟。

2. 静脉注射　初量 0.5~5mg,继而静脉滴注,用于重症休克。

3. 静脉滴注　15~100mg,加入 5% 葡萄糖液或氯化钠注射液 500ml 中滴注,调节滴速以维持合适的血压。成人极量一次 100mg,每分钟 0.3~0.4mg。

【操作要点】

1. 配制后应于 24 小时内用完,滴注液中不得加入其他难溶于酸性溶液配伍禁忌的药物。

2. 不宜与碱性药物共同滴注,因可引起本品分解。

3. 给药时应选用较粗大静脉注射,并避免药液外溢引起局部血管严重收缩,导致组织坏死糜烂或红肿硬结形成脓肿。

4. 本品有蓄积作用,如用药后血压上升不明显,须观察 10 分钟以上再决定是否增加剂量,以免贸然增量致使血压上升过高。

5. 短期内连续应用,出现快速耐受性,作用会逐渐减弱。

6. 在本品使用过程中,可与血管扩张药(如酚妥拉明、异丙肾上腺素)合用以防止不良反应的发生。

【注意事项】

1. 血容量不足者应先纠正后再用本品。

2. 本品可致心律失常,其发生率随用量及患者的敏感性而异。

3. 升压反应过快过猛可致急性肺水肿、心律失常、心脏停搏。

4. 与环丙烷、氟烷或其他卤化羟类麻醉药合用,易致心律失常。

5. 与单胺氧化酶抑制剂合用,使升压作用增强,引起严重高血压。

6. 与洋地黄或其他拟肾上腺素药合用,可致异位心律。

【患者用药指导】

甲状腺功能亢进、高血压、冠心病、充血性心力衰竭、糖尿病患者和疟疾病史者慎用。

【应急措施】

过量可引起抽搐、严重高血压、严重心律失常,此时应立即停药观察,血压过高者可用 5~10mg 酚妥拉明静脉注射,必要时可重复。

第十五章　分娩期并发症

【典型案例】

患者，女，22 岁，以 G1P0，孕 40 周头位入院待产，因胎儿宫内窘迫在腰椎硬膜外联合麻醉下行子宫下段剖宫产术。术前各项检查正常，心肺听诊无异常。既往史无特殊。入手术室测 BP 120/80mmHg，HR 92 次 / 分，SPO_2 98%，心电图窦性心律。开放静脉通道，左侧卧位，$L_{2~3}$ 棘突间隙进针穿刺成功，蛛网膜下腔给药 0.5% 布比卡因重比重液 2ml，向头侧置管 3.5cm，麻醉成功后平卧位。5 分钟后 BP 80/40mmHg，测麻醉平面 $T_4~S_2$，患者出现头晕、恶心、呕吐，给予麻黄碱 15mg 静脉注射，吸氧。5 分钟后血压继续下降，考虑椎管内麻醉并发急性低血压，给予间羟胺 5mg 静脉注射（未经稀释）。5 分钟后患者出现烦躁不安，主诉心悸不适，BP 190/117mmHg，HR 160 次 / 分，ECG 监测疑似心房颤动，测桡动脉搏动 120 次 / 分，行十二导心电图检查证实心房颤动，给予胺碘酮 150mg 静脉注射，乌拉地尔 12.5mg 静脉注射，15 分钟后 BP 130/80mmHg，HR 121 次 / 分，心电图监测心房颤动未纠正，继以胺碘酮 1mg/min 静脉滴注，开始手术，手术顺利，历时 45 分钟。术毕患者 BP110/80mmHg，HR 89 次 / 分，送回病房，心电监护，逐步恢复为窦性心律。

分析点评：患者为足月妊娠孕妇，在实施椎管内麻醉时，由于蛛网膜下腔局麻药用量相对过大，导致并发急性低血压，术中同时使用麻黄碱和间羟胺纠正低血压且诱发心房颤动。间羟胺为 α 受体激动药，常用于防治椎管内阻滞麻醉时发生的急性低血压，一般对心率兴奋不明显，很少引起心律失常的发生，但其心律失常发生率随用量及患者敏感性而异，同时与其他拟肾上腺素药并用可导致异位心律的发生。同时间羟胺未经稀释静脉注射，用量把握不好，以至用量较大，同时又合用拟肾上腺素药物，导致患者血压剧烈上升，并诱发心房颤动发生。

重要提示:椎管内麻醉发生严重低血压时,如果使用间羟胺纠正低血压,静脉给药一定要稀释后小剂量静脉注射或采取静脉滴注的方式给药,因个人对药物敏感性不同,应小剂量给药观察 10 分钟后再决定是否增加用药剂量,尽量避免与其他拟肾上腺素药物合用以防止心律失常的发生。同时对于预防椎管内麻醉低血压的发生,要采取静脉预充扩容、恰当使用局麻药量、适时使用血管活性药等综合措施,不可仅单纯依赖血管活性药物的使用,从而以减少药物不良反应的发生。

碳酸氢钠(Sodium Bicarbonate)

【临床应用】

治疗代谢性酸中毒。

【用法用量】

静脉滴注:所需剂量按下式计算:补碱量(mmol)=(2.3-实际测得的 BE 值)× 0.25 × 体重(kg),或补碱量(mmol)= 正常的 CO_2CP(mmol)- 实际测得的 CO_2CP(mmol)× 0.25 × 体重(kg)。

【操作要点】

1. 静脉应用的浓度范围为 1.5%(等渗)至 8.4%。

2. 应从小剂量开始,根据血中 pH、碳酸氢根浓度变化决定追加剂量。

3. 短时间大量静脉输注可致严重碱中毒、低钾血症、低钙血症。当用量超过每分钟 10ml 高渗溶液时可导致高钠血症、脑脊液压力下降甚至颅内出血,故以 5% 溶液输注时,速度不能超过每分钟 8mmol 钠。

【注意事项】

1. 大量注射时可出现心律失常,肌肉痉挛、疼痛,异常疲倦虚弱等,主要由于代谢性碱中毒引起低钾血症所致。

2. 剂量偏大或存在肾功能不全时,可出现水肿、精神症状、肌肉疼痛或抽搐、呼吸减慢、口内异味、异常疲倦虚弱等。主要由代谢性碱中毒所致。

3. 长期应用时可引起尿频、尿急、持续性头痛、食欲减退、恶心、呕吐、异常疲倦虚弱等。

去乙酰毛花苷（Deslanoside）

【临床应用】

本品为洋地黄类药物。可增加心肌收缩力和速度，由于其正性肌力作用，使衰竭心脏心排血量增加。主要用于心力衰竭。

【用法用量】

静脉注射：用5%葡萄糖注射液稀释后缓慢注射，首剂0.4~0.6mg，以后每2~4小时可再给0.2~0.4mg，总量1~1.6mg。

【操作要点】

1. 本品注射给药用于快速饱和，继后用其他慢速、中速类强心苷作维持治疗。

2. 与排钾利尿剂如布美他尼、依他尼酸等同用时，可引起低钾血症而致洋地黄中毒。

3. 有严重或完全性房室传导阻滞且伴正常血钾者的洋地黄化患者不应同时应用钾盐，但噻嗪类利尿剂与本品同用时，常须给予钾盐，以防止低钾血症。

4. β受体拮抗药与本品同用，有导致房室传导阻滞发生严重心动过缓的可能，应重视。但并不排除β受体拮抗药用于洋地黄不能控制心室率的室上性快速心律失常。

5. 螺内酯可延长本品半衰期，需调整剂量或给药间期，随访监测本品的血药浓度。

6. 与肝素同用，由于本品可能部分抵消肝素的抗凝作用，需调整肝素用量。

7. 洋地黄化时静脉用硫酸镁应极其谨慎，尤其是静脉注射钙盐时,可发生心脏传导阻滞。

8. 不宜与酸、碱类药物配伍应用。

【注意事项】

1. 任何强心苷制剂中毒、室性心动过速、心室颤动、梗阻性肥厚型心肌病(若伴收缩功能不全或心房颤动仍可考虑)、预激综合征伴心房颤动或扑动患者禁用。

2. 低钾血症、不完全性房室传导阻滞、高钙血症、甲状腺功能减退、缺血性心脏病、急性心肌梗死早期(AMI)、心肌炎活动期、肾功能损害等慎用。

3. 常见的不良反应包括新出现的心律失常,食欲减退或恶心、呕吐(刺激延髓中枢),下腹痛,异常的无力、软弱;少见视力模糊或"黄视"(中毒症状)、腹泻、中枢神经系统反应如精神抑郁或错乱等。

【患者用药指导】

1. 用药期间应注意随访检查血压,心率及心律,心电图,心功能,电解质尤其钾、钙、镁,肾功能等。

2. 本品适用于病情紧急而2周内未用过洋地黄毒苷,或1周内未用过地高辛的患者。其作用迅速,故广泛用于抢救紧急病情。

【应急处理】

本品通过体内释放地高辛起作用,故中毒时监测地高辛血药浓度。轻度中毒者,由于本品蓄积性小,一般于停药后1~2天及利尿治疗后中毒表现可以消退。同时治疗中出现与药物高敏或过量有关的室性兴奋性过高(期前收缩)时应强制性停药。

毒毛花苷 K(Strophanthin K)

【临床应用】

适用于急性充血性心力衰竭,特别适用于洋地黄无效的患者。

【用法用量】

静脉注射：首剂 0.125~0.25mg。加入等渗葡萄糖液 20~40ml 内缓慢注入（时间不少于 5 分钟），2 小时后按需要重复再给一次 0.125~0.25mg，总量每天 0.25~0.5mg。极量：静脉注射一次 0.5mg，一日 1mg。病情好转后，可改用洋地黄口服制剂。成人致死量 10mg。

【操作要点】

1. 不宜与碱性溶液配伍。

2. 皮下注射或肌内注射可以引起局部炎症反应，一般仅用于静脉注射。

3. 与两性霉素 B、皮质激素或排钾利尿剂如布美他尼、依他尼酸等同用时，可引起低钾血症而致洋地黄中毒。

4. 与抗心律失常药、钙盐注射剂、可卡因、泮库溴铵、萝芙木碱、琥珀胆碱或拟肾上腺素类药同用时，可因作用相加而导致心律失常。

5. 应注意 β 受体拮抗药与本品同用，有导致房室传导阻滞发生严重心动过缓的可能。但并不排除洋地黄不能控制心室率的室上性快速心律失常时应用 β 受体拮抗药。

6. 与奎尼丁同用，可使本品血药浓度提高约 1 倍，提高程度与奎尼丁用量相关，甚至可达到中毒浓度。

7. 与维拉帕米、地尔硫䓬、胺碘酮合用，由于降低肾及全身对强心苷的清除率而提高其血药浓度，可引起严重心动过缓。

8. 螺内酯可延长本品半衰期，需调整剂量或给药间期，监测本品的血药浓度。

9. 血管紧张素转换酶抑制剂及血管紧张素受体拮抗剂可使本品血药浓度增高。卡托普利与本品合用可使本品中毒的发生率明显增加，合用时应适当调整本品剂量。

10. 与肝素同用，由于本品可能部分抵消肝素的抗凝作用，需调整肝素用量。

11. 应用本品时静脉注射硫酸镁应极其谨慎,尤其是静脉注射钙盐时,可发生心脏传导阻滞。

【注意事项】

1. 任何强心苷制剂中毒患者、室性心动过速、心室颤动、梗阻性肥厚型心肌病(若伴收缩功能不全或心房颤动仍可考虑)、预激综合征伴心房颤动或扑动、二度以上房室传导阻滞者禁用。

2. 常见的不良反应包括心律失常,食欲减退或恶心、呕吐(刺激延髓中枢),下腹痛,明显的无力、软弱。

3. 少见视力模糊或"黄视"(中毒症状)、腹泻、中枢神经系统反应如精神抑郁或错乱。

4. 罕见嗜睡、头痛及皮疹、荨麻疹(过敏反应)等。

5. 本品毒性剧烈,过量时可引起严重心律失常。

6. 强心苷中毒,一般会有恶心、呕吐、厌食、头痛、眩晕等,首先应鉴别是由于心功能不全加重,还是强心苷过量所致,因前者需调整剂量,后者则宜停药。

7. 用药期间应注意检查血压,心率及心律,心电图,心功能监测,电解质尤其钾、钙、镁,肾功能。

8. 疑有洋地黄中毒时,应作洋地黄血药浓度测定。

9. 血钾正常的严重或完全性房室传导阻滞的洋地黄化患者不应同时应用钾盐,噻嗪类利尿剂与本品同用时,常须给予钾盐,以防止低钾血症。

【患者用药指导】

1. 急性心肌炎、感染性心内膜炎、晚期心肌硬化等患者禁用。

2. 用药期间禁用钙剂。

3. 低钾血症、不完全性房室传导阻滞、高钙血症、甲状腺功能减退、缺血性心脏病、急性心肌梗死早期、活动心肌炎、肾功能损害、房性或室性期前收缩者慎用。

4. 近1周内用过洋地黄制剂者,不宜应用,以免中毒危险。

5. 已用全效量洋地黄者禁用,停药7天后慎用。

【应急处理】

本品成人致死量10mg。强心苷中毒时可见恶心、呕吐、厌食、头痛、眩晕等,首先应鉴别是由于心功能不全加重,还是强心苷过量所致。因前者需调整剂量,后者则宜停药。

肝素(Heparin)

【临床应用】

本品是一种酸性黏多糖,主要是由肥大细胞和嗜碱性粒细胞产生。无论在体内还是体外,本品的抗凝作用都很强。用于各种原因引起的DIC。

【用法用量】

静脉滴注:急性DIC一日10 000~30 000U,一般一日15 000U左右,每4~6小时1次,于1小时内滴完,每6小时用量不超过5000U,根据病情可连续使用3~5天。

【操作要点】【注意事项】【患者用药指导】【应急措施】见第十三章第二节胎盘早剥

氨基己酸(Aminocaproic Acid)

【临床应用】

DIC晚期,以防继发性纤溶亢进症。

【用法用量】

静脉滴注:4~6g溶于0.9%氯化钠注射液或5%~10%葡萄糖注射液100ml中,于15~30分钟滴完。

【操作要点】【注意事项】【患者用药指导】见第十二章第二节黄体破裂

氨甲环酸(Tranexamic Acid)

【临床应用】

本品为合成的氨基酸类抗纤溶药,主要用于纤维蛋白溶解亢进所致的多种出血,也用于人工流产、胎盘早剥、死胎和羊水栓塞引起的纤溶性出血。

【用法用量】

静脉注射或滴注：一次 0.25~0.5g，一日 0.75~2g。必要时可一日 1~2g，分 1~2 次给药。静脉注射液以 25% 葡萄糖液稀释，静脉滴注液以 5%~10% 葡萄糖液稀释。

【操作要点】【注意事项】【患者用药指导】见第十章第一节功能失调性子宫出血

氨甲苯酸（Aminomethylbenzoic Acid）

【临床应用】

本品主要用于因原发性纤维蛋白溶解过度所引起的出血，包括急性和慢性、局限性或全身性的高纤溶出血，后者常见于癌肿、白血病、妇产科意外、严重肝病出血等。

【用法用量】

静脉滴注或静脉注射：0.1~0.3g，一日不超过 0.6g。

【操作要点】【注意事项】【患者用药指导】见第十二章第二节黄体破裂

头孢呋辛（Cefuroxime）

【临床应用】

本品为第二代头孢菌素类抗生素。对革兰阴性杆菌和葡萄球菌青霉素酶产生的 β- 内酰胺酶相当稳定。为广谱抗生素，对革兰阳性菌，包括金黄色葡萄球菌、肺炎链球菌、草绿色链球菌等以及革兰阴性菌，包括大肠埃希菌、肺炎克雷伯菌、肠杆菌属、奇异变形杆菌、雷极变形杆菌、沙门菌属等均有效。用于敏感菌引起的感染。

【用法用量】

1. 静脉注射 一次 0.75g，一日 3 次。0.75g 注射用头孢呋辛钠最少加 6ml 注射用水，使溶解成黄色的澄清溶液。

2. 静脉滴注 一次 1.5g，一日 3 次，滴注 20~30 分钟。可将 1.5g 注射用头孢呋辛钠溶于 50ml 注射用水中。

若肌酐清除率为 10~20ml/min，推荐剂量为一次 750mg，一日 2 次。若肌酐清除率小于 10ml/min，适宜用量为一日 1 次，一次 750mg。

【操作要点】【注意事项】【患者用药指导】【应急措施】见第六章第一节前庭大腺炎

头孢曲松（Ceftriaxone）

【临床应用】

本品为第三代头孢菌素类抗生素。对肠杆菌科细菌有强大活性。用于敏感菌引起的生殖系统感染，包括淋病、术前预防感染。

【用法用量】

静脉滴注：一日 1~2g，溶于 0.9% 氯化钠注射液或 5%~10% 葡萄糖注射液 50~100ml 中，于 0.5~1 小时内滴入。

【操作要点】【注意事项】【患者用药指导】【应急措施】见第六章第一节前庭大腺炎

头孢哌酮/舒巴坦（Cefoperazone and Sulbactam）

【临床应用】

头孢哌酮为第三代头孢菌素，舒巴坦为 β- 内酰胺酶抑制剂，对该酶具有不可逆性的抑制作用。用于敏感菌所致的盆腔炎、子宫内膜炎、淋病和其他感染。

【用法用量】

静脉滴注：一日 2~4g，严重感染或难治性感染可增至一日 8g，分等量每 12 小时静脉滴注 1 次。舒巴坦最大推荐剂量为一日 4g。

【操作要点】【注意事项】【患者用药指导】【应急措施】见第六章第一节前庭大腺炎

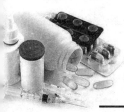

第十六章　异常产褥

1. 产褥感染包括哪几方面？最常见的病原菌有哪些？

2. 产褥感染三大主要症状是什么？

3. 甲硝唑用于产褥感染抗厌氧菌治疗时的注意事项？

4. 替卡西林钠／克拉维酸钾有哪些操作要点？

5. 舍曲林用药过程中可引起哪些精神神经系统不良反应？

6. 如何对服用多塞平的患者进行用药指导?

7. 如何对服用舍曲林的患者进行用药指导?

8. 西酞普兰有哪些安全操作要点?

　　产褥期母体各系统变化很大,但由于个体因素或其他原因,可导致感染、出血、精神心理改变等异常情况,影响母体恢复。产褥感染、产科出血、妊娠合并心脏病及严重的妊娠期高血压疾病仍是目前导致孕妇死亡的四大原因。

第一节　产褥感染

一、疾病简介

　　产褥感染(puerperal infection)是指分娩及产褥期生殖道受病原体侵袭,引起局部或全身感染,其发病率6%。感染部位有会阴伤口或剖宫产的腹部伤口感染、阴道和宫颈炎症、子宫内膜炎、子宫肌炎、子宫周围结缔组织炎、盆腔腹膜炎和弥漫性腹膜炎、盆腔及下肢血栓性静脉炎和败血症。感染主要来源于孕妇的自身感染,孕末期性交、产程延长、手术均可诱发感染。最常见的病原微生物有大肠埃希杆菌、凝固酶阴性葡萄球菌、肠球菌、厌氧菌和致病链球菌。

二、临床特点

发热、疼痛、异常恶露为产褥感染三大主要症状。产褥早期发热的最常见原因是脱水,但在2~3日低热后突然出现高热,应考虑感染可能。由于感染部位、程度、扩散范围不同,其临床表现也不同。依感染发生部位分为会阴、阴道、宫颈、腹部伤口、子宫切口局部感染,急性子宫内膜炎,急性盆腔结缔组织炎、腹膜炎,血栓静脉炎,脓毒血症及败血症等。

1. 急性外阴、阴道、宫颈炎　分娩时会阴部损伤或手术产导致感染,以葡萄球菌和大肠埃希菌感染为主。会阴裂伤或会阴后 - 侧切开伤口感染,表现为会阴部疼痛、坐位困难,可有低热。局部伤口红肿、发硬、伤口裂开,压痛明显,脓性分泌物流出,较重时可出现低热。阴道裂伤及挫伤感染表现为黏膜充血、水肿、溃疡、脓性分泌物增多。感染部位较深时,可引起阴道旁结缔组织炎。宫颈裂伤感染向深部蔓延,可达宫旁组织,引起盆腔结缔组织炎。

2. 急性子宫内膜炎、子宫肌炎　其中子宫内膜炎,子宫内膜出血、坏死,阴道内有大量脓性分泌物且有臭味。若为子宫肌炎,腹痛,恶露增多呈脓性,子宫压痛明显,子宫复旧不良,可伴发高热、寒战、头疼、白细胞明显增高等全身感染症状。

3. 急性盆腔结缔组织炎、急性输卵管炎　表现为下腹部伴肛门坠胀,可伴寒战、高热、脉速、头痛等全身症状。体征为下腹明显压痛、反跳痛、肌紧张;宫旁一侧或两侧结缔组织增厚、压痛和触及炎性包块,严重者整个盆腔形成"冰冻骨盆"。淋病奈瑟球菌沿生殖道黏膜上行感染,达输卵管与盆腹腔,形成脓肿后,高热不退。患者白细胞持续增高,中性粒细胞明显增多,核左移。

4. **急性盆腔腹膜炎及弥漫性腹膜炎** 炎症继续发展,扩散至子宫浆膜,形成盆腔腹膜炎,继而发展成弥漫性腹膜炎,全身中毒症状明显,高热、恶心、呕吐、腹胀,检查时下腹部明显压痛、反跳痛。腹膜面分泌大量渗出液,纤维蛋白覆盖引起肠粘连,也可在直肠子宫陷凹形成局限性脓肿,若脓肿波及肠管及膀胱,可出现腹泻、里急后重与排尿困难。

5. **血栓静脉炎** 盆腔内血栓静脉炎常侵及子宫静脉、卵巢静脉、髂内静脉、髂总静脉及阴道静脉,厌氧菌为常见病原体。病变单侧居多,产后1~2周多见,表现为寒战、高热,症状可持续数周或反复发作。局部检查不易与盆腔结缔组织炎鉴别。下肢血栓静脉炎,病变多在股静脉、腘静脉及大隐静脉,多继发于盆腔静脉炎,表现为弛张热、下肢持续性疼痛、局部静脉压痛或触及硬索状,使血液回流受阻,引起下肢局部皮肤温度升高,皮肤发白,习称"股白肿"。

6. **脓毒血症及败血症** 感染血栓脱落进入血液循环可引起脓毒血症,随后可并发感染性休克和迁徙性脓肿(肺脓肿、左肾脓肿)。若病原体大量进入血液循环并繁殖形成败血症,表现为持续性高热、寒战、全身明显中毒症状,可危及生命。

三、治疗原则

1. 首先采用支持疗法,纠正贫血与电解质紊乱,增强免疫力;会阴伤口或腹部切口感染,及时行切开引流术;疑盆腔脓肿可经腹或后穹窿切开引流。对于胎盘胎膜残留,经有效抗感染同时,清除宫腔内残留物。患者急性感染伴高热,应有效控制感染和体温下降后,再彻底刮宫,避免因刮宫引起感染扩散和子宫穿孔。

2. 未能确定病原体时,应根据临床表现及临床经验选用广谱高效抗生素等抗感染治疗,然后依据细菌培养和药敏试验结果调整用药;必要时可短期加用肾上腺糖皮质激素,提高机体应激能力。

3. 对血栓静脉炎,在应用大量抗生素同时,可加用肝素、阿司匹林等。

四、治疗药物

克林霉素(Clindamycin)

【临床应用】

本品属林可霉素类抗生素,为林可霉素的衍生物,抗菌活性较林可霉素强 4~8 倍。其抗菌特点是对各类厌氧菌具有良好的抗菌作用,对革兰阳性和革兰阴性厌氧菌具有强大的杀菌作用。对金黄色葡萄球菌和表皮葡萄球菌(包括产酶菌株)、溶血性链球菌、肺炎链球菌、草绿色链球菌等革兰阳性球菌;白喉棒状杆菌等革兰阳性杆菌以及脆弱拟杆菌等有较强抗菌活性。用于敏感菌引起的泌尿系统感染、女性盆腔及生殖器感染、皮肤软组织感染等。

【用法用量】

1. 静脉滴注 一日 0.6~1.2g,分 2~4 次给药。每 12 小时或 8 小时或 6 小时 1 次。严重感染可一日 1.2~2.4g;对危及生命的感染一日剂量可增至 4.8g。

2. 口服 一次 150~300mg,一日 4 次;重症感染可增至一次 450mg,一日 4 次。

【操作要点】【注意事项】【患者用药指导】【应急措施】见第六章第四节细菌性阴道病

氨苄西林/舒巴坦
（Ampicillin and Sulbactam）

【临床应用】

本品适用于产 β- 内酰胺酶的流感嗜血杆菌、卡他莫拉菌、淋病奈瑟球菌、葡萄球菌属、大肠埃希菌、克雷伯菌属、奇异变形杆菌、脆弱拟杆菌、不动杆菌属、肠球菌属等所致的呼吸道、肝胆系统、泌尿系统、皮肤软组织感染，对需氧菌与厌氧菌混合感染，特别是腹腔感染和盆腔感染尤为适用。

【用法用量】

1. 深部肌内注射　一次 0.75~1.5g，每 6 小时 1 次，一日剂量不超过6g。

2. 静脉给药　一次 1.5~3g（包括氨苄西林和舒巴坦），一日剂量不超过 12g（其中舒巴坦一日剂量最高不超过 4g。）

【操作要点】【注意事项】【患者用药指导】【应急措施】见第十五章第一节产后出血

替卡西林钠/克拉维酸钾
（Ticarcillin Disodium and Clavulanate Potassium）

【临床应用】

替卡西林是青霉素类广谱杀菌剂，而克拉维酸则是一种不可逆性高效 β- 内酰胺酶抑制剂，通过阻断 β- 内酰胺酶破坏细菌的防御屏障。替卡西林与克拉维酸钾制成复方制剂后，既扩大了抗菌谱，又增强了抗菌活性。对产酶或不产酶的葡萄球菌、大肠埃希菌、克雷伯菌等具有较强的抗菌活性；对肺炎链球菌、化脓性链球菌、铜绿假单胞菌等也有抗菌活性。用于敏感菌所致的泌尿系统感染、术后感染、腹膜炎及呼吸道感染。

【用法用量】

静脉滴注：一次 1.6~3.2g，每 6~8 小时 1 次；最大剂量一次 3.2g，每 4 小时 1 次。

【操作要点】

1. 详细询问患者用药史及过敏史。用药前需作皮肤过敏试验，用药中如发生过敏性休克，立即停药并进行抢救。

2. 本品局部刺激症状较严重，一般不宜肌内注射。

3. 本品与阿米卡星、氟康唑、庆大霉素、奈替米星、妥布霉素等药物存在配伍禁忌。

【注意事项】

1. 对 β- 内酰胺类抗生素过敏者禁用。

2. 肝、肾功能异常及凝血功能异常者慎用。

3. 可出现包括皮疹、疱疹、荨麻疹和其他过敏反应。发生过敏反应，应立即停止用药。

4. 胃肠道反应有恶心、呕吐和腹泻，罕见假膜性结肠炎。

5. 肝脏功能改变，包括 AST 和（或）ALT 增高，个别报道可出现肝炎和胆汁淤积性黄疸。

6. 血液系统改变有血小板减少症、白细胞减少症和出血现象。

7. 罕见低钾血症及惊厥。

8. 局部反应有静脉注射部位的血栓性静脉炎。

【患者用药指导】

1. 与 β- 内酰胺类抗生素有交叉过敏。

2. 肾功能减退者大剂量应用时，应监测出、凝血时间。

3. 动物实验表明本品无致畸作用，尚缺乏人体研究资料。故孕妇用药须权衡利弊。

【应急措施】

用药过量可采用对症、支持治疗，必要时可以通过血液透析清除血液循环中过量的药物。

阿莫西林/克拉维酸钾(Amoxicillin and Clavulanate Potassium)

【临床应用】

适用于革兰阳性菌及阴性菌所致的各种感染以及铜绿假单胞菌感染,包括生殖器官感染、妇科及产科感染。

【用法用量】

1. 静脉滴注　一日6~10g,严重病例可增至10~16g,分2~4次。

2. 口服　轻至中度感染,一日2次,一次1片(含有阿莫西林0.5g和克拉维酸0.125g)。

【操作要点】【注意事项】【患者用药指导】【应急措施】见第十五章第一节产后出血

美洛西林钠/舒巴坦钠(Mezlocillin Sodium and Sulbactam Sodium)

【临床应用】

美洛西林属青霉素类广谱抗生素,舒巴坦除对奈瑟菌属和不动杆菌外,对其他细菌无抗菌活性,但是舒巴坦对由β-内酰胺类抗生素耐药菌株产生的多数重要的β-内酰胺酶具有不可逆性的抑制作用。舒巴坦与青霉素类和头孢菌素类抗生素具有明显的协同作用。适用于产酶耐药菌引起的中、重度下列感染性疾病:呼吸系统感染、泌尿生殖系统感染、盆腔感染(产科感染、产后感染)等。

【用法用量】

静脉滴注:一次2.5~3.75g(美洛西林钠2~3g、舒巴坦钠0.5~0.75g),每8小时或12小时1次,疗程7~14天。

【操作要点】【注意事项】【患者用药指导】【应急措施】
见第六章第一节前庭大腺炎

哌拉西林钠/他唑巴坦钠（Piperacillin Sodium and Tazobactam Sodium）

【临床应用】

本品为哌拉西林与 β-内酰胺酶抑制剂他唑巴坦组成的复方广谱抗生素。适用于对本品敏感菌所致的感染。

【用法用量】

静脉滴注：一次 3.375g（含哌拉西林 3.0g、他唑巴坦 0.375g），每 6 小时 1 次，疗程 7~10 日。

【操作要点】【注意事项】【患者用药指导】【应急措施】
见第六章第一节前庭大腺炎

头孢哌酮（Cefoperazone）

【临床应用】

本品为第三代头孢菌素，对阴性杆菌产生的广谱 β-内酰胺酶有一定的稳定性，抗阴性杆菌的作用优于第一、二代头孢菌素，但对铜绿假单胞菌有较好的抗菌活性；抗阳性菌的作用不如第一、二代头孢菌素，但对肺炎链球菌、化脓性链球菌均有较好的作用。用于敏感产酶菌引起的各种感染的治疗，如呼吸系统、生殖泌尿系统、胆道、胃肠道、胸腹腔、皮肤软组织感染。

【用法用量】

静脉滴注：一次 1~2g，每 12 小时 1 次，一日 2~4 次。严重感染可增至一次 4g，每 12 小时 1 次。

【操作要点】

1. 每 1~2g 药物溶于生理盐水或 5% 的葡萄糖注射液 100~200ml 中，其浓度为 5~25mg/ml，于 30~60 分钟快速静脉滴注。

2. 有肝脏疾患及胆道梗阻时,头孢哌酮的血清半衰期常会延长。在严重胆道梗阻、严重肝脏疾病或同时存在肾功能障碍时,剂量需要调整。个别患者有维生素 K 缺乏症,必要时应加用维生素 K。

3. 动物实验未发现致畸作用,但孕妇用药权衡利弊。FDA 对本品的妊娠安全分级为 B 级。

4. 本品与阿米卡星、庆大霉素、卡那霉素、多西环素、氨茶碱等药物存在配伍禁忌。

5. 与强利尿剂、其他头孢菌素类药同用,可增加肾毒性。

【注意事项】

1. 对头孢菌素过敏者禁用。

2. 对青霉素过敏、肝肾功能不全者慎用。

3. 过敏反应引起的主要症状是斑丘疹、荨麻疹及药物热等,对药物有过敏史者容易发生,特别对青霉素有过敏者应慎用。

4. 胃肠道反应一般较轻,可见恶心、呕吐、食欲减退、腹痛、腹泻等。

5. 偶有血清 ALT 和 ALP 短暂升高。

6. 可引起注射部位硬结、疼痛,严重者可引起血栓性静脉炎。

【患者用药指导】

1. 在使用本品期间及停药后 5 天内,禁止饮用含乙醇的饮料,禁止静脉输入或口服含乙醇的药物。

2. 本品可少量分泌至乳汁,哺乳期用药宜暂停哺乳。

【应急措施】

用药后一旦发生过敏反应,立即停药并适当治疗;对发生过敏性休克者立即给予肾上腺素,必要时采用吸氧、静脉给予激素、保持气道通畅等治疗措施。

药物过量时主要采取对症和支持治疗,包括:①对抗生素相关性假膜性肠炎,中到重度患者可能需要补充液体、电解质和蛋白质,必要时可给予口服甲硝唑、杆菌肽、考来烯胺或万古霉素,但对严重的水样便腹泻不宜使用抗肠蠕动药和止泻药;②有临床指征时可使用抗惊厥药;③必要时可采用血液透析清除血液中部分药物。

头孢噻利(Cefoselis)

【临床应用】

本品适用于由葡萄球菌属、链球菌、肺炎链球菌、消化链球菌属、大肠埃希菌、克雷伯菌属、肠杆菌属、沙雷菌属、变形杆菌属、摩根菌属、普鲁威登菌属、假单胞菌属、流感嗜血杆菌、拟杆菌属等对头孢噻利敏感菌引起的中度以上症状的下列感染症:骨盆腹膜炎、子宫附件炎、子宫内感染等妇科产科感染,肾盂肾炎、复杂性膀胱炎等。

【用法用量】

静脉滴注:一日 1~2g,分 2 次使用,30~60 分钟内滴注。根据年龄、症状适当增减剂量,对重症、难治愈的感染可增量至一日 4g,滴注 1 小时以上。

【操作要点】【注意事项】【患者用药指导】【应急措施】见第六章第一节前庭大腺炎

甲硝唑(Metronidazole)

【临床应用】

本品有抗厌氧菌作用,可用于治疗厌氧杆菌引起的产后盆腔炎,也可用于妇产科手术,可降低或避免手术感染。

【用法用量】

1. 口服　一次 0.2~0.4g,一日 3 次。可同时使用阴道栓剂,每晚 1 枚(0.5g)置入阴道内,连用 7~10 日。

2. 静脉滴注　静脉给药首次按体重 15mg/kg（70kg 成人为 1g），维持量按体重 7.5mg/kg，每 6~8 小时静脉滴注 1 次。

【操作要点】

1. 本品可减缓口服抗凝血药（如华法林等）的代谢，而加强其作用，使凝血酶原时间延长。

2. 本品与庆大霉素、氨苄西林配伍时出现溶液混浊、变黄。

3. 本品不宜与含铝的针头和套管接触，静脉滴注速度宜慢，一次滴注时间应超过 1 小时，并避免与其他药物一起滴注。

4. 本品可抑制乙醛脱氢酶，因而可加强乙醇的作用，导致双硫仑样反应。在用药期间和停药后 1 周内，禁用含乙醇饮料或药品。

5. 使用前请认真检查，如存在药液混浊或有异物、瓶身有裂纹、瓶口松动等情况切勿使用。

6. 同时应用苯妥英钠、苯巴比妥等诱导肝微粒体酶的药物，可加强本品代谢，使血药浓度下降，而苯妥英钠排泄减慢。

7. 同时应用西咪替丁等抑制肝微粒体酶活性的药物，可减缓本品在肝内的代谢及其排泄，延长本品的血清半衰期，应根据血药浓度测定的结果调整剂量。

8. 本品可干扰转氨酶和 LDH 测定结果，可使胆固醇、甘油三酯水平下降。

【注意事项】

1. 孕妇及哺乳期妇女、有活动性中枢神经系统疾患和血液病者及对本品过敏的患者禁用。

2. 出现运动失调及其他中枢神经症状时应停药。

3. 原有肝脏疾患者，剂量应减少。

4. 常见恶心、呕吐、食欲减退、腹部绞痛等消化道反应和头痛、眩晕等神经系统症状,偶有感觉异常、肢体麻木、共济失调、多发性神经炎等,大剂量可致抽搐。少见荨麻疹、潮红、瘙痒、膀胱炎、排尿困难、口中金属味及白细胞减少等,均属可逆性,停药后自行恢复。

5. 厌氧菌感染合并肾衰竭者,给药间隔时间应由8小时延长至12小时。

【患者用药指导】

1. 因干扰乙醇的氧化过程,用药期间和用药1周后不应饮用含乙醇的饮料,否则可出现腹部痉挛、恶心、呕吐、头痛、面部潮红等。

2. 药物不要放在儿童可触及的地方。

3. 废弃药品包装不应随意丢弃。

4. 出现运动失调或其他中枢神经系统症状时应停药。重复一个疗程之前,应作白细胞计数。

5. 本品的代谢产物可使尿液呈深红色。

【应急措施】

1. 本品首剂可使机体致敏,再次使用就会出现过敏反应,出现全身水肿、呼吸困难、肌肉酸痛、头痛、皮疹等过敏反应。应停用本品后予吸氧、抗过敏等治疗。

2. 用药期间使用其他含乙醇的药物,可能发生恶心、呕吐、头痛、眩晕、出汗、颜面潮红、血压下降、虚脱、昏睡等乙醛中毒症状,应停用本品后及时对症治疗。

第二节 产褥期抑郁症

一、疾病简介

产褥期抑郁症(postpartum depression,PPD)指产妇在产褥期间出现抑郁症状,是产褥期精神综合征最常见的一种类型。主要表现为持续和严重的情绪低落以及一系列症候，如动力减低、失眠、悲观等，甚至影响对新生儿的照料能力。国外报道其发病率为30%，多在产后2周内出现症状。

二、临床特点

1. 核心症状群

（1）情感低落，心情压抑，经常无诱因哭泣。典型病例有晨重夜轻的节律性改变。

（2）患者对以往感兴趣的活动失去兴趣，也无法从日常生活及活动中获得乐趣，体验不到照看婴儿的快乐。

（3）劳累感增加，活动减少和精力下降，且通过休息或睡眠并不能有效地恢复精力或体力。

2. 心理症状群

（1）焦虑：经常会出现严重的焦虑，甚至是惊恐发作。

（2）集中注意和注意的能力降低：难以集中注意力，谈话时注意力下降，对问题的回答缓慢。

（3）自我评价和自信降低，可伴有自罪观念和无价值感；认为前途暗淡，悲观绝望。

（4）部分患者会产生自伤、自杀观念或行为；可发生伤婴的想法及惩罚婴儿的行为，要引起高度警惕。

（5）强迫观念和精神病性症状如幻觉、妄想等。有时还会出现感知综合障碍。

3. 躯体症状群

（1）睡眠障碍如入睡困难、易醒最为多见。

（2）食欲及体重下降，性欲减退乃至完全丧失。

（3）非特异性的躯体症状，如头痛、腰背痛、恶心、口干、便秘、胃部烧灼感、肠胃胀气等。

三、治疗原则

1. 综合治疗原则 当前治疗 PPD 的三种主要方法是心理治疗、药物治疗和物理治疗。综合治疗的效果优于单一的任何一种治疗。心理治疗对产褥期抑郁症非常重要。根据患者的个性特征、心理状态、发病原因给予个体化的心理辅导,解除致病的心理因素。增强患者的自信心,提高患者的自我价值意识。

2. 全病程治疗原则 PPD 复发性高,提倡全病程治疗。分为:急性期(推荐 6~8 周)、巩固期(至少 4~6 个月)和维持期(首次发作 6~8 个月,2 次发作至少 2~3 年,发作 3 次及以上则需要长期维持治疗)三期。

3. 分级治疗原则 轻度抑郁发作可以首选单一心理治疗,必须监测和反复评估,如症状无改善,应考虑药物治疗;中度以上的抑郁发作应该进行药物治疗或药物联合心理治疗,并建议请精神科会诊;若为重度抑郁发作并伴有精神病性症状、生活不能自理或出现自杀及伤害婴儿的想法及行为时,务必转诊至精神专科医院。

4. 坚持以产妇安全为前提原则 对 PPD 患者,首先应该考虑的是产妇的安全。如果症状严重或非药物治疗无效,应立即进行药物治疗。

5. 保证婴儿安全原则 迄今为止,美国 FDA 和我国药品监督管理局均未正式批准任何一种精神药物可以用于哺乳期。因此原则上尽量避免在哺乳期用药,若必须在哺乳期用药,应采取最小有效剂量,而且加量的速度要慢。鼓励母乳喂养,以便提高新生儿的免疫能力。

四、治疗药物

帕罗西汀（Paroxetine）

【临床应用】

本品为强效、高选择性 5- 羟色胺（5-HT）再摄取抑制剂，可使突触间隙中 5-HT 浓度升高，增强中枢 5-HT 能神经功能，从而产生抗抑郁作用。治疗各种类型的抑郁症，包括伴有焦虑的抑郁症及反应性抑郁症。

【用法用量】

口服：一日 20mg，2~3 周后根据患者反应，每周可将一日剂量增加 10mg，最大剂量可达一日 50mg。

【操作要点】【注意事项】【患者用药指导】【应急措施】见第十章第五节经前期综合征

舍曲林（Sertraline）

【临床应用】

本品对神经元中去甲肾上腺素和多巴胺的再摄取仅有极轻微的作用。在临床剂量下，本品阻断人类血小板对 5-HT 的摄取。适用于治疗抑郁症和强迫症，包括伴随焦虑，有或无躁狂史的抑郁症，及抑郁性疾病的相关症状。

【用法用量】

口服：一次 50mg，一日 1 次，治疗剂量范围为一日 50~100mg。

【操作要点】

1. 本品与安非他酮、西咪替丁、红霉素、磺胺异噁唑等合用，抑制本品的代谢，升高其血药浓度，加重本品的不良反应。

2. 本品与甲氧氯普胺合用，可出现多巴胺能抑制协同作用，导致锥体外系症状。

3. 利托那韦可降低本品的代谢，增加本品的血药浓度和潜在的毒性（恶心、嗜睡、口干、眩晕）。

4. 本品与华法林合用，可在一定程度上延长凝血酶原时间，两者合用或停用时应密切监测凝血酶原时间。

5. 本品与氨茶碱合用，茶碱的血药浓度升高，出现茶碱毒性的危险增加。

6. 本品与阿莫沙平、氯米帕明、洛非帕明、丙米嗪、地昔帕明、曲米帕明、度硫平、多塞平、普罗替林等合用，可抑制后者的代谢，中度升高后者的血药浓度。

7. 本品与阿米替林、阿米替林/氯氮䓬、奋乃静/阿米替林、去甲替林合用，可抑制后者的代谢，升高后者的血药浓度，导致 5-HT 综合征。

8. 本品与阿普唑仑、氯氮平、多非利特、氟卡尼、氟奋乃静、拉莫三嗪、普罗帕酮、卡马西平等合用，可抑制后者的代谢，出现中毒的危险增加。

9. 本品能抑制苯妥英的代谢，增加出现苯妥英毒性的危险（表现为共济失调、反射亢进、眼球震颤）。如需合用，在开始加用本品时应当监测苯妥英的血药浓度，同时适当调整苯妥英的剂量。

10. 本品与阿司咪唑、特非那定合用，可因后者的代谢受抑制而出现严重的心脏不良反应（QT 间期延长、尖端扭转型室性心动过速、心脏停搏）。

11. 本品与单胺氧化酶抑制剂（如氯吉兰、异卡波肼、异丙烟肼、尼亚拉胺、苯乙肼、反苯环丙胺、帕吉林、丙卡巴肼、吗氯贝胺、司来吉兰、托洛沙酮等）合用，可抑制单胺氧化酶对 5-HT 的代谢，引起中枢神经系统毒性或 5-HT 综合征。停用单胺氧化酶抑制剂 2 周后方可使用本品，反之亦然。

12. 有报道本品与舒马普坦合用后，患者出现体弱、腱反射亢进、共济失调、意识模糊、焦虑和激越。两者合用时应对患者进行严密监测。

13. 本品与那拉曲坦、利扎曲普坦、琥珀酸舒马普坦合用,发生虚弱、反射亢进和共济失调的危险增加。

14. 本品与曲马多合用,可引起癫痫发作和 5-HT 综合征。

15. 本品与利福平合用,可诱导本品的代谢,使疗效减低。

【注意事项】

1. 禁用于对本品过敏者、严重肝功能不全者。

2. 有癫痫史者、闭角型青光眼者、严重心脏病患者、轻至中度肝功能不全者、肾功能不全者、儿童、双相情感障碍者、血小板聚集功能受损者、血容量不足者(可能导致低钠血症,尤其是老年患者)、正使用利尿药患者慎用。

3. 孕妇及哺乳期妇女用药应权衡利弊。FDA 对本品的妊娠安全性分级为 C 级。

4. 精神神经系统不良反应　可见激动、头痛、头晕、失眠、震颤、多汗、抽搐、运动障碍、肌肉不自主收缩、感觉障碍、焦虑、攻击行为、忧虑、抑郁、欣快感、幻觉、噩梦、昏迷、哈欠及瞳孔变大。

5. 血液不良反应　可见血小板功能异常、紫癜、中性粒细胞缺乏及血小板缺乏。

6. 呼吸系统不良反应　可见哮喘。

7. 消化系统不良反应　可见口干、恶心、胃或腹部痉挛性疼痛、腹泻或稀便、食欲减退或增强、胰腺炎、肝炎、黄疸及肝功能衰竭等。

8. 代谢/内分泌系统不良反应　可见低钠血症、抗利尿激素分泌失调综合征、高催乳素症、胆固醇增高、甲状腺功能减退、体重减轻或增加。

9. 泌尿生殖系统不良反应　可见尿失禁、尿潴留、月经不调及性功能减退。

10. 皮肤不良反应　可见皮肤潮红、血管神经性水肿、皮炎、表皮坏死松解症及荨麻疹。

11. 其他不良反应　可见关节痛、心悸、视物模糊、面部水肿、眼周水肿、耳鸣、过敏反应、类过敏反应、乏力及发热。停药后可出现焦虑、眩晕、头痛、恶心及感觉障碍。

【患者用药指导】

1. 对于每日服用 1 片（50mg）疗效不佳而对药物耐受性较好的患者可增加剂量，因本品的消除半衰期为 24 小时，调整剂量的时间间隔不应短于 1 周。最大剂量为 4 片，即一日 200mg。服药 7 日内可见疗效。完全起效则需要更长的时间，强迫症的治疗尤其如此。长期用药应根据疗效调整剂量，并维持最低有效治疗剂量。

2. 治疗期间饮酒，有增加精神和运动技能损害的危险，故治疗期间不宜饮酒。

3. 用药期间不宜驾驶、操作机械或高空作业。

4. 用药中如出现癫痫发作应停药。

【应急措施】

1. 药物过量症状包括有因 5-HT 引起的不良反应如嗜睡、胃肠不适（如恶心和呕吐）、心动过速、震颤、激动和头晕。

2. 本品没有特效的解毒剂。开放并保持气道通畅确保充分的供氧及换气，可给予导泻剂、药用炭，可能与催吐或洗胃同样甚或更为有效。在对症治疗及支持疗法同时，建议进行心脏及生命体征监测。由于本品分布容积较大、强迫利尿、透析、血液灌注及换血疗法均无明显疗效。

【典型案例】

患者，女，35 岁，焦虑症和抑郁症，给予舍曲林 25mg，一日 1 次口服。治疗前，患者血红蛋白 140g/L，血小板计数 175×10^9/L。服药 3 天后，患者出现黑便，大便潜血阳性，血常规检查示血红蛋白 60g/L，血小板计数 2×10^9/L。停用舍曲林，输注血小板 2 个治疗量，静脉注射地塞米松

5mg。次日血小板计数 $15 \times 10^9/L$，大便潜血试验转阴。停药第 3、10 天，血小板计数分别为 $25 \times 10^9/L$ 和 $85 \times 10^9/L$。停药第 13 天，血小板计数升至 $105 \times 10^9/L$。

分析点评：舍曲林为 5-HT 再摄取抑制剂，临床用于治疗抑郁症或预防其发作。5-HT 可促进血小板的生成和释放，其机制可能是 5-HT 再摄取抑制剂通过巨核细胞表面的 $5-HT_{2A}$ 受体增加一氧化氮合成，一氧化氮能够促使巨核细胞凋亡，而该过程伴随血小板的释放；5-HT 再摄取抑制剂还可作用于骨髓基质细胞，促进血小板生成素的生成。舍曲林为 5-HT 再摄取抑制剂阻碍巨核细胞对 5-HT 的摄取，导致巨核细胞增殖分化和血小板生成、释放受阻，从而引起血小板减少。

重要提示：临床应用舍曲林应高度警惕其可致严重出血的风险，用药过程中密切监测患者血小板水平及血小板凝聚功能，以防可能的药源性损伤。

氟西汀（Fluoxetine）

【临床应用】

本品是一种选择性 5-HT 再摄取抑制剂，通过抑制神经突触细胞对神经递质 5-HT 的再摄取以增加细胞外可以和突触后受体结合的 5-HT 水平。用于治疗多种抑郁性精神障碍，包括轻性或重性抑郁症、双相情感性精神障碍的抑郁相、心因性抑郁及抑郁性神经症。用于强迫症。

【用法用量】

口服：一日 20mg；用于治疗强迫症，一日 20~60mg。

【操作要点】【注意事项】【患者用药指导】【应急措施】见第十章第五节经前期综合征

艾司西酞普兰（Escitalopram）

【临床应用】

本品为消旋体西酞普兰的 S- 异构体。抗抑郁作用与其抑制中枢神经系统 5-HT 再摄取导致的 5-HT 活性增强有关。用于治疗抑郁症。

【用法用量】

口服：本品推荐剂量为一日 10mg，早、晚均可。剂量调整至少应在服药 1 周以后。一日 10mg 剂量也适用于老年患者和肝功能不全者，但重度肾功能不全者使用时须谨慎。

【操作要点】

1. 临床研究中使用本品患者发生低钠血症 1 例，使用消旋体西酞普兰治疗者也有出现低钠血症的报道，因此应引起注意。

2. 本品与选择性 5-HT 抑制剂和 MAOI 合用，易发生严重的、有时甚至危及生命的不良反应。因此，建议本品不应和 MAOI 同时使用，并且停药后需间隔至少 14 天方可服用另一种药物。

【注意事项】

1. 对本品、西酞普兰或制剂中其他非活性成分过敏者禁用。

2. 对曾有躁狂/轻度躁狂发作史的患者应慎用。

3. 从事机械操作、驾驶车辆的患者须慎用。

4. 重度肾功能不全者慎用。

5. 常见的不良反应有恶心、射精障碍、失眠、腹泻、嗜睡、口干、多汗、头昏、疲劳、流感样症状和鼻炎等。其发生率与剂量有关。

6. 其他不良反应还有便秘、消化不良、腹痛、食欲减退、性欲下降和鼻窦炎等。

【患者用药指导】

妊娠期妇女以及哺乳期妇女慎用。FDA 对本品的妊娠安全性分级为 C 级。

【应急措施】

尚未发现本品的特效解毒药。发生用药过量时，应将患者置于通风、氧气充足的环境中,并密切观察病情,采取积极的支持治疗。洗胃或给药用炭对缓解本品用药过量可能有效,由于本品的表观分布容积较大,强制利尿、透析、换血疗法可能对清除本品过量的效果不是十分明确。

氟伏沙明(Fluvoxamine)

【临床应用】

本品是作用于脑神经细胞的 5-HT 再摄取抑制剂,不影响去甲肾上腺素的再摄取,对多巴胺的抑制作用很弱。用于抑郁症和强迫症。

【用法用量】

口服。

1. 抑郁症 起始剂量为一日 50mg 或 100mg,晚上一次服用。逐渐增量直至有效。常用有效剂量为一日 100mg,且可根据个人反应调节。个别病例可增至一日 300mg。若一日剂量超过 150mg,可分次服用。本品用于预防抑郁症复发的推荐剂量为一日 100mg。

2. 强迫症 口服给药,推荐起始剂量为一日 50mg,服用 3~4 天,通常有效剂量一日在 100~300mg 之间。应逐渐增量直至达到有效剂量。成人一日最大剂量为 300mg,8 岁以上儿童和青少年的一日最大剂量为 200mg。单剂量口服可增至一日 150mg,睡前服。若一日剂量超过 150mg,可分 2~3 次服。

【操作要点】

1. 对肝或肾功能异常的患者,起始剂量应较低并密切监控。

2. 治疗焦虑症、烦躁、失眠时可与苯二氮䓬类合用。

3. 本品禁与 MAOI 合用,如果患者由服用 MAOI 改服本品,治疗初期应注意:如为不可逆转的单胺氧化酶抑制剂,至少应停药 2 周;如为可逆转的单胺氧化酶抑制剂(如吗氯贝胺),可于停药后1天改服本品。

4. 与阿米替林、氯氮䓬/阿米替林、奋乃静/阿米替林、马普替林、氯米帕明、地昔帕明、地尔硫䓬、丙米嗪、氟哌啶醇等合用后,后者的血药浓度明显升高。

5. 本品可增加奎尼丁的心脏毒性,导致室性心律失常、低血压、心力衰竭恶化。

6. 本品可降低经肝脏代谢的肾上腺素 β 受体拮抗药(普萘洛尔等)的肝脏代谢率。

7. 本品可降低华法林、经肝脏代谢的抗维生素 K 类抗凝血药的肝脏代谢率,如需合用,应减少后两者的用量。

8. 与西沙必利、特非那定、阿司咪唑、匹莫齐特合用,可增加对心脏的毒性,引起 QT 间期延长、心脏停搏等。

9. 银杏叶制剂、芬氟拉明、氯吉兰、曲马多、羟色氨酸、锂剂、托洛沙酮、西布曲明、右苯丙胺等与本品合用,会导致 5-HT 综合征。

10. 与那拉曲坦、利扎曲普坦、琥珀酸舒马普坦、佐米曲普坦合用,可能引起虚弱、反射亢进、动作失调。

【注意事项】

1. 对本品过敏者禁用。

2. 有癫痫史的患者慎用,如惊厥发生应立即停用本品。

3. 患躁狂症或处于轻度躁狂状态的患者慎用。

4. 同时应用影响血小板功能的药物(三环类抗抑郁药、阿司匹林、非甾体抗炎药等),以及有不正常出血史患者慎用。

5. 中枢神经系统可见嗜睡、眩晕、头痛、失眠、紧张、激动、焦虑、震颤。

6. 消化系统可见恶心、呕吐、便秘、厌食、消化不良、腹泻、腹部不适、口干。

7. 其他可出现多汗、无力、心悸、心动过速。轻微心率减慢、低钠血症、体重增加或减少。

【患者用药指导】

1. 妊娠期妇女慎用。少量药物可进入乳汁,哺乳期妇女禁用。

2. 用药后可能会出现困倦,驾驶与操作机器者应注意。

【应急措施】

尚无特异性拮抗剂,如服用过量,应尽快排空胃内容物并对症治疗。建议反复使用药用炭。利尿和透析未见良好效果。

西酞普兰(Citalopram)

【临床应用】

本品是一种新型的 5-HT 再摄取抑制剂,其相对选择性在同类药物中最高。体外研究显示,西酞普兰能有效抑制 5-HT 的再摄取,对多巴胺和去甲肾上腺素的再摄取作用很小。主要用于抑郁性精神障碍(内源性及非内源性抑郁)、抑郁症及焦虑症的常规治疗。

【用法用量】

口服:开始剂量一日 20mg,如临床需要,可增加至一日 40mg 或最高剂量一日 60mg。增量需间隔 2~3 周。

【操作要点】

1. 用药期间谨慎从事需精神高度集中的工作(包括驾驶汽车)。

2. 患者出现明显缓解抑郁之前仍可能持续存在自杀倾向。若出现失眠或严重的静坐不能,建议在急性发作期辅以镇静药治疗。如患者进入躁狂期,应停药,并给予精神抑制药作适当治疗。

3. 本品可抑制丙米嗪的代谢,使丙米嗪的生物利用度增加,半衰期延长;两者合用还可引起 5-HT 综合征。合用时应谨慎。

4. 与 MAOI 合用可出现致命的 5-HT 综合征,故两药不可联合应用,使用间隔应在 14 日以上。

5. 与氟哌利多合用时,可增加心脏毒性(QT 间期延长、尖端扭转型室性心动过速、心脏骤停)。

【注意事项】

1. 对本品过敏者禁用。

2. 严重肝肾功能不全者、有癫痫史者、有自杀倾向者慎用。

3. 常见不良反应有恶心、呕吐、口干、腹泻、多汗、流涎减少、震颤、头痛、头晕、失眠、嗜睡或睡眠时间缩短。

4. 可引起激素分泌紊乱、躁狂、心动过速及直立性低血压。

【患者用药指导】

1. 孕妇用药应权衡利弊。FDA 对本品的妊娠安全性分级为 C 级。

2. 哺乳期妇女用药应暂停哺乳。

3. 本品通常需要 2~3 周的治疗方可判定疗效。为防止复发,治疗至少持续 6 个月。为避免出现戒断症状,需经过 1 周的逐步减量方可停药。

4. 长期用药者定期检测心率、血压、肝功能及全血细胞计数。

【应急措施】

过量用药可出现眩晕、出汗、恶心、呕吐、震颤、嗜睡、窦性心动过速,罕见昏迷、抽搐、过度换气、紫绀、横纹肌溶解和心电图改变。目前尚无特效解毒药,一般采取对症治疗和支持治疗,尽快洗胃,保持呼吸道通畅和氧气供给。由于其分布广泛,利尿、透析、换血均无显著作用。

阿米替林(Amitriptyline)

【临床应用】

本品为临床最常用的三环类抗抑郁药,其药理作用是阻断去甲肾上腺素、5-羟色胺在神经末梢的再摄取，从而使突触间隙的递质浓度增高，促使突触传递功能而发挥抗抑郁作用。其抗抑郁作用类似于丙米嗪，可使抑郁症患者情绪提高，对思考缓慢、行为迟缓及食欲减退等症状能有所改善。

【用法用量】

1. 口服　开始一次 25mg，一日 2~3 次，然后根据病情和耐受情况逐渐增至一日 150~250mg，一日 3 次，高量一日不超过 300mg，维持量一日 50~150mg。

2. 肌内注射　一次 20~30mg，一日 2 次，可酌情增量。用于严重抑郁症、抑郁状态，患者能配合治疗后改为口服给药。

【操作要点】

1. 本品与氯氮䓬、奥芬那君合用，可增强本品的抗胆碱作用。

2. 甲状腺素、吩噻嗪类药可增强本品的作用。

3. 西咪替丁、哌甲酯、抗精神病药、钙通道阻滞剂及抑制细胞色素 P450 同工酶的药物可降低本品的代谢，导致本品血药浓度增高，引起中毒症状。

4. 本品可增强中枢抑制药（如哌替啶）的作用，减弱胍乙啶的降压作用。

5. 与单胺氧化酶抑制剂合用或相继应用时，可增加不良反应，症状类似阿托品中毒，换用药物须间隔 2 周。

6. 口服避孕药或含雌激素的药物可降低本品的疗效并增加不良反应。

7. 硫糖铝可显著影响本品的吸收，使本品曲线下面积减少。

8. 巴比妥类药物及其他诱导酶（如利福平和某些抗癫痫药）可增加三环类抑郁药的代谢，使三环类药的血药浓度降低，作用减弱。

9. 本品可削弱麻黄碱的间接拟交感作用，阻断神经末梢对麻黄碱的摄取,从而抑制去甲肾上腺素的释放。

10. 本品与抗惊厥药合用,可降低癫痫发作阈值,降低抗惊厥药的作用,合用需调整抗癫痫药的用量。

11. 三环类抗抑郁药与可延长 QT 前期的药物(包括:抗心律失常药,如奎尼丁;抗组胺药,如阿司咪唑、特非那定;某些抗精神病药,如匹莫齐特、舍吲哚;其他如西沙必利、卤泛群)合用时,可能会增加发生室性心律失常的危险。

【注意事项】

1. 交叉过敏　对其他三环类药物过敏者,对本品也可能过敏。

2. 禁忌证　对本品及其他三环类药物过敏、严重心脏病、高血压、青光眼、甲状腺功能亢进、重症肌无力、急性心肌梗死恢复期、癫痫、肝功能不全者。

3. 慎用　支气管哮喘、心血管疾病(除严重心脏病、高血压)、严重肾功能不全者。

4. 老年患者肝肾功能下降,对本品的敏感性增强,使用时尤应避免直立性低血压的发生。

5. 孕妇用药时应权衡利弊,哺乳期妇女用药时应停止哺乳。

6. 治疗初期可能出现抗胆碱能反应,如多汗、口干、视物模糊、排尿困难、便秘等。中枢神经系统不良反应可出现嗜睡、震颤、眩晕。可发生直立性低血压。偶见癫痫发作、骨髓抑制及中毒性肝损害等。

【患者用药指导】

1. 按时按剂量服药,不要随意增减剂量。用药中出现不适反应请及时咨询医生。

2. 本品可提高机体对乙醇的反应性,过量饮酒服用本品更易致酒精中毒。

3. 吸烟可使本品血药浓度降低。

4. 本品宜在餐后服用,以减少胃部刺激。

5. 对易发生头昏、萎靡等不良反应者,可在晚间顿服,以免影响白天工作。

6. 维持治疗时,可每晚顿服,但心脏病患者仍宜分次服。

7. 开始用药时常出现镇静作用,抗抑郁的疗效在2~3周之后才出现。

8. 突然停药可出现头痛、恶心等反应,停药宜在1~2月内逐渐减少剂量。停药后药物作用至少可持续7日,故应继续监测服药期间的所有反应。

9. 本品可导致精神分裂症患者的精神症状加重,偏执狂患者的症状恶化,抑郁患者出现躁狂和轻躁狂。如出现上述症状,应减少本品剂量或同服心境稳定药(如碳酸锂)、镇静药(如奋乃静或氯丙嗪等)。

【应急措施】

药物过量中毒可表现为:症状包括因其显著地抗毒蕈碱作用引起的兴奋和不宁、口干、瞳孔扩大、心动过速、尿潴留、肠梗阻,严重症状有不同程度的意识障碍(如昏迷)、惊厥和肌阵挛、反射亢进、低血压、代谢性酸中毒、呼吸心跳抑制。在恢复之后还可发生谵妄、精神错乱、激惹、幻觉或致命的心律失常。如抢救不力,死亡率较高。一般采用洗胃、催吐,以排出毒物,采取增加排泄措施,并依病情进行相应对症治疗和支持疗法。

丙米嗪(Imipramine)

【临床应用】

本品主要作用是能阻滞去甲肾上腺素和5-HT的再摄取,增加突触间隙中去甲肾上腺素和5-HT含量。具有较强的抗抑郁、抗胆碱能作用,镇静作用较弱。主要用于治疗各种抑郁症,尤以情感性障碍抑郁症疗效显著。

【用法用量】

口服:开始一次25~50mg,一日2次,早上与中午服用。以后逐渐增加至一日总量 100~250mg，一日不超过300mg，维持量一日 50~150mg。

【操作要点】

1. 与哌甲酯合用时，本品的血药浓度升高，抗抑郁作用增强。

2. 本品可增强拟肾上腺素类药物的升压作用，故禁止两者合用。

3. 氨普那韦可抑制细胞色素 P450 介导的本品的代谢，增加本品的血药浓度和毒性作用。两者合用时应密切监测本品的血药浓度，并适当调整剂量。

4. 醋硝香豆素、茚茚二酮、双香豆素、苯茚二酮、苯丙香豆素及华法林等抗凝血药与本品合用时，抗凝血药的代谢减少、吸收增加，出血的危险增加。合用时应密切监测凝血酶原时间。

5. 本品与奋乃静、奋乃静/阿米替林、氯丙嗪、氟奋乃静、氟哌啶醇等药物合用时，可相互干扰代谢。

6. 西咪替丁、氟西汀、帕罗西汀、文拉法辛、舍曲林、奎尼丁、普罗帕酮、维拉帕米、拉贝洛尔及普萘洛尔可减少本品的代谢，可能导致本品中毒（如口干、视物模糊、尿潴留）。

7. 苯丙胺类药物与本品合用，对去甲肾上腺素能神经传递的作用协同，可出现高血压等心血管异常，以及中枢神经系统兴奋等不良反应，应避免两者合用。

8. 本品与苯妥英合用，可抑制苯妥英的代谢，增加苯妥英中毒的危险（共济失调、反射亢进、震颤及眼球震颤）。

9. 巴比妥类可增加本品的代谢，降低本品的血药浓度，并增加中枢神经系统不良反应。

10. 替勃龙、氯烯雌醚、组合避孕药、己二烯雌酚、己烯雌酚、酯化雌激素、雌二醇、雌酮、雌酮硫酸酯哌嗪及炔雌醚等含雌激素的药物可增加本品在肝脏的代谢，使抗抑郁疗效降低,还可导致三环类抑郁药中毒(嗜睡、低血压、静坐不能)。

11. 卡马西平可增加本品的代谢,降低本品的血药浓度及药效。

12. 氯吉兰、异丙烟肼、异卡波肼、吗氯贝胺、尼亚拉胺、帕吉林、司来吉兰、苯乙肼、丙卡巴肼、托洛沙酮及反苯环丙胺与本品合用时,可改变儿茶酚胺的摄取和代谢,导致神经毒性、癫痫发作。严重者可导致5-羟色胺综合征,表现为高血压、高热、肌阵挛、精神状态改变等。

13. 本品与胍那屈尔、胍乙啶、胍法辛、可乐定、倍他尼定及利血平合用,可降低抗高血压的疗效。

14. 苯海拉明与本品合用时,可增加抗胆碱药的不良反应。

15. 西沙必利、多非利特、格帕沙星、莫西沙星、卤泛群、伊布利特、匹莫齐特、索他洛尔及司帕沙星等药物与本品合用时,延长QT间期的作用协同,故具有心脏毒性(QT间期延长、尖端扭转型室性心律失常、心脏停搏)。

16. 曲马多与本品合用,可增加癫痫发作的危险,应避免两者合用。

【注意事项】

1. 交叉过敏　对其他三环类抗抑郁药过敏者,也可对本品过敏。

2. 禁忌证　对三环类抗抑郁药过敏者,癫痫、谵妄患者,粒细胞减少者,高血压、严重心脏病、青光眼、甲状腺功能亢进、尿潴留、排尿困难、支气管哮喘者,肝肾功能不全者。

3. 慎用　有癫痫发作倾向、精神分裂症、严重抑郁症患者。

4. 老年人代谢、排泄下降,对本类药物的敏感性增强,服药后产生不良反应的危险更大,用药应防止出现直立性低血压。

5. 孕妇用药需权衡利弊,本品可泌入乳汁,哺乳期妇女使用应暂停哺乳。

6. **血液不良反应** 偶见白细胞减少,严重者可见异常出血、巩膜或皮肤黄染等,偶见骨髓抑制。

7. **心血管不良反应** 可见心动过速、心肌损害、直立性低血压。

8. **消化系统不良反应** 可见便秘、口干、腹泻、恶心、呕吐、食欲减退、麻痹型肠梗阻,偶见中毒性肝损害。

9. **精神神经系统不良反应** 可见焦虑、精神错乱、震颤、视物模糊、眩晕、失眠、嗜睡、疲劳、虚弱及激动不安。严重者可有惊厥、意识障碍、手足麻木、偶见癫痫发作。

10. **泌尿生殖系统** 尿潴留、性功能减退、乳房肿痛。

11. **其他不良反应** 可见体重增加、体液潴留、脱发、皮疹、多汗、发声或吞咽困难、运动障碍等。

【**患者用药指导**】

1. 本品与乙醇合用,可以加强对中枢神经的抑制作用,用药期间应避免饮酒。

2. 按时按剂量服药,不要随意增减剂量。用药中出现不适反应请及时咨询医生。

3. 宜在餐后服用,以减少胃部刺激。

4. 对易发生头昏、萎靡等不良反应者,可在晚间顿服,以免影响白天工作。

5. 维持治疗时,可每晚顿服,但老人与心脏病患者仍宜分次服。

6. 开始用药时常出现镇静作用,抗抑郁的疗效在2~3周之后才出现。

7. 突然停药可出现头痛、恶心等反应,停药宜在1~2月内逐渐减少剂量。停药后药物作用至少可持续7日,故应继续监测服药期间的所有反应。

【应急措施】

药物过量中毒可表现为惊厥、严重嗜睡、呼吸困难、过度疲劳或虚弱、呕吐、瞳孔散大及发热。基本处理原则是洗胃、催吐，使用药用炭及泻药以排出毒物；稳定呼吸及循环功能，并维持体温；监测心血管功能（心电图）至少 5 日；治疗充血性心力衰竭时，可使用洋地黄类药，但应谨慎；用常规治疗手段处理休克和代谢性酸中毒；静脉给予碳酸氢钠，调整血液 pH 至 7.4~7.5；给予利多卡因以控制心律失常，应避免使用奎尼丁和普鲁卡因胺；缓慢静脉推注水杨酸毒扁豆碱 1~3mg（应在 2~3 分钟内完成），以帮助逆转本品较强的抗胆碱能作用（肌痉挛、严重幻觉、高血压和室性心律失常）；使用抗惊厥药物如地西泮、苯妥英或吸入型麻醉药以控制惊厥。

多塞平（Doxepin）

【临床应用】

本品为三环类抗抑郁药。其作用机制同阿米替林。除抗抑郁外，还具有一定的抗焦虑作用。主要用于治疗焦虑性抑郁症或抑郁性神经症。

【用法用量】

1. 口服　初始剂量为一次 25mg，一日 2~3 次。逐渐增至一日 100~250mg，最大剂量不超过一日 300mg。

2. 肌内注射　一次 25~50mg，一日 2 次。用于重度抑郁症。

【操作要点】

1. 本品禁止与 MAOI（如吗氯贝胺、氯吉兰、司来吉兰等）合用，因易发生致死性 5-HT 综合征（表现为高血压、心动过速、高热、肌阵挛、精神状态兴奋性改变等）。

2. 与 CYP2D6 抑制剂（如奎尼丁、西咪替丁、帕罗西汀、舍曲林、氟西汀等）合用，会增加本品的血药浓度，延长清除半衰期。

3. 与肝药酶诱导剂(如苯妥英、巴比妥类药物、卡马西平等)合用,会使本品的血药浓度降低,清除速率加快。

4. 与抗胆碱类药物或抗组胺药物合用,会产生阿托品样作用(如口干、散瞳、肠蠕动降低等)。

5. 与香豆素类药物(如华法林)合用,会使抗凝血药的代谢减少,出血风险增加。

6. 与奈福泮、曲马多、碘海醇合用,会增加癫痫发作风险。

7. 与甲状腺素制剂合用,易相互增强作用,引起心律失常,甚至产生毒性反应。

8. 与拟肾上腺素类药物合用,合用药物的升压作用被增强。

【注意事项】

1. 对本品及其他三环类药物过敏者、严重心脏病患者、甲状腺功能亢进者、癫痫患者禁用。

2. 孕妇及哺乳期妇女慎用。FDA 对本品的妊娠安全性分级为 B 级。

3. 少数患者可有轻度兴奋、头痛、头晕、失眠、嗜睡、疲劳、口干、便秘、恶心、呕吐、消化不良、视物模糊等。可随机体对药物的适应自行消失。

4. 严重的不良反应有兴奋、焦虑、发热、胸痛、意识障碍、排尿困难、乳房肿胀、耳鸣、脱发、手足麻木、心悸、癫痫、震颤、紫癜、眼睛或皮肤黄染等。

【患者用药指导】

1. 宜在餐后服药,以减少胃部刺激;出现头昏、萎靡等不良反应时,可晚间顿服。

2. 维持治疗时,可每晚顿服,但心脏病患者宜分次服用。

3. 用药期间应避免驾驶、操作机械或高空作业。

4. 突然停药可出现头痛、恶心等反应,停药宜在 1~2

个月内逐渐减少剂量；停药后药物作用至少可持续 7 日，故应继续监测服药期间的所有反应。

5. 用药前后监测血细胞计数、血压、心脏功能及肝肾功能。

【应急措施】

用药过量可出现呼吸抑制、低血压或高血压、昏迷、惊厥、心律失常、心动过速、尿潴留、胃肠运动减慢、极度高热或体温降低、瞳孔散大、反射亢进等。此时应积极采取支持和对症治疗，包括催吐或洗胃；维持呼吸、控制体温；心电监护、控制心律失常；处理循环衰竭与酸中毒；可用水杨酸毒扁豆碱 1~3mg 静脉注射，必要时可重复用药；静脉注射地西泮控制癫痫发作。

曲唑酮（Trazodone）

【临床应用】

本品属三唑吡啶类抗抑郁药。可以选择性地抑制 5-HT 的再摄取，并可微弱地阻止去甲肾上腺素的重摄取，但对多巴胺、组胺和乙酰胆碱无作用，亦不抑制脑内单胺氧化酶（MAO）的活性。主要用于治疗各种类型的抑郁症和伴有抑郁症状的焦虑症以及药物依赖者戒断后的情绪障碍。

【用法用量】

口服：初始用量一日 50~100mg，分次服用。3~4 日内，轻型患者剂量以一日 200mg 为宜，分次服用；重型患者剂量可增加，最高剂量不超过一日 400mg，分次服用。

【操作要点】

1. 服药应从低剂量开始，逐渐增加剂量并观察治疗反应。

2. 与帕罗西汀、氟西汀合用，引起 5-HT 综合征，表现为出汗、腹泻、腹痛、发热、心动过速、血压升高、肌阵挛、反射亢进、激惹性增加等,严重者出现意识障碍、精神运动性不安、休克甚至至死亡。

3. 本品可增加地高辛、苯妥英、卡马西平的血药浓度。

4. 本品可抑制可乐定的作用。

5. 本品与丁螺环酮合用,可使血清丙氨酸氨基转移酶水平升高。

6. 本品与华法林合用会引起凝血酶原时间延长或缩短。

7. 与单胺氧化酶抑制剂存在相互作用,不应合用。

【注意事项】

1. 对本品过敏者、严重肝功能不全者、严重心脏病或心律失常者、意识障碍者禁用。

2. 癫痫患者、轻至中度肝功能不全者、肾功能不全者慎用。

3. 常见嗜睡、疲乏、头昏、头痛、失眠、紧张、震颤、视物模糊、口干、便秘、过度镇静和激动。

4. 少见直立性低血压、心动过速、恶心、呕吐。

5. 偶见高血压、腹痛、共济失调、白细胞计数降低、中性粒细胞数降低。

6. 极少见肌肉骨骼疼痛、多梦。其他相关不良反应有过敏反应、贫血、胃胀气、排尿异常、性功能障碍等。

【患者用药指导】

1. 宜在餐后立即服用,禁食或空腹服药会加重头晕。

2. 妊娠期妇女慎用,FDA 对本品的妊娠安全性分级为 C 级;乳汁中有少量的盐酸曲唑酮及其代谢物,因此哺乳期妇女慎用。

3. 应从低剂量开始,渐渐增加,并注意临床反应和耐受性情况。如有昏睡现象发生时,需将一日剂量的大部分置于睡前服用或降低剂量。在治疗第 1 周内症状有所减轻,在 2 周内会有较好的抗抑郁效果,25% 的患者需要 2~4 周才能达到较好的治疗效果。

4. 对于治疗期间出现发热、咽喉疼痛或其他感染症状的患者，建议检查白细胞计数及白细胞分类计数。若白细胞计数低于正常值，应停药观察。

【应急措施】

用药过量时可使各种不良反应的发生率和程度均增加。常见嗜睡和呕吐；严重的可见阴茎异常勃起、呼吸停止、癫痫发作和心电图异常。与其他药物（地西泮、乙醇、异戊巴比妥）合用时，过量可引起死亡。

目前尚无特效解毒药。用药过量应洗胃，发生低血压和过度镇静时应按照常规处理。可服用利尿药以促进药物排泄。

【典型案例】

患者，女，28 岁。因孤僻、懒散 3 年加重，以"未定型精神分裂症"住院。入院后予阿立哌唑，口服，剂量由一日 5mg 逐渐增加至一日 20mg，未出现任何不适症状。后来患者出现心急、焦虑等症，加用曲唑酮，口服，一次 50mg，一日 2 次，后有轻度排尿困难的症状，当时患者未告知医生，当逐渐增加剂量至一次 100mg，一日 2 次时，患者出现明显小便不利症状，后停用曲唑酮，于 7 天后症状逐渐消失。

分析点评：曲唑酮常见不良反应为嗜睡、疲乏、头昏、头痛、失眠、紧张、震颤、视物模糊、口干、便秘、过度镇静和激动，一般嗜睡出现较早，继续服药过程中常会消失；偶见头昏、头痛、恶心、呕吐、焦虑不安、失眠等；临床研究报道可能与本品相关的不良反应还有排尿异常等。由于曲唑酮有抗胆碱能作用，可能抑制了膀胱平滑肌的蠕动从而导致排尿困难。

重要提示：医护人员应关注患者用药期间的反应，除了说明书所列不良反应，也应询问患者用药反应，以便发现药品新的不良反应；另外，曲唑酮与许多药物存在相互作用，合并用药时也需谨慎。

文拉法辛（Venlafaxine）

【临床应用】

本品是三种生物源性胺类 5-HT、去甲肾上腺素和多巴胺的再摄取抑制剂，其中对 5-HT 再摄取抑制作用最强，对去甲肾上腺素再摄取抑制作用也较强。适用于各种类型抑郁症，包括伴有焦虑的抑郁症及广泛性焦虑症。

【用法用量】

口服：起始推荐剂量为一日 75mg，分 2~3 次服用。根据病情和耐受性逐渐增加剂量，日增量为 75mg，间隔时间不少于 4 日，直至增加到一日 150~225mg，分 3 次服用。对于严重抑郁症患者平均有效剂量可增加至一日 375mg。

【操作要点】

1. 轻、中度肝功能不全患者起始剂量降低 50%，肝硬化患者可能须降低 50% 以上。

2. 肾功能不全患者（肌酐清除率 10~70ml/min），每天给药总量降低 25%~50%。

3. 不宜大剂量使用，且应对患者密切监控其病情。

4. 用药期间出现癫痫发作应停药；如发生高血压，应减量、停药、改用其他抗抑郁药，或加用抗高血压药。

5. 治疗 6 周以上，建议逐渐停药，所需的时间不少于 2 周。

6. 禁止与单胺氧化酶抑制剂合用，停用单胺氧化酶抑制剂 2 周后方可使用本品或停用本品至少 7 日后使用单胺氧化酶抑制剂。

7. 本品与 5-HT 激动剂合用，有导致 5-HT 综合征的潜在危险。

8. 与三环类抗抑郁药合用，竞争性抑制彼此代谢，两者毒性均增加。

9. 西咪替丁、利托那韦可减少本品的代谢，增加本品毒性,出现恶心、嗜睡、头晕等症状。

10. 与乙醇合用会增加本品对中枢的抑制作用,用药期间不应饮用含乙醇的饮料或药物。

【注意事项】

1. 对本品过敏者禁用。

2. 血液病患者、狂躁患者及有狂躁史者、癫痫患者、甲状腺疾病患者、高血压患者和肝肾功能不全患者慎用。

3. 常见不良反应为恶心、嗜睡、口干、头晕、神经过敏、便秘、无力、焦虑、厌食、视力模糊、高血压、血管扩张(多为潮红)、血清胆固醇增高、梦境异常、肌肉痉挛、震颤、眼调节异常、排尿困难及癫痫发作等。

4. 少见鼻炎、心悸、血清转氨酶升高、光敏反应、低血压、晕厥、心动过速、瘀斑、黏膜出血、低钠血症、情感淡漠、幻觉、月经过多、尿潴留、味觉改变等。

5. 较少见心动过速、肾功能异常、血清胆固醇轻度升高、视物模糊、可逆性骨髓抑制。

6. 偶见紫癜、皮疹。

7. 罕见出血时间延长、血小板减少症、肝炎、异常血管加压素分泌、惊厥等;非常罕见过敏、QT间期延长、心室颤动、室性心动过速、胰腺炎、血液恶病质、再生障碍性贫血、催乳素增加、横纹肌溶解、妄想、锥体外系反应、迟发性运动障碍、多形红斑等。

【患者用药指导】

1. 妊娠期妇女慎用,FDA对本品的妊娠安全性分级为C级;乳汁中有少量的本品及其代谢物,因此哺乳期妇女慎用。

2. 用药期间注意监测血压。

3. 与食物同服。缓释胶囊应在每日相同的时间与食物同时服用,一日1次,以水送服。注意不得将其弄碎、嚼碎后服用或化在水中服用。

4. 本品不良反应通常发生在治疗早期,部分存在剂量相关性。

【应急措施】

本品过量主要出现在与乙醇和(或)其他药物同时服用的情况下,其症状包括:呕吐、血压过低、心动过速、心电图改变、室性心动过速、心动过缓、眩晕、不同程度意识丧失、瞳孔散大、癫痫发作、横纹肌溶解、肝坏死、5-羟色胺综合征等。目前无特效解毒药,可使用药用炭、催吐、洗胃等。由于本品有较大的分布容积,强迫利尿、透析、输血和交换输血等方法疗效弱。

【典型案例】

患者,女,30岁。剖宫产术后持续低热导致情绪不稳定、睡眠差。给予文拉法辛,一日25mg,服药2小时后即出现剧烈头痛、视物模糊、恶心、呕吐,随即出现寒战、高热。立即对症处理,症状逐渐缓解。

分析点评:文拉法辛是一种新型的抗抑郁药,是通过显著抑制5-HT和去甲肾上腺素在神经突触前重摄取而发挥药理作用,对抑郁、焦虑和强迫症状有很好的疗效。一般不良反应患者均可耐受,无须停药,因此应用较广泛。文拉法辛有拟去甲肾上腺素能作用,交感神经兴奋时代谢增加,可能引起全身发热,视物模糊可能与眼压升高有关。

重要提示:作好患者用药教育。由于个体差异,用药期间可能出现不良反应,医生对症处理,减轻患者惊恐和担心。

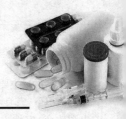

第十七章 流产

1. 先兆流产的治疗原则?

2. 为什么米索前列醇用于终止早孕时
与米非司酮配伍?

一、疾病简介

妊娠不足 28 周、胎儿体重不足 1000g 而终止者,称为流产(abortion)。发生在妊娠 12 周前者,称为早期流产(early abortion),而发生在妊娠 12 周或之后者,称为晚期流产(late abortion)。流产分为自然流产(spontaneous abortion)和人工流产(artificial abortion)。胚胎着床后 31% 发生自然流产,其中 80% 为早期流产,且 50%~60% 的早期流产与胚胎染色体异常有关。在早期流产中,约 2/3 为隐性流产(clinically silent miscarriages),即发生在月经期前的流产,也称生化妊娠(biochemical pregnancy)。

二、临床特点

主要为停经后阴道流血和腹痛。

1. 早期流产时,妊娠物排出前胚胎多已死亡。开始时绒毛与蜕膜剥离,血窦开放,出现阴道流血,剥离的胚胎和血液刺激子宫收缩,排出胚胎及其他妊娠物,产生阵发性下腹部疼痛。胚胎及其附属物完全排出后,子宫收缩,血窦闭合,出血停止。

2. 晚期流产时,其临床过程与早产相似,胎儿娩出后胎盘娩出,出血不多。

早期流产的临床过程表现为先出现阴道流血,后出现腹痛。晚期流产的临床过程表现为先出现腹痛(阵发性子宫收缩),后出现阴道流血。

三、治疗原则

1. 先兆流产　黄体功能不全者可补充黄体酮,并口服维生素 E 保胎治疗。甲状腺功能减退者可口服小剂量左甲状腺素钠片。

2. 难免流产　一旦确诊,应尽早使胚胎及胎盘组织完全排出,必要时刮宫以清除宫腔内残留,并给予抗生素预防感染。早期流产应及时行清宫术,对妊娠物仔细检查,并送病理检查。晚期流产时,子宫较大,出血较多,可静脉滴注缩宫素。

3. 不全流产　一经确诊,应尽快行刮宫术和钳刮术,清除宫腔内残留组织。阴道大量出血伴休克者,应同时输血输液,并给予抗生素预防感染。

4. 完全流产　流产症状消失,B 型超声检查证实宫腔内无残留物,若无感染征象,不需特殊处理。

5. 稽留流产　凝血功能正常,先口服炔雌醇或肌内注射苯甲酸雌二醇,提高子宫肌对缩宫素的敏感性。子宫＜ 12 孕周者,可行刮宫术,术中肌内注射缩宫素。子宫＞12周者，可使用米非司酮加米索前列醇，或静脉滴注缩宫素，促使胎儿、胎盘排出。若出现凝血功能障碍，应尽早使用肝素、纤维蛋白原及输血等，待凝血功能好转，再行刮宫。

6. 复发性流产　染色体异常夫妇，应于孕前进行遗传咨询，确定是否可以妊娠。黏膜下肌瘤、子宫中隔、宫腔粘连应在宫腔镜下进行手术治疗。宫颈功能不全应在孕14~18周行宫颈环扎术。抗磷脂抗体阳性患者可在确定妊娠后使用小剂量阿司匹林和(或)低分子量肝素。黄体功能不全者，给予黄体酮治疗。甲状腺功能减退者应在孕前及整个孕期补充甲状腺素。

7. 流产合并感染　阴道流血不多，抗生素控制感染后刮宫。阴道流血量多，静脉滴注抗生素及输血的同时，先用卵圆钳将宫腔内残留大块组织夹出，切不可用刮匙全面刮宫，以免感染扩散。术后应用广谱抗生素，待感染控制后再行彻底刮宫。已合并感染性休克者，应积极进行抗休克治疗，病情稳定后再行彻底刮宫。若感染严重或盆腔脓肿形成，应行手术引流，必要时切除子宫。

四、治疗药物

黄体酮(Progesterone)

【临床应用】

黄体酮是由卵巢分泌的一种天然孕激素。用于黄体功能不足、先兆流产和因黄体不足引起的习惯性流产。

【用法用量】

肌内注射：先兆流产，一般10~20mg，用至疼痛及出血停止；习惯性流产史者，自妊娠开始，一次5~20mg，一日1次或一周2~3次，直至妊娠第4个月。

【操作要点】【注意事项】【患者用药指导】见第十章第一节功能失调性子宫出血

缩宫素(Oxytocin)

【临床应用】

本品能直接兴奋子宫平滑肌,刺激其节律性收缩,增加频率并提高肌张力。用于流产后因宫缩无力或缩复不良而引起的子宫出血。

【用法用量】

肌内注射:不全流产或难免流产时,立即肌内注射10单位,必要时30分钟后重复。

控制产后出血每分钟静脉滴注0.02~0.04单位,胎盘排出后可肌内注射5~10单位。

【操作要点】【注意事项】【患者用药指导】【应急措施】见第十三章第一节前置胎盘

炔雌醇(Ethinylestradiol)

【临床应用】

本品为强效雌激素,补充雌激素,提高子宫肌对缩宫素的敏感性。用于稽留流产辅助治疗。

【用法用量】

口服:若凝血功能正常,先口服炔雌醇1mg,一日2次,连用5日。

【操作要点】【注意事项】【患者用药指导】见第十章第五节经前期综合征

雌二醇(Estradiol)

【临床应用】

本品为雌激素,能促进和调节女性性器官及第二性征的正常发育。用于提高子宫肌对缩宫素的敏感性、稽留流产的辅助治疗。

【用法用量】

肌内注射：稽留流产时，若凝血功能正常，可肌内注射，一次 2mg，一日 2 次，连续 3 日，提高子宫肌对缩宫素的敏感性。

【操作要点】

1. 本品为淡黄色的澄明油状液体，注射前充分摇匀，或加热摇匀。

2. 与抗凝血药、降血糖药合并使用时，可能减弱其作用，应调节剂量。

3. 长期或大量使用，停药时应逐渐减量。

【注意事项】

1. 肝肾功能不全者、活动性血栓性静脉炎或血栓栓塞患者、乳腺或生殖系统癌症患者、原因不明的阴道出血者、有胆汁淤积性黄疸史者、伴有血管病变的严重糖尿病患者禁用。

2. 有乳腺癌家族史、轻度子宫内膜异位症及子宫良性肿瘤、心脏病、癫痫、糖尿病、高血压、偏头痛、手足抽搐、哮喘等患者慎用。

3. 用药期间较常见恶心、呕吐、食欲减退、腹部绞痛或腹胀、踝部及足背水肿、乳房胀痛、子宫内膜过度增生等不良反应；罕见不规则阴道流血、困倦、抑郁、严重的或突发的头痛、共济失调、尿频或尿痛、突发呼吸急促、血压升高等。长期用药可刺激子宫内膜增生，增加子宫内膜癌的发病率。

【患者用药指导】

1. 用药期间定期进行妇科检查。

2. 出现以下情况应立即停药　第 1 次发生偏头痛或频繁发作少见的严重头痛、血栓性静脉炎、血压显著升高、胸部疼痛及紧缩感。

【应急措施】

如出现乳房胀痛、水潴留、恶心和阴道出血，可能是剂量过高的表现,此时必须相应减少剂量。如发生子宫出血,应查明出血原因。

米索前列醇(Misoprostol)

【临床应用】

本品为前列腺素 E_1 衍生物,与米非司酮序贯合并使用,可用于终止停经49天内的早期妊娠。

【用法用量】

口服:在服用米非司酮36~72小时后,单次空腹口服米索前列醇0.6mg(3片)。

【操作要点】

1. 本品用于终止早孕时,必须与米非司酮配伍,严禁单独使用。

2. 服用本品1周内,避免服用阿司匹林和其他非甾体抗炎药。

【注意事项】

1. 心、肝、肾疾病患者及肾上腺皮质功能不全者,有使用前列腺素类药物禁忌者,如青光眼、哮喘及过敏体质者禁用。

2. 服药后,一般会较早出现少量阴道出血,部分妇女流产后出血时间较长。少数早孕妇女服用米非司酮后,即可自然流产,但仍然必须按常规服完本药品。约80%的孕妇在使用本品后,6小时内排出绒毛胎囊。约10%孕妇在服药后1周内排出妊娠物。

3. 部分早孕妇女服药后有轻度恶心、呕吐、眩晕、乏力和下腹痛。极个别妇女可出现潮红、发热及手掌瘙痒,甚至过敏性休克。

【患者用药指导】

1. 本品配伍米非司酮终止早孕时,必须由医生开具处方,并在医生监护下且具备急诊刮宫手术和输液、输血条件的医疗单位使用。

2. 服用本品时必须在医院观察 4~6 小时，治疗或随诊过程中，如出现大量出血或其他异常情况应及时就医。

3. 服药后 8~15 天应去原治疗单位复诊，以确定流产效果。必要时作 B 超检查或血 HCG 测定，如确认为流产不全或继续妊娠，应及时处理。

4. 使用本品终止早孕失败者，必须进行人工流产终止妊娠。

【典型案例】

患者，女，25 岁，因停经 50 天入院就诊，临床诊断：意外妊娠。欲在妇科门诊行早孕人流术。术前于阴道内放置米索前列醇片 3 片扩张宫口。患者于用药约 5 分钟后即出现全身发痒、手掌红痛，后发展到全身发痒、咽喉痛，体温迅速升至 40℃。门诊即给予地塞米松注射液 10mg 静脉推注、异丙嗪注射液 25mg 肌内注射、吸氧等措施后好转，后在门诊行人工流产术。

分析点评：米索前列醇抑制胃酸分泌和保护胃黏膜，同时对妊娠子宫有收缩作用，临床上常用于胃及十二指肠溃疡及用于终止妊娠的治疗，其不良反应多为腹泻、恶心、呕吐、头痛、眩晕、腹痛等。随着意外妊娠的增多，米索前列醇的应用也增多，使用米索前列醇片而发生高热的病例也增多。

重要提示：目前米索前列醇用于治疗胃及十二指肠溃疡和终止妊娠正日渐增多，而大多数患者的治疗均是在家中进行，一旦发生药物不良反应，对患者的生命将会造成极大的威胁。所以在临床使用此类药物时，医生应对患者说明其可能发生的不良反应，以提醒患者注意。

米非司酮(Mifepristone)

【临床应用】

米非司酮片与前列腺素药物序贯合并使用,可用于终止停经49天内的妊娠。

【用法用量】

口服:停经 ≤ 49 天的早孕妇女,终止早孕,顿服200mg 或一次 25~50mg,一日 2 次,连续 2~3 日(总量为150mg)。第 3~4 日清晨于阴道后穹窿放置卡前列甲酯栓1mg(1 枚),或口服米索前列醇片 400~600μg。其后卧床休息 2 小时,门诊观察 6 小时。注意用药后出血情况和有无妊娠产物排出和不良反应。

【操作要点】【注意事项】【患者用药指导】见第六章第一节子宫内膜异位症

阿司匹林(Aspirin)

【临床应用】

预防抗磷脂抗体阳性患者的复发性流产。

【用法用量】

口服:在确定妊娠以后口服小剂量阿司匹林,一日50~75mg。

【操作要点】

1. 与抗凝血药,如香豆素衍生物、肝素合用可增加出血的风险。

2. 慎与高剂量的其他含水杨酸盐的非甾体抗炎药、促尿酸排泄的抗痛风药(如丙磺舒、磺吡酮)、地高辛(减少肾清除而增加地高辛的血浆浓度)合用。

3. 本品可增强口服降血糖药或胰岛素的降血糖作用,增强三碘甲状腺原氨酸(T_3)及可的松或可的松类似物的的作用。

4. 碳酸氢钠等碱性药物可促进本品经尿排泄,使血药浓度下降;但当本品血药浓度已达稳态而停用碱性药物时,本品血药浓度会升高,增加毒性反应。

【注意事项】

1. 对阿司匹林或其他非甾体抗炎药过敏(尤其是出现哮喘、血管神经性水肿或休克)者,消化性溃疡病(尤其是有出血症状)患者,活动性溃疡或其他原因引起的消化道出血患者,先天性或后天性血凝异常者(血友病、血小板减少症患者),哮喘患者,鼻息肉综合征患者,出血体质或出血倾向者,严重肝、肾功能不全者禁用。

2. 葡萄糖 -6- 磷酸脱氢酶缺陷者、痛风患者、肝功能减退者、心功能不全或高血压患者、肾功能不全者、慢性或复发性胃或十二指肠溃疡史者、有出血症史者、溶血性贫血病史者慎用。

3. 本品小剂量可抑制血小板聚集,使出血时间延长。

4. 本品对胃黏膜有直接刺激作用,胃肠道不良反应最常见,表现为恶心、呕吐、上腹部不适或疼痛等,停药后多可消失。

5. 长期服用本品可使凝血因子 II 减少,凝血时间延长,出血倾向(如鼻出血、牙龈出血等)增加。

【患者用药指导】

1. 肠溶片应餐前用适量水送服。

2. 由于阿司匹林和乙醇的累加效应,增加对胃十二指肠黏膜的损害,并延长出血时间,避免与含乙醇物质同用。

氨苄西林(Ampicillin)

【临床应用】

适用于敏感菌所致的感染。

【用法用量】

肌内注射：一日 2~4g，分 4 次给药；静脉滴注或注射：一日 4~8g，分 2~4 次给药。重症感染患者一日剂量可以增加至 12g，一日最高剂量为 14g。肾功能不全者：内生肌酐清除率为 10~50ml/min 或小于 10ml/min 时，给药间期应分别延长至 6~12 小时和 12~24 小时。

【操作要点】【注意事项】【患者用药指导】【应急措施】见第六章第一节前庭大腺炎

氨苄西林/舒巴坦（Ampicillin and Sulbactam）

【临床应用】

用于需氧菌与厌氧菌的混合感染。

【用法用量】

一次 1.5~3g（包括氨苄西林和舒巴坦），每 6 小时 1 次。深部肌内注射：一日剂量不超过 6g；静脉注射：静脉用药一日剂量不超过 12g（舒巴坦一日剂量最高不超过 4g）；静脉滴注：将每次药量溶于 50~100ml 的适当稀释液中于 15~30 分钟内静脉滴注。

【操作要点】【注意事项】【患者用药指导】【应急措施】见第十五章第一节产后出血

哌拉西林（Piperacillin）

【临床应用】

本品为半合成的广谱青霉素。适用敏感肠杆菌科细菌、铜绿假单胞菌、不动杆菌属所致的感染。

【用法用量】

静脉滴注：预防用药应于术前 0.5~1 小时给药 2g，术后 2g，6 小时再给予 2g；中度感染一日 8g，分 2 次静脉滴注；严重感染一次 3~4g，一日总剂量不超过 24g。

【操作要点】

1. 本品不可加入碳酸氢钠溶液中静脉滴注。

2. 本品与氨基糖苷类抗生素不能同瓶滴注,否则两者的抗菌活性均减弱。

3. 本品与头孢西丁合用,因后者可诱导细菌产生β-内酰胺酶而对铜绿假单胞菌、沙雷菌属、变形杆菌属和肠杆菌属出现拮抗作用。

【注意事项】

1. 使用本品前需详细询问药物过敏史并进行青霉素皮肤试验,呈阳性反应者禁用。

2. 对青霉素类、头孢菌素类、头霉素类、灰黄霉素过敏者,对本品也可能过敏。

3. 过敏反应较常见,包括荨麻疹等各类皮疹、白细胞减少、间质性肾炎、哮喘发作和血清病型反应,严重者如过敏性休克偶见;局部症状:局部注射部位疼痛、血栓性静脉炎等;消化道症状:腹泻、稀便、恶心、呕吐等;假膜性肠炎罕见;中枢神经系统症状:头痛、头晕和疲倦等;个别患者可出现胆汁淤积性黄疸,也可出现血 BUN 和血清肌酐升高、高钠血症、低钾血症、血清转氨酶和血清 LDH 升高、血清胆红素增多。

4. 少数患者尤其是肾功能不全患者可导致出血,发生后应及时停药并予适当治疗;肾功能减退者应用大剂量时,因脑脊液浓度增高,出现青霉素脑病,故肾功能减退者应适当减量。

【患者用药指导】

1. 对头孢菌素类、头霉素类、灰黄霉素或青霉胺过敏者慎用并告知医生。

2. 有过敏史、出血史、溃疡性结肠炎、克罗恩病或抗生素相关肠炎者慎用。

3. 与肝素、香豆素类、茚满二酮衍生物类等抗凝血药及非甾体抗炎止痛药合用时可增加出血危险,与溶栓剂合用可发生严重出血。

【应急措施】

过敏性休克一旦发生，必须就地抢救，予以保持气道畅通、吸氧及给用肾上腺素、糖皮质激素等治疗措施。

头孢哌酮/舒巴坦(Cefoperazone and Sulbactam)

【临床应用】

用于盆腔炎、子宫内膜炎、淋病和其他生殖器(道)的感染。

【用法用量】

成人一日常用量为 2~4g(即头孢哌酮 1~2g/d)，严重或难治性感染，剂量可增至 8.0g/d(即一日 4g 头孢哌酮)，分等量每 12 小时静脉滴注 1 次。舒巴坦最大推荐剂量为 4g/d(8g 本品)。

【操作要点】【注意事项】【患者用药指导】【应急措施】见第六章第一节前庭大腺炎

头孢曲松(Ceftriaxone)

【临床应用】

用于敏感菌引起的生殖系统感染，包括淋病、术前预防感染。

【用法用量】

静脉滴注：一日 1~2g，溶于 0.9% 氯化钠注射液或 5%~10% 葡萄糖注射液 50~100ml 中，于 0.5~1 小时内滴入。

【操作要点】【注意事项】【患者用药指导】【应急措施】见第六章第一节前庭大腺炎

维生素 E(Vitamin E)

【临床应用】

本品是一种脂溶性维生素，又称生育酚。用于习惯性流产、不孕症的辅助治疗。

【用法用量】

口服：成人，一次 10~100mg，一日 2~3 次。

【操作要点】

1. 与考来烯胺、矿物油、硫糖铝等合用，可干扰本品的吸收。

2. 与雌激素长期大量合用，可诱发血栓性静脉炎。

3. 与大量氢氧化铝合用，因后者可使小肠上段的胆酸沉淀，而减少本品的吸收。

【注意事项】

由于维生素 K 缺乏而引起的低凝血酶原血症患者、缺铁性贫血患者慎用。

【患者用药指导】

1. 本品性状发生改变时禁止使用。

2. 长期过量服用可引起恶心、呕吐、眩晕、头痛、视力模糊、腹泻、乳腺肿大、乏力，偶有皮肤皲裂、唇炎、口角炎，停药后上述反应可逐渐消失。一日用量大于 800mg 时，可影响内分泌功能、性功能、免疫功能，易引起血小板聚集，出现血栓性静脉炎。

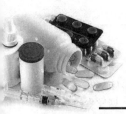

第十八章　胎膜早破

1. 胎膜早破会造成哪些不良后果?

2. 妊娠 32 周前早产者应用硫酸镁的
原因?

3. 阿托西班用于先兆早产患者的禁
忌证有哪些?

4. 利托君用于有早产倾向患者延缓
分娩时的注意事项有哪些?

一、疾病简介

临产前发生胎膜破裂，称为胎膜早破。发生率国外报道为 5%~15%，国内为 2.7%~7%。依据发生的孕周分为足月胎膜早破和未足月胎膜早破。未足月胎膜早破指在妊娠 20 周以后、未满 37 周胎膜在临产前发生的胎盘破裂，发生率为 2.0%~3.5%。孕周越小，围生儿预后越差，胎膜早破可引起早产、胎盘早剥、羊水过少、脐带脱垂、胎儿窘迫和新生儿呼吸窘迫综合征，孕产妇及胎儿感染率和围生儿病死率显著升高。

二、临床特点

孕妇感觉阴道内有尿样液体流出，有时仅感外阴较平时湿润，有时可混有胎脂及胎粪，无腹痛等其他产兆。肛诊上推胎先露部，见阴道流液增加。阴道窥器检查见阴道后穹窿有羊水积聚或有羊水子宫口流出。伴羊膜腔感染时，阴道流液有臭味，并有发热、母胎心率增快、子宫压痛、白细胞计数增多、C 反应蛋白与降钙素原升高。隐匿性羊膜腔感染时，无明显发热，但常出现母胎心率增快。流液后，常很快出现宫缩及宫口扩张。

三、治疗原则

（一）足月胎膜早破的处理

足月胎膜早破常是即将临产的征兆，如检查宫颈已成熟，可以进行观察。

无剖宫产指征者破膜后 2~12 小时内积极引产可以显著缩短破膜至分娩的时间，并且显著降低绒毛膜羊膜炎及母体产褥感染的风险，而不增加剖宫产率和阴道助产率及其他不良妊娠结局的发生率。

（二）未足月胎膜早破的处理

根据孕周大小可将未足月胎膜早破分为无生机的未

足月胎膜早破(＜24孕周)、远离足月的未足月胎膜早破(孕24~31^{+6}周)、近足月的未足月胎膜早破(孕32~36^{+6}周)。远离足月的未足月胎膜早破,按照我国情况可以分为孕24~27^{+6}周和28~31^{+6}周,近足月的未足月胎膜早破又分为孕32~33^{+6}周和34~36^{+6}周。

1. 对孕妇和胎儿状况进行全面评估

(1)准确核对孕周:依据月经周期、受孕时间、早中孕期超声测量数据等;

(2)评估有无感染;

(3)评估胎儿状况:胎儿大小、胎方位、羊水指数、有无胎儿窘迫、有无胎儿畸形;

(4)评估母体有无其他并发症,如胎盘早剥等。

2. 确定处理方案　依据孕周、母胎状况、当地的医疗水平及孕妇和家属意愿进行决策:放弃胎儿,终止妊娠;期待保胎治疗;如果终止妊娠的益处大于期待延长孕周,则积极引产或有指征时剖宫产术分娩。

3. 期待过程中的处理

(1)一般处理:保守期待治疗时高臀位卧床休息,避免不必要的肛查和阴道检查,动态监测羊水量、胎儿情况、有无胎盘早剥及定期监测绒毛膜羊膜炎和临产的征象。当前没有对于监测的最佳频率达成共识,目前的监测手段包括定期超声监测胎儿生长和羊水量、胎心监护及感染指标的检测,保胎时间长者可以考虑行宫颈分泌物培养和中段尿培养及时发现绒毛膜羊膜炎。卧床期间应注意预防孕妇卧床过久可能导致的一些并发症,如血栓形成、肌肉萎缩等。

(2)预防感染:破膜超过12小时,应给予抗生素预防感染,能降低胎儿及新生儿肺炎、败血症及颅内出血的发生率,也能大幅度减少绒毛膜羊膜炎及产后子宫内膜炎的发生。

(3)抑制宫缩。

(4)促胎肺成熟。

四、治疗药物

头孢唑林（Cefazolin）

【临床应用】

适用于治疗敏感细菌所致的感染，也可作为外科手术前的预防用药。

【用法用量】

1. 肌内注射　临用前加灭菌注射用水或氯化钠注射液溶解后使用。

2. 静脉注射　临用前加适量注射用水完全溶解后于 3~5 分钟静脉缓慢推注。

3. 静脉滴注　加适量注射用水溶解后，再用氯化钠或葡萄糖注射液 100ml 稀释后静脉滴注。

4. 成人常用剂量　一次 0.5~1g，一日 2~4 次，严重感染可增加至一日 6g，分 2~4 次静脉给予。或遵医嘱。

5. 本品用于预防外科手术后感染时，一般为术前 0.5~1 小时肌内注射或静脉给药 1g，手术时间超过 6 小时者术中加用 0.5~1g。术后每 6~8 小时 0.5~1g，至手术后 24 小时止。

6. 肾功能减退者的肌酐清除率大于 55ml/min 时，仍可按正常剂量给药。肌酐清除率为 35~54ml/min 时，每 8 小时 0.5g；肌酐清除率为 11~34ml/min 时，每 12 小时 0.25g；肌酐清除率小于 10ml/min 时，每 18~24 小时 0.25g。所有不同程度肾功能减退者的首次剂量为 0.5g。

【操作要点】【注意事项】【患者用药指导】【应急措施】见第十二章第三节卵巢囊肿蒂扭转

利托君（Ritodrine）

【临床应用】

本品为选择性 β_2 肾上腺素受体激动药，可特异性抑制子宫平滑肌。能减弱妊娠和非妊娠子宫的收缩强度，减少频率，并缩短子宫收缩时间。早产妇女使用本品后，可延缓分娩。

【用法用量】

本品 100mg 加于 5% 葡萄糖液 500ml 静脉滴注，初始剂量为 5 滴 / 分，根据宫缩情况进行调节，每 10 分钟增加 5 滴，最大量至 35 滴 / 分，待宫缩抑制后持续滴注 12 小时，停止静脉滴注前 30 分钟改为口服 10mg，每 4~6 小时 1 次。

【操作要点】

1. 使用过程中应密切观察心率和主诉，如心率超过 120 次 / 分，或诉心前区疼痛则停止用药并作心电监护。

2. 与糖皮质激素合用，可出现肺水肿，极严重者可导致死亡。

3. 溶液变色或出现沉淀或结晶，则不可再用。

【注意事项】

1. 本品禁用于妊娠不足 20 周和分娩进行期（子宫颈扩展大于 4cm 或开全 80% 以上）的孕妇。

2. 有严重心血管疾患的患者禁用。

3. 本品可以升高血糖及降低血钾，故糖尿病患者及使用排钾利尿剂的患者慎用。本品能通过胎盘屏障使新生儿心率改变和出现低血糖，应密切关注。

4. 静脉注射时，还可有震颤、恶心、呕吐、头痛和红斑以及神经过敏、心烦意乱、焦虑不适等不良反应。口服还可有心率增加、心悸和震颤、恶心和颤抖、皮疹和心律失常等反应。

【患者用药指导】

1. 用药过程中密切观察各种反应，反应严重者应终止治疗。

2. 密切进行胎儿监护。

【应急措施】

本品对 β_2 受体的激动作用选择性不强,它同时也作用于 β_1 受体,故可发生心悸、胸闷、胸疼和心律失常等反应,反应严重者应中断治疗。

【典型案例】

患者,女,24 岁,孕 27 周,不规律下腹痛 4 小时,诊断为"先兆流产,胎儿宫内生长受限"。入院时体温 37.1℃,血压 110/70mmHg,有宫缩,少量阴道见红,无阴道流液,否认其他疾病史,定期产检。向患者及家属告知病情及相关风险后,患者及家属要求保胎,给予 5% 葡萄糖注射液 500ml+ 盐酸利托君 100mg 静脉滴注,滴速由 5 滴 / 分开始,逐步调整滴数,当调至 20 滴 / 分时,患者宫缩明显减弱,即维持其滴速,同时予抗感染治疗。第 2 天凌晨患者突然胸闷、气急,不能平卧,心电监测示心率 140 次 / 分,两肺可闻及湿啰音,考虑为利托君引起急性肺水肿,立即停药。给予端坐位,两下肢下垂,吸氧,同时给予呋塞米 20mg 静脉推注。患者自觉胸闷症状有所缓解,要求静脉滴注硫酸镁保胎。予 5% 葡萄糖注射液 500ml+25% 硫酸镁 60ml,滴速为 20 滴 / 分,宫缩不能抑制,之后臀位助产出一活女婴。患者分娩时及产后生命体征平稳,阴道出血量共 300ml,继续抗炎、促宫缩治疗,5 天后康复出院。

分析点评:利托君属于 β 肾上腺素能受体激动剂,通过作用于子宫平滑肌的 β_2 受体,抑制子宫平滑肌的收缩频率和强度,对预防早产有显著效果,是唯一被美国 FDA 批准的治疗早产的药物。常见的不良反应有心率增快、心悸、血糖升高、血钾降低、便秘等,其中最常见的是心率增快。

重要提示:用药之前应作好解释工作,避免心理暗示。用药时严格掌握液体输入的速度与剂量,建议在静脉通路建立之后给药,防止静脉穿刺时为了冲洗留置针内的血液而药液一过性进入过多,导致不良反应。一旦出现胸闷、心悸等,应减慢静脉滴速,如出现急性肺水肿应立即停药。

硫酸镁(Magnesium Sulfate)

【临床应用】

推荐对于妊娠 32 周前早产者作为胎儿中枢神经系统保护治疗。

【用法用量】

25% 硫酸镁 16ml 加于 5% 葡萄糖液 100ml 中,在 30~60 分钟内静脉滴注完,后以 1~2g/h 的剂量维持,一日总量不超过 30g。

【操作要点】

1. 硫酸镁使用时机和使用剂量尚无一致意见,加拿大妇产科协会(SOGC)指南推荐孕 32 周前的早产临产、宫口扩张后用药。

2. 美国妇产科医师学会(ACOG)指南无明确剂量推荐,但建议应用硫酸镁时间不超过 48 小时。

3. 每次用药前和用药过程中,定时作膝腱反射检查,测定呼吸次数,观察排尿量,抽血查血镁浓度值,出现膝腱反射明显减弱或消失,或呼吸次数每分钟少于 14~16 次,每小时尿量少于 25~30ml 或 24 小时少于 600ml,应及时停药。

【注意事项】

1. 禁用于肌无力、肾衰竭孕妇。

2. 静脉注射硫酸镁常引起潮红、出汗、口干等症状,快速静脉注射时可引起恶心、呕吐、心慌、头晕,个别出现眼球震颤,减慢注射速度症状可消失。

3. 肾功能不全,用药剂量大,可发生血镁积聚,血镁浓度达 5mmol/L 时,可出现肌肉兴奋性受抑制,感觉反应迟钝,膝腱反射消失,呼吸开始受抑制,血镁浓度达

6mmol/L 时可发生呼吸停止和心律失常，心脏传导阻滞，浓度进一步升高，可使心脏停搏。

4. 极少数血钙降低，再现低钙血症。

5. 镁离子可自由透过胎盘，造成新生儿高镁血症，表现为肌张力低、吸吮力差、不活跃、哭声不响亮等，少数有呼吸抑制现象。

6. 少数孕妇出现肺水肿。

【患者用药指导】

1. 用药过程中突然出现胸闷、胸痛、呼吸急促，应及时听诊，必要时胸部 X 线摄片，以便及早发现肺水肿。

2. 保胎治疗时，不宜与肾上腺素 β 受体激动药，如利托君同时使用，否则容易引起心血管的不良反应。

【应急措施】

如出现急性镁中毒现象，可用钙剂静脉注射解救，常用的为 10% 葡萄糖酸钙注射液 10ml 缓慢注射。

阿托西班（Atosiban）

【临床应用】

本品为缩宫素受体拮抗剂，竞争性结合子宫平滑肌及蜕膜的缩宫素受体，使缩宫素兴奋子宫平滑肌的作用削弱。适用于先兆早产患者。

【用法用量】

阿托西班必须由有治疗早产经验的医生使用。静脉给予阿托西班有三个连续的步骤：首次单剂量推注 6.75mg（时间 > 1 分钟），随即连续输注 3 个小时的高剂量已稀释的醋酸阿托西班注射液（300μg/min），随后再低剂量给予已稀释的醋酸阿托西班注射液（100μg/min）持续 45 小时。治疗时间不应超过 48 小时。在一个完整的阿托西班治疗疗程中，给予阿托西班的总剂量最好不要超过 330mg。

一旦确诊为早产后,应尽早开始首次单剂量静脉推注的治疗,单剂量推注完成后,即进行静脉滴注治疗。如果在阿托西班治疗过程中,还有持续的子宫收缩,则应该考虑其他治疗。对有肾功能和肝功能不全的患者,还没有关于进行剂量调整的资料。若需要用阿托西班重复治疗,也应该开始使用醋酸阿托西班注射液(0.9ml∶6.75mg)单剂量推注,随后再用醋酸阿托西班注射液(5ml∶37.5mg)进行静脉滴注。

【操作要点】

1. 在给予阿托西班治疗期间应监测子宫收缩和胎儿心率。

2. 本品不应与其他药物混合使用,如使用本品时需通过静脉给予其他药物,须另建其他静脉给药通道,这样才可保证本品的给药速度。

3. 药瓶一旦被打开,本品应迅速使用或稀释,稀释溶液应在配制后24小时内使用。

【注意事项】

1. 以下情况禁用阿托西班 孕龄小于24周或大于33足周者、大于30孕周的胎膜早破者、胎儿宫内生长迟缓和胎心异常、产前子宫出血需要立即分娩、子痫和严重的先兆子痫需要立即分娩、胎死宫内、怀疑宫内感染、前置胎盘、胎盘早期剥离、任何继续妊娠对母亲和胎儿有害的情况、已知对阿托西班或任何辅料过敏者。

2. 作为催产素的拮抗剂,阿托西班理论上可以促进子宫的松弛,因此可能出现产后子宫收缩不良并引起产后出血,所以应该监测产后失血量。但是在临床试验过程中尚未观察到有产后子宫收缩不良的情况。

3. 母体的不良反应一般较轻,常见恶心、呕吐、头痛、头晕、心动过速、潮热、低血压、高血糖,少见全身性发热、失眠症及瘙痒、皮疹等不良反应。

吲哚美辛(Indomethacin)

【临床应用】

抑制前列腺素合成酶,减少前列腺素合成或抑制前列腺素释放,从而抑制宫缩。

【用法用量】

初始剂量50mg,每8小时口服1次,24小时后改为25mg,每6小时1次。

【操作要点】

1. 妊娠32周前使用或使用时间不超过48小时,则副作用较小;否则可引起胎儿动脉导管提前关闭,也可因减少胎儿肾血流量而使羊水量减少。因此,妊娠32周后用药,需要监测羊水量及胎儿动脉导管宽度,当发现胎儿动脉导管狭窄时立即停药。

2. 用药时间过长对胎儿及新生儿有副作用,仅限于使用48小时。

【注意事项】

1. 妊娠超过32周者禁用。

2. 血小板功能不良、出血性疾病、肝功能不良、胃溃疡、有对阿司匹林过敏的哮喘病史者禁用。

3. 不良反应可见消化不良、胃痛、胃烧灼感、恶心、反酸等症状;神经系统出现头痛、头晕、焦虑及失眠等;过敏反应可见哮喘、血管性水肿等。

【患者用药指导】

1. 本品对胃黏膜有刺激作用,如餐前空腹服用,药物直接与胃黏膜接触,可加重胃肠反应,因此应在餐后服用。

2. 果汁或清凉饮料的果酸容易导致药物提前分解或溶化,不利于药物在小肠内的吸收,而大大降低药效。

3. 与酸性食物(醋、酸菜、咸菜、鱼、山楂、杨梅等)同服可增加对胃的刺激。

4. 忌以茶水送服。因茶叶中含有鞣酸、咖啡因及茶碱等成分，咖啡因有促进胃酸分泌的作用，可加重本品对胃的损害。

【应急措施】

用量过大（尤其是一日超过 150mg 时）容易引起毒性反应，如恶心、呕吐、紧张性头痛、嗜睡、精神行为障碍等，采用催吐或洗胃，对症及支持治疗。

地塞米松（Dexamethasone）

【临床应用】

肾上腺皮质激素类药。临床用于预防早产儿呼吸窘迫症的发生，促胎肺成熟。

【用法用量】

肌内注射：6mg，每 12 小时 1 次，共 4 次。

【操作要点】

1. 荟萃分析显示，早产孕妇产前应用糖皮质激素能降低新生儿呼吸窘迫综合征、脑室周围出血、坏死性小肠炎的发病率，以及缩短新生儿入住 ICU 的时间。

2. 对孕 24~34 周之间可能在 7 天内发生早产的孕妇，推荐使用单疗程糖皮质激素治疗（Level A）。

3. 激素不利于胎儿生长及神经系统发育，应避免多疗程或每周激素治疗。对于在使用第 1 疗程糖皮质激素治疗至少 7 天后如仍有可能在孕 34 周前早产的孕妇，可考虑再使用 1 个疗程糖皮质激素（Level B）。

【注意事项】

1. 对本品及肾上腺皮质激素类药物有过敏史患者禁用。高血压、血栓症、胃与十二指肠溃疡、精神病、电解质代谢异常、心肌梗死、内脏手术、青光眼等患者一般不宜使用。特殊情况下权衡利弊使用，但应注意病情恶化的可能。

2. 糖尿病、骨质疏松症、肝硬化、肾功能不良、甲状腺功能减退患者慎用。

3. 结核病、急性细菌性或病毒性感染患者应用时，必须给予适当的抗感染治疗。

4. 长期使用有降低新生儿头围、降低出生体重，增加母儿感染率的风险。

【患者用药指导】

妊娠期妇女使用可增加胎盘功能不全、新生儿体重减少或死胎的发生率，动物实验有致畸作用，应权衡利弊使用。

倍他米松（Betamethasone）

【临床应用】

肾上腺皮质激素类药。临床用于预防早产儿呼吸窘迫症的发生，促胎肺成熟。

【用法用量】

肌内注射：一次 6mg，q24h，共 2 次。

【操作要点】

1. 荟萃分析显示，早产孕妇产前应用糖皮质激素能降低新生儿死亡率、呼吸窘迫综合征、脑室周围出血、坏死性小肠炎的发病率，以及缩短新生儿入住 ICU 的时间。

2. 对孕 24~34 周之间可能在 7 天内发生早产的孕妇，推荐使用单疗程糖皮质激素治疗。

3. 激素不利于胎儿生长及神经系统发育，应避免多疗程或每周激素治疗。对于在使用第 1 疗程糖皮质激素治疗至少 7 天后如仍有可能在孕 34 周前早产的孕妇，可考虑再使用 1 个疗程糖皮质激素。

【注意事项】

1. 对本品及其他甾体激素过敏者禁用。

2. 下列情况应慎用 心脏病或急性心力衰竭、糖尿病、憩室炎、情绪不稳定和有精神病倾向、全身性真菌感染、青光眼、肝功能损害、眼单纯性疱疹、高脂蛋白血症、高血压、甲状腺功能减退(此时糖皮质激素作用增强)、重症肌无力、骨质疏松、胃溃疡、胃炎或食管炎、肾功能损害或结石、结核病等。

【患者用药指导】

糖皮质激素可通过胎盘。动物实验研究证实孕期给药可增加胚胎腭裂、胎盘功能不全、自发性流产和子宫内生长发育迟缓的发生率。人类使用药理剂量的糖皮质激素可增加胎盘功能不全、新生儿体重减少或死胎的发生率。

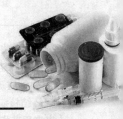

第十九章　宫内感染

1. 为什么头孢曲松钠不宜与含钙制剂配伍?

2. 亚胺培南/西司他丁使用时的操作要点?

3. 美罗培南静脉使用时应注意哪些问题?

4. 服用丙戊酸钠的患者,能使用美罗培南吗?

522

一、疾病简介

宫内感染主要与破膜后病原体由阴道或宫颈部上行感染有关,也可经母血感染胎儿。

二、临床特点

1. 临床表现　急性临床绒毛膜羊膜炎的主要表现为孕妇体温升高(体温 ≥ 37.8℃)、脉搏增快(≥ 100 次 / 分)、胎心率增快(≥ 160 次 / 分)、宫底有压痛、阴道分泌物异味、外周血白细胞计数升高(≥ 15×10^9/L 或核左移)。孕妇体温升高的同时伴有上述 2 个或以上的症状或体征可以诊断为临床绒毛膜羊膜炎,但上述任何单项的临床表现或指标异常都不能诊断。单纯 1 项指标异常应进行相应的鉴别诊断,并密切观察和监测。如糖皮质激素的应用会导致白细胞计数的增高;某些药物或其他情况可以引起孕妇脉搏增快或胎心率增快,如 β 受体兴奋剂可以导致孕妇脉搏及胎心率增快。产程中硬膜外阻滞的无痛分娩可以引起发热等。

2. 辅助检查

(1)白细胞计数和分类:白细胞分类出现杆状核中性粒细胞和分叶核中性粒细胞增多,以及白细胞计数大于 15×10^9/L。

(2)C 反应蛋白升高。

(3)产妇及新生儿细菌培养:产妇子宫颈及宫腔和新生儿咽及耳拭子培养阳性。

(4)羊水葡萄糖水平降低。

(5)胎盘病理检查。

三、治疗原则

1. 终止妊娠　短期内不能阴道分娩者,需剖宫产终止妊娠。

2. 选择抗生素治疗感染　首先选用抗菌谱较广的药物,以后再根据治疗效果、病原体培养结果及药敏试验,调整抗菌药物的种类。

四、治疗药物

青霉素(Benzylpenicillin)

【临床应用】

用于敏感菌所致的感染。

【用法用量】

1. 肌内注射　一日80万~200万单位,分3~4次给药,每50万单位青霉素钠溶解于1ml灭菌注射用水,超过50万单位则需加灭菌注射用水2ml。

2. 静脉滴注　一日200万~2000万单位,分2~4次给药,给药速度不能超过每分钟50万单位,以免发生中枢神经系统毒性反应。

轻、中度肾功能损害者使用常规剂量不需减量,严重肾功能损害者应延长给药间隔或调整剂量。

【操作要点】【注意事项】【患者用药指导】【应急措施】见第六章第一节前庭大腺炎

氨苄西林(Ampicillin)

【临床应用】

适用于敏感菌所致的感染。

【用法用量】

1. 肌内注射　一日2~4g,分4次给药。

2. 静脉滴注或注射　一日4~8g,分2~4次给药。

3. 重症感染患者一日剂量可以增加至12g,一日最高剂量为14g。

4. 肾功能不全者　内生肌酐清除率为10~50ml/min或小于10ml/min时,给药间期应分别延长至6~12小时和

12~24 小时。

【操作要点】【注意事项】【患者用药指导】【应急措施】
见第六章第一节前庭大腺炎

阿莫西林（Amoxicillin）

【临床应用】

适用于敏感菌（不产 β- 内酰胺酶菌株）所致的感染。

【用法用量】

口服：成人一次 0.5g，每 6~8 小时 1 次，一日剂量不
超过 4g。

肾功能严重损害患者需调整给药剂量，其中内生肌
酐清除率为 10~30ml/min 的患者每 12 小时 0.25~0.5g；内
生肌酐清除率小于 10ml/min 的患者每 24 小时 0.25~0.5g。

【操作要点】【注意事项】【患者用药指导】【应急措施】
见第十二章第二节黄体破裂

哌拉西林（Piperacillin）

【临床应用】

适用敏感肠杆菌科细菌、铜绿假单胞菌、不动杆菌
属所致感染。

【用法用量】

本品可供静脉滴注和静脉注射。成人中度感染一日
8g，分 2 次静脉滴注；严重感染一次 3~4g，每 4~6 小时静
脉滴注或注射。一日总剂量不超过 24g。

【操作要点】【注意事项】【患者用药指导】【应急措施】
见第十七章流产

哌拉西林 / 他唑巴坦（Piperacillin and Tazobactam）

【临床应用】

适用于敏感菌所致的妇科感染。

【用法用量】

静脉滴注：一次 3.375g（含哌拉西林 3.0g、他唑巴坦 0.375g），每 6 小时 1 次，疗程 7~10 日。

【操作要点】【注意事项】【患者用药指导】【应急措施】见第六章第一节前庭大腺炎

头孢呋辛（Cefuroxime）

【临床应用】

适用于敏感菌所致的感染。

【用法用量】

1. 口服　单剂疗法剂量为 1g。

2. 肌内注射　一次 0.75g，一日 3 次。0.75g 注射用头孢呋辛钠加 3ml 注射用水，轻轻摇匀使成为不透明的混悬液。

3. 静脉注射　一次 0.75g，一日 3 次。0.75g 注射用头孢呋辛钠最少加 6ml 注射用水，使溶解成黄色的澄清溶液。

4. 静脉滴注　一次 1.5g，一日 3 次，滴注 20~30 分钟。可将 1.5g 注射用头孢呋辛钠溶于 50ml 注射用水中。

【操作要点】【注意事项】【患者用药指导】【应急措施】见第六章第一节前庭大腺炎

头孢曲松（Ceftriaxone）

【临床应用】

用于敏感菌引起的生殖系统感染及术前预防感染。

【用法用量】

静脉滴注：一日 1~2g，溶于 0.9% 氯化钠注射液或 5%~10% 葡萄糖注射液 50~100ml 中，于 0.5~1 小时内滴入。

【操作要点】【注意事项】【患者用药指导】【应急措施】见第六章第一节前庭大腺炎

头孢哌酮/舒巴坦(Cefoperazone and Sulbactam)

【临床应用】

用于盆腔炎、子宫内膜炎、淋病和其他生殖器(道)的感染。

【用法用量】

成人一日常用量为 2~4g(即头孢哌酮 1~2g/d),严重或难治性感染,剂量可增至 8.0g/d(即一日 4g 头孢哌酮),分等量每 12 小时静脉滴注 1 次。舒巴坦最大推荐剂量为 4g/d(8g 本品)。

【操作要点】【注意事项】【患者用药指导】【应急措施】见第六章第一节前庭大腺炎

头孢他啶(Ceftazidime)

【临床应用】

适用于由敏感细菌所引起的单一感染及由两种或两种以上的敏感菌引起的混合感染。

【用法用量】

静脉注射或肌内注射给药。成人剂量:一日 1~6g,分每 8 小时或每 12 小时给药。对于大多数感染,每 8 小时 1g 或每 12 小时 2g;对于较轻的感染,一般每 12 小时 500mg 或 1g。对于非常严重的感染,特别是免疫抑制的患者,包括那些患有中性粒细胞减少症的患者,应每 8 小时或 12 小时 2g 或每 12 小时 3g。

在患有肾功能损害的患者,应降低剂量以代偿其减慢的排泄功能,肾功能轻度损害[即肾小球滤过率(GFR)大于 50ml/min]的患者除外。

【操作要点】

1. 在不同存放条件下,本品粉末的颜色可变暗,但不影响其活性。

2. 以生理盐水、5% 葡萄糖注射液或乳酸钠稀释成的静脉注射液(20mg/ml)在室温存放不宜超过24小时。

3. 在碳酸氢钠溶液中的稳定性较在其他溶液中为差。

4. 本品不可与氨基糖苷类抗生素在同一容器中给药。与万古霉素混合可发生沉淀。

5. 本品与下列药物有配伍禁忌　氨基糖苷类、妥布霉素、新霉素、盐酸金霉素、盐酸四环素、盐酸土霉素、多黏菌素 E 甲磺酸钠、硫酸多黏菌素 B、葡萄糖酸红霉素、乳糖酸红霉素、林可霉素、磺胺异噁唑、氨茶碱、可溶性巴比妥类、含钙溶液、盐酸苯海拉明和其他抗组胺药、利多卡因、去甲肾上腺素、间羟胺、哌甲酯、琥珀胆碱等。

6. 偶亦可能与下列药物发生配伍禁忌　青霉素、甲氧西林、琥珀酸氢化可的松、苯妥英钠、丙氯拉嗪、维生素 B 族和维生素 C、水解蛋白。

7. 肾功能明显减退者应用本品时,需根据肾功能损害程度减量。

【注意事项】

1. 对头孢菌素类抗生素过敏者禁用。

2. 对青霉素过敏患者应用本品时应根据患者情况充分权衡利弊后决定。有青霉素过敏性休克或即刻反应者,不宜再选用头孢菌素类。

3. 本品的不良反应少见而轻微。少数患者可发生皮疹、皮肤瘙痒、药物热、恶心、腹泻、腹痛、注射部位轻度静脉炎;偶可发生一过性血清转氨酶、血尿素氮、血肌酐值的轻度升高;白细胞、血小板减少及嗜酸性粒细胞增多等。

4. 长期应用本品可能导致不敏感或耐药菌的过度繁殖,需要严密观察,一旦发生二重感染,需采取相应措施。

5. 本品与氨基糖苷类抗生素或呋塞米等强利尿剂

合用时需严密观察肾功能情况,以避免肾损害的发生。

6. 与克拉维酸合用,可增强本品对某些因产生 β- 内酰胺酶而对之耐药的革兰阴性杆菌的抗菌活性。

7. 与美洛西林、哌拉西林联用,对铜绿假单胞菌和大肠埃希菌有协同或累加作用。

8. 与氯霉素合用,有相互拮抗作用。

【患者用药指导】

1. 治疗期间及停药后 1 周内应避免饮酒,避免口服或静脉输入含乙醇的药物。

2. 对青霉素类药过敏者,有胃肠道疾病史者,特别是溃疡性结肠炎、克罗恩病或抗生素相关性结肠炎(头孢菌素类很少产生假膜性结肠炎)者应慎用。

【应急措施】

药物过量时应立即停药,保护患者气道通畅;监测和维护患者的生命体征、血气、电解质等;对严重过量者,尤其是肾功能不全者,可应用血液透析或腹膜透析清除部分药物。

头孢噻肟(Cefotaxime)

【临床应用】

适用于敏感细菌所致的感染。

【用法用量】

1. 成人一日 2~6g,分 2~3 次静脉注射或静脉滴注;严重感染者每 6~8 小时 2~3g,一日最高剂量不超过 12g。严重肾功能减退患者应用本品时须适当减量。

2. 肌内注射　0.5g、1.0g 或 2.0g 的头孢噻肟分别加入 2ml、3ml 或 5ml 灭菌注射用水。

3. 静脉注射　上述不同量的头孢噻肟加于至少 10~20ml 灭菌注射用水内,于 5~10 分钟内徐缓注入。

4. 静脉滴注　将静脉注射液再用适当溶剂稀释至 100~500ml。

【操作要点】【注意事项】【患者用药指导】【应急措施】
见第六章第一节前庭大腺炎

头孢吡肟（Cefepime）

【临床应用】
适用于敏感细菌所致的感染。

【用法用量】

1. 成人一次 1~2g，每 12 小时 1 次，静脉滴注，疗程
7~10 天；对于严重感染并危及生命时，可以每 8 小时 2g
静脉滴注；用于中性粒细胞减少伴发热的经验治疗，一
次 2g，每 8 小时 1 次静脉滴注，疗程 7~10 天或至中性粒
细胞减少缓解。如发热缓解但中性粒细胞仍处于异常低
水平，应重新评价有无继续使用抗生素治疗的必要。

2. 肌酐清除率 > 60ml/min 时，初始剂量与正常剂量
相同，维持剂量应作适当调整：肌酐清除率为 30~60ml/
min 时，一次 0.5~2g，每 24 小时 1 次；肌酐清除率为
11~29ml/min 时，一次 0.5~2g，每 24 小时 1 次；肌酐清除
率 < 11ml/min 时，一次 0.25~1g，每 24 小时 1 次。

3. 血液透析患者在治疗第 1 天可予负荷剂量 1g，以
后每天 0.5g，透析日，应在透析结束后给药，每天给药时
间尽可能相同。

4. 静脉注射　应先使用灭菌注射用水、5% 的葡萄
糖注射液或 0.9% 的氯化钠注射液将本品溶解，配好的溶
液可直接注射到静脉中，在 3~5 分钟内注射完毕，如果患
者正在滴注和本品可以配伍的液体，也可以将配好的溶
液注射到输液装置的导管中。

5. 静脉滴注　可将本品 1~2g 溶于 50~100ml 0.9%
氯化钠注射液、5% 或 10% 葡萄糖注射液、M/6 乳酸钠注
射液、5% 葡萄糖和 0.9% 氯化钠混合注射液、乳酸林格和
5% 葡萄糖混合注射液中，药物浓度不应超过 40mg/ml。
经约 30 分钟滴注完毕。

6. 肌内注射　本品 0.5g 应加 1.5ml 注射用溶液，或 1g 加 3.0ml 溶解后，经深部肌肉（如臀肌群或外侧股四头肌）注射。

【操作要点】

1. 和多数 β- 内酰胺抗生素一样，由于药物的相互作用，头孢吡肟溶液不可加至甲硝唑、万古霉素、庆大霉素、妥布霉素或硫酸奈替米星、氨茶碱溶液中。头孢吡肟浓度超过 40mg/ml 时，不可加至氨苄西林溶液中。如有与头孢吡肟合用的指征，这些抗生素应与头孢吡肟分开使用。

2. 对肾功能不全（肌酐清除率 < 60ml/min）的患者，应根据肾功能调整本品剂量或给药间歇时间。

3. 本品与氨基糖苷类药物或强效利尿剂合用时，应加强临床观察，并监测肾功能，避免引发氨基糖苷类药物的肾毒性或耳毒性作用。

【注意事项】

1. 本品禁用于对头孢吡肟或 L- 精氨酸、头孢菌素类药物、青霉素或其他 β- 内酰胺类抗生素有即刻过敏反应的患者。

2. 使用本品前，应该确定患者是否有头孢吡肟、其他头孢菌素类药物、青霉素或其他 β- 内酰胺类抗菌素过敏史。对于任何有过敏，特别是药物过敏史的患者应谨慎。

3. 肾功能不全、有胃肠道疾病史，特别是溃疡性结肠炎、克罗恩病或假膜性肠炎患者慎用。

4. 肾功能不全患者而未相应调整头孢吡肟剂量时，可引起脑病、肌痉挛、癫痫。如发生与治疗有关的癫痫，应停止用药，必要时，应进行抗惊厥治疗。

5. 应用本品治疗会改变患者结肠部位的正常菌群，可能导致艰难梭菌过度生长，引起艰难梭菌相关腹泻，由于这些感染属于抗微生物药物难治性感染，所以可能需要对此类患者进行结肠切除术。凡在使用抗生素后出现腹泻的患者,都必须考虑发生艰难梭菌相关腹泻的可能性。曾有文献报道,在抗菌药物治疗结束 2 个月后发生艰难梭菌相关腹泻,因此在进行艰难梭菌相关腹泻鉴别时需要认真了解患者的病史。

6. 广谱抗菌药可诱发假膜性肠炎。在用本品治疗期间患者出现腹泻时应考虑假膜性肠炎发生的可能性。对轻度肠炎病例,仅停用药物即可;中、重度病例需进行特殊治疗。

7. 通常本品耐受性良好,不良反应轻微且多为短暂,终止治疗少见。常见的与本品可能有关的不良反应主要是腹泻、皮疹和注射局部反应,如静脉炎、注射部位疼痛和炎症。其他不良反应包括恶心、呕吐、过敏、瘙痒、发热、感觉异常和头痛。偶有肠炎(包括假膜性肠炎)、口腔念珠菌感染报道。

8. 与本品有关的实验室检查异常多为一过性,停药即可恢复,包括血清磷升高或减少,转氨酶 [ALT 和(或)AST] 升高,嗜酸性粒细胞增多,活化部分凝血活酶时间和凝血酶原时间延长,ALP、BUN、肌酐、血钾、总胆红素升高,血钙降低,血细胞比容减少。与其他头孢菌素类抗生素类似,也有白细胞减少、粒细胞减少、血小板减少的报道。

9. 与其他头孢菌素类抗生素类似,头孢吡肟可能会引起凝血酶原活性下降。对于存在引起凝血酶原活性下降危险因素的患者,如肝、肾功能不全,营养不良以及延长抗菌治疗的患者应监测凝血酶原时间,必要时给予外源性维生素 K。

10. 本品所含精氨酸在所用剂量为最大推荐剂量的 33 倍时会引起葡萄糖代谢紊乱和一过性血钾升高。较低剂量时精氨酸的影响尚不明确。

11. 与其他的抗微生物药物一样,长期使用本品可能会导致不敏感微生物的过度生长。因此,必须对患者的状况进行反复的评价。一旦在治疗期间发生双重感染,应该采取适当的措施。

【患者用药指导】

1. 有胃肠道疾患,尤其是肠炎患者应慎用本品。

2. 头孢吡肟可引起尿糖试验假阳性反应。建议使用本品治疗期间,使用葡萄糖氧化酶反应检测方法。

【应急措施】

一旦怀疑或者确认患者发生了艰难梭菌相关腹泻(CDAD),可能需要停止患者正在接受的抗生素(对艰难梭菌有直接抑制作用的抗生素除外)。同时应根据临床指征,对患者进行适当的液体和电解质管理,补充蛋白,使用抗生素治疗艰难梭菌感染并进行手术评估。

亚胺培南/西司他丁(Imipenem and Cilastatin)

【临床应用】

适用于多种病原体和需氧/厌氧菌引起的混合感染,以及在病原菌未确定前的早期治疗。

【用法用量】

本品以静脉滴注剂型供应。

1. 推荐治疗剂量为一日1~2g,分3~4次滴注。对中度感染也可用一次1g,一日2次。对不敏感病原菌引起的感染,本品静脉滴注的剂量最多可以增至一日4g,或一日50mg/kg,两者中择较低剂量使用。当每次本品静脉滴注的剂量低于或等于500mg时,静脉滴注时间应不少于20~30分钟,如剂量大于500mg时,静脉滴注时间应不少于40~60分钟。如患者在滴注时出现恶心症状,可减慢滴注速度。

2. 供静脉输注用的本品静脉滴注剂为瓶装无菌粉末,有两种包装,一种为120ml玻璃瓶装(输液瓶);另一种为20ml玻璃瓶装(非输液瓶)。每瓶均含500mg亚胺培南和 500mg 等量的西司他丁。

3. 静脉输注用的本品以碳酸氢钠为缓冲剂,使其溶液的 pH 范围在 6.5~8.5 之间,若按说明来配制和使用,则 pH 并无明显变化。静脉输注用的本品每瓶含钠 37.5mg。

4. 本品 120ml 玻璃瓶(输液瓶)包装中的 500mg 无菌粉末加入 100ml 稀释液进行配制,并振摇至溶液澄清。从无色至黄色的颜色改变并不影响本品的药效。

5. 本品 20ml 玻璃瓶(非输液瓶)包装中的无菌粉末应按以下方法进行配制:从装有 100ml 稀释液的输注容器中取出 10ml,加入本品 20ml 瓶中,摇匀,将该混悬液转移至输注容器中(重复上述步骤 1 次,保证 20ml 玻璃瓶中的内容物完全转移至输注溶液中,混悬液不能直接用于输液),充分振摇输注容器直至溶液澄清。

【操作要点】

1. 干粉剂需在 15~25℃贮存,配制好的输注液在 25℃下 4 小时内稳定,在 4℃下 24 小时内稳定。

2. 静脉滴注用的本品化学特性与乳酸盐不相容,因此使用的稀释液不能含有乳酸盐;但可经正在进行乳酸盐滴注的静脉输液系统中给药。

3. 本品静脉滴注不能与其他抗生素混合或直接加入其他抗生素中使用。

4. 静脉滴注速度过快时可出现头昏、出汗、全身乏力、血栓性静脉炎等。

5. 已有使用更昔洛韦和本品静脉滴注于患者引起癫痫发作的报道。对于这种情况除非其益处大于危险,否则不应伴随使用。

【注意事项】

1. 禁用于对本品任何成分过敏的患者。

2. 肝、肾功能严重不全者,中枢神经系统疾病患者,过敏体质者,年老、体弱者慎用。

3. 对肾功能损害的患者需进行用药剂量调整。

4. 一般来说，本品的耐受性良好。不良反应大多轻微而短暂，很少需要停药，极少出现严重的不良反应。最常见的不良反应：①局部反应：红斑、局部疼痛和硬结、血栓性静脉炎；②过敏反应：皮疹、瘙痒、荨麻疹等；③胃肠道反应：恶心、呕吐、腹泻等；④血液：嗜酸性粒细胞增多症、白细胞减少症、中性粒细胞减少症等；⑤肝功能：血清转氨酶、胆红素和(或)血清 ALP 升高等；⑥肾功能：少尿/无尿、多尿等。

5. 本品与 β- 内酰胺类抗生素、青霉素类和头孢菌素类抗生素有部分交叉过敏反应。

6. 合并碳青霉烯类用药，包括亚胺培南，患者接受丙戊酸或双丙戊酸钠会导致丙戊酸浓度降低。因为药物相互作用，丙戊酸浓度会低于治疗范围，因此癫痫发作的风险增加。

7. 用药期间出现腹泻，应考虑诊断假膜性结肠炎的可能。

【患者用药指导】

1. 若有对 β- 内酰胺类抗生素(如青霉素、头孢菌素等)的过敏史者避免使用本品。

2. 曾患过胃肠道疾病尤其是结肠炎的患者慎用本品。

3. 由于老年患者更易患有肾功能衰退，应慎重选择用药剂量。监测患者的肾功能可能是有效途径。对肾功能损害的病人进行用药剂量调整是必要的。

【应急措施】

用药中，一旦发生过敏性休克，应立即皮下注射0.1% 肾上腺素 0.5~1ml，必要时以 5% 葡萄糖注射液或氯化钠注射液稀释后静脉注射。临床表现无改善者，半小时后重复 1 次，心脏停搏者，可给予肾上腺素心内注射。同时静脉滴注肾上腺皮质激素，并补充血容量。血压持久不升者可给以多巴胺等血管活性药,同时可考虑采用抗组胺药,以减少荨麻疹;有呼吸困难者应予以氧气吸入或人工呼吸;喉头水肿者,应及时进行气管插管或气管切开。

美罗培南(Meropenem)

【临床应用】

适用于由单一或多种对美罗培南敏感的细菌引起的感染。

【用法用量】

1. 静脉滴注　一次500mg,每8小时给药1次。

2. 本品静脉推注的时间应大于5分钟,静脉滴注时间大于15~30分钟。美罗培南推注时,应使用无菌注射用水配制(每5ml含250mg本品),浓度约50mg/ml。

3. 本品可使用下列输液溶解　0.9%氯化钠注射液、5%或者10%葡萄糖注射液、葡萄糖氯化钠注射液。给药剂量和时间间隔应根据感染类型、严重程度及患者的具体情况而定。

4. 对于肌酐清除率小于50ml/min的严重肾功能障碍的患者,应采取减少给药剂量或延长给药间隔等措施,随时观察患者的情况。

【操作要点】

1. 配制好静脉滴注液后应立即使用,建议在15~30分钟之内完成给药。使用前,先将溶液振荡摇匀。如有特殊情况需放置,仅能用生理盐水溶解,室温下应于6小时内使用(本药溶液不可冷冻)。

2. 配制及使用时应严格遵循无菌操作。

3. 本品不应与其他药物混合使用。

4. 丙磺舒和本品合用可竞争性抑制肾小管分泌,抑制肾脏排泄,导致美罗培南清除半衰期延长,血药浓度增加,因此不推荐本品与丙磺舒联用。

5. 本品与丙戊酸同时应用时，会使丙戊酸的血药浓度降低，而导致癫痫再发作。

6. 本品不能与戊酸甘油酯等同时应用。

7. 与伤寒活疫苗同用可能会干扰伤寒活疫苗的免疫效应，其可能的机制是本品对伤寒沙门菌有抗菌活性。

【注意事项】

1. 对本品成分及其他碳青霉烯类抗生素过敏者、使用丙戊酸的患者禁用。

2. 本品不推荐用于耐甲氧西林葡萄球菌引起的感染。

3. 治疗铜绿假单胞菌等单胞菌感染时，应常规进行药物敏感试验。

4. 主要不良反应　皮疹，腹泻、软便，恶心、呕吐，AST、ALT、ALP 升高和嗜酸性粒细胞增多。

5. 严重不良反应　过敏性休克，急性肾衰竭等严重肾功能障碍，伴有血便的重症结肠炎，间质性肺炎，痉挛，意识障碍等中枢神经系统症状，中毒性表皮坏死松解症（LYELL 综合征），Stevens-Johnson 综合征，全血细胞、粒细胞、白细胞减少等血液系统症状，肝功能障碍、黄疸，在同类药品中还有溶血性贫血和血栓性静脉炎的报道。

6. 过敏反应　荨麻疹、发热感、红斑、瘙痒、发热、发红。

7. 肾　β_2- 微球蛋白升高，BUN、肌酐清除率（Ccr）上升。

8. 消化系统　腹痛、食欲减退、口内炎、念珠菌感染、维生素 K 缺乏症状、维生素 B 族缺乏症状。

【患者用药指导】

1. 对青霉素类或其他 β- 内酰胺类抗生素过敏者也可对本品呈现过敏，应慎用。

2. 对严重肝肾功能障碍、全身状况不良和有癫痫史或中枢神经系统功能障碍的患者慎用。

3. 支气管哮喘、皮疹、荨麻疹等过敏体质者慎用。

4. 长期用药须定期检查肝、肾功能和血常规。

【应急措施】

用药中，一旦发生过敏性休克，应立即肌内注射0.1%肾上腺素 0.5~1ml，必要时以 5% 葡萄糖注射液或氯化钠注射液稀释后静脉注射。临床表现无改善者，半小时后重复 1 次，心脏停搏者，可给予肾上腺素心内注射。同时静脉滴注肾上腺皮质激素，并补充血容量。血压持久不升者可给以多巴胺等血管活性药，同时可考虑采用抗组胺药，以减少荨麻疹；有呼吸困难者应予以氧气吸入或人工呼吸；喉头水肿者，应及时进行气管插管或气管切开。

厄他培南（Ertapenem）

【临床应用】

适用于治疗敏感菌株引起的中度至重度感染。

【用法用量】

1. 本品在 13 岁及以上患者中的常用剂量为 1g，一日 1 次。

2. 本品可以通过静脉输注给药，最长可使用 14 天；或通过肌内注射给药，最长可使用 7 天。当采用静脉输注给药时，输注时间应超过 30 分钟。对于那些适合使用肌内注射给药进行治疗的感染，肌内注射本品可作为静脉输注给药的一种替代疗法。

3. 肾功能不完全的患者　对于肌酐清除率＞30ml/（min・1.73m²）的患者不需调整剂量。对于患有重度肾功能不全 [肌酐清除率 10~30ml/（min・1.73m²）] 以及终末期肾功能不全 [肌酐清除率＜10ml/（min・1.73m²）] 的成年患者，需将剂量调整为 500mg/d。对接受血液透析的患者，若在血液透析前 6 小时内按推荐剂量 500mg/d 给予本品时，建议血液透析结束后补充输注本品 150mg。

如果给予本品至少 6 小时后才开始接受血液透析,则不需调整剂量。

4. 对于肝脏功能受损的患者不需调整剂量。

5. 静脉输注液的配制　①采用下列任何一种溶剂 10ml 溶解装在小药瓶中的 1g 本品:注射用水、0.9% 氯化钠注射液或注射用抑菌水;②充分振摇至溶解,并立即将小瓶中的溶液移至 50ml 0.9% 氯化钠注射液中;③输注应在药物溶解后 6 小时内完成。

6. 肌内注射液的配制　①用 3.2ml 1.0% 盐酸利多卡因注射液(不得含有肾上腺素)溶解装在小药瓶中的 1g 本品。充分振摇药瓶以便溶解(参阅盐酸利多卡因的使用说明书)。②立即从药瓶中抽出溶液并选择大的肌肉群(例如臀部的肌肉或大腿侧面的肌肉)作深部肌内注射。③肌内注射液须在药物溶解后 1 小时内使用(注意:此溶液不得用于静脉输注)。

7. 经肠外途径使用的药物在给药前应肉眼检查是否存在颗粒物质和变色。本品溶液的颜色为无色至淡黄色。在此范围内发生的颜色改变不会影响药品的疗效。

【操作要点】

1. 不得将本品与其他药物混合或与其他药物一同输注。

2. 不得使用含有葡萄糖(α-D-葡萄糖)的稀释液。

3. 肌内注射本品时应谨慎,以避免误将药物注射到血管中。

4. 与丙磺舒同时给药时,丙磺舒与本品竞争肾小管主动分泌,从而抑制后者的肾脏排泄。这会导致小的但有统计学意义的清除半衰期延长(19%)及增加全身性药物暴露的程度(25%)。当与丙磺舒同时给药时,不需调整厄他培南的剂量。

5. 有文献报道,合并碳青霉烯类用药,包括厄他培南,治疗时会导致丙戊酸浓度降低。因为药物相互作用,丙戊酸浓度会低于治疗范围,因此癫痫发作的风险增加。增加丙戊酸或双丙戊酸钠的剂量并不足以克服该类相互作用。一般不推荐厄他培南与丙戊酸/双丙戊酸钠同时给药。

【注意事项】

1. 禁止将本品用于对本药品中任何成分或对同类的其他药物过敏者。

2. 由于使用盐酸利多卡因作为稀释剂,所以对酰胺类局麻药过敏的患者、伴有严重休克或心脏传导阻滞的患者禁止肌内注射本品。

3. 开始本品治疗以前,必须向患者仔细询问有关对青霉素、头孢菌素、其他 β-内酰胺类抗生素以及其他过敏原过敏的情况。如果发生对本品的过敏反应,须立即停药。严重的过敏反应需要立即进行急救处理。

4. 本品与其他抗生素一样,延长本品的使用时间可能会导致非敏感细菌的过量生长。有必要反复评估患者的状况。如在治疗期间发生了二重感染,应采取适当的措施。

5. 对于给予抗菌药物后出现腹泻的患者考虑诊断假膜性结肠炎。

6. 治疗期间,最常见的与药物有关的不良事件为腹泻(4.3%)、输药静脉的并发症(3.9%)、恶心(2.9%)和头痛(2.1%)。

7. 上市后报告的不良事件如下 ①免疫系统:过敏反应,包括过敏性样的反应;②精神错乱:精神状态改变(包括激动、攻击性、谵妄、定向障碍、精神状态变化);③神经系统紊乱:意识水平下降、运动障碍、幻觉、肌阵挛、震颤;④皮肤和皮下组织紊乱:荨麻疹、伴随嗜酸性粒细胞增多和全身症状的药物皮疹(药物超敏综合征)。

8. 临床研究中接受厄他培南治疗(1g,一日1次)的

第十九章　宫内感染

成人患者中有 0.2% 出现了癫痫发作。这种现象在患有神经系统疾患(如脑部病变或有癫痫发作史)和(或)肾功能受到损害的患者中最常发生。

9. 体外研究表明,厄他培南对 P- 糖蛋白介导的地高辛或长春碱的转运没有抑制作用,不是 P- 糖蛋白介导转运的底物。对细胞色素 6 种主要 P450(CYP)同工酶(1A2、2C9、2C19、2D6、2E1 和 3A4)介导的代谢没有抑制作用。故厄他培南不太可能通过抑制 P- 糖蛋白或 CYP 介导的药物清除引起药物相互作用。

【患者用药指导】

1. 对青霉素、头孢菌素、其他 β- 内酰胺类抗生素以及其他过敏原过敏史者禁止使用本品。

2. 在接受本品治疗期间,最常观察到的与药物有关的实验室检查结果异常为 ALT、AST、ALP 及血小板计数增高。

3. 其他与本品有关的实验室检查结果异常包括血清直接胆红素、间接胆红素、总胆红素、BUN、肌酐、葡萄糖,嗜酸性粒细胞、单核细胞升高;多形核中性粒细胞、白细胞、血细胞比容、血红蛋白以及血小板数下降,凝血酶原时间延长;尿中的细菌、上皮细胞和红细胞升高。

【应急措施】

用药中,一旦发生过敏性休克,应立即肌内注射 0.1% 肾上腺素 0.5~1ml,必要时以 5% 葡萄糖注射液或氯化钠注射液稀释后静脉注射。临床表现无改善者,半小时后重复 1 次,心脏停搏者,可给予肾上腺素心内注射。同时静脉滴注肾上腺皮质激素,并补充血容量。血压持久不升者可给以多巴胺等血管活性药,同时可考虑采用抗组胺药,以减少荨麻疹;有呼吸困难者应予以氧气吸入或人工呼吸;喉头水肿者,应及时进行气管插管或气管切开。

环丙沙星（Ciprofloxacin）

【临床应用】

用于敏感菌引起感染。

【用法用量】

口服：成人常用量：一日 0.5~1.5g，分 2~3 次。

【操作要点】【注意事项】【患者用药指导】【应急措施】
见第六章第一节前庭大腺炎

氧氟沙星（Ofloxacin）

【临床应用】

主要用于革兰阴性菌所致的急、慢性感染。

【用法用量】

1. 口服　一次 0.3g，一日 2 次，疗程 7~14 日。

2. 静脉滴注　一次 0.3g，一日 2 次，疗程 7~14 日。

【操作要点】【注意事项】【患者用药指导】【应急措施】
见第六章第一节前庭大腺炎

左氧氟沙星（Levofloxacin）

【临床应用】

适用于敏感菌引起的感染。

【用法用量】

1. 口服　一次 0.1g，一日 2 次，疗程 5~7 日。

2. 静脉滴注　一次 0.1~0.2g，一日 2 次。

【操作要点】【注意事项】【患者用药指导】【应急措施】
见第六章第一节前庭大腺炎

甲硝唑（Metronidazole）

【临床应用】

本品有抗厌氧菌作用，可用于治疗厌氧杆菌引起的产
后盆腔炎，也可用于妇产科手术，可降低或避免手术感染。

【用法用量】

1. 口服　一次 0.2~0.4g，一日 3 次。可同时使用阴道栓剂，每晚 1 枚（0.5g）置入阴道内，连用 7~10 日。

2. 静脉滴注　静脉给药首次按体重 15mg/kg（70kg 成人为 1g），维持量按体重 7.5mg/kg，每 6~8 小时静脉滴注 1 次。

【操作要点】

1. 本品可减缓口服抗凝血药（如华法林等）的代谢，而加强其作用，使凝血酶原时间延长。

2. 西咪替丁等肝酶抑制剂可使本品代谢减慢。

3. 本品与庆大霉素、氨苄西林配伍时出现溶液混浊、变黄。

4. 本品不宜与含铝的针头和套管接触，静脉滴注速度宜慢，一次滴注时间应超过 1 小时，并避免与其他药物一起滴注。

5. 本品可抑制乙醛脱氢酶，因而可加强乙醇的作用，导致双硫仑样反应。在用药期间和停药后 1 周内，禁用含乙醇饮料或药品。

【注意事项】

1. 孕妇及哺乳期妇女、有活动性中枢神经系统疾患和血液病者禁用。

2. 可有恶心、呕吐、食欲减退、腹部绞痛等反应；偶见头痛、失眠、皮疹和白细胞减少等。

3. 出现运动失调及其他中枢神经症状时应停药。

【患者用药指导】

1. 因干扰乙醇的氧化过程，用药期间和用药 1 周后不应饮用含乙醇的饮料，否则可出现腹部痉挛、恶心、呕吐、头痛、面部潮红等。

2. 月经期间应暂停经阴道给药。

3. 本品代谢产物可使尿液呈红色，应与血尿相鉴别。干扰双硫仑代谢，故 2 周内应用双硫仑者不宜再用本品。

【应急措施】

1. 本品首剂可使机体致敏，再次使用就会出现过敏反应，出现全身水肿、呼吸困难、肌肉酸痛、头痛、皮疹等过敏反应。应停用本品后予吸氧、抗过敏等治疗。

2. 若服药期间饮酒，可能发生恶心、呕吐、头痛、眩晕、出汗、颜面潮红、血压下降、虚脱、昏睡等乙醛中毒症状，应停用本品后及时对症治疗。

替硝唑（Tinidazole）

【临床应用】

适合于胃肠道和女性生殖系统厌氧菌感染。

【用法用量】

1. 口服 成人单剂量 2g 顿服；间隔 3~5 日可重复 1 次。

2. 静脉滴注 一次 0.8g，一日 1 次，静脉缓慢滴注，一般疗程 5~6 日，或根据病情决定。

【操作要点】

1. 本品与苯妥英钠、苯巴比妥等诱导肝微粒体酶的药物合用时，可加强本品代谢，使血药浓度下降，并使苯妥英钠排泄减慢。

2. 本品与西咪替丁等抑制肝微粒体酶活性的药物合用时，可减慢本品在肝内的代谢及其排泄，应根据血药浓度测定的结果调整剂量。

3. 本品与土霉素合用时，土霉素可干扰本品清除阴道滴虫的作用。

4. 本品不宜与含铝的针头和套管接触，静脉滴注速度宜慢，一次滴注时间不宜低于 2 小时，并避免与其他药物一起滴注。

【注意事项】

1. 对本品或甲硝唑等硝基咪唑类药物过敏者、有活动性中枢神经疾病和血液病者、孕妇禁用；哺乳期妇女必须应用时，应暂停哺乳。

2. 肝功能减退者本品代谢减慢，药物及其代谢物易在体内蓄积，应予减量，并作血药浓度监测。

3. 胃肠道反应常见恶心、呕吐、上腹痛、食欲下降及口腔金属味。

4. 中枢神经系统可有头痛、眩晕、共济失调，高剂量还可引起癫痫发作及周围神经病变。

5. 过敏反应可有皮肤瘙痒、皮疹、荨麻疹、血管神经性水肿等。

6. 出现运动失调及其他中枢神经症状时应及时停药。

7. 本品可自胃液持续清除，某些放置胃管作吸引减压者，可引起血药浓度下降。

8. 念珠菌感染者应用本品，其症状会加重，需同时给抗真菌治疗。

9. 不良反应少见而轻微，主要为可有便秘及全身不适。此外还可见中性粒细胞减少、双硫仑样反应及黑尿；阴道给药偶有疼痛、刺激、瘙痒等局部症状。

10. 本品可干扰 ALT、LDH、甘油三酯、己糖激酶等的检验结果，使其测定值降至零。

11. 本品能抑制华法林和其他口服抗凝血药的代谢，加强它们的作用，引起凝血酶原时间延长。

【患者用药指导】

1. 因干扰乙醇的氧化过程，用药期间不应饮用含乙醇的饮料，否则可出现腹部痉挛、恶心、呕吐、头痛、面部潮红等。

2. 口服片剂宜于在餐间或餐后服用。

3. 治疗阴道滴虫病时需同时治疗性伴侣。

4. 本品代谢产物可使尿液呈红色，应与血尿相鉴别。

5. 本品干扰双硫仑代谢，故 2 周内应用双硫仑者不宜再用本品。

【应急措施】

1. 本品首剂可使机体致敏，再次使用就会出现过敏反应，出现全身水肿、呼吸困难、肌肉酸痛、头痛、皮疹等过敏反应。应停用本品后予吸氧、抗过敏等治疗。

2. 若服药期间饮酒，可能发生恶心、呕吐、头痛、眩晕、出汗、颜面潮红、血压下降、虚脱、昏睡等乙醛中毒症状，应停用本品后及时对症治疗。

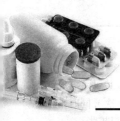

第二十章　早产

1. 早产的并发症有哪些?

2. 硝苯地平用于早产患者的作用机制?

3. 地塞米松用于预防早产儿呼吸窘迫症的机制?

一、疾病简介

早产的定义上限全球统一,即妊娠不满 37 周分娩;而下限设置各国不同,与其新生儿治疗水平有关。很多发达国家与地区采用妊娠满 20 周,也有一些采用满 24 周。我国目前仍然采用妊娠满 28 周或新生儿出生体重 ≥ 1000g 的标准。根据原因不同,早产分为自发性早产和治疗性早产。前者包括早产和胎膜早破后早产;后者是因妊娠并发症,为母儿安全需要提前终止妊娠者。

二、临床特点

1. **早产临产** 凡妊娠满 28 周，≤ 37 周，出现规律宫缩(指每 20 分钟 4 次或每 60 分钟内 8 次)，同时宫颈管进行性缩短(宫颈缩短 ≥ 80%)，伴有宫口扩张。

2. **先兆早产** 凡妊娠满 28 周，≤ 37 周，孕妇虽有上述规律宫缩，但宫颈尚未扩张，而经阴道超声测量宫颈长度(CL)≤ 20mm。

三、治疗原则

1. 引起早产的原因很多，而且早产的病因和病理也不完全清楚，因此，目前尚无十分可靠的措施防止早产。

2. 避免试管婴儿引起的多胎妊娠，避免吸烟和饮酒，改善孕前身体状况，建立规范的产前保健，妥善治疗孕妇的各种疾病。

3. 为提高新生儿救治率，应将孕妇及时转运至能救治早产儿的医院。胎儿宫内转运比转运早产儿相对安全。

4. 应用糖皮质激素，改进新生儿的肺功能，降低呼吸窘迫综合征、脑室内出血等并发症。

5. 应用宫缩抑制剂，以赢得足够的时间完成孕妇宫内转运及皮质激素的治疗。宫缩抑制剂大约可以延长孕期 2~7 天，但不能长期延长妊娠。

6. 其他还可应用镁制剂，保护胎儿神经系统。

7. **分娩时机的选择** ①妊娠大于 30 周的患者可以顺其自然；小于 34 周时根据具体情况决定。②对于不可避免的早产，应停用所有宫缩抑制剂。③有明确的宫内感染则应尽快终止妊娠；当延长妊娠的风险大于胎儿不成熟的风险时，也应及时终止妊娠。

四、治疗药物

硝苯地平（Nifedipine）

【临床应用】

本品为钙通道阻滞剂，其作用机制是抑制钙离子通过平滑肌细胞膜上的钙通道重吸收，从而抑制子宫平滑肌兴奋性收缩，适用于先兆早产患者。

【用法用量】

口服：对使用剂量尚无一致看法。英国皇家妇产科协会（ROCG）指南推荐硝苯地平起始剂量为 20mg 口服，一次 10~20mg，一日 3~4 次，根据宫缩情况调整，可持续 48 小时。

【操作要点】

1. 只应用于延长孕周对母儿有益者，故死胎、严重胎儿畸形、重度子痫前期、子痫、绒毛膜羊膜炎等不使用宫缩抑制剂。

2. 因 90% 有先兆早产症状的孕妇不会在 7 天内分娩，其中 75% 的孕妇会足月分娩，因此，在有监测条件的医疗机构，对有规律宫缩的孕妇可根据宫颈长度确定是否应用宫缩抑制剂：阴道超声测量宫颈长度 < 20mm，用宫缩抑制剂，否则可根据动态监测宫颈长度变化的结果用药。

【注意事项】

1. 心脏病患者禁用。

2. 常见服药后出现外周水肿、头晕、头痛、面部潮红等。

3. 对本品过敏者，可能出现皮疹、过敏性肝炎，甚至剥脱性皮炎等。

4. 偶尔出现腹痛、恶心、食欲减退、便秘、血糖升高等。

【患者用药指导】

服药期间注意观察血压，防止血压过低。

【应急措施】

药物过量导致临床上出现低血压的患者，应及时给予心血管支持治疗，包括心肺监测、抬高下肢、注意循环血容量和尿量。若无禁忌，可用血管收缩药（去甲肾上腺素）恢复血管张力和血压。肝功能损害的患者药物清除时间延长。血液透析不能清除硝苯地平。

吲哚美辛（Indomethacin）

【临床应用】

本品为非选择性环氧化酶抑制剂，通过抑制环氧化酶，减少花生四烯酸转化为前列腺素，从而抑制子宫收缩。适用于先兆早产患者。

【用法用量】

主要用于妊娠 32 周前的早产。口服给药，也可经阴道或直肠给药。

口服：起始剂量为 50~100mg，然后每 6 小时给 25mg，总疗程 48 小时。

【操作要点】【注意事项】【患者用药指导】【应急措施】见第十八章胎膜早破

利托君（Ritodrine）

【临床应用】

本品为选择性 β_2 肾上腺素受体激动药，可特异性抑制子宫平滑肌。能减弱妊娠和非妊娠子宫的收缩强度，减少频率，并缩短子宫收缩时间。早产妇女使用本品后，可延缓分娩。

【用法用量】

1. 静脉滴注　取本品 100mg 溶于 500ml 葡萄糖注射液中，开始时 0.05mg/min 的速度滴注，以后每隔 10~15 分钟增加 0.05mg, 直至 0.35mg/min, 至宫缩停止。其后继续维持 12 小时, 逐渐减量后改口服。

2. 口服 一次 10mg, 每 2 小时 1 次, 24 小时后改为 20mg 或 10mg, 每 4 小时 1 次, 再过 24 小时改为 20mg 或 10mg, 每 6 小时 1 次, 并维持刺激量, 共服用 7~10 日。

【操作要点】【注意事项】【患者用药指导】【应急措施】见第十八章胎膜早破

阿托西班(Atosiban)

【临床应用】

本品为缩宫素受体拮抗剂, 竞争性结合子宫平滑肌及蜕膜的缩宫素受体, 使缩宫素兴奋子宫平滑肌的作用削弱。适用于先兆早产患者。

【用法用量】

静脉滴注:起始剂量为 6.75mg, 静脉滴注 1 分钟, 继之 18mg/h 维持 3 小时, 接着 6mg/h 持续 45 小时。持续治疗应不超过 48 小时。整个疗程中, 总剂量不宜超过 330mg。

【操作要点】

1. 孕龄 24~33 周、胎儿心率正常的孕妇, 在其规则性宫缩达每 30 分钟 4 次以上, 每次持续至少 30 秒, 并伴宫颈扩张 1~3cm(初产妇 0~3cm)、宫颈消失 50% 以上的时候, 应用本品以推迟其即将出现的早产。

2. 禁用于下列孕妇 孕龄少于 24 周或超过 33 周者、孕龄超过 30 周胎膜早破者、宫内胎儿生长迟缓和胎儿心率异常者、产前子宫出血须立即分娩者、子痫和重度先兆子痫须分娩者、宫内胎儿死亡者、宫内感染可疑者、前置胎盘者、胎盘分离者、继续怀孕对母亲或胎儿有危险者。

3. 当无法排除胎膜早破的患者使用时, 应该衡量延迟分娩的益处与潜在的绒毛膜羊膜炎的危险。

4. 本品用于多胎妊娠或孕龄在 24~27 周的疗效尚未确定。

5. 给药时应监督宫缩和胎儿心率,应考虑到出现持续宫缩的情况,并应监测产后失血。

【注意事项】

1. 最常见的不良反应(发生率大于 10%)为恶心。

2. 常见的不良反应(发生率为 1%~10%)有头痛、头晕、潮红、呕吐、心悸亢进、低血压、注射部位反应和高血糖。

3. 少见的不良反应(发生率为 0.1%~1%)有发热、失眠、瘙痒和出疹。

硫酸镁(Magnesium Sulfate)

【临床应用】

推荐对于妊娠 32 周前早产者作为胎儿中枢神经系统保护治疗。

【用法用量】

静脉滴注:宫口扩张后用药,负荷剂量 4g 静脉滴注,30 分钟滴完,然后以 1g/h 维持至分娩(Ⅱ级 B)。

【操作要点】【注意事项】【患者用药指导】【应急措施】见第十八章胎膜早破

地塞米松(Dexamethasone)

【临床应用】

肾上腺皮质激素类药。临床用于预防早产儿呼吸窘迫症的发生,促胎肺成熟。

【用法用量】

肌内注射:6mg,每 12 小时 1 次,共 4 次。

【操作要点】【注意事项】【患者用药指导】见第十八章胎膜早破

倍他米松（Betamethasone）

【临床应用】

肾上腺皮质激素类药。临床用于预防早产儿呼吸窘迫症的发生，促胎肺成熟。

【用法用量】

肌内注射：一次6mg，每24小时1次，共2次。

【操作要点】【注意事项】【患者用药指导】见第十八章胎膜早破

第二十一章　妊娠并发症

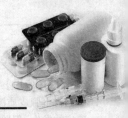

1. 地高辛安全用药操作要点有哪些?

2. 出现去乙酰毛花苷过量怎么办?

3. 如何对患者进行拉贝洛尔用药指导?

4. 地高辛与维拉帕米合用是否需要减量?

5. 过量服用美西律出现什么症状?
如何处理?

6. 为什么使用人血白蛋白会引起过敏反应？

7. 多烯磷脂酰胆碱注射剂如何配制？

8. 注射胰岛素应有哪些安全用药操作？

9. 如何对孕妇及哺乳期妇女进行甲巯咪唑的用药指导？

10. 如何对患者进行左甲状腺素的用药指导？

11. 右旋糖酐铁可发生过敏反应吗？

12. 丙种球蛋白安全操作要点有哪些?

13. 环孢素安全操作要点有哪些?

14. 如何对患者进行他克莫司的用药指导?

15. 如何防治茚地那韦导致的尿路结石?

在妊娠期间发生的非妊娠直接引起的疾病,又称妊娠并发症。妊娠终止,疾病也不一定随之消失。常见的影响较大的妊娠并发症有心脏病、慢性高血压、糖尿病、肝脏疾病、贫血等。

第一节 妊娠合并心脏病

妊娠期、分娩期及产褥期均可能使心脏病患者的心脏负担加重而诱发心力衰竭,是孕产妇死亡的重要原因之一。妊娠合并心脏病在我国孕产妇死因顺位中高居

556

第 2 位,位居非直接产科死因的首位。我国发病率约为
0.5%~3.0%。

一、妊娠合并心力衰竭

(一)疾病简介

妊娠期血流动力学变化加重心脏负担,如果心脏病
患者原来心功能良好,多数可以度过妊娠期。若原有心
功能受损,妊娠期可加重心功能不全,出现心房颤动、心
动过速、急性肺水肿、心力衰竭。心力衰竭最容易发生在
妊娠 32~34 周、分娩期及产褥早期。

(二)临床特点

1. 早期表现　轻微活动即有胸闷、气急和心悸;休
息时心率 > 110 次 / 分,呼吸 > 20 次 / 分;夜间常因胸
闷而坐起呼吸;肺底部有持续性少量湿啰音,咳嗽后不
消失。

2. 急性心力衰竭表现　以急性肺水肿为主要表现
的急性左心衰竭多见,常为突然发病;患者极度呼吸困
难,被迫端坐呼吸,伴有窒息感、烦躁不安、大汗淋漓、面
色青灰、口唇发绀、呼吸频速、咳嗽并咳出白色或粉红色
泡沫痰。体检除原有的心脏病体征外,心尖区可有舒张
期奔马律,肺动脉瓣区第二心音亢进,两肺底部可闻及散
在的湿性啰音,重症者两肺满布湿性啰音并伴有哮鸣音,
常出现交替脉。开始发病时血压可正常或升高,但病情
加重时,血压下降、脉搏细弱,最后出现神志模糊,甚至
昏迷、休克、窒息而死亡。

3. 慢性心力衰竭　①慢性左心衰竭:主要表现为呼
吸困难,轻者仅于较重的体力劳动时发生呼吸困难,休息
后好转;随病情的进展,乏力和呼吸困难逐渐加重,轻度
体力活动即感呼吸困难,严重者休息时也感呼吸困难,甚
至端坐呼吸。②慢性右心衰竭:主要为体循环(包括门静
脉系统)静脉压增高及淤血而产生的临床表现,上腹部胀

满、食欲减退、恶心、呕吐、颈静脉怒张、肝 - 颈静脉回流征阳性。水肿是右心衰竭的典型表现，体重明显增加，下肢、腰背部及骶部等低垂部位呈凹陷性水肿，重症者可波及全身，少数患者可有心包积液、胸腔积液或腹水。

（三）治疗原则

1. 终止妊娠的时机选择　心脏病妊娠风险分级Ⅰ～Ⅱ级且心功能Ⅰ级者可以妊娠至足月；如果出现严重心脏并发症或心功能下降则提前终止妊娠。心脏病妊娠风险分级Ⅲ级且心功能Ⅰ级者可以妊娠至34~35周终止妊娠，如果有良好的监护条件，可妊娠至37周再终止妊娠；如果出现严重心脏并发症或心功能下降则提前终止妊娠。心脏病妊娠风险分级Ⅳ级但仍然选择继续妊娠者，即使心功能Ⅰ级，也建议在妊娠32~34周终止妊娠；部分患者经过临床多学科评估可能需要在孕32周前终止妊娠，如果有很好的综合监测实力，可以适当延长孕周；出现严重心脏并发症或心功能下降则及时终止妊娠。心脏病妊娠风险分级Ⅴ级者属妊娠禁忌证，一旦诊断需要尽快终止妊娠，如果患者及家属在充分了解风险后拒绝终止妊娠，需要转诊至综合诊治和抢救实力非常强的医院进行保健，综合母儿情况适时终止妊娠。

2. 防治心力衰竭

（1）充分休息，限制体力活动，避免劳累和情绪激动。

（2）保证合理的高蛋白、高维生素和铁剂的补充；限制体重增长，以体重每月增长不超过0.5kg，整个孕期不超过12kg为宜；限制钠盐摄入，每日不超过4~5g。

（3）预防性应用铁剂防治贫血，预防上呼吸道感染及便秘。

（4）对有产科指征及心功能Ⅲ～Ⅳ级者，均应择期剖宫产。主张对心脏病产妇放宽剖宫产术指征，减少产妇因长时间宫缩所引起的血流动力学改变，减轻心脏负担。

（5）药物治疗同未妊娠者基本相同，但应用强心苷类药物时应注意,其具有正性肌力作用,但孕妇对该类药物耐受性差,需注意其毒性反应。常用去乙酰毛花苷,起效后改服排泄较快的地高辛维持。

(6)强效利尿除有利尿作用外,还有静脉扩张作用,水肿明显者,可用呋塞米,有利于肺水肿缓解。

(7)血管扩张剂可使心脏前、后负荷均减低,心排血量改善,故对心力衰竭有益,首选酚妥拉明。

(8)小剂量镇静剂吗啡,不仅有镇静、止痛、抑制过度兴奋的呼吸中枢及扩张外周血管、减轻心脏前后负荷的作用,且可抗心律失常,常用于急性左心衰竭、肺水肿抢救。

(四)治疗药物

去乙酰毛花苷(Deslanoside)

【临床应用】

本品为常用的注射用速效洋地黄类药物,可增加心肌收缩力,具有正性肌力作用,增加心脏心排血量。主要用于心力衰竭。由于其作用较快,适用于急性心功能不全或慢性心功能不全急性加重的患者。

【用法用量】

静脉注射:用5%葡萄糖注射液稀释后缓慢注射,首剂0.4~0.6mg,以后每2~4小时可再给0.2~0.4mg,总量1~1.6mg。

【操作要点】

1. 本品适用于病情紧急而2周内未用过洋地黄毒苷,或在1周内未曾用过地高辛的患者。

2. 作用迅速,故广泛用于抢救紧急病情,如严重的左心衰竭伴急性肺水肿、阵发性室上性心动过速。

3. 常以本品注射给药用于快速饱和,继后用其他慢速、中速类强心苷作维持治疗。

4. 有严重或完全性房室传导阻滞且伴正常血钾的

洋地黄化患者不应同时应用钾盐,但噻嗪类利尿剂与本品同用时,常须给予钾盐,以防止低钾血症。

5. β受体拮抗药与本品同用,有导致房室传导阻滞发生严重心动过缓的可能,应重视。但并不排除β受体拮抗药用于洋地黄不能控制心室率的室上性快速心律失常。

6. 螺内酯可延长本品半衰期,需调整剂量或给药间期,随访监测本品的血药浓度。

7. 与肝素同用,由于本品可能部分抵消肝素的抗凝作用,需调整肝素用量。

【注意事项】

1. 任何强心苷制剂中毒、室性心动过速、心室颤动、梗阻性肥厚型心肌病(若伴收缩功能不全或心房颤动仍可考虑)、预激综合征伴心房颤动或扑动患者禁用。

2. 低钾血症、不完全性房室传导阻滞、高钙血症、甲状腺功能减退、缺血性心脏病、急性心肌梗死早期、心肌炎活动期、肾功能损害等患者慎用。

3. 常见的不良反应包括新出现的心律失常,食欲减退、恶心、呕吐(刺激延髓中枢),下腹痛,异常的无力、软弱;少见视力模糊或"黄视"(中毒症状)、腹泻、中枢神经系统反应(精神抑郁或错乱)等。

【患者用药指导】

用药期间应注意随访检查:血压,心率及心律,心电图,心功能,电解质尤其钾、钙、镁,肾功能等。

【应急措施】

本品通过体内释放地高辛起作用,故中毒时监测地高辛血药浓度。轻度中毒者,由于本品蓄积性小,一般于停药后1~2天及利尿治疗后中毒表现可以消退。治疗中出现与药物高敏或过量有关的室性兴奋性过高(期前收缩)时应强制性停药。

地高辛（Digoxin）

【临床应用】

用于高血压、瓣膜性心脏病、先天性心脏病等急性和慢性心功能不全，尤其适用于伴快速心室率的心房颤动者。

【用法用量】

口服：常用 0.125~0.5mg，一日 1 次，7 天可达稳态血药浓度；若达快速负荷量，可每 6~8 小时给药 0.25mg，总剂量一日 0.75~1.25mg；维持量一日 1 次 0.125~0.5mg。

【操作要点】

1. 本品不宜与酸、碱类药物配伍，禁与钙盐注射剂合用。

2. 与排钾利尿剂如布美他尼、依他尼酸等同用时，可引起低钾血症而致洋地黄中毒。

3. 与制酸药或止泻吸附药同用时，可抑制强心苷吸收而导致强心苷作用减弱。

4. 与抗心律失常药、钙盐注射剂、可卡因、泮库溴铵、萝芙木碱、琥珀胆碱或拟肾上腺素类药同用时，可因作用相加而导致心律失常。

5. 有严重或完全性房室传导阻滞且伴正常血钾的应用洋地黄患者不应同时应用钾盐，但噻嗪类利尿剂与本品同用时，常须给予钾盐，以防止低钾血症。

6. β受体拮抗药与本品同用，有导致房室传导阻滞发生严重心动过缓的可能，应重视。但并不排除β受体拮抗药用于洋地黄不能控制心室率的室上性快速心律失常。

7. 螺内酯可延长本品半衰期，需调整剂量或给药间期，随访监测本品的血药浓度。

8. 与肝素同用时，由于本品可能部分抵消肝素的抗凝作用，需调整肝素用量。

9. 洋地黄化时静脉用硫酸镁应极其谨慎,尤其是也静脉注射钙盐时,可发生心脏传导阻滞。

10. 甲氧氯普胺因促进肠道运动而减少地高辛的生物利用度约 25%。溴丙胺太林因抑制肠道蠕动而提高地高辛生物利用度约 25%。

【注意事项】

1. 任何洋地黄类制剂中毒、室性心动过速、心室颤动、梗阻性肥厚型心肌病(若伴收缩功能不全或心房颤动仍可考虑)、预激综合征伴心房颤动或扑动者禁用。

2. 低钾血症、不完全性房室传导阻滞、高钙血症、甲状腺功能减退、缺血性心脏病、心肌梗死、心肌炎、肾功能损害者慎用。

3. 肝功能不全者应选用本品,肾功能不全者应选用洋地黄毒苷。

4. 常见的不良反应包括促心律失常作用,食欲减退或恶心、呕吐(刺激延髓中枢),下腹痛,异常的无力、软弱。少见视力模糊或"色视",如黄视、绿视、腹泻,中枢神经系统反应如精神抑郁或错乱等。

5. 妊娠期用药是否会导致胚胎毒性尚不明确,本药可通过胎盘,故妊娠晚期母体用量可能增加,分娩后 6 周剂量须渐减。

6. 采用透析的方法不能从体内迅速清除本品。

【患者用药指导】

1. 用药期间应定期监测地高辛血药浓度。

2. 用药期间应注意随访检查血压,心率及心律,心电图,心功能,电解质尤其钾、钙、镁,肾功能等。

3. 地高辛血药浓度超过 2ng/ml、低钾血症、低镁血症、高钙血症、缺氧、缺血性心脏病、甲状腺功能减退、高龄、低体重、肾功能减退者易发生地高辛中毒,应给予注意。

【应急措施】

洋地黄中毒表现中心律失常最为重要,其次为房室传导阻滞等。应用本品剂量应个体化。疑有洋地黄中毒时,应作地高辛血药浓度测定。轻度中毒者,一般于停药后1~2天中毒表现可以消退。严重心律失常者可用氯化钾、苯妥英钠、利多卡因、阿托品、异丙肾上腺素、药用炭吸附、依地酸钙钠螯合等治疗;对可能有生命危险的洋地黄中毒,可经膜滤器静脉给予地高辛免疫Fab片段。

呋塞米(Furosemide)

【临床应用】

水肿性疾病,包括充血性心力衰竭、肝硬化、肾脏病(肾炎、肾病及各种原因所致的急、慢性肾衰竭),尤其是应用其他利尿药效果不佳时,应用本类药物仍可能有效。

【用法用量】

静脉注射:一次20~40mg,10分钟内起效,可持续3~4分钟,4小时后可重复使用。

【操作要点】

1. 一般情况下不采用静脉注射给药,但在紧急情况下或患者不能口服时,可静脉注射,不主张肌内注射。常规剂量静脉注射时间应超过1~2分钟,大剂量静脉注射时每分钟不超过4mg。静脉用量为口服量的1/2时即可达到同样疗效。

2. 注射剂遇酸析出沉淀。本品为钠盐注射液,碱性较高,故静脉注射时宜用氯化钠注射液稀释,而不宜用葡萄糖注射液稀释。

3. 本品与葡萄糖酸钙、维生素C、四环素类、尿素、肾上腺素有配伍禁忌。

4. 本品不宜与氨基糖苷类抗生素配伍合用。

5. 本品可使尿酸排泄减少,血尿酸升高,故与治疗痛风的药物合用时,后者的剂量应作适当调整。

6. 与有肾毒性的抗生素(头孢噻啶、多黏菌素、卡那霉素、庆大霉素等)合用时可加剧肾毒性及耳毒性的危险,并可降低头孢噻啶的清除率,有时可引起急性肾衰竭。

7. 与胺碘酮、溴苄铵、奎尼丁类、索他洛尔合用时易引发尖端扭转型室性心律失常,应预防低钾血症。

8. 肾上腺糖、盐皮质激素、促皮质素及雌激素能降低本品的利尿作用,并增加电解质紊乱尤其是低钾血症的发生机会。

9. 非甾体消炎镇痛药能降低本品的利尿作用,肾损害机会也增加,这与前者抑制前列腺素合成、减少肾血流量有关。

10. 丙磺舒可延长本品的半衰期,使其利尿效果增加,但有使血尿酸增高的危险,故对痛风患者应避免合用。

11. 巴比妥类药物及哌替啶(杜冷丁)可使本品的利尿作用明显减弱。

12. 与氯贝丁酯(安妥明)、茶碱等药物合用,可使后者的半衰期延长,血药浓度升高,毒性作用增加。

13. 与肌肉松弛剂合用时极易产生呼吸肌麻痹。

14. 本品可增加降压药的作用,合并用药时应酌减降压药物的用量。

15. 本品可降低降血糖药的疗效。

16. 与多巴胺合用,利尿作用加强。

17. 含乙醇制剂和可引起血压下降的药物能增强本品的利尿和降压作用;与巴比妥类药物、麻醉药合用,易引起直立性低血压。

18. 与锂合用肾毒性明显增加,应尽量避免。

19. 服用水合氯醛后静脉注射本品可致出汗、面色潮红和血压升高,此与甲状腺素由结合状态转为游离状态增多,导致分解代谢加强有关。

20. 与碳酸氢钠合用发生低氯性碱中毒机会增加。

【注意事项】

1. 对磺胺药和噻嗪类利尿药过敏者,对本品可能亦过敏,应慎用或禁用;肝性脑病者禁用;长期应用时宜适当补充钾盐,低钾血症者禁用。

2. 本品可通过胎盘屏障。

3. 严重肝肾功能不全、糖尿病、痛风患者慎用。

4. 治疗中有血清尿素氮升高和少尿时应停药。

5. 顽固性水肿患者服用本品易产生低钾血症,应同时给予钾盐。

6. 本品不良反应常见者与水、电解质紊乱有关,尤其是大剂量或长期应用时,如直立性低血压、休克、低钾血症、低氯血症、低氯性碱中毒、低钠血症、低钙血症以及与此有关的口渴、乏力、肌肉酸痛、心律失常等。

7. 本品不良反应少见者有过敏反应(包括皮疹、间质性肾炎,甚至心脏停搏),视觉模糊、黄视症,光敏感,头晕、头痛,食欲减退、恶心、呕吐、腹痛、腹泻、胰腺炎,肌肉强直,骨髓抑制导致粒细胞减少、血小板减少性紫癜和再生障碍性贫血,肝功能损害,指(趾)感觉异常,高血糖、尿糖阳性、原有糖尿病加重,高尿酸血症。耳鸣、听力障碍多见于大剂量静脉快速注射时(每分钟剂量大于 $4\sim15mg$),多为暂时性,少数为不可逆性,尤其当与其他有耳毒性的药物同时应用时。在高钙血症时,可引起肾结石。

【患者用药指导】

1. 对诊断的干扰　可致血糖升高、尿糖阳性,尤其是糖尿病或糖尿病前期患者;过度脱水可使血尿酸和尿素氮水平暂时性升高,血 Na^+、Cl^-、K^+、Ca^{2+} 和 Mg^{2+} 浓度下降。

2. 随访检查　血电解质,尤其是合用洋地黄类药物或皮质激素类药物、肝肾功能损害者;血压,尤其是用于降压、大剂量应用;肾功能;肝功能;血糖;血尿酸;酸碱平衡情况;听力。

3. 药物剂量应从最小有效剂量开始,然后根据利尿反应调整剂量,以减少水、电解质紊乱等不良反应的发生。

4. 少尿或无尿患者应用最大剂量后 24 小时仍无效时应停药。

5. 存在低钾血症或低钾血症倾向时,应注意补充钾盐。

6. 对妊娠高血压综合征无预防作用。动物实验表明本品可致胎仔肾盂积水,流产和胎仔死亡率升高。

【应急措施】

因脱水致血尿素氮升高时,如果不伴有血肌酐水平升高,则此情况是可逆的,可减药或停药观察;治疗肾脏疾病水肿,出现血尿素氮升高时,若同时伴有其他肾功能急剧减退,则须停止用药。

硝酸甘油(Nitroglycerin)

【临床应用】

用于冠心病心绞痛的治疗及预防,也可用于降低血压或治疗充血性心力衰竭。

【用法用量】

静脉滴注:开始剂量为 5μg/min,宜用输液泵恒速滴注。治疗心力衰竭时,可每 3~5 分钟增加 5μg/min 以达满意疗效。如在 20μg/min 时无效,可以 10μg/min 递增,以后可以 20μg/min 递增,一旦有效则逐渐减量和延长给药间期。静脉滴注用药应个体化。

【操作要点】【注意事项】【患者用药指导】【应急措施】见第十四章第一节妊娠期高血压疾病

酚妥拉明（Phentolamine）

【临床应用】

本品为 α 肾上腺素受体阻断药，具有拮抗血液循环中肾上腺素和去甲肾上腺素的作用，使血管扩张而降低周围血管阻力，使心脏后负荷降低，左室舒张末期压与肺动脉压下降，心搏出量增加，可用于治疗心力衰竭。

【用法用量】

静脉滴注：开始 0.1mg/min，每 5~10 分钟调整 1 次，最大可增至 1.5~2.0mg/min。

【操作要点】【注意事项】【患者用药指导】【应急措施】见第十四章第一节妊娠期高血压疾病

二、妊娠合并心律失常

（一）疾病简介

妊娠合并心律失常，临床上较多发生于器质性心脏病患者，也可为妊娠期生理性改变后致良性心律失常，两者对心功能的影响不同，临床处理与预防亦不同。常见的妊娠合并心律失常主要有期前收缩和阵发性室上性心动过速两类。后者又因所致原因不同而分为心室内异位节律点兴奋性增强、激动的连续折返和并行心律三种，最常见的是激动的连续折返所致。

（二）临床特点

1. 妊娠合并期前收缩

（1）常无症状，部分可有心悸、胸闷，偶有暂时性眩晕。

（2）频繁出现的期前收缩，往往有脱落脉，听诊时有过早搏动呈持续性或频发以及二联律、三联律等，提示为病理性。

（3）功能性期前收缩　于心率加快时，期前收缩常消失或明显减少。

（4）器质性心脏病期前收缩　于运动时常可使期前

收缩增多。

2. 妊娠合并阵发性室上性心动过速　短暂阵发性室上性心动过速通常无明显症状,持续室上性心动过速常有心悸、胸闷、不安和气短,当心排血量明显降低时,出现气短、眩晕甚至昏厥、休克;如冠状动脉血流量显著减少,则可能会发生心绞痛;心跳快而规则,心率常在160~200 次 / 分,心律规则,心音常呈钟摆律,心音强度无变化。

（三）治疗原则

目前没有抗心律失常药物在孕妇使用情况的大样本量临床研究,孕期使用必须权衡使用抗心律失常药物的治疗获益与潜在的毒副作用,尤其是对于继续长期维持使用抗心律失常药物的孕妇,选择哪一类药物、什么时候停药,须结合患者心律失常的危害性和基础心脏病情况而定。对于孕前存在心律失常的患者建议孕前进行治疗。

1. 妊娠合并期前收缩　功能性或无症状者一般无须治疗,若期前收缩频繁或症状明显者可用 β 受体拮抗药、钙通道阻滞剂等药物治疗;心力衰竭而出现心律失常时,洋地黄为首选药物;洋地黄中毒引起室性异位节律或频发室性期前收缩者,可用利多卡因。

2. 妊娠合并阵发性室上性心动过速

（1）兴奋迷走神经:先使用简便的方法兴奋迷走神经,如压舌板刺激咽喉、压迫颈动脉窦以及压迫眼球等。

（2）药物治疗:可应用洋地黄、利多卡因、拉贝洛尔;心动过缓者可用阿托品,每分钟心率 ≤ 50 次者,需装起搏器。

（3）其他心房、心室颤动及二度传导阻滞以上者,需请内科会诊,根据病情给予适时合理的处理,三度传导阻滞应安装起搏器。

（四）治疗药物

去乙酰毛花苷（Deslanoside）

【临床应用】

可用于控制伴快速心室率的心房颤动、心房扑动患者的心室率。

【用法用量】

静脉注射：用 5% 葡萄糖注射液稀释后缓慢注射，首剂 0.4~0.6mg，以后每 2~4 小时可再给 0.2~0.4mg，总量 1~1.6mg。

【操作要点】【注意事项】【患者用药指导】【应急措施】见第二十一章第一节妊娠合并心脏病

拉贝洛尔（Labetalol）

【临床应用】

本品兼具 α 和 β 受体阻断作用，用于各种类型高血压及心绞痛。

【用法用量】

口服：一次 100mg，一日 2~3 次，2~3 天后根据需要加量。

【操作要点】

1. 西咪替丁可增加本品的生物利用度。

2. 本品可减弱硝酸甘油的反射性心动过速，但降压作用可协同。

3. 甲氧氯普胺可增强本品的降压作用。

【注意事项】

1. 支气管哮喘、病态窦房结综合征、心传导阻滞（二至三度房室传导阻滞）未安装起搏器的患者、重度或急性心力衰竭、心源性休克以及对本品过敏者禁用。

2. 充血性心力衰竭、糖尿病、肺气肿或非过敏性支气管炎、肝功能不全、甲状腺功能减退、雷诺综合征或其他周围血管疾病、肾功能减退者慎用。

3. 偶有头昏、胃肠道不适、疲乏、感觉异常、哮喘加重等症。个别患者有直立性低血压。

【患者用药指导】

1. 本品应餐后服用。

2. 用药期间监测血压、心率，防止血压过低和心率过慢的发生。

3. 用药时应逐渐加量，少数患者可在用药后2~4小时出现直立性低血压。同时避免突然停药，建议1~2周内逐渐减量。

【应急措施】

本品降压效果与剂量有关，药物过量时可出现严重的直立性低血压和心动过缓，此时患者应平卧，并监测血压。该反应在减量或停药后即可自行消失。个别患者如血压下降过低时，可用去氧肾上腺素、阿托品予以对抗。

维拉帕米（Verapamil）

【临床应用】

本品为钙通道阻滞剂，与地高辛合用控制慢性心房颤动和（或）心房扑动时的心室率；预防阵发性室上性心动过速的反复发作。

【用法用量】

口服：一次40~80mg，一日3次。

【操作要点】

1. 苯巴比妥、乙内酰脲、维生素D、磺吡酮和异烟肼通过增加肝脏代谢降低本品的血浆浓度。

2. 西咪替丁可能提高本品的生物利用度。

3. 本品抑制乙醇的消除，导致血中乙醇浓度增加，可能延长乙醇的毒性作用。

4. 少数病例报道本品和阿司匹林合用，出血时间较单独使用阿司匹林时延长。

5. 与β受体拮抗药联合使用,可增强对房室传导的抑制作用。

6. 长期服用本品,使地高辛血药浓度增加50%~75%。本品明显影响肝硬化患者地高辛的药代动力学,使地高辛的总清除率和肾外清除率分别减少27%和29%。因此服用本品时,须减少地高辛和洋地黄的剂量。

7. 与血管扩张剂、血管紧张素转换酶抑制剂、利尿剂等抗高血压药合用时,降压作用叠加,应适当监测联合降压治疗的患者。

8. 与胺碘酮合用可能增加心脏毒性。

9. 肥厚型心肌病主动脉瓣下狭窄的患者,最好避免联合用药。

【注意事项】

1. 严重左心室功能不全、低血压、心源性休克、心动过缓、二度或三度房室传导阻滞、心房扑动或心房颤动患者合并房室旁路通道者禁用。

2. 肝肾功能不全者、心动过缓者、一度房室传导阻滞者、伴有 QRS 增宽的室性心动过速者、支气管哮喘者慎用。

3. 不良反应有便秘、眩晕、轻度头痛、恶心、低血压、外周水肿、充血性心力衰竭、窦性心动过缓、皮疹、乏力、心悸等,偶可见转氨酶升高、面色潮红、皮肤发红等。

【患者用药指导】

1. 葡萄柚汁能升高本品的血药浓度,两者不宜同服。

2. 本品可减缓乙醇的降解,抑制其清除,导致血中乙醇浓度增加,毒性增强;此外,乙醇可加强本品的降压效果,使血压过低,故用药期间不宜饮酒。

3. 本品可能会影响驾驶和操作机器的能力,尤其在治疗开始、增加剂量、从其他药物换药或与乙醇同服时。

【应急措施】

药物过量后出现的症状与服用的剂量、开始解毒的时间以及患者心肌收缩力有关，主要是维持心血管系统的稳定性。出现心动过缓、传导阻滞或心脏停搏时可静脉给予阿托品、异丙肾上腺素或安置人工心脏起搏器。低血压可静脉给予异丙肾上腺素、间羟胺或去甲肾上腺素。由于本品不能通过透析清除，故不建议进行血液透析，但可考虑血液滤过或血浆置换。

利多卡因（Lidocaine）

【临床应用】

本品为局麻药及抗心律失常药。也可用于急性心肌梗死后室性期前收缩和室性心动过速，亦可用于洋地黄类中毒、心脏外科手术及心导管引起的室性心律失常。

【用法用量】

1. 静脉注射　按体重计，1~1.5mg/kg（一般用 50~100mg）作首次负荷量静脉注射 2~3 分钟，必要时每 5 分钟后重复静脉注射 1~2 次，但 1 小时之内的总量不得超过 300mg。

2. 静脉滴注　以 1~4mg/ml 药液给药。在用负荷量后可继续以每分钟 1~4mg 速度静脉滴注维持，或以每分钟 0.015~0.030mg/kg 速度静脉滴注。

【操作要点】

1. 静脉滴注一般以 5% 葡萄糖注射液配制后滴注或用输药泵给药。

2. 静脉用药不宜超过 100mg，注射速度宜慢。

3. 与西咪替丁以及与 β 受体拮抗药（如普萘洛尔、美托洛尔等）合用，可使本品经肝脏代谢受抑制，造成血药浓度增加，发生心脏和神经系统不良反应应调整本品剂量，并应心电图监护及监测血药浓度。

4. 与普鲁卡因胺合用，可产生一过性谵妄及幻觉，但不影响本品血药浓度。

5. 异丙肾上腺素因增加肝血流量,可使本品的总清除率升高;去甲肾上腺素因减少肝血流量,可使本品总清除率下降。

【注意事项】

1. 本品可透过胎盘,与胎儿蛋白结合率高于成人,孕妇用药后可导致胎儿心动过缓或心动过速,应谨慎应用。

2. 对本品或其他局麻药过敏者禁用。

3. 肝肾功能障碍、肝血流量减低、充血性心力衰竭、严重心肌受损、低血容量及休克等患者慎用。

4. 阿-斯综合征(急性心源性脑缺血综合征)、预激综合征、严重心脏传导阻滞(包括窦房、房室及心室内传导阻滞)患者禁静脉给药。

5. 本品可作用于中枢神经系统,引起嗜睡、感觉异常、肌肉震颤、惊厥、昏迷及呼吸抑制;亦可引起低血压及心动过缓等。

6. 用药期间应注意检查血压、监测心电图,并备有抢救设备;心电图 PR 间期延长或 QRS 波增宽,出现其他心律失常或原有心律失常加重者应立即停药。

【应急措施】

本品引起的过敏反应甚为罕见。因其为酰胺类局麻药,非蛋白类物质,本身不能致敏,但有时可作为一种半抗原,同蛋白质或多糖结合形成抗原致过敏反应。其过敏表现类似中毒反应,但发作更为急剧,并伴有过敏样体征,可以速发也可缓慢发作,全身不良反应严重时可危及生命,一旦发生应及时抢救,必须注意以下几点:①过敏性休克者必须立即就地抢救,病情恢复后再留观;②对惊厥患者同时出现低血压及呼吸停止者,任何巴比妥类不宜应用或慎用,这类患者可用地西泮;③对中枢神经系统毒性反应,患者出现呼吸停止或呼吸抑制应作辅助呼吸,如呼吸不恢复应作气管内插管,改善通气,纠正吸氧;④血管性水肿患者发生声门水肿,经抢救不能缓解并出现严重窒息时必须立即作气管切开。

美西律(Mexiletine)

【临床应用】

主要用于慢性室性心律失常,如室性期前收缩、室性心动过速。

【用法用量】

口服:一次 50~100mg,一日 3 次。

【操作要点】

1. 本品疗效及不良反应与血药浓度相关,治疗指数低,有效血药浓度为 0.5~2μg/ml,超过 2μg/ml 则不良反应明显增加,故应进行血药浓度监测。

2. 换用其他抗心律失常药前,应停用本药至少 1 个半衰期(12 小时以上)。

3. 本品与奎尼丁、普萘洛尔或胺碘酮合用治疗效果更好。可用于单用一种药物无效的顽固室性心律失常。但不宜与 I_b 类药物合用。

4. 制酸药可减低口服本品时的血药浓度,但也可因尿 pH 增高,血药浓度升高。

【注意事项】

1. 心源性休克和有二度或三度房室传导阻滞者、病态窦房结综合征者、严重心力衰竭者、哺乳妇女及对本品过敏者禁用。

2. 低血压和严重充血性心力衰竭患者、肝功能异常者、室内传导阻滞或严重窦性心动过缓者、癫痫患者、白细胞减少或中性粒细胞减少者慎用。

3. 不良反应常见恶心、呕吐等,有肝功能异常的报道,包括 AST 增高。其次可见头晕、震颤(最先出现手细颤)、共济失调、眼球震颤、嗜睡、昏迷及惊厥、复视、视物模糊、精神失常、失眠、胸痛、促心律失常作用等。

4. 如心电图 PR 间期延长、QRS 波增宽或出现其他心律失常，或原有心律失常加剧，均应立即停药。

【患者用药指导】

1. 用药期间注意随访检查血压、心电图、血药浓度。

2. 建议与食物或抗酸药同服。

【应急措施】

药物过量可出现包括恶心、感觉异常、癫痫发作、低血压、间歇性左束支传导阻滞和心脏停搏。应给予对症、支持治疗，包括：酸化尿液，促进药物排泄；如出现低血压或心动过缓，可给予阿托品；必要时可给予升压药、抗惊厥药或经静脉心脏起搏。

【典型案例】

患者，女，既往有房性期前收缩、高血压病史，无特殊药物过敏史。因过量服用美西律 1000mg，30 分钟伴有头晕、双眼胀痛、全身大汗，呈半昏迷状态来诊。查体：T：36.3℃，P：69 次/分，R：20 次/分，BP：120/70mmHg，痛苦面容，平卧位，两肺底未闻及干湿啰音，腹平软，无压痛、反跳痛及肌紧张。心电图显示：ST-T 波异常、左心室肥大、逆时针运转。患者于服用药物 30 分钟后出现头晕、双眼胀痛等神经系统不良反应，可以判定为美西律中毒所致。入院后给予静脉滴注 10% 葡萄糖注射液 +25% 葡萄糖注射液 40ml、5% 葡萄糖氯化钠 500ml+ 盐酸山莨菪碱注射液 10mg(入壶)＋地塞米松 20mg(入壶)、5% 葡萄糖 500ml，于当日 16 时查心电图示：正常心电图。测 BP：135/100mmHg。排尿 4 次约 1500ml。患者诉头晕症状减轻，双眼胀痛缓解。两天后不良症状全部消失，患者恢复正常。

分析点评：美西律属 I_b 类抗心律失常药，对心肌几乎无抑制作用。成人极量为一日 1200mg，分 3~4 次服用。该患者一次口服 1000mg，已超出极量。临床上一旦遇到类似情况,应让患者立即到医院救治。

重要提示:本品口服吸收完全,常见恶心、呕吐、头晕、震颤等不良反应。少数患者在有效血药浓度时即可出现严重不良反应,因而需要对患者进行充分的用药指导,不能超剂量用药,如果服药后出现任何身体不适,应及时就医。

阿托品(Atropine)

【临床应用】

用于迷走神经过度兴奋所致的窦房传导阻滞、房室传导阻滞等缓慢型心律失常,也可用于继发于窦房结功能低下而出现的室性异位节律;抗休克等。

【用法用量】

静脉注射:一次 0.5~1mg,按需可每 1~2 小时 1 次。最大量为 2mg。

【操作要点】【注意事项】【患者用药指导】【应急措施】见第十五章第二节羊水栓塞

第二节　妊娠合并肝病

一、妊娠合并病毒性肝炎

(一)疾病简介

急性病毒性肝炎已知有甲、乙、丙、丁、戊等多型,其中以乙型病毒性肝炎居多,在妊娠早期常使早孕反应加重,且易发展为急性重症肝炎,孕期病死率为非孕妇的两倍。乙型肝炎病毒可通过胎盘感染胎儿,母婴垂直传播的概率高。

(二)临床特点

可表现为身体不适、全身酸痛、畏寒、发热等流感样症状:乏力、食欲减退、尿色深黄、恶心、呕吐、腹部不适、右上腹疼痛、腹胀、腹泻等消化系统症状。皮肤和巩膜黄染、肝区叩痛。肝脾大，因妊娠期受增大子宫的影响，常难以被触及。甲型、乙型、丁型病毒性肝炎黄疸前期的症状较为明显，而丙型、戊型病毒性肝炎的症状相对较轻。

（三）治疗原则

1. 非重型肝炎　主要采用护肝、对症、支持疗法。常用护肝药物有葡醛内酯、还原型谷胱甘肽注射液、复方甘草酸苷、门冬氨酸钾镁等。主要作用在于减轻免疫反应损伤，协助转化有害代谢产物，改善肝脏循环，有助于肝功能恢复。必要时补充白蛋白、新鲜冰冻血浆、冷沉淀等血制品。

治疗期间严密监测肝功能、凝血功能等指标。患者经治疗后病情好转，可继续妊娠。治疗效果不好、肝功能及凝血功能指标继续恶化的孕妇，应考虑终止妊娠。分娩方式以产科指征为主，但对于病情较严重者或血清胆汁酸明显升高的患者可考虑剖宫产。

2. 重型肝炎

（1）进低脂肪、低蛋白、高碳水化合物饮食。

（2）保肝治疗：人血白蛋白可促进肝细胞再生，改善低蛋白血症，肝细胞生长因子、胰高血糖素加胰岛素疗法可促进肝细胞再生。选用葡醛内酯、多烯磷脂酰胆碱、腺苷蛋氨酸为主的两种以上护肝药物。

（3）防治并发症：妊娠合并重型肝炎患者病程中常常出现多种并发症，主要有凝血功能障碍、肝性脑病、肝肾综合征、感染等。

1）预防及治疗肝性脑病：保持大便通畅，减少氨及毒素吸收。口服新霉素或甲硝唑抑制大肠埃希菌，减少游离氨及其他毒素形成；也可静脉应用精氨酸、六合氨基酸注射液等。

2）预防凝血功能障碍：补充凝血因子，早期输新鲜血、血浆或人血白蛋白。有 DIC 者可在凝血功能监测下，酌情应用低分子量肝素。

（4）产科处理

1）妊娠早期：首先积极治疗肝炎，病情好转后可考虑人工流产。人工流产前给予维生素 K_1，以防术时出血。

2）妊娠中期：尽量避免终止妊娠，一般允许继续妊娠，若病情加重，发展为重症肝炎时，则应终止妊娠。

3）妊娠晚期：先兆早产可给予安胎处理，重症肝炎则应及早终止妊娠。

4）分娩及产褥期：普通型肝炎，如无产科指征，可经阴道分娩。重症肝炎宜剖宫产，除非宫颈条件好或为经产妇，估计短期可经阴道分娩者。分娩前数日肌内注射维生素 K_1，备好新鲜血液。胎儿娩出后，立即静脉注射缩宫素，以减少产后出血。产后选用对肝脏损害小的广谱抗生素预防及控制感染。

（四）治疗药物

葡醛内酯（Glucurolactone）

【临床应用】

用于急、慢性肝炎的辅助治疗。

【用法用量】

口服：一次 100~200mg，一日 3 次。

【注意事项】

偶有面红、轻度胃肠不适，减量或停药后即消失。

还原型谷胱甘肽（Reduced Glutathione）

【临床应用】

用于肝脏损害的辅助治疗。

【用法用量】

1. 口服　一次 400mg，一日 3 次。疗程 12 周。

2. 肌内注射或静脉滴注　轻症，一次 0.3~0.6g，一日 1~2 次；重症，一次 0.6~1.2g，一日 1~2 次，可根据患者年龄和症状调整剂量，30 天为一疗程。

【操作要点】

1. 注射前必须完全溶解，外观澄清、无色。溶解后须立即使用。

2. 静脉注射时将其溶解于注射用水后，加入 100ml、250~500ml 生理盐水或 5% 葡萄糖注射液中静脉滴注，滴注时间为 1~2 小时。

3. 肌内注射给药时将其溶解于注射用水后肌内注射，肌内注射仅限于需要此途径给药使用，并避免同一部位反复注射，注射局部有轻度疼痛。

【注意事项】

偶见脸色苍白、血压下降、脉搏异常等类过敏症状，应停药。偶见皮疹等过敏症状，应停药。偶有食欲减退、恶心、呕吐、胃痛等消化道症状，停药后消失。

复方甘草酸苷（Compound Glycyrrhizin）

【临床应用】

治疗慢性肝病，改善肝功能异常。

【用法用量】

口服：一次 150mg，一日 2 次。

【注意事项】

1. 醛固酮症患者、肌病患者、低钾血症患者、有血氨升高倾向的末期肝硬化患者禁用。

2. 用药期间可以出现低钾血症、血压上升、钠及液体潴留、水肿、尿量减少、体重增加等假性醛固酮增多症状。

【患者用药指导】

用药期间应注意监测血钾水平。

门冬氨酸钾镁(Aspartate Potassium and Magnesium)

【临床应用】

可促进肝细胞再生,降低高胆红素血症,使黄疸消退。用于肝炎的辅助治疗。

【用法用量】

静脉滴注:一次 10~20ml,一日 1 次。

【操作要点】

1. 本品未经稀释不得应用,应加入 5% 或 10% 葡萄糖注射液 500ml 中缓慢滴注。不能作肌内注射或静脉注射。

2. 本品不宜与留钾利尿药合用。

【注意事项】

1. 高钾血症、高镁血症、急慢性肾衰竭、三度房室传导阻滞、心源性休克者禁用。

2. 肾功能不全及房室传导阻滞者慎用。

3. 滴注太快时可能引起高钾血症和高镁血症,出现恶心、呕吐、血管疼痛、面色潮红、血压下降等症状。极少数可出现心率减慢,减慢滴速或停药后即可恢复。大剂量用药可致腹泻。

【患者用药指导】

用药期间注意监测电解质水平。

【应急措施】

过量使用本品引起高钾血症和高镁血症时,应立即停药,并予对症治疗,可静脉注射氯化钙每分钟 100mg,必要时采用透析治疗。

醋谷胺(Aceglutamide)

【临床应用】

为谷氨酰胺的乙酰化合物,有改善神经细胞代谢、维持神经应激能力及降低血氨的作用,并能通过血脑屏障,用于肝性脑病。

【用法用量】

静脉滴注:一次 100~600mg,一日 1 次。

【操作要点】

用 5% 或 10% 葡萄糖溶液 250ml 稀释后缓慢滴注。

【注意事项】

静脉滴注时可能引起血压下降,使用时应注意。

精氨酸(Arginine)

【临床应用】

用于肝性脑病。

【用法用量】

静脉滴注:一次 15~20g,一日 1 次。

【操作要点】

1. 临用前,用 5% 葡萄糖注射液 1000ml 稀释后应用,于 4 小时内滴完。

2. 本品溶液未置于真空容器中或已变混浊,则不应使用。

3. 与谷氨酸钠、谷氨酸钾合用,可增加疗效。

【注意事项】

1. 高氯性酸中毒、肾功能不全及无尿、暴发型肝衰竭患者禁用。

2. 糖尿病患者慎用。

3. 可引起高氯性酸中毒,以及血中尿素、肌酸、肌酐浓度升高。静脉滴注速度过快会引起呕吐、流涎、皮肤潮红等。

4. 本品盐酸盐(10% 溶液)内氯离子含量为 47.5mmol/100ml,可引起高氯性酸血症,肾功能减退或大剂量使用时更易发生酸中毒。

【患者用药指导】

用药期间宜进行血气监测,注意酸碱平衡。

肌苷（Inosine）

【临床应用】

用于各种急、慢性肝炎和肝硬化。

【用法用量】

1. 口服　一次 200~600mg，一日 3 次。

2. 肌内注射　一次 100~200mg，一日 1~2 次。

3. 静脉注射或滴注　一次 200~600mg，一日 1~2 次。

【操作要点】

1. 本品与微量酚磺乙胺配伍时，可引起热原样反应。

2. 不能与乳清酸、氯霉素、双嘧达莫、硫喷妥钠等注射液配伍。

【注意事项】

口服本品可见胃肠道不良反应，如胃部不适、轻度腹痛、腹泻，静脉注射偶有恶心、颜面潮红。

【患者用药指导】

1. 应定期检查肝功能。

2. 连续使用 6 个月，应复查血清尿酸量。

维生素 C（Vitamin C）

【临床应用】

用于各种急、慢性传染疾病及紫癜等的辅助治疗和维生素 C 的补充。

【用法用量】

口服：一次 100~200mg，一日 3 次。

【操作要点】

1. 口服大剂量本品可干扰抗凝血药的抗凝效果。

2. 纤维素磷酸钠可促使本品代谢为草酸盐。

3. 长期或大量应用本品时，能干扰双硫仑对乙醇的作用。

4. 水杨酸类能增加本品的排泄。

5. 本品与铁剂络合，形成易吸收的二价铁盐，从而可使铁吸收率增加。

6. 大剂量本品可促使钙剂在肾脏形成结晶，故两者应避免联用。

【注意事项】

1. 半胱氨酸尿症、高草酸盐尿、草酸盐沉积、尿酸盐性肾结石、葡萄糖-6-磷酸脱氢酶缺乏、铁粒幼细胞性贫血或地中海贫血、糖尿病等患者慎用。

2. 长期服用一日 2~3g 可引起停药后维生素 C 缺乏症，故宜逐渐减量停药。

3. 长期应用大量本品可引起尿酸盐、半胱氨酸盐或草酸盐结石。

4. 过量服用（每日用量 1g 以上）可引起腹泻、皮肤红而亮、头痛、尿频（每日用量 600mg 以上）、恶心、呕吐、胃痉挛。

【患者用药指导】

1. 不宜长期过量服用本品，否则，突然停药可能出现维生素 C 缺乏症症状。

2. 本品可通过胎盘并分泌入乳汁。

3. 本品可破坏食物中维生素 B_{12}，与食物中的铜、锌离子络合阻碍其吸收，从而产生维生素 B_{12} 或铜、锌缺乏症。

4. 与含有无毒性五价砷的水产品（河虾、对虾等）同服，可发生砷中毒。

【应急措施】

药物过量表现：每日使用 1~4g，可引起头痛、恶心、呕吐、腹泻、胃酸增多、胃液反流、胃部不适、皮肤亮红、皮疹、尿频、偶可见泌尿道结石、尿内草酸盐与尿酸盐排出增多、深静脉血栓形成、血管内溶血或凝血、白细胞吞噬能力降低。每日超过 5g 时，可导致溶血，重者可致命。

人血白蛋白（Human Serum Albumin）

【临床应用】

治疗低蛋白血症和水肿，如肝硬化、乙型病毒性肝炎以及肾病引起的水肿或腹水。

【用法用量】

静脉滴注或静脉推注：一日 5~10g。

【操作要点】

1. 一般采用静脉滴注或静脉推注。

2. 本品一切稀释、注射操作，均应按严格的消毒程序进行。

3. 为防止大量注射时机体组织脱水，可采用 5% 葡萄糖注射液或氯化钠注射液适当稀释作静脉滴注（宜用备有滤网装置的输血器）。但肾病患者使用本品时不宜用生理盐水稀释。

4. 滴注速度应以每分钟不超过 2ml（约 60 滴）为宜，但在开始 15 分钟内，应特别注意速度缓慢，逐渐加速至上述速度。

5. 本品开启后，应一次输注完毕，不得分次或给第二人输用，开瓶后暴露超过 4 小时不宜再用。运输及贮存过程中严禁冻结。

6. 本品不宜与血管收缩药、蛋白水解酶或含乙醇溶剂的注射液混合使用。

【注意事项】

1. 对白蛋白有严重过敏者、高血压患者、急性心脏病者、正常血容量及高血容量的心力衰竭患者、严重贫血患者以及肾功能不全者禁用。

2. 使用本品偶可出现寒战、发热、颜面潮红、皮疹、恶心、呕吐等症状，快速输注可引起血管超负荷导致肺水肿，偶有过敏反应。

3. 除非同时补充足够的液体，15%~25% 的白蛋白高渗溶液一般不宜用于已脱水的患者。

【典型案例】

患者，女，低蛋白血症，给予人血白蛋白对症支持治疗。静脉滴注人血白蛋白注射液 10g，（滴速约 10 滴／分），输入 10 分钟后，用量约 5ml，患者诉心慌、胸闷、呼吸困难，听诊双肺满布湿啰音，心电监护示血压 165/80mmHg，心率 145 次／分，血氧饱和度 85%，立即停用人血白蛋白，更换生理盐水 100ml 静脉滴注，给予地塞米松 20mg 静脉注射，高流量吸氧 6L/min。请麻醉科、ICU、抢救小组会诊，终因抢救无效死亡。

分析点评：人血白蛋白是从乙型肝炎疫苗免疫的健康人血浆或血清提取，属于生物制剂。其过敏反应可能是制剂不纯或白蛋白所致。杂质或白蛋白作为一种抗原进入人体后，刺激人体免疫系统产生变态反应，即速发型（Ⅰ型）变态反应。因此在临床应用过程中，要密切观察，开始滴速宜缓慢，一旦发生过敏反应，需立即停药、及时抢救。

重要提示：医护人员在用药前，要详细阅读药品说明书，多和临床药师沟通，排除禁忌证和药物配伍禁忌，严格按照说明书选择适用人群，规范用药操作，以减少药物在临床使用过程中不良反应的发生。

维生素 K$_1$（Vitamin K$_1$）

【临床应用】

用于预防出血。维生素 K 缺乏引起的出血，如梗阻性黄疸、胆瘘、慢性腹泻等所致出血，香豆素类、水杨酸钠等所致的低凝血酶原血症，长期应用广谱抗生素所致的体内维生素 K 缺乏。

【用法用量】

1. 口服　一次 10mg，一日 3 次。

2. 肌内或深部皮下注射　一次 2.5~10mg，分 3~4 次给药。个别患者需要一日 25mg。

【操作要点】

1. 本品可稀释于 5% 葡萄糖注射液、5% 葡萄糖氯化钠注射液或生理盐水中，不要使用其他稀释液。

2. 本品应避免冻结，如有油滴析出或分层则不宜使用，但可在遮光条件下加热至 70~80℃，振摇使其自然冷却，如澄明度正常，则仍可继续使用。

3. 肌内注射可引起局部红肿和疼痛。

4. 本品与苯妥英钠混合 2 小时后可出现颗粒沉淀，与维生素 C、维生素 B_{12}、右旋糖酐混合易出现混浊。与双香豆素类口服抗凝剂合用，作用相互抵消。水杨酸类、磺胺、奎宁、奎尼丁等也影响维生素 K_1 的效果。

【注意事项】

1. 严重肝脏疾患或肝功能不良者、小肠吸收不良所致腹泻者禁用。

2. 本品肌内注射、静脉注射可导致死亡在内的不良反应，肌内及静脉给药仅在皮下给药不可行且必须时才可使用。

3. 偶见过敏反应。可引起味觉异常、面部潮红、出汗、支气管痉挛、呼吸困难、心动过速、心律失常、抽搐、低血压、休克等。

4. 肌内注射可引起局部红肿、疼痛、硬结、荨麻疹样皮疹等。

依诺肝素钠(Enoxaparin Sodium)

【临床应用】

预防静脉血栓栓塞性疾病(预防静脉内血栓形成)，防止血栓形成。

【用法用量】

皮下注射：一次 150U/kg，一日 1 次，或一次 100U/kg，一日 2 次。

【操作要点】

1. 采用深部皮下注射给药,禁止肌内注射。本品带强酸性,遇碱性药物则失去抗凝作用。

2. 皮下注射之前不需排出注射器内的气泡。应于患者平躺后进行注射。一般采用脐周上下两侧皮下注射,两次注射相距 2cm,左手绷紧注射部位皮肤,右手持注射器,针头斜面向上,与皮肤成 30°~40°,刺入针头的 2/3(一次性 1ml 注射器),回抽无回血,注入药液。

3. 若患者体重超过 60kg(或体重减轻)、血液状态改变,应按个体需要调整剂量。

4. 同时应用对止血有影响的药物,例如溶血栓药物、阿司匹林、非甾体抗炎药、维生素 K 拮抗剂和葡聚糖可能加强本品的抗凝作用。

5. 本品可与胰岛素受体作用,从而改变胰岛素的结合作用,致低血糖。

6. 洋地黄、四环素、抗组胺药可部分对抗本品的抗凝作用。

【注意事项】

1. 有明确病史或怀疑患有肝素诱导的免疫介导型血小板减少症患者禁用。

2. 急性胃十二指肠溃疡、脑出血、严重的凝血系统疾病、脓毒性心内膜炎等患者禁用。

3. 本品慎用于血小板减少症和血小板缺陷、严重肝肾功能不全、未能控制的高血压、高血压性或糖尿病性视网膜病的患者。近期经手术的患者在使用大剂量本品时亦应慎重。

4. 本品最常见的不良反应是出血,当出现不明原因的血细胞比容下降、血压下降及不明症状时,应引起注意。常见寒战、发热、荨麻疹等过敏反应。少见气喘、鼻炎、流泪、头痛、恶心、呕吐、心前区紧迫感、呼吸短促甚至休克。

【患者用药指导】

1. 建议在应用本品治疗前(特别是治疗的第 1 周)和治疗过程中作血小板计数检查并定期监测。

2. 本品一般不用于静脉注射。

3. 不同的低分子量肝素制剂特性不同,并不等效,切不可在同一疗程中使用两种不同产品。

【应急措施】

1. 如使用过程中发现出血症状,建议结合病情考虑是否继续应用本品,并给予对症治疗。

2. 药物过量,鱼精蛋白可抑制本品引起的抗凝作用。

多烯磷脂酰胆碱(Polyene Phosphatidylcholine)

【临床应用】

各种类型的肝病,如肝炎、慢性肝炎、肝坏死、肝硬化、肝性脑病;妊娠中毒,包括呕吐。

【用法用量】

1. 口服　开始一次 2 粒(456mg),一日 3 次,最大服用量不得超过 6 粒 / 日(1368mg)。一段时间后,剂量可减至一次 1 粒(228mg),一日 3 次维持剂量。应餐后整粒吞服。

2. 静脉注射　成人和青少年每日缓慢静脉注射 5~10ml,严重病例每日注射 10~20ml。

3. 静脉滴注　严重病例每天输注 10~20ml;如需要每天剂量可增加至 30~40ml。

【操作要点】

1. 严禁用电解质溶液(生理氯化钠溶液、林格液等)稀释。

2. 配制静脉输液,只可用不含电解质的葡萄糖溶液稀释(如 5% 葡萄糖溶液、10% 葡萄糖溶液、5% 木糖醇溶液)。

3. 不可与其他任何注射液混合配伍。

4. 若用其他输液配制,混合液 pH 不得低于 7.5。

【注意事项】

本品注射剂含苯甲醇,极少数患者可能对苯甲醇产生过敏反应。

【患者用药指导】

服用本品时,如果忘记了 1 次剂量,可在下次服用时将剂量加倍。但如果忘服了一整天的剂量,就不要再补服已漏服的剂量,而应接着服第 2 天的剂量。

促肝细胞生长素(Hepatocyte Growth-Promoting Factor)

【临床应用】

用于各种重型病毒性肝炎(急性、亚急性、慢性重症肝炎的早期或中期)的辅助治疗。

【用法用量】

1. 口服　一次 100~150mg,一日 3 次。3 个月为一疗程。

2. 静脉注射　80~100mg 加入 10% 葡萄糖液 250ml 缓慢静脉滴注,一日 1 次,疗程 4~6 周,慢性重型肝炎,疗程为 8~12 周。

3. 肌内注射　40mg,用 0.9% 氯化钠注射液稀释,一日 2 次。

【操作要点】

1. 现用现溶,溶后为淡黄色透明液体。

2. 肌内注射用的制剂不能用于静脉滴注。

【注意事项】

个别患者可出现低热和皮疹,可自行缓解。

二、妊娠急性脂肪肝

(一)疾病简介

妊娠急性脂肪肝(acute fatty liver of pregnancy, AFLP)

是妊娠晚期特有的肝脏损害,其主要病变为妊娠期肝脏脂肪变性,起病急,病情凶,常伴有肾、胰、脑等多脏器损害。

(二)临床特点

1. 大多在妊娠晚期 32~38 周间发病,一般为初产妇。

2. 起病急骤,大多突发恶心、呕吐,伴上腹痛等,患者可伴有低血糖。

3. 发病 1 周左右出现黄疸,呈进行性加重。

4. 重症可有腹水及高血压、蛋白尿、水肿等。常并发少尿、胃肠道出血及 DIC。也可出现意识障碍、昏迷等肝性脑病症候。大多在产后数日内死亡。

5. 轻症主要为腹痛、呕吐、黄疸,无少尿、腹水等表现。

6. 常合并不同程度的妊娠期高血压疾病。

(三)治疗原则

1. 综合治疗

(1)饮食:禁脂肪,低蛋白、高碳水化合物饮食。纠正低血糖。

(2)使用保肝药和维生素 C、支链氨基酸、三磷酸腺苷二钠、辅酶 A 等。

(3)输入新鲜血、血浆、冷沉淀,以纠正凝血因子的消耗。行血浆置换,输入新鲜冰冻血浆可补充凝血因子。输入人血白蛋白可纠正低蛋白血症,降低脑水肿的发生率。

(4)早期短期应用肾上腺皮质激素以保护肾小管上皮。

(5)防治并发症:产前发生 DIC 时可使用肝素抗凝疗法,然后补充凝血因子;肾衰竭时,腹膜透析或血液透析;纠正休克,改善微循环障碍。血管活性药物以多巴胺、酚妥拉明、异丙肾上腺素为宜。

2. 产科处理

(1)经积极支持疗法后,及早终止妊娠。终止妊娠后可减轻肝脏负担,有可能制止病情的进一步发展。

（2）分娩方式:剖宫产适用于短期内无分娩可能者;阴道分娩适用于宫颈已成熟、胎儿较小、估计能在短期内分娩者。

（四）治疗药物

多巴胺（Dopamine）

【临床应用】

适用于心肌梗死、创伤、内毒素败血症、心脏手术、肾衰竭、充血性心力衰竭等引起的休克综合征;补充血容量后休克仍不能纠正者,尤其有少尿及周围血管阻力正常或较低的休克。

【用法用量】

静脉滴注:开始时每分钟 1~5μg/kg,每 10~30 分钟增加 1~4μg/kg,直至出现满意疗效。根据血压情况调节滴速。

【操作要点】【注意事项】【患者用药指导】【应急措施】见第十五章第一节产后出血

酚妥拉明（Phentolamine）

【临床应用】

治疗左心室衰竭。

【用法用量】

静脉滴注:10~20mg 加入 5% 葡萄糖液 250ml 中。

【操作要点】【注意事项】【患者用药指导】【应急措施】见第十四章第一节妊娠期高血压疾病

达肝素钠（Dalteparin Sodium）

【临床应用】

治疗急性深静脉血栓、行血液透析和血液过滤期间预防在体外循环系统中发生凝血等。

【用法用量】

皮下注射：一次 200U/kg，一日 1 次，一日用量不超过 18 000U。

【操作要点】

1. 本品不可肌内注射。如置于玻璃瓶和塑料瓶内的等渗氯化钠溶液（9mg/ml）或等渗葡萄糖溶液（50mg/ml）中，溶液必须在 12 小时内使用。本品带强酸性，遇碱性药物则失去抗凝作用。

2. 一般采用脐周上下两侧皮下注射，两次注射相距 2cm，左手绷紧注射部位皮肤，右手持注射器，针头斜面向上，与皮肤成 30° 绷紧注射，刺入针头的 2/3（一次性 1ml 注射器），回抽无回血，注入药液。

3. 若患者体重超过 60kg（或体重减轻）、血液状态改变，应按个体需要调整剂量。

4. 同时应用对止血有影响的药物，例如溶血栓药物、阿司匹林、非甾体抗炎药、维生素 K 拮抗剂和葡聚糖可能加强本品的抗凝作用。

5. 本品可与胰岛素受体作用，从而改变胰岛素的结合作用，致低血糖。

6. 洋地黄、四环素、抗组胺药可部分对抗本品的抗凝作用。

【注意事项】

1. 有明确病史或怀疑患有肝素诱导的免疫介导型血小板减少症患者禁用。

2. 急性胃十二指肠溃疡、脑出血、严重的凝血系统疾病、脓毒性心内膜炎等患者禁用。

3. 本品慎用于血小板减少症和血小板缺陷、严重肝肾功能不全、未能控制的高血压、高血压性或糖尿病性视网膜病的患者。近期经手术的患者在使用大剂量本品时亦应慎重。

4. 本品最常见的不良反应是出血，当出现不明原因的血细胞比容下降、血压下降及不明症状时，应引起注意。常见寒战、发热、荨麻疹等过敏反应。少见气喘、鼻炎、流泪、头痛、恶心、呕吐、心前区紧迫感、呼吸短促甚至休克。

【患者用药指导】

1. 建议在开始本品治疗前作血小板计数检查并定期监测，特别是治疗的第1周。

2. 本品可在不超过30℃的室温下存放。

【应急措施】

1. 如使用过程中发现出血症状，建议结合病情考虑是否继续应用本品，并给予对症治疗。

2. 药物过量，鱼精蛋白可抑制本品引起的抗凝作用。

依诺肝素钠（Enoxaparin Sodium）

【临床应用】

预防静脉血栓栓塞性疾病（预防静脉内血栓形成），防止血栓形成。

【用法用量】

皮下注射：一次150U/kg，一日1次，或一次100U/kg，一日2次。

【操作要点】【注意事项】【患者用药指导】【应急措施】见第二十一章第二节妊娠合并肝病

三磷酸腺苷二钠（Adenosine Disodium Triphosphate）

【临床应用】

辅酶类药。用于进行性肌萎缩、脑出血后遗症、心功能不全、心肌疾患及肝炎等的辅助治疗。

【用法用量】

肌内注射或静脉注射：一次10~20mg，一日10~

40mg。

【操作要点】

1. 肌内注射宜缓慢，以免引起头晕、头胀、胸闷及低血压等。大剂量肌内注射可引起局部疼痛。

2. 治疗剂量应从小剂量开始，无效时再逐渐加量，一次不宜超过 40mg。

3. 与阿托品合用，可防止发生严重的瞬间心律失常。

【注意事项】

1. 本品对窦房结有明显抑制作用。因此对病态窦房结综合征、窦房结功能不全者、严重慢性气管炎、哮喘者慎用或不用。

2. 心肌梗死和脑出血患者在发病期慎用。

3. 不良反应可见咳嗽、胸闷及暂时性呼吸困难，有哮喘史者可能诱发哮喘。另外，可见低血压、一过性转氨酶升高、荨麻疹、发热、头晕等。

辅酶 A(Coenzyme A)

【临床应用】

辅酶类。用于白细胞减少症、原发性血小板减少性紫癜及功能性低热的辅助治疗。

【用法用量】

静脉滴注：一次 50~200U，一日 50~400U。

【操作要点】

临用前用 5% 葡萄糖注射液 500ml 溶解后静脉滴注。

【注意事项】

急性心肌梗死患者及对本品过敏者禁用。

维生素 C(Vitamin C)

【临床应用】

用于预防维生素 C 缺乏症，也可用于各种急、慢性传染疾病及紫癜等的辅助治疗和维生素 C 的补充。

【用法用量】

1. 口服 一次 100~200mg，一日 3 次。

2. 肌内或静脉注射 一次 100~250mg，一日 1~3 次。

【操作要点】

1. 口服大剂量本品可干扰抗凝血药的抗凝效果。

2. 纤维素磷酸钠可促使本品代谢为草酸盐。

3. 长期或大量应用本品时，能干扰双硫仑对乙醇的作用。

4. 水杨酸类能增加本品的排泄。

5. 本品与铁剂络合，形成易吸收的二价铁盐，从而可使铁吸收率增加。

6. 大剂量本品可促使钙剂在肾脏形成结晶，故两者应避免联用。

【注意事项】

1. 半胱氨酸尿症、高草酸盐尿、草酸盐沉积、尿酸盐性肾结石、葡萄糖 -6- 磷酸脱氢酶缺乏、铁粒幼细胞性贫血或地中海贫血、糖尿病等患者慎用。

2. 长期服用一日 2~3g 可引起停药后维生素 C 缺乏症，故宜逐渐减量停药。

3. 长期应用大量本品可引起尿酸盐、半胱氨酸盐或草酸盐结石。

4. 过量服用（每日用量 1g 以上）可引起腹泻、皮肤红而亮、头痛、尿频（每日用量 600mg 以上）、恶心、呕吐、胃痉挛等。

【患者用药指导】

1. 不宜长期过量服用本品，否则，突然停药可能出现维生素 C 缺乏症症状。

2. 本品可通过胎盘并分泌入乳汁。

3. 本品可破坏食物中维生素 B_{12}，与食物中的铜、锌离子络合阻碍其吸收，从而产生维生素 B_{12} 或铜、锌缺乏症。

4. 与含有无毒性五价砷的水产品(河虾、对虾等)同服,可发生砷中毒。

【应急措施】

药物过量表现:每日使用 1~4g,可引起头痛、恶心、呕吐、腹泻、胃酸增多、胃液反流、胃部不适、皮肤亮红、皮疹、尿频、偶可见泌尿道结石、尿内草酸盐与尿酸盐排出增多、深静脉血栓形成、血管内溶血或凝血、白细胞吞噬能力降低。每日超过 5g 时,可导致溶血,重者可致命。

三、妊娠肝内胆汁淤积症

(一)疾病简介

妊娠肝内胆汁淤积症(intrahepatic cholestasis of pregnancy, ICP)是妊娠中、晚期特有的并发症,发病率 0.1%~15.6% 不等,有明显的地域和种族差异,智利、瑞典及我国长江流域等地发病率较高。一般对母体危害不大,对胎儿危害大,围生儿发病率和死亡率增高。

(二)临床特点

在妊娠中、晚期出现瘙痒,或瘙痒与黄疸同时共存,瘙痒程度不一,常呈持续性,白昼轻,夜间加剧,瘙痒一般先从手掌和脚掌开始,然后逐渐向肢体近端延伸甚至可发展到面部,但极少侵及黏膜,分娩后迅速消失。部分患者还伴恶心、呕吐、食欲缺乏等症状。主要危害胎儿,使新生儿发病率和死亡率增高。本病具有复发性,本次分娩后可迅速消失,再次妊娠或口服雌激素避孕药时常会复发。

(三)治疗原则

1. 建立良好的护患关系,帮助孕妇正确认识疾病,减轻焦虑。指导孕妇保持皮肤清洁干燥,勤剪指甲,可遵医嘱给予外用药物减轻皮肤瘙痒。

2. 适当卧床休息,以左侧卧位以增加胎盘血流量,缓解瘙痒症状,恢复肝功能,降低血胆酸水平,注意胎儿宫内状况的监护,及时发现胎儿缺氧并采取相应措施。取左侧卧位以增加胎盘血流量,给予吸氧、高渗葡萄糖、维生素类及能量既保肝又可提高胎儿对缺氧的耐受性。

3. 利胆药熊去氧胆酸、腺苷蛋氨酸除减轻瘙痒,改善肝功能外,还可降低早产率;考来烯胺是一种强碱性的离子交换树脂,在肠腔内与胆酸结合,形成不被吸收的复合体,从而防止胆汁酸的再吸收,达到降低血清胆酸的作用,使瘙痒症状减轻;地塞米松磷酸钠可用来促胎肺成熟,避免早产儿发生呼吸窘迫综合征;苯巴比妥是一种酶诱导剂,可使肝细胞微粒体与葡萄糖醛酸结合,降低肝内胆红素水平,使血中胆红素水平下降,另外,还具有胆固醇水解酶的活性,以影响胆汁酸的形成,使瘙痒症状减轻,ALT 轻度下降;维生素 K_4 促进肝脏凝血因子的合成,预防产后出血。

（四）治疗药物

腺苷蛋氨酸（Ademetionine）

【临床应用】

用于肝硬化前和肝硬化所致肝内胆汁淤积、妊娠期肝内胆汁淤积。

【用法用量】

1. 口服　维持治疗,一天 1000~2000mg。

2. 肌内注射、静脉注射或静脉滴注　初始治疗时采用肌内注射、静脉注射或静脉滴注,一日 500~1000mg,1 次静脉滴注或分 2 次肌内或静脉注射,共 2~4 周。然后维持治疗。

【操作要点】

1. 注射粉剂须在临用前用所附溶剂溶解,注射粉剂溶解后只能保存 6 小时,静脉注射必须非常缓慢。

2. 注射剂不可与碱性液体或含钙离子的液体混合。

3. 包装有微小裂口或暴露于热源过久,结晶变色后不能继续使用。

【注意事项】

1. 对本品过敏者禁用。

2. 在特别敏感的个体,偶可引起昼夜节律紊乱,睡前服用催眠药可减轻此症状。以上作用均表现轻微,不需中断治疗。

3. 对有血氨增高的肝硬化前及肝硬化患者应注意监测血氨水平。

4. 因为本品只有在酸性环境中才能保持活性,故有些患者服用本品后感到胃灼热和上腹痛。

5. 其他轻微和短暂的不良反应还有浅表性静脉炎、恶心、腹泻、出汗和头痛等。以上作用均表现轻微,不需要中断治疗。

【患者用药指导】

口服片剂为肠溶性(在十二指肠内崩解),必须整片吞服,不得嚼碎。为使本品更好地吸收和发挥疗效,建议在两餐之间服用。

熊去氧胆酸(Ursodeoxycholic Acid)

【临床应用】

治疗妊娠期肝内胆汁淤积症的一线药物,对瘙痒症状和生化指标均可明显改善。

【用法用量】

口服:一日 1g 或 15mg/kg,分 3 次服,共 20 日,间隔 2 周,再用 20 日。

【操作要点】

1. 本品不应与考来烯胺(消胆胺)、考来替泊(降胆宁),氢氧化铝和(或)氢氧化铝 - 三硅酸镁等药同时服用,因为这些药可以在肠中和本品结合,从而阻碍吸收,影响疗效。如果必须服用上述药品,应在服用该药前 2 小时或在服药后 2 小时服用本品。

2. 本品可以增加环孢素在肠道的吸收,服用环孢素的患者应作环孢素血清浓度的监测,必要时要调整服用环孢素的剂量。个别病例服用本品会降低环丙沙星的吸收。

3. 基于本品可以降低钙拮抗剂尼群地平的 C_{max} 和 AUC 以及 1 例与氨苯砜相互作用(治疗作用降低)的报告和体内外研究结果,推测本品可能会诱导药物代谢酶细胞色素 CYP3A4。因此和经过此酶类代谢的药物同时服用应注意,必要时调整给药剂量。

【注意事项】

1. 对胆汁酸过敏者、严重肝功能减退者、胆道完全阻塞者禁用。

2. 本品 FDA 分类属 B 类药物,孕妇及哺乳期妇女慎用。

3. 本品胃肠道不良反应主要为腹泻,偶见便秘、胃痛、胰腺炎等。本品对肝脏的毒性不明显,少见血清转氨酶和碱性磷酸酶升高的现象。偶见的不良反应有过敏、头痛、头晕、胰腺炎和心动过速等。

4. 对有血氨增高的肝硬化前及肝硬化患者应注意监测血氨水平。

5. 长期使用本品可增加外周血小板的数量。

【患者用药指导】

1. 治疗期间每 1~2 周检查 1 次肝功能,监测生化指标的改变。

2. 药物过量最严重的表现可能为腹泻。

【应急措施】

若服用过量,立即以不少于 1L 的考来烯胺或药用炭(每 100ml 水中 2g)洗胃,再口服氢氧化铝悬液 50ml。

考来烯胺(Cholestyramine)

【临床应用】

用于胆管不完全阻塞所致的瘙痒、妊娠期肝内胆汁淤积症辅助治疗。

【用法用量】

口服：一日 16g(无水考来烯胺)，分 3 次于餐前或与饮料拌匀服用。

【操作要点】

1. 本品可延迟或减少其他一些药物的吸收，特别在合用酸性药物时。为了避免此种影响，至少要在服用本品 1 小时前或 4 小时以后才能服用其他药物。

2. 本品还可影响脂溶性维生素 A、维生素 D、维生素 K、叶酸、铁剂的吸收，长期应用应予以补充。

【注意事项】

1. 对本品过敏或胆道完全闭塞的患者禁用，便秘患者慎用。

2. 有报道，长期服用本品偶尔可致骨质疏松。

3. 较常见的不良反应有便秘，通常程度较轻、短暂性，但可能很严重，可引起肠梗阻、胃灼热、消化不良、恶心、呕吐、胃痛。

4. 较少见的不良反应有胆石症、胰腺炎、胃肠出血或胃溃疡、脂肪泻或吸收不良综合征、嗳气、肿胀、眩晕、头痛。

【患者用药指导】

1. 长期服用可使肠内结合胆盐减少，引起脂肪吸收不良，应适当补充维生素 A、D 等脂溶性维生素及钙盐。

2. 在服用本品前 1~2 小时服叶酸，其他药物在服用本品 1~4 小时前或 4 小时以后才能服用。

3. 本品味道难闻，可用调味剂拌服。多进食纤维素可缓解便秘。

4. 不可加大剂量，以免引起胃肠道不适、腹泻等。

5. 合并甲状腺功能减退、糖尿病、肾病、血蛋白异常或阻塞性肝病的患者，服用本品同时应对上述疾病进行治疗。

6. 对用药后出现便秘的患者,特别是合并心脏病者,应考虑常规使用大便软化剂。如便秘症状加重,为防止肠梗阻,应减少本品剂量或停药。

【应急措施】

本品中毒的治疗要点为立即停药,可给予催吐、洗胃及导泻处理。然后给予阿托品,缓解胃肠道症状;口服多种维生素,特别是维生素 A、D,补充钙剂;其他对症治疗。

地塞米松(Dexamethasone)

【临床应用】

预防早产儿呼吸窘迫症的发生。

【用法用量】

肌内注射:一次 6mg,每 12 小时 1 次,共用药 4 次,于产前使用。

【操作要点】【注意事项】【患者用药指导】见第十八章胎膜早破

氨茶碱(Aminophylline)

【临床应用】

扩张血管,松弛子宫平滑肌,提高胎盘及胎儿肝内环腺苷酸(cAMP)的含量,增加胎盘血流量,改善胎盘通透性,恢复胎盘输送能力;促使胎儿肺 Ⅱ 型细胞分泌表面活性物质使胎肺成熟;还能抑制血小板聚集,改善微循环。

【用法用量】

口服:一次 100mg,一日 3 次,共2~4周。

【操作要点】

1. 苯巴比妥、苯妥英、利福平可诱导肝药酶,加快茶碱的肝清除率,使茶碱血清浓度降低;茶碱也干扰苯妥英的吸收,两者血浆浓度均下降,合用时应调整剂量,并监测血药浓度。

2. 与美西律合用,可降低茶碱清除率,增加血浆中茶碱浓度,需调整剂量。

3. 某些抗菌药物,如大环内酯类、氟喹诺酮类、林可霉素等可降低茶碱清除率,增高其血药浓度。其中尤以红霉素、依诺沙星为主,当茶碱与上述药物伍用时,应适当减量或监测茶碱血药浓度。

4. 与碱性药物合用,可使本品排泄减少;与酸性药物合用,可使本品排泄增加。

【注意事项】

1. 对本品、乙二胺或茶碱过敏者,活动性消化性溃疡和未经控制的惊厥性疾病患者禁用。

2. 心律失常(不包括心动过缓者)、肺源性心脏病、充血性心力衰竭、高血压、急性心肌损害、严重低氧血症、甲状腺功能亢进者慎用。

3. 应定期监测血清茶碱浓度,以保证最大的疗效而不发生血药浓度过高的危险。

4. 肾功能或肝功能不全的患者、心功能不全患者、持续发热患者、使用某些药物的患者及茶碱清除率降低者,血清茶碱浓度的维持时间往往显著延长,应酌情调整用药剂量或延长用药间隔时间。

5. 茶碱的毒性常出现在血清浓度为 $15 \sim 20 \mu g/ml$, 特别是在治疗开始,早期多见的有恶心、呕吐、易激动、失眠等,当血清浓度超过 $20 \mu g/ml$, 可出现心动过速、心律失常,血清中茶碱超过 $40 \mu g/ml$, 可发生发热、失水、惊厥等症状,严重的甚至引起呼吸、心跳停止致死。

6. 茶碱制剂可致心律失常和(或)使原有的心律失常加重,患者心率和(或)节律的任何改变均应进行监测。

【患者用药指导】

1. 当患者出现心率加快或心律失常时,请及时与医生联系。

2. 茶碱的治疗作用、毒性反应与血药浓度密切相关,安全范围窄,需进行血药浓度监测及个体化给药;有些药物可影响茶碱的血药浓度,合并应用其他药物时,应在医生或药师指导下应用。

3. 本品可通过胎盘屏障,也能分泌入乳汁,孕妇慎用。

维生素K₄(Vitamin K₄)

【临床应用】

维生素类药,主要适用于维生素 K 缺乏所致的凝血障碍性疾病。

【用法用量】

口服或肌内注射:一日 5~10mg。

【操作要点】

1. 肠道吸收不良患者,宜采用注射给药。

2. 口服抗凝剂如双香豆素类可干扰本品的代谢,两药同用,作用相互抵消。

3. 水杨酸类、磺胺类、奎尼丁等也均可影响本品的效应。

4. 国内资料认为临产孕妇不宜使用本品,但国外资料建议妊娠晚期妇女禁用本品。FDA 对本品的妊娠早、中期分级为 C 级,妊娠晚期为 X 级。

【注意事项】

1. 对本品过敏者禁用。

2. 严重肝病患者和葡萄糖 -6- 磷酸脱氢酶缺陷者(本品可诱发溶血)慎用。肝功能损害时,本品的疗效不明显,凝血酶原时间极少恢复正常,如盲目使用大量本品治疗,反而加重肝脏损害。

3. 注射给药偶可出现过敏样反应,如皮疹、荨麻疹、面部潮红、注射部位疼痛或肿胀等。

4. 可引起恶心、呕吐等胃肠道反应。

5. 肝素引起的出血倾向及凝血酶原时间延长,用本品治疗无效。

【患者用药指导】

1. 用药期间应定期测定凝血酶原时间以调整本品的用量及给药次数。

2. 葡萄糖 -6- 磷酸脱氢酶缺陷者，补给本品时应特别谨慎。

3. 当患者因维生素 K 依赖因子缺乏而发生严重出血时，本品往往来不及在短时间即生效，可先静脉输注凝血酶原复合物、血浆或新鲜血。

第三节　妊娠合并急性肾盂肾炎

一、疾病简介

急性肾盂肾炎是产科常见的内科并发症。由于妊娠期子宫增大及胎盘所产生内分泌激素的影响，常导致输尿管平滑肌松弛，蠕动减弱，输尿管扩张，肾盂积尿，且妊娠期常有生理性糖尿，尿液中营养物质增多，有利于细菌增长而致急性肾盂肾炎。致病菌以大肠埃希菌多见，占 75%~90%。

二、临床特点

1. 急性肾盂肾炎常于妊娠后半期或产褥期发病，起病急骤，可有寒战、高热(39~40℃)、头痛、恶心、呕吐、周身酸痛等全身症状。严重时出现麻痹性肠梗阻。

2. 尿频、尿急、尿痛等膀胱刺激症状。

3. 腰酸、腰痛，检查时病侧肾区有叩击痛。

4. 可引起继发性贫血。

5. 慢性肾炎肾炎往往无明显泌尿系统症状，常表现为反复发作的泌尿刺激症状或仅出现菌尿症，少数患者有长期低热或高血压，可有慢性肾功能不全的表现。

三、治疗原则

1. 有肾盂肾炎史者,初次产前检查时作尿常规及尿细菌培养,以筛选无症状性菌尿。如为阳性可在2周内使用有效抗生素治疗,以防妊娠后期发生急性肾盂肾炎。

2. 急性期　一旦确诊,应住院治疗,治疗原则是支持疗法、抗感染及防治中毒性休克。应卧床休息,并取侧卧位,以左侧卧位为主,一侧肾盂肾炎时,则向对侧卧,双侧肾盂肾炎时,则左、右侧轮换侧卧,减少子宫对输尿管的压迫,使尿液引流通畅;注意营养,多饮水以稀释尿液,每天保持尿量达2000ml以上,但急性肾盂肾炎患者,多数有恶心、呕吐、脱水,并且不能耐受口服液体及药物,故应给予补液及胃肠外给药。肾功能不全者,要酌情减少药物用量,防治药物蓄积中毒。

3. 持续高热时要积极采取降温措施,妊娠早期发病可引起胎儿神经系统发育障碍,无脑儿发生率远较正常妊娠者发生率高;控制高热也减少了流产、早产之危险。

4. 监护母儿情况,定期监测母体生命体征,包括血压、呼吸、脉搏以及尿量,监护宫内胎儿情况,电子胎心监护以及B超生物物理评分。

四、治疗药物

阿莫西林(Amoxicillin)

【临床应用】

阿莫西林适用于敏感菌所致的上呼吸道感染、泌尿生殖道感染、皮肤软组织感染、急性支气管炎、肺炎等下呼吸道感染等。

【用法用量】

口服:一次0.5~1.0g,一日3次。

【操作要点】【注意事项】【患者用药指导】【应急措施】
见第十二章第二节黄体破裂

氨苄西林（Ampicillin）

【临床应用】

适用于敏感菌所致的呼吸道感染、胃肠道感染、尿路感染、软组织感染、心内膜炎、脑膜炎、败血症等。

【用法用量】

1. 肌内注射　一次 0.5~1.0g，每 6 小时 1 次。
2. 静脉滴注　一次 2~4g，加入 5% 葡萄糖溶液 1000ml 中静脉滴注。

【操作要点】【注意事项】【患者用药指导】【应急措施】
见第六章第一节前庭大腺炎

头孢噻肟（Cefotaxime）

【临床应用】

适用于敏感细菌所致的肺炎及其他下呼吸道感染、尿路感染、脑膜炎、败血症、腹腔感染、盆腔感染、皮肤软组织感染、生殖道感染、骨和关节的感染等。

【用法用量】

静脉滴注：一日 2~6g，分 2~3 次；治疗急性尿路感染，每 12 小时 1g。

【操作要点】【注意事项】【患者用药指导】【应急措施】
见第六章第一节前庭大腺炎

头孢曲松（Ceftriaxone）

【临床应用】

用于敏感菌引起的下呼吸道感染、尿路、胆道感染，以及腹腔感染、盆腔感染、皮肤软组织感染、骨和关节感染、败血症、脑膜炎等。

【用法用量】

静脉滴注：一次 1~2g，一日 1 次。疗程 7~14 日。

【操作要点】【注意事项】【患者用药指导】【应急措施】见第六章第一节前庭大腺炎

第四节　妊娠合并糖尿病

一、疾病简介

妊娠合并糖尿病包括孕前糖尿病（pre-gestational diabetes mellitus，PGDM）和妊娠糖尿病（gestational diabetes mellitus，GDM），PGDM 可能在孕前已确诊或在妊娠期首次被诊断。

1. 符合以下两项中任意一项者，可确诊为 PGDM。

（1）妊娠前已确诊为糖尿病的患者。

（2）妊娠前未进行过血糖检查的孕妇，尤其存在糖尿病高危因素者，首次产前检查时需明确是否存在糖尿病，妊娠期血糖升高达到以下任何一项标准应诊断为 PGDM。

1）空腹血浆葡萄糖（fasting plasma glucose，FPG）≥ 7.0mmol/L（126mg/dl）。

2）75g 口服葡萄糖耐量试验（oral glucose tolerance test，OGTT），服糖后 2 小时血糖 ≥ 11.1mmol/L（200mg/dl）。

3）伴有典型的高血糖症状或高血糖危象，同时随机血糖 ≥ 11.1mmol/L（200mg/dl）。

4）糖化血红蛋白（glycohemoglobin，HbA1c）≥ 6.5%[采用美国国家糖化血红蛋白标准化项目（national glycohemoglobin standardization program，NGSP）/ 糖尿病控制与并发症试验（diabetes control and complication trial，DCCT）标化的方法]，但不推荐妊娠期常规用 HbA1c 进行糖尿病筛查。

2. GDM 指妊娠期发生的糖代谢异常,妊娠期首次发现且血糖升高已经达到糖尿病标准,应将其诊断为 PGDM 而非 GDM。GDM 诊断方法和标准如下:

(1)推荐医疗机构对所有尚未被诊断为 PGDM 或 GDM 的孕妇,在妊娠 24~28 周以及 28 周后首次就诊时行 OGTT。

(2)孕妇具有 GDM 高危因素或者医疗资源缺乏地区,建议妊娠 24~28 周首先检查 FPG。FPG ≥ 5.1mmol/L,可以直接诊断 GDM,不必行 OGTT;FPG < 4.4mmol/L (80mg/dl),发生 GDM 可能性较小,可以暂时不行 OGTT。FPG ≥ 4.4mmol/L 且 < 5.1mmol/L 时,应尽早行 OGTT。

(3)孕妇具有 GDM 高危因素,首次 OGTT 结果正常,必要时可在妊娠晚期重复 OGTT。

(4)妊娠早、中期随孕周增加 FPG 水平逐渐下降,尤以妊娠早期下降明显,因而妊娠早期 FPG 水平不能作为 GDM 的诊断依据。

(5)未定期检查者,如果首次就诊时间在妊娠 28 周以后,建议首次就诊时或就诊后尽早行 OGTT 或 FPG 检查。

二、临床特点

妊娠期有三多症状(多饮、多食、多尿),或外阴阴道念珠菌感染反复发作,孕妇体重 > 90kg,本次妊娠并发羊水过多或巨大胎儿者,应警惕合并糖尿病的可能。但大多数妊娠期糖尿病患者无明显的临床表现。

三、治疗原则

1. 妊娠前　应详细咨询并进行全面体格检查,包括血压、心电图、眼底、肾功能,确定糖尿病的分级,决定能否妊娠。

2. 妊娠期

（1）妊娠期血糖控制满意标准：GDM 患者妊娠期血糖应控制在餐前及餐后 2 小时血糖值分别 ≤ 5.3、6.7mmol/L（95、120mg/dl），特殊情况下可测餐前 1 小时血糖 ≤ 7.8mmol/L（140mg/dl）；夜间血糖不低于 3.3mmol/L（60mg/dl）；妊娠期 HbA1c 宜 < 5.5%。PGDM 患者妊娠期血糖控制应达到下述目标：妊娠早期血糖控制勿过于严格，以防低血糖发生；妊娠期餐前、夜间血糖及 FPG 宜控制在 3.3~5.6mmol/L（60~99mg/dl），餐后峰值血糖 5.6~7.1mmol/L（100~129mg/dl），HbA1c < 6.0%。无论 GDM 或 PGDM，经过饮食和运动管理，妊娠期血糖达不到上述标准时，应及时加用胰岛素或口服降血糖药物进一步控制血糖。

（2）饮食治疗：既能保证和提供妊娠期间热量和营养需要，又能避免餐后高血糖或饥饿酮症出现，保证胎儿正常生长发育。应根据不同妊娠前体重和妊娠期的体重增长速度而定。虽然需要控制糖尿病孕妇每日摄入的总能量，但应避免能量限制过度，妊娠早期应保证不低于 1500kcal/d（1kcal=4.184kJ），妊娠晚期不低于 1800kcal/d。碳水化合物摄入不足可能导致酮症的发生，对孕妇和胎儿都会产生不利影响。

推荐饮食碳水化合物摄入量占总能量的 50%~60% 为宜，每日碳水化合物不低于 150g 对维持妊娠期血糖正常更为合适。应尽量避免食用蔗糖等精制糖，等量碳水化合物食物选择时可优先选择低血糖指数食物。

无论采用碳水化合物计算法、食品交换份法或经验估算法，监测碳水化合物的摄入量是血糖控制达标的关键策略（A 级证据）。当仅考虑碳水化合物总量时，血糖指数和血糖负荷可能更有助于血糖控制。

蛋白质：推荐饮食蛋白质摄入量占总能量的 15%~20% 为宜，以满足孕妇妊娠期生理调节及胎儿生长发育之需。

脂肪：推荐饮食脂肪摄入量占总能量的 25%~30% 为

宜。但应适当限制饱和脂肪酸含量高的食物，如动物油脂、红肉类、椰奶、全脂奶制品等，糖尿病孕妇饱和脂肪酸摄入量不应超过总摄入能量的 7%（A 级证据）；而单不饱和脂肪酸如橄榄油、山茶油等，应占脂肪供能的 1/3 以上。

减少反式脂肪酸摄入量可降低低密度脂蛋白胆固醇，增加高密度脂蛋白胆固醇的水平（A 级证据），故糖尿病孕妇应减少反式脂肪酸的摄入量。

膳食纤维：是不产生能量的多糖。水果中的果胶，海带、紫菜中的藻胶，某些豆类中的胍胶和魔芋粉等具有控制餐后血糖上升程度、改善葡萄糖耐量和降低血胆固醇的作用。推荐每日摄入量 25~30g。饮食中可多选用富含膳食纤维的燕麦片、荞麦面等粗杂粮，以及新鲜蔬菜、水果、藻类食物等。

维生素及矿物质：妊娠期铁、叶酸和维生素 D 的需要量增加了 1 倍，钙、磷、维生素 B_1、维生素 B_6 的需要量增加了 33%~50%，锌、维生素 B_2 的需要量增加了 20%~25%，维生素 A、B_{12}、C、硒、钾、生物素、烟酸和每日总能量的需要量增加了 18% 左右。因此，建议妊娠期有计划地增加富含维生素 B_6、钙、钾、铁、锌、铜的食物，如瘦肉、家禽、鱼、虾、奶制品、新鲜水果和蔬菜等。

（3）药物治疗：对饮食治疗不能控制的糖尿病，胰岛素是主要的治疗药物。口服降血糖药在妊娠期应用的安全性、有效性未得到足够证实，不推荐使用。

（4）GDM 的运动疗法。

四、治疗药物

生物合成人胰岛素（Biosynthetic Human Insulin）

【临床应用】

用于 1 型糖尿病、2 型糖尿病、妊娠糖尿病。

【用法用量】

1. 皮下注射 一般一日 3 次，餐前 15~30 分钟注射，必要时睡前加注一次小量，根据血糖变化调整剂量。

2. 静脉注射 主要用于糖尿病酮症酸中毒、高血糖高渗性昏迷的治疗。可静脉持续滴入每小时成人 4~6IU，根据血糖变化调整剂量。

【操作要点】

1. 会减少胰岛素需要量的药物 降血糖药、MAOI、非选择性 β 受体拮抗药、血管紧张素转换酶（ACE）抑制剂、水杨酸盐和乙醇。

2. 会增加胰岛素需要量的药物 糖皮质激素、甲状腺激素和 β 拟交感神经药、生长激素和达那唑等。

3. β 受体拮抗药可能掩盖低血糖症状，并且延迟低血糖的恢复，合用需注意。

4. 奥曲肽 / 兰瑞肽可能既会增加也会减少胰岛素的需要量。

5. 乙醇可以加剧和延长胰岛素导致的低血糖。

【注意事项】

1. 对胰岛素过敏患者禁用。

2. 不良反应可见过敏反应、注射部位红肿、瘙痒、荨麻疹、血管神经性水肿、低血糖反应、出汗、心悸、乏力，重者出现意识障碍、共济失调、心动过速甚至昏迷、眼屈光失调等。

【患者用药指导】

1. 适合注射胰岛素的部位包括腹部、大腿外侧、手臂外侧 1/4 处和臀部，这些部位利于胰岛素吸收且神经分布较少。

2. 每次的注射点距离上次注射部位应有约 1 手指宽度，尽量避免在同一部位重复注射。

3. 注射时捏起皮肤并以 45° 注射。大多数成人使用胰岛素笔注射时，无须捏皮，直接注射即可。另外，将活塞完全推压到底后,针头应在皮肤内停留10秒钟,先拔出针头再松开皮褶。

4. 应遵守针头"一针一换"的原则。用完的针头不能随意丢弃,必须放入加盖的硬壳容器中,以免造成污染。

【应急措施】

如果在治疗中注射胰岛素过量,会导致低血糖,中毒较轻时,主要影响自主神经系统,表现为饥饿、眩晕、苍白、软弱和出汗,也可有震颤、心前区不适、颜面和四肢麻木、头痛。当血糖进一步降低时,影响中枢神经系统,出现构音障碍、复视、肌肉震颤、共济失调,随后昏迷和不同程度的惊厥,这种状态即所谓胰岛素休克,需及时抢救,立即建立静脉通道,高流量吸氧,给予高浓度葡萄糖液,进行血糖监测。

门冬胰岛素(Insulin Aspart)

【临床应用】

用于1型糖尿病、2型糖尿病、妊娠糖尿病。

【用法用量】

胰岛素需要量因人而异,通常为每日每千克体重0.5~1.0U。

【操作要点】

1. 会减少胰岛素需要量的药物　降血糖药、MAOI、非选择性β受体拮抗药、ACE抑制剂、水杨酸盐和乙醇。

2. 会增加胰岛素需要量的药物　糖皮质激素、甲状腺激素和β拟交感神经药、生长激素和达那唑等。

3. β受体拮抗药可能掩盖低血糖症状,并且延迟低血糖的恢复,合用需注意。

4. 奥曲肽/兰瑞肽可能既会增加也会减少胰岛素的需要量。

5. 乙醇可以加剧和延长胰岛素导致的低血糖。

【注意事项】

1. 对胰岛素过敏患者禁用。

2. 不良反应可见过敏反应、注射部位红肿、瘙痒、荨麻疹、血管神经性水肿、低血糖反应、出汗、心悸、乏力，重者出现意识障碍、共济失调、心动过速甚至昏迷、眼屈光失调等。

3. 本品比可溶性人胰岛素起效更快，作用持续时间更短。由于快速起效，所以一般须紧邻餐前注射。必要时，可在餐后立即给药。

【患者用药指导】【应急措施】同生物合成人胰岛素

地特胰岛素（Insulin Detemir）

【临床应用】

用于1型糖尿病、2型糖尿病、妊娠糖尿病。

【用法用量】

与口服降糖药联合治疗时，推荐采用本品每日一次给药，起始剂量为10U 或 0.1~0.2U/kg。剂量应根据病情进行个体化的调整。

【操作要点】【注意事项】【患者用药指导】【应急措施】同生物合成人胰岛素。

第五节　妊娠合并甲状腺疾病

一、甲状腺功能亢进

（一）疾病简介

妊娠期间各种内分泌腺处于活跃状态，各器官、系统均会发生一系列的生理变化，对甲状腺功能均会产生直接或间接的影响。妊娠合并甲状腺功能亢进容易引起流产、早产、胎儿生长受限等母儿并发症。

（二）临床特点

1. 典型患者以高代谢综合征、甲状腺肿大、突眼为主要表现。

2. 本病起病缓慢，常不易确定其发病日期。一般在明确诊断数月以前，已经有甲状腺功能亢进（简称甲亢）症状存在。只有妊娠剧吐孕妇随着恶心、呕吐，出现手震颤及心悸等症状而得到及时诊断。

3. 最常见的主诉有性格改变、神经过敏，表现为烦躁、容易激动、多言多动多疑、思想不集中或寡言抑郁、心悸（阵发性或持续性）、易倦、畏热（睡眠时较常人盖被少）、体重减轻、肠蠕动加强、少数有腹泻、日晒后可出现皮肤瘙痒或皮疹。

4. 由于多汗，皮肤常热而潮，尤以掌心更为明显，偶见掌红斑及毛细血管扩张。头发细而脆，易脱落，有的出现裂甲症，有少数病例小腿下段胫骨前处出现局限性黏液性水肿。

5. 心血管功能改变也是最为突出的临床表现之一。常有心动过速，心率常＞ 90 次 / 分。静止时外周血管阻力下降，心率增快，心搏出量加大，致心排血量增高，收缩压升高，舒张压降低而脉压增大。心尖搏动范围扩大而有力，心音加强，在心尖部位可闻及收缩期及收缩前期杂音。约 10% 患者甚至出现心房颤动。无心脏病的本病孕妇也可发生心力衰竭。

（三）治疗原则

1. 孕前　因甲亢对胎儿有一系列不良影响，如确诊甲亢，应待病情稳定 1~3 年后怀孕为妥，用药（抗甲状腺药物或放射性碘）期间，不应怀孕，应采取避孕措施。

2. 孕期处理　①甲亢孕妇应在高危门诊检查与随访，注意胎儿宫内生长速度，积极控制妊娠高血压。②妊娠期可以耐受轻度甲亢，故病情轻者，一般不用抗甲状腺药物治疗，因抗甲状腺药物能透过胎盘影响胎儿甲状腺功能。但病情重者,仍应继续用抗甲状腺药物治疗。③由于抗甲状腺药物能迅速通过胎盘影响胎儿甲状腺功能,有主张在抗甲状腺药物治疗后行甲状腺次全切除术,并取得良好效果,但目前一般意见认为妊娠期应避免甲状腺切除术,因妊娠期甲亢手术难度较大,术后母体易合并甲状腺功能减退、甲状旁腺功能减退和喉返神经损伤,并且手术易引起流产和早产。

3. 产褥期处理 产后甲亢有复发倾向,产后宜加大抗甲状腺药物剂量。关于产后哺乳问题,虽抗甲状腺药物会通过乳汁影响婴儿甲状腺功能,但应结合产妇病情的严重程度以及服用抗甲状腺药物的剂量来考虑是否哺乳。

4. 新生儿管理 对甲亢孕妇分娩的新生儿,须注意检查有无甲状腺功能减退、甲状腺肿或甲亢,并作甲状腺功能检查。

5. 甲状腺功能亢进在心血管系统表现为心悸气短、心动过速等,其中以心房颤动等房性心律失常多见。β受体拮抗药为肾上腺素受体阻断药的一种,可以通过阻断心脏β受体使心率减慢。

（四）治疗药物

甲巯咪唑（Thiamazole）

【临床应用】

抑制甲状腺内过氧化物酶,从而阻碍吸聚到甲状腺内碘化物的氧化及酪氨酸的偶联,阻碍甲状腺素（T_4）和三碘甲状腺原氨酸（T_3）的合成。用于甲状腺功能亢进。

【用法用量】

口服:开始剂量一般为一日 30mg,视病情轻重调节为 15~40mg,一日最大量 60mg,分次口服;病情控制后,逐渐减量,每日维持量视病情需要介于 5~15mg。在预产期前 2~3 周不用药,或使用控制甲亢的最小有效量。

【操作要点】

1. 与抗凝血药合用,可增强抗凝作用。

2. 服药期间定期给患者检查血象。

3. 对患甲亢的孕妇宜采用最小有效剂量的抗甲状腺药物。部分患者于分娩前2~3周可停药。

【注意事项】

1. 肝功能异常、外周血白细胞数偏低者应慎用。

2. 常见皮疹或皮肤瘙痒及白细胞减少。

3. 还可能致味觉减退、恶心、呕吐、上腹部不适、关节痛、头晕头痛、脉管炎、红斑狼疮样综合征。偶见周围神经炎。

4. 严重的粒细胞缺乏症较少见,再生障碍性贫血也可能发生。因此,在治疗过程中,尤其用药早期应定期检查血象。

【患者用药指导】

1. 本品等可透过胎盘并引起胎儿甲状腺功能减退及甲状腺肿大,甚至在分娩时造成难产、窒息。另一方面,有明显甲亢的孕妇如不加以控制,对母亲及胎儿皆有不利的影响。如果抗甲状腺药物的剂量较小(每天甲巯咪唑15mg以下)则引起胎儿死亡、甲状腺肿和甲状腺功能减退的风险并不高,因此对患甲亢的孕妇宜采用最小有效剂量的抗甲状腺药物。

2. 本品可由乳汁分泌,乳母服用较大剂量抗甲状腺药物时,可能引起婴儿甲状腺功能减退,故不宜哺乳。

3. 高碘食物或药物的摄入可使甲亢病情加重,使抗甲状腺药需要量增加或用药时间延长。故在服用本品前避免服用碘剂。

【应急措施】

1. 药物过量可导致甲状腺功能减退,出现代谢降低的相应症状,通过反馈效应,可以激活腺垂体,可能出现甲状腺肿。

2. 对症治疗　多喝水,促进药物代谢;反应严重者立即去医院就诊,根据情况进行输液、洗胃或者催吐等。

【典型案例】

患者,女,因行走无力、四肢远端(前臂中端以远、小腿中端以远)感觉麻木,收入院。患者 3 个月前在无明显诱因情况下感到双手末梢麻木,双侧前臂以远端明显,无疼痛,无出汗,无握力下降。既往 4 个月前发现甲状腺功能亢进,服甲巯咪唑 5mg,一日 1 次至今。根据以上病史和体格检查,该患者服用甲巯咪唑 1 个月后出现双手末梢麻木,而后又出现双脚麻木,呈进行性加重,因此考虑甲巯咪唑引起周围神经炎。停用甲巯咪唑,改用丙硫氧嘧啶,同时给予口服维生素 B_1 片、肌内注射甲钴胺注射液,营养神经,约 10 天后患者双手双足麻木较前好转。

分析点评:甲巯咪唑用于治疗甲状腺功能亢进症效果肯定,安全可靠,多作为治疗的一线药物。其常见的不良反应有皮疹、皮肤瘙痒及白细胞减少。尚未见引起周围神经炎报道。患者服用甲巯咪唑 1 个月后出现四肢末梢感觉障碍,而停用后经营养神经治疗,病情马上好转,确定甲巯咪唑引起周围神经炎。

重要提示:一般药源性多发性神经病变若能及时停药或减量,症状往往能改善甚或完全消失。但有时即使停药,临床症状仍会继续进展达数天至数周,这可能与其所谓的惯性作用有关。

丙硫氧嘧啶(Propylthiouracil)

【临床应用】

其作用机制是抑制甲状腺内过氧化物酶,从而阻止甲状腺内酪氨酸碘化及碘化酪氨酸的缩合,从而抑制甲状腺素的合成。同时,在外周组织中抑制 T_4 变为 T_3,使血清中活性较强的 T_3 含量较快降低。用于各种类型的甲状腺功能亢进症。

【用法用量】

口服:开始剂量一般为一日 300mg,视病情轻重介于 150~400mg,分次口服,一日最大量 600mg。病情控制后逐渐减量,维持量一日 50~150mg。

【操作要点】

1. 硫脲类抗甲状腺药物之间存在交叉过敏反应。

2. 与抗凝血药合用,可增强抗凝作用。

3. 高碘食物或药物的摄入可使甲亢病情加重,使抗甲状腺药需要量增加或用药时间延长,故在服用本品前应避免服用碘剂。

4. 本品可透过胎盘并引起胎儿甲状腺功能减退及甲状腺肿大,甚而在分娩时造成难产、窒息。另一方面,有明显甲亢的孕妇如不加以控制,对母亲及胎儿皆有不利的影响。在判断孕妇甲亢是否控制时,应考虑正常孕妇的心率偏快、代谢率较高、血清总 T_4 因甲状腺素结合球蛋白增多而偏高这些因素。

【注意事项】

1. 哺乳期妇女禁用。

2. 最严重的不良反应为粒细胞缺乏症,故用药期间应定期检查血象。

3. 常见有头痛、眩晕、关节痛、唾液腺和淋巴结肿大以及胃肠道反应;也有皮疹、药物热等过敏反应,有的皮疹可发展为剥脱性皮炎。个别患者可致黄疸和中毒性肝炎。

【患者用药指导】

1. 甲亢孕妇在妊娠后期,病情可减轻,此时可减少抗甲状腺药物的用量。部分患者于分娩前 2~3 周可停药。

2. 本品可由乳汁分泌,乳母服用较大剂量抗甲状腺药物时,可能引起婴儿甲状腺功能减退,故不宜哺乳。

【应急措施】

1. 药物过量可导致甲状腺功能减退,出现代谢降低的相应症状,通过反馈效应,可以激活腺垂体,可能出现甲状腺肿。

2. 对症治疗　多喝水,促进药物代谢;反应严重者立即去医院就诊,根据情况进行输液、洗胃或者催吐等。

【典型案例】

患者,女,患甲状腺功能亢进。首先给予甲巯咪唑和左甲状腺素片治疗,症状缓解后仅维持应用左甲状腺素片。因病情反复,调整用药方案,给予丙硫氧嘧啶口服,一次 150mg,一日 3 次;富马酸比索洛尔片一次 5mg,一日 2 次。治疗约 20 天,患者因粒细胞缺乏(WBC 1.51×10^9/L,NEUT 0.07×10^9/L)伴发热,并有咳嗽、咳痰,再次入院治疗,听诊双下肺可及湿啰音。入院诊断为弥漫性毒性甲状腺肿、甲亢性心脏病、粒细胞缺乏症、呼吸道感染。入院后停用丙硫氧嘧啶,给予升白细胞、抗感染和对症治疗。考虑患者不宜再口服抗甲亢药物治疗甲状腺功能亢进,故请核医学科会诊拟行放射碘治疗。

分析点评:抗甲状腺药物的不良反应有皮疹、皮肤瘙痒、白细胞减少症、粒细胞减少症、中毒性肝病和血管炎等,少数患者可出现关节肌肉疼痛。丙硫氧嘧啶说明书中记载粒细胞缺乏症是该药物严重的不良反应。临床表现为持续高热,伴寒战、急性咽峡炎、颌下及颈部淋巴结肿大,严重者有败血症、感染中毒性休克等。

重要提示:发生白细胞减少($< 4.0 \times 10^9$/L),通常不需要停药,可减少抗甲状腺药物剂量,加用一般升白细胞药物等。丙硫氧嘧啶开始剂量一般不超过 300mg,一日最大量 600mg。开始使用 1~2 个月内应密切监测外周血白细胞计数。口服升白药或注射 G-CSF 对白细胞恢复可能是有效的,并可避免粒细胞缺乏症的发生。

普萘洛尔（Propranolol）

【临床应用】

本品为 β 受体拮抗药，可降低心肌收缩性、自律性、传导性和兴奋性，减慢心率，减少心排血量和心肌耗氧量。亦可用于甲状腺功能亢进症，能迅速控制心动过速、震颤。

【用法用量】

口服：一次 20~40mg，每 6 小时 1 次。

【操作要点】

1. 本品剂量的个体差异较大，宜从小到大试用，以选择适宜的剂量。长期用药时不可突然停药。

2. 本品可影响血糖水平，故与降血糖药同用时，须调整后者的剂量；与氢氧化铝凝胶合用可降低普萘洛尔的肠吸收。

【注意事项】

1. 支气管哮喘、心源性休克、心传导阻滞（二至三度房室传导阻滞）、重度心力衰竭、窦性心动过缓患者禁用。

2. 糖尿病、肝功能不全、甲状腺功能减退、雷诺综合征或其他周围血管疾病、肾功能衰退者、孕妇及哺乳期妇女慎用。

3. 可出现眩晕、神志模糊、精神抑郁、反应迟钝等中枢神经系统不良反应。

【患者用药指导】

1. 甲亢患者用该品也不可骤停，否则使甲亢症状加重。

2. 本品可通过胎盘进入胎儿体内，有报道妊娠高血压者用后可致宫内胎儿发育迟缓，分娩时无力造成难产，新生儿可产生低血压、低血糖、呼吸抑制及心率减慢，尽管也有报告对母亲及胎儿均无影响，但必须权衡利弊，不宜作为孕妇第一线治疗药物。

【应急措施】

一般情况下，如药物过量应尽快排空胃内容物，预防吸入性肺炎。心动过缓时给予阿托品，慎用异丙肾上腺素；必要时安装心脏起搏器。室性期前收缩给予利多卡因或苯妥英钠。心力衰竭时服用洋地黄或利尿剂。低血压时给予升压药，例如去甲肾上腺素或肾上腺素。支气管哮喘给予肾上腺素或氨茶碱。透析无法排出本品。

二、甲状腺功能减退

(一)疾病简介

妊娠合并甲状腺疾病的危害逐渐被人们认识，甲状腺疾病在育龄妇女中较为常见，是仅次于妊娠期糖尿病的第二大妊娠期内分泌疾病。妊娠期母体和胎儿对甲状腺激素的需求增加。健康的孕妇通过下丘脑 - 垂体 - 甲状腺轴的自身调节，可增加内源性甲状腺激素的产生和分泌。母体对甲状腺激素需要量的增加发生在妊娠 4~6 周，以后逐渐升高，直至妊娠 20 周达到稳定状态，持续保持至分娩。

妊娠期甲状腺功能减退(简称甲减)包括临床甲状腺功能减退和亚临床甲状腺功能减退。

国外多数研究表明，妊娠期临床甲减会增加妊娠不良结局的风险，对胎儿神经智力发育也可能有不良影响。妊娠不良结局包括早产、低体重儿和流产等。未经治疗临床甲减孕妇的胎儿死亡、流产、循环系统畸形和低体重儿的发生率显著增加。当妊娠期临床甲减接受有效治疗后，目前没有证据表明会发生妊娠不良结局和危害胎儿智力发育。

妊娠期亚临床性甲状腺功能减退(subclinical hypothyroidism, SCH)是指孕妇血清 TSH 水平高于妊娠期特异的参考值上限，而 FT_4 水平在妊娠期特异的参考值范围内。妊娠期亚临床甲减增加不良妊娠结局发生的危险。研究发现,未经治疗的亚临床甲减孕妇的不良妊娠结局风险升高 2~3 倍。研究发现,高 TSH 水平增加了流产风险,对 TPOAb 阳性和 TSH > 2.5mIU/L 的孕妇给予左甲状腺素(L-T$_4$)干预,可以降低发生不良妊娠结局的风险。妊娠期亚临床甲减对胎儿神经智力发育的影响尚不明确。

（二）临床特点

1. 妊娠合并甲减的症状,最常见的有疲乏、软弱、无力、嗜睡、神情淡漠、情绪抑郁、反应缓慢;还可出现脱发、皮肤干燥、出汗少;虽食欲差但体重仍有增加;肌肉强直疼痛,可能出现手指和手有疼痛与烧灼感,或麻刺样感觉异常症状;心搏缓慢而弱,心音降低,少数有心悸、气促;声音低沉或嘶哑;深腱反射迟缓期延长。体征为行动、言语迟钝;皮肤苍白、干燥、无弹性,晚期皮肤呈凹陷性水肿;毛发稀少干枯、无光泽;甲状腺呈弥漫性或结节状肿大。

2. 妊娠合并甲减易发生流产、死胎、低体重儿、胎儿宫内发育停滞。

3. 亚临床甲减在早期甲减临床症状不典型,T$_3$、T$_4$正常或稍低,TSH 轻度增高,排除实验室误差后,可诊断甲减。

4. 甲减患者常有贫血(30%~40%),由于红细胞生成率下降,故多为正细胞性贫血;也有因维生素 B$_{12}$ 或叶酸缺乏而出现巨幼细胞贫血;如出现小细胞性贫血则多为同时存在缺铁所致,白细胞及血小板计数基本正常,但偶有因血小板功能异常而易发生出血。

（三）治疗原则

1. 一旦明确诊断孕妇合并甲减,应立即予以治疗,要求在妊娠全过程维持正常的甲状腺激素水平。最理想的是在怀孕前即予以治疗,达到正常甲状腺激素水平后才怀孕。

2. 妊娠后仍须严密观察，因有些孕妇需要更大的替代剂量才能维持正常的甲状腺激素水平。

3. 妊娠期给予营养指导，注意胎儿宫内发育迟缓的发生及治疗。

4. 妊娠 37 周收入院，每周行无刺激胎心监护（NST）检查。

5. 甲减孕妇常易发生过期妊娠，虽不需要预产期前终止妊娠，但以不超过 41 周为宜，40 周后进行引产。

6. 妊娠期临床甲减的血清 TSH 治疗目标是：T1 期 0.1~2.5mIU/L，T2 期 0.2~3.0mIU/L，T3 期 0.3~3.0mIU/L。一旦确定临床甲减，立即开始治疗，尽早达到上述治疗目标。

（四）治疗药物

左甲状腺素钠（Levothyroxine Sodium）

【临床应用】

用于各种原因引起的甲状腺功能减退症的长期替代治疗。

【用法用量】

口服：50~100μg，根据患者的反应，每 2~4 周复查甲状腺功能，每次增加剂量 25~50μg，直到达标，即促甲状腺激素（TSH）在妊娠期的正常值范围。

【操作要点】

1. 开始治疗时，应经常监测患者的血糖水平，如需要应该调整抗糖尿病药物的剂量。

2. 本品与香豆素类抗凝血药（如华法林）合用，能够取代抗凝血药与血浆蛋白的结合，从而增强其作用。因此，应定期监测凝血指标，必要时应调整抗凝血药的剂量。

3. 含铝药物（抗酸药）可能降低本品的作用，因此，应在服用含铝药物之前至少 2 小时服用本品。

4. 合并心脏疾病者需要缓慢增加剂量。对于严重临床甲减的患者，在开始治疗的数天内给予两倍替代剂量。

5. 本品可增加儿茶酚胺受体敏感性，因此会增加三环类抗抑郁药物反应。

【注意事项】

1. 对本品过敏、未经治疗的肾上腺功能不足、垂体功能不足和甲状腺毒症患者禁用。

2. 治疗开始时剂量增加过快，可能出现下列甲状腺功能亢进的临床症状，包括心动过速、心悸、心律失常、心绞痛、头痛、肌肉无力和痉挛、潮红、发热、呕吐、月经紊乱、假脑瘤、震颤、坐立不安、失眠、多汗、体重下降和腹泻。在上述情况下，应该减少患者的每日剂量或停药几天。一旦上述症状消失后，患者应小心地重新开始药物治疗。

【患者用药指导】

1. 妊娠过程中尽可能维持甲状腺功能正常，药物治疗的同时及时给予营养指导，提醒孕妇补充碘。

2. 逐渐增加口服剂量，直至维持剂量。

【应急措施】

药物过量的症状包括强烈的 β 拟交感神经效应，如心动过速、焦虑、激动和运动过度，使用 β 受体拮抗药能够缓解这些症状。极度药物过量的情况可以使用血浆除去法。

第六节　妊娠合并贫血

贫血是妊娠期较常见的并发症，属高危妊娠范畴。妊娠期血红蛋白在 110g/L、HCT < 30% 以下者称妊娠期贫血，血红蛋白 < 60g/L 为重度贫血。易发生贫血性心脏病，甚至导致贫血性心力衰竭，可能危及母婴生命。

第二十一章　妊娠并发症

一、妊娠合并缺铁性贫血

(一)疾病简介

缺铁性贫血(iron deficiency anemia, IDA)是妊娠期最常见的贫血,约占妊娠贫血的95%。由于胎儿生长发育及妊娠期血容量增加,尤其在妊娠中、晚期,孕妇对铁摄取不足或吸收不良,均可引起贫血。缺铁性贫血后将对孕妇及胎儿带来不同程度的影响,严重贫血易造成围生儿及孕产妇的死亡,应高度重视。

(二)临床特点

1. 隐性缺铁　铁贮存降低,但红细胞数量、血红蛋白含量、血清铁蛋白均在正常范围内,临床无贫血表现。

2. 早期缺铁性贫血　缺铁继续发展,导致红细胞生成量减少,但每个红细胞内仍有足量的血红蛋白,即"正红细胞性贫血",临床上可有轻度贫血的症状如皮肤、黏膜稍苍白、疲倦、乏力、脱发,指甲异常,舌炎等。

3. 重度缺铁性贫血　缺铁加重,骨髓幼红细胞可利用的铁完全缺乏,骨髓造血发生明显障碍,红细胞数量进一步下降,每个红细胞不能获得足够的铁以合成血红蛋白,导致低色素小红细胞数量增多,即"小细胞低色素性贫血",表现为面色苍白、水肿、乏力、头晕、耳鸣、心慌气短、食欲减退、腹胀、腹泻等典型症状,甚或伴有腹水。

(三)治疗原则

1. 妊娠期缺铁性贫血的治疗原则是补充铁剂和祛除导致缺铁加重的因素。一般性治疗包括增加营养,鼓励孕妇进高蛋白及含铁丰富的食物。如黑木耳、海带、紫菜、猪(牛)肝、豆类、蛋类食品等。此类食品不但含铁丰富,而且容易吸收。

2. 补充铁剂　以口服给药为主,富马酸亚铁、硫酸

625

亚铁、琥珀酸亚铁、乳酸亚铁、枸橼酸铁铵和多糖铁复合物，其安全有效、简单易行、价格低廉。上述口服铁剂补充后5~7天，血网织红细胞开始上升，7~12天达高峰，可达10%~15%，随之血红蛋白和血细胞比容逐渐升高，示服铁剂有效。待血红蛋白明显上升以后，则可逐渐减少用量。但为满足妊娠的需要，充分补充体内铁的贮存，应维持治疗到产后3个月。如果规则用药后3周，血象仍无明显改善，则应考虑是否为缺铁性贫血。对妊娠后期重度缺铁性贫血或患者因严重胃肠道反应而不能接受口服给药者，可用右旋糖酐铁或山梨醇铁。给药途径为深部肌内注射，首次给药应从小剂量开始，局部反应较少，但全身反应较重。

3. 输血　当血红蛋白≤60g/L、接近预产期或短期内需行剖宫产术者，应小量、多次、慢速输红细胞悬液或全血，以避免加重心脏负担诱发急性左心衰竭。

4. 积极预防产后出血，产后应用抗生素预防感染。常用头孢唑林，其属于第一代头孢菌素，对不产青霉素酶和产青霉素酶金黄色葡萄球菌、凝固酶阴性葡萄球菌、A群溶血性链球菌、肺炎链球菌和草绿色链球菌等革兰阳性球菌的部分菌株具良好抗菌作用。

（四）治疗药物

富马酸亚铁（Ferrous Fumarate）

【临床应用】

用于各种原因（如慢性失血、营养不良、妊娠、儿童发育期等）引起的缺铁性贫血。

【用法用量】

口服：预防用，一日200mg；治疗用，一次200~400mg，一日3次，餐后服。

【操作要点】【注意事项】【患者用药指导】【应急措施】见第十三章第一节前置胎盘

硫酸亚铁（Ferrous Sulfate）

【临床应用】

用于各种原因（如慢性失血、营养不良、妊娠、儿童发育期等）引起的缺铁性贫血。

【用法用量】

口服：预防用，一次 0.3g，一日 1 次；治疗用，一次 0.3g，一日 3 次，餐后服。

【操作要点】【注意事项】【患者用药指导】【应急措施】见第十三章第一节前置胎盘

琥珀酸亚铁（Ferrous Succinate）

【临床应用】

用于缺铁性贫血的预防和治疗。

【用法用量】

口服：预防用，一次 0.1g，一日 1 次；治疗用，一次 0.1g，一日 3 次。

【操作要点】【注意事项】【患者用药指导】【应急措施】见第十三章第一节前置胎盘

乳酸亚铁（Ferrous Lactate）

【临床应用】

用于缺铁性贫血的预防和治疗。

【用法用量】

口服：一次 1~2 粒（每粒 0.15g），一日 3 次；片剂：一次 0.3g，一日 3 次；口服液：成人一次 10~20ml，一日 3 次。餐后服用。

【操作要点】

1. 维生素 C 与本品同服，有利于本品吸收，但也易致胃肠道反应。

2. 与稀盐酸合用，有助于铁剂的吸收，因后者可促

627

进三价铁离子转为亚铁离子，对胃酸缺乏患者尤适用。

3. 本品与磷酸盐类、四环素类及鞣酸等同服，可妨碍铁的吸收。

4. 本品可减少左旋多巴、卡比多巴、甲基多巴及喹诺酮类药物的吸收。

5. 口服铁剂期间，不宜同时注射铁剂，以免发生毒性反应。

【注意事项】

1. 对铁剂过敏者禁用；肝功能严重损害者，尤其伴有未经治疗的尿路感染者禁用；血友病患者禁用。

2. 过敏体质者、酒精中毒、肝炎、急性感染、肠道炎症、胰腺炎等患者慎用；胃与十二指肠溃疡、溃疡性肠炎患者慎用。

3. 可见胃肠道不良反应，如恶心、呕吐、上腹疼痛、便秘。

4. 用于日常补铁时，应采用预防量。

5. 本品可减少肠蠕动，引起便秘，并排黑便。

【患者用药指导】

1. 不应与含鞣酸（如浓茶）饮料同服，因易产生沉淀，从而影响铁的吸收。

2. 如服用过量或出现严重不良反应，请立即就医。

3. 本品宜在餐后或饭时服用，以减轻胃部刺激。

4. 治疗剂量不得长期使用，应在医师确诊为缺铁性贫血后使用，且治疗期间应定期检查血象和血清铁水平。

5. 使用铁剂后，血清结合转铁蛋白或铁蛋白增高（易导致对贫血的漏诊），大便隐血试验阳性（易与上消化道出血相混淆）。

6. 如正在使用其他药品，使用本品前请咨询医师或药师。

7. 当药品性状发生改变时禁止服用。

【应急措施】

1. 一旦发生过敏性休克，必须就地抢救，予以保持气道通畅、吸氧及肾上腺素、糖皮质激素类药物等治疗措施。

2. 使用本品过量可引起胃炎、肠炎，患者可有严重呕吐、腹泻及腹痛，从而导致血压下降、代谢性酸中毒，甚至出现昏迷。24~48 小时后，严重中毒可进一步发展至休克、血容量不足、肝损害及心血管衰竭，患者可出现全身抽搐。中毒晚期症状表现为皮肤湿冷、发绀、嗜睡、极度疲乏及虚弱、心动过速。用药后如出现急性中毒表现，应立即给予喷替酸钙钠或去铁胺对抗。中毒解救后，可能会有幽门或贲门狭窄、肝损害或中枢神经系统病变等后遗症，故须尽早处理。

枸橼酸铁铵（Ammonium Ferric Citrate）

【临床应用】

用于各种原因如慢性失血、营养不良、妊娠、儿童发育期等引起的缺铁性贫血。

【用法用量】

口服：一次 10~20ml，一日 3 次。预防量为治疗量的 1/5。

【操作要点】【注意事项】【患者用药指导】【应急措施】参见乳酸亚铁。

多糖铁复合物（Iron Polysaccharide Complex）

【临床应用】

用于治疗单纯性缺铁性贫血。

【用法用量】

口服：一次 150mg，一日 1~2次。

【操作要点】【注意事项】【患者用药指导】【应急措施】见第十三章第一节前置胎盘

右旋糖酐铁（Iron Dextran）

【临床应用】

适用于不能口服铁剂或口服铁剂治疗不满意的缺铁性贫血。

【用法用量】

肌内注射：一次 100~200mg 铁，根据补铁总量确定，一周 2~3 次。肌内注射不需稀释。

【操作要点】

1. 任何本品的肠道外给药都可能引起致命性的过敏反应。对药物有过敏史的患者这种可能性增加。本品只能在可立即采取紧急措施的情况下给药。

2. 本品的主要不良反应为过敏反应，可在给药后的几分钟内发生。因此建议在给予患者初次剂量前先给予 0.5ml 右旋糖酐铁（相当于 25mg 铁），如 60 分钟后无不良反应发生，再给予剩余的剂量。

3. 注射本品后血红蛋白未见逐步升高者应即停药。

4. 本品不能和口服铁制剂同时使用，因为口服铁的吸收会降低。

5. 本品可能会导致血浆胆红素水平的提高和血浆钙水平的降低。

6. 给有自身免疫性疾病或有炎症的患者用药，可能会引起Ⅲ型变态反应。

7. 本品注射后，可产生局部疼痛及色素沉着，同一部位反复肌内注射可出现肉瘤。

【注意事项】

1. 非缺铁性贫血（如溶血性贫血）、铁超负荷或铁利用紊乱者禁用，已知对铁单糖或双糖的过度敏感者禁用。

2. 肝肾功能严重损害、铁负荷过高、血色病或含铁血黄素沉着症患者禁用。

3. 酒精中毒、肝炎、急性感染、肠道炎症、胰腺炎、胃与十二指肠溃疡、溃疡性肠炎患者慎用。

4. 急性过敏反应表现为呼吸困难、潮红、胸痛和低血压。发生率约 0.7%，缓慢注射可降低急性严重反应。过敏反应一般出现在给予试验剂量时间内。最常见的不良反应是皮肤瘙痒（1.5%）、呼吸困难（1.5%）。其他不良反应有胸痛（1.0%）、恶心（0.5%）、低血压（0.5%）、淋巴结肿大（0.5%）、消化不良（0.5%）、腹泻（0.5%）、潮红（0.3%）、头痛（0.3%）、心脏停搏（0.2%）、关节肌肉疼痛（0.2%）等。

【患者用药指导】

1. 肠道外途径给予铁剂可能引起过敏或中毒反应。

2. 有动物和人体的资料显示，在同一部位反复肌内注射可出现肉瘤。

3. 血浆铁蛋白在注射后 7~9 天达到峰浓度，而在3 周后又缓慢地回到基线。

4. 测定骨髓的铁储备在本品治疗的延长期没有意义，因为残留的本品可能滞留于单核 - 吞噬细胞。

【应急措施】

1. 一旦发生过敏性休克，必须就地抢救，予以保持气道通畅、吸氧及给用肾上腺素、糖皮质激素类药物等治疗措施。

2. 用药后如出现急性中毒表现，应立即给予喷替酸钙钠或去铁胺对抗。中毒解救后，可能会有幽门或贲门狭窄、肝损害或中枢神经系统病变等后遗症，故须尽早处理。

【典型案例】

患者，女，30 岁，足月分娩第 2 天，查血细胞分析 Hb 9.0g/L，遵医嘱首次肌内注射右旋糖酐铁注射液 50mg，5 分钟后患者自诉胸闷、后背部疼痛、咽部阻塞感及呼吸困难，继之出现休克，患者面部肌肉、耳廓僵硬、水肿。该患者发生过敏反应后，即刻汇报医生同时开通静脉通道给予地塞米松10mg入液体静脉滴注,肾上腺素1mg皮下注射,盐酸异丙嗪25mg肌内注射,给予吸氧,监测生命体征,严密观察病情变化。5分钟后逐渐恢复意识及自主呼吸,24小时后面部肌肉僵硬、水肿完全消退,康复出院,无后遗症。

　　分析点评:右旋糖酐铁为抗贫血药,临床上主要用于需迅速纠正缺铁、不能口服铁剂或口服铁剂吸收不良的贫血患者。主要不良反应为过敏反应。急性过敏反应表现为呼吸困难、潮红、胸痛和低血压,发生率约0.7%。

　　重要提示:右旋糖酐注射液的过敏反应大多发生在首次使用5分钟内,应用时需密切观察。治疗期间指导患者多食绿色蔬菜和含铁量高的食物,如蛋黄、牛肉、肝、肾、海带、豆类等;每天喝水不少于2L,以便按时排出体内毒素;勿饮浓茶及咖啡。

山梨醇铁(Iron Sorbitex)

【临床应用】

　　一般不作首选铁剂。主要用于预防和治疗各种不宜口服铁剂者,如溃疡性结肠炎;或口服治疗无效的缺铁性贫血;或者是需要迅速纠正贫血状况者。

【用法用量】

深部肌内注射:一次50mg,每1~3日注射1次。

【操作要点】

　　1. 需深部肌内注射,进针及出针速度要快,以免药液渗出至皮下。

　　2. 不宜同时口服铁剂,以免发生毒性反应。

　　3. 注射本品后,血红蛋白未见逐渐升高应即停药。

　　4. 本品不能静脉注射。

【注意事项】

　　1. 血色病或含铁血黄素沉着症、溶血性贫血、已知对铁过敏者及肝肾功能损害者禁用。

2. 本品注射后有金属味、注射局部疼痛及药物外渗；少数患者可有发热、心动过速及关节痛等过敏反应。

3. 有报道，个别患者因肌内注射本品出现过敏性休克和(或)心脏毒性而死亡。

【患者用药指导】

1. 肠道外途径给予铁剂可能引起过敏或中毒反应。

2. 有动物和人体的资料显示，在同一部位反复肌内注射可出现肉瘤。

【应急措施】

1. 一旦发生过敏性休克，必须就地抢救，予以保持气道通畅、吸氧及给用肾上腺素、糖皮质激素类药物等治疗措施。

2. 用药后如出现急性中毒表现，应立即给予喷替酸钙钠或去铁胺对抗。中毒解救后，可能会有幽门或贲门狭窄、肝损害或中枢神经系统病变等后遗症，故须尽早处理。

头孢唑林(Cefazolin)

【临床应用】

适用于治疗敏感细菌所致的感染，也可作为外科手术前的预防用药。

【用法用量】

1. 肌内注射 临用前加灭菌注射用水或氯化钠注射液溶解后使用。

2. 静脉注射 临用前加适量注射用水完全溶解后于3~5分钟静脉缓慢推注。

3. 静脉滴注 加适量注射用水溶解后，再用氯化钠或葡萄糖注射液100ml稀释后静脉滴注。

4. 成人常用剂量 一次0.5~1g，一日2~4次，严重感染可增加至一日6g，分2~4次静脉给予。或遵医嘱。

5. 肾功能减退者的肌酐清除率大于55ml/min时，

仍可按正常剂量给药。肌酐清除率为 35~54ml/min 时，每 8 小时 0.5g；肌酐清除率为 11~34ml/min 时，每 12 小时 0.25g；肌酐清除率小于 10ml/min 时，每 18~24 小时 0.25g。所有不同程度肾功能减退者的首次剂量为 0.5g。

【操作要点】【注意事项】【患者用药指导】【应急措施】见第十二章第三节卵巢囊肿蒂扭转

二、妊娠合并巨幼细胞贫血

（一）疾病简介

又称叶酸缺乏性贫血，主要由叶酸和（或）维生素 B_{12} 缺乏所引起，以叶酸缺乏为主，单纯维生素 B_{12} 缺乏更为少见。叶酸缺乏增加了胎儿神经管畸形的发生率。严重者可引起流产、早产、死产、胎儿宫内发育受限及妊娠高血压疾病等。孕妇可发生贫血性心脏病，甚至死亡。

（二）临床特点

除一般贫血症状外，有以下特点：

1. 多发生于妊娠晚期，约 50% 发生于孕 31 周后，其余发生于产褥期；一般常见于 30 岁左右，经产妇多于初产妇，多胎多于单胎，25% 患者在下次妊娠时易再发。

2. 起病急，贫血多为中度或重度。多表现为头昏、疲乏无力、全身水肿。

3. 消化道症状明显，1/2 患者有恶心、食欲减退、呕吐及腹泻，1/3 患者伴有舌唇疼痛，急性发作时舌尖及舌边缘疼痛明显，舌面呈鲜红色，所谓"牛肉样舌"，可出现血性水泡或浅小溃疡，进一步舌乳头萎缩成"光舌"。

4. 因维生素 B_{12} 缺乏可致周围神经炎，表现为乏力、手足麻木、感觉障碍、行走困难等周围神经炎及亚急性或慢性脊髓后束侧束联合病变等神经系统症状。

5. 对妊娠的影响　如及时处理预后较好；如不及时处理，重症者可引起流产、早产、胎盘早剥、胎儿生长受限、死胎等并发症，常伴有呕吐、水肿、高血压、蛋白尿；

在产褥期发生贫血的,多于产后第 1 周,因在原有缺乏叶酸的基础上哺乳期加重叶酸的缺少,如不及时补充则常诱发贫血症状。有明显出血和感染倾向,胎儿神经管畸形发生率明显增加。

(三)治疗原则

1. 加强孕期营养指导,改变不良饮食习惯,多食新鲜蔬菜、水果、瓜豆类、肉类、动物肝及肾等食物。

2. 确诊为巨幼细胞贫血孕妇,应补充叶酸,直至症状消失、贫血纠正。有神经系统症状者,单独用叶酸有可能使神经系统症状加重,应及时补充维生素 B_{12}。

3. 血红蛋白 ≤ 60g/L 时,应少量间断输新鲜血或红细胞悬液。

4. 分娩时避免产程延长,预防产后出血和感染。

(四)治疗药物

叶酸(Folic Acid)

【临床应用】

预防胎儿先天性神经管畸形;妊娠期、哺乳期妇女预防用药。

【用法用量】

口服:一次 15mg,一日 1 次;肌内注射:一次 10~30mg,一日 1 次。直至症状消失、贫血纠正。

【操作要点】

1. 大剂量本品能拮抗苯巴比妥、苯妥英钠和扑米酮的抗癫痫作用,可使癫痫发作的临界值明显降低,并使敏感患者的发作次数增多。

2. 口服大剂量本品,可以影响微量元素锌的吸收。

3. 静脉注射较易致不良反应,故不宜采用;肌内注射时,不宜与维生素 B_1、维生素 B_2、维生素 C 同管注射,因可抑制本品的吸收。

4. 与考来替泊合用,可能会降低本品的生物利用度,因后者可与本品结合。

5. 与柳氮磺吡啶合用,可减少本品的吸收。

6. 与胰酶合用,可能会干扰本品的吸收,故服用胰酶的患者需补充本品。

7. 如与其他药物同时使用可能会发生药物相互作用,详情请咨询医师或药师。

【注意事项】

1. 对本品及代谢产物过敏者禁用,过敏体质者慎用。

2. 疑有叶酸盐依赖性肿瘤的育龄妇女慎用。

3. 不良反应较少,罕见过敏反应。长期用药可出现厌食、恶心、腹胀等胃肠道症状。

4. 大量服用本品时,可使尿液呈黄色。

5. 营养性巨幼细胞贫血常合并缺铁,应同时补充铁,并补充蛋白质及其他维生素 B 族。

6. 恶性贫血及疑有维生素 B_{12} 缺乏的患者,不单独用本品,因这样会加重维生素 B_{12} 的负担和神经系统症状。

7. 一般不用维持治疗,除非是吸收不良的患者。

【患者用药指导】

1. 请严格按照用法用量服用,如需加量,请咨询医师。

2. 服用本品期间,服用其他含有本品的复合维生素类药物或保健食品请咨询医师。

3. 本品性状发生改变时禁止使用。

4. 请将本品放在儿童不能接触的地方。

5. 如正在使用其他药品,使用本品前请咨询医师或药师。

维生素 B_{12}（Vitamin B_{12}）

【临床应用】

主要用于因内因子缺乏所致的巨幼细胞贫血,也可用于亚急性联合变性神经系统病变,如神经炎的辅助治疗。

【用法用量】

肌内注射:100~200μg,一日 1 次,2 周后改为一周 2 次,直至血红蛋白值恢复正常。

【操作要点】

1. 氨基水杨酸、氯霉素可减弱本品的作用。

2. 本品可致过敏反应,甚至过敏性休克,不宜滥用。

3. 肌内注射偶可引起皮疹、瘙痒、腹泻及过敏性哮喘,但发生率较低。

【注意事项】

1. 对本品过敏者禁用。

2. 家族遗传性球后视神经炎(利伯病)及抽烟性弱视症者,因血清中维生素 B_{12} 异常升高,使用本品可迅速加剧视神经萎缩,应禁用。

3. 痛风患者慎用,因用药后核酸降解加速,血尿酸升高,可诱发痛风发作。

4. 肌内注射偶可引起皮疹、瘙痒、腹泻及过敏性哮喘,但发生率低,极个别有过敏性休克。

5. 痛风患者使用本品可能发生高尿酸血症。

6. 长期应用可出现缺铁性贫血。

【患者用药指导】

1. FDA 对本品的妊娠安全性分级为 C 级。

2. 治疗巨幼细胞贫血,在起始 48 小时,宜查血钾,以防止低钾血症。

3. 有条件时,用药过程中应监测血中本品浓度。

腺苷钴胺(Cobamamide)

【临床应用】

主要用于巨幼细胞贫血、营养不良性贫血、妊娠期贫血、多发性神经炎、神经根炎、三叉神经痛、坐骨神经痛、神经麻痹,也可用于营养性疾患以及放射线和药物引起的白细胞减少症的辅助治疗。

【用法用量】

1. 口服　一次 0.5~1.5mg,一日 3 次。

2. 肌内注射　一次 0.5~1.5mg,一日 1 次。

【操作要点】

1. 不宜与氯丙嗪、维生素 C、维生素 K 等混合于同一容器中。

2. 氯霉素减少本品吸收。

3. 考来烯胺(消胆胺)可结合维生素 B_{12} 减少吸收。

4. 与葡萄糖液有配伍禁忌。

5. 与对氨基水杨酸钠不能并用。

6. 本品注射用制剂遇光易分解,溶解后要尽快使用,本品性状发生改变时禁止使用。

7. 若将褐色西林瓶直接放置,药物会受光分解,请在临用之前打开遮光包装。

【注意事项】

1. 对本品过敏者禁用,过敏体质者慎用。

2. 神经系统损害者在诊断未明前慎用。

3. 心脏病患者慎用。

4. 口服给药偶可引起过敏反应。

5. 肌内注射偶可引起皮疹、瘙痒、腹泻、过敏性哮喘,极少有过敏性休克。

【患者用药指导】

1. 第 1 次使用本品前应咨询医师,治疗期间应定期去医院检查。

2. 孕妇及哺乳期妇女应在医师指导下使用。

3. 治疗后期可能出现缺铁性贫血,应补充铁剂。

头孢唑林(Cefazolin)

【临床应用】

适用于治疗敏感细菌所致的感染,也可作为外科手术前的预防用药。

【用法用量】

1. 肌内注射　临用前加灭菌注射用水或氯化钠注射液溶解后使用。

2. 静脉注射　临用前加适量注射用水完全溶解后于 3~5 分钟静脉缓慢推注。

3. 静脉滴注　加适量注射用水溶解后,再用氯化钠或葡萄糖注射液 100ml 稀释后静脉滴注。

4. 成人常用剂量　一次 0.5~1g,一日 2~4 次,严重感染可增加至一日 6g,分 2~4 次静脉给予。或遵医嘱。

5. 肾功能减退者的肌酐清除率大于 55ml/min 时,仍可按正常剂量给药。肌酐清除率为 35~54ml/min 时,每 8 小时 0.5g;肌酐清除率为 11~34ml/min 时,每 12 小时 0.25g:肌酐清除率小于 10ml/min 时,每 18~24 小时 0.25g。所有不同程度肾功能减退者的首次剂量为 0.5g。

【操作要点】【注意事项】【患者用药指导】【应急措施】见第十二章第三节卵巢囊肿蒂扭转

第七节　妊娠合并血小板减少

一、疾病简介

妊娠合并血小板减少分原发性(特发性)和继发性两种,前者是一种自身免疫性疾病,由脾脏产生抗体,即血小板相关免疫球蛋白与血小板表面结合,使血小板在脾脏内破坏;少数由肝脏和骨髓的巨噬细胞破坏,使血小板减少。抗血小板抗体属 IgG(免疫球蛋白 G),可以通过胎盘,引起胎儿、新生儿的血小板减少,使新生儿出生时血小板暂时性降低,增加了严重出血尤其是颅内出血的危险。后者常与子痫前期或子痫、胎盘早剥致 DIC 或病毒感染、药物过敏、变态反应疾病等有关。

二、临床特点

主要表现是皮肤黏膜出血或贫血。轻者仅有四肢及躯干皮肤的出血点、紫癜及瘀斑、鼻出血、牙龈出血,严重者可出现消化道、生殖道、视网膜及颅内出血。实验室检查,血小板低于 $100 \times 10^9/L$。一般血小板低于 $50 \times 10^9/L$ 时才有临床症状。

三、治疗原则

1. **妊娠期处理**　免疫性血小板减少症患者一旦妊娠一般不必终止,只有当严重血小板减少并未获缓解者、在妊娠早期就需要用肾上腺皮质激素治疗者,可考虑终止妊娠。妊娠期间治疗原则与单纯免疫性血小板减少症患者相同,用药时尽可能减少对胎儿的不利影响。除支持疗法、纠正贫血外,可根据病情进行下述治疗:肾上腺皮质激素是治疗免疫性血小板减少症的首选药物,该药能减轻血管壁通透性,减少出血,抑制抗血小板抗体的合成及阻断巨噬细胞破坏已被抗体结合的血小板;输注丙种球蛋白可竞争性抑制单核-巨噬细胞系统的 Fc 受体与血小板结合,减少血小板破坏;在血小板 $< 10 \times 10^9/L$、有出血倾向、为防治重要器官出血(脑出血)时,可输注血小板或新鲜血;如激素治疗无改善,且有严重出血倾向,血小板 $< 10 \times 10^9/L$,可考虑脾切除,有效率达 70%~90%。

2. **分娩期处理**　分娩方式原则上以阴道分娩为主,另免疫性血小板减少症孕妇有一部分胎儿血小板减少,经阴道分娩时有发生新生儿颅内出血的危险,故免疫性血小板减少症孕妇剖宫产的临床应用可适当放宽。剖宫产时,产前或术前应用大剂量皮质激素——氢化可的松或地塞米松,并准备好新鲜血或血小板,防治产道裂伤,认真缝合伤口。

3. 产后处理 妊娠期应用皮质激素治疗者,产后应继续应用。孕妇常伴有贫血及抵抗力低下,产后应预防感染。

四、治疗药物

泼尼松(Prednisone)

【临床应用】

主要用于过敏性与自身免疫性炎症性疾病。适用于结缔组织病、系统性红斑狼疮(SLE)、重症多肌炎、严重的支气管哮喘、皮肌炎、血管炎等过敏性疾病,急性白血病,恶性淋巴瘤。

【用法用量】

口服:一日 40~100mg,分次或顿服。一般应用 3~6 周,如血小板计数已恢复正常,逐步将剂量减至维持量,一日 10~20mg,一般维持 3~6 个月。

【操作要点】

1. 用药期间注意肝、肾功能及高血压、高尿酸血症、高钾血症等,有条件者应测血药浓度,调整剂量,血肌酐较用药前升高 30%,需要减药或停药。

2. 在减药过程中,如果病情不稳定,可暂时维持原剂量不变或酌情增加剂量或加用免疫抑制剂联合治疗。可选用的免疫抑制剂如环磷酰胺、硫唑嘌呤、甲氨蝶呤等,联合应用以便更快地诱导病情缓解和巩固疗效,并避免长期使用较大剂量激素导致的严重不良反应。

3. 重型 SLE 的治疗主要分 2 个阶段,即诱导缓解和巩固治疗。诱导缓解目的在于迅速控制病情,阻止或逆转内脏损害,力求疾病完全缓解,但应注意过分免疫抑制诱发的并发症,尤其是感染。

4. 非甾体消炎镇痛药可加强其致溃疡作用。

5. 本品可增强对乙酰氨基酚的肝毒性。

6. SLE 患者终止妊娠时糖皮质激素的使用　对于病情稳定的、口服糖皮质激素剂量相当于泼尼松每天 5mg 者进行正常分娩或剖宫产手术时均不需要额外增加激素的剂量。但对于口服泼尼松每天 5mg（或相当剂量）以上者，均应该在围手术期调整激素的使用剂量。

【注意事项】

糖皮质激素在应用生理剂量替代治疗时无明显不良反应，不良反应多发生在应用药理剂量时，而且与疗程、剂量、用药种类、用法及给药途径等有密切关系。常见不良反应有以下几类：

1. 结核病、急性细菌性或病毒性感染患者慎用。必要应用时，必须给予适当的抗感染治疗。

2. 糖尿病、骨质疏松症、肝硬化、肾功能不良、甲状腺功能减退患者慎用。

3. 对有细菌、真菌、病毒感染者，应在应用足量敏感抗微生物药物的同时谨慎使用。

4. 长程用药可引起以下副作用　医源性库欣综合征面容和体态、体重增加、下肢水肿、紫纹、易出血倾向、创口愈合不良、痤疮、月经紊乱、肱或股骨头缺血性坏死、骨质疏松或骨折（包括脊椎压缩性骨折、长骨病理性骨折）、肌无力、肌萎缩、低钾血症、胃肠道刺激（恶心、呕吐）、胰腺炎、消化性溃疡或肠穿孔、青光眼、白内障、良性颅内压增高综合征、糖耐量减退和糖尿病加重。

5. 患者可出现精神症状，如欣快感、激动、不安、谵妄、定向力障碍，也可表现为抑制。

6. 并发感染为糖皮质激素的主要不良反应。以真菌、结核分枝杆菌、葡萄球菌、变形杆菌、铜绿假单胞菌和各种疱疹病毒感染为主。多发生在中程或长程疗法时，但亦可在短期用大剂量后出现。

7. 下丘脑-垂体-肾上腺轴受到抑制，为激素治疗的重要并发症,其发生与制剂、剂量、疗程等因素有关。每日用泼尼松 20mg 以上,历时 3 周以上,以及出现医源性库欣综合征时,应考虑肾上腺功能已受到抑制。

【患者用药指导】

1. 长期服药后,停药前应逐渐减量。

2. 妊娠期妇女使用可增加胎盘功能不全、新生儿体重减少或死胎的发生率,动物实验有致畸作用,应权衡利弊使用。

3. 乳母接受大剂量给药,则不应哺乳,防止药物经乳汁排泄,造成婴儿生长抑制、肾上腺功能抑制等不良反应。

丙种球蛋白(Gamma Immunoglobulin)

【临床应用】

自身免疫性疾病,如原发性血小板减少性紫癜、川崎病。

【用法用量】

静脉输注:一日 400mg/kg,连续 5 日;维持剂量一次 400mg/kg,间隔时间视血小板计数和病情而定,一般一周 1 次。用法:以灭菌注射用水将制品溶解至 IgG 含量为 5%。静脉滴注或以 5% 葡萄糖溶液稀释 1~2 倍作静脉滴注,开始滴注速度为 1ml/min(约 20 滴 / 分)持续 15 分钟后若无不良反应,可逐渐加快速度,最快滴注速度不得超过 3ml/min(约 60 滴 / 分)。

【操作要点】

1. 本品专供静脉输注用,并应单独输注,不得与其他药物混合输注。

2. 严禁用含氯化钠的溶液稀释本品。

3. 本品重溶后如呈现混浊、沉淀、异物或瓶子有裂纹,不得使用。

4. 本品开启后,应一次输注完毕,不得分次输注。

5. 液体制剂为无色或淡黄色澄明液体,可带乳光,不应含有异物、混浊或摇不散的沉淀。

6. 大剂量或给药速度过快时,可见头痛、心悸、恶心和暂时性体温升高。

7. 使用本品时发生不耐受现象,如面色潮红、胸闷、呼吸困难等,应立即停止使用。

【注意事项】

1. 对本品过敏或有其他严重过敏史者禁用。

2. 有抗 IgA(免疫球蛋白 A)抗体的选择性 IgA 缺乏者禁用。

3. 严重酸碱代谢紊乱患者和肾脏疾病患者慎用。

4. 一般无不良反应,极个别患者在输注时出现一过性头痛、心慌、恶心等不良反应,可能与输注速度过快或个体差异有关。上述反应大多轻微且常发生在输液开始的 1 小时内,因此建议在输注的全过程定期观察患者的一般情况和生命体征,必要时减慢或暂停输注,一般不需特殊处理即可自行恢复。个别患者可在输注结束后发生上述反应,一般在 24 小时内均可自行恢复。

5. 偶见过敏反应(如荨麻疹、喉头水肿),严重者可见过敏性休克。

【患者用药指导】

1. 对孕妇用药应慎重,如有必要应用时,应在医师指导和严密观察下使用。

2. 本品为血液制品,虽经过筛检及灭活病毒处理,但仍不能完全排除含有病毒等未知病原体而引起的血源性疾病传播的可能。

【应急措施】

一旦发生过敏性休克,必须就地抢救,予以保持气道通畅、吸氧及给用肾上腺素、糖皮质激素类药物等治疗措施。

头孢唑林（Cefazolin）

【临床应用】

适用于治疗敏感细菌所致的感染，也可作为外科手术前的预防用药。

【用法用量】

1. 肌内注射　临用前加灭菌注射用水或氯化钠注射液溶解后使用。

2. 静脉注射　临用前加适量注射用水完全溶解后于 3~5 分钟静脉缓慢推注。

3. 静脉滴注　加适量注射用水溶解后，再用氯化钠或葡萄糖注射液 100ml 稀释后静脉滴注。

4. 成人常用剂量　一次 0.5~1g，一日 2~4 次，严重感染可增加至一日 6g，分 2~4 次静脉给予。或遵医嘱。

5. 本品用于预防外科手术后感染时，一般为术前 0.5~1 小时肌内注射或静脉给药 1g，手术时间超过 3 小时者术中加用 0.5~1g。术后每 6~8 小时 0.5~1g，至手术后 24 小时止。

6. 肾功能减退者的肌酐清除率大于 55ml/min 时，仍可按正常剂量给药。肌酐清除率为 35~54ml/min 时，每 8 小时 0.5g；肌酐清除率为 11~34ml/min 时，每 12 小时 0.25g；肌酐清除率小于 10ml/min 时，每 18~24 小时 0.25g。所有不同程度肾功能减退者的首次剂量为 0.5g。

【操作要点】【注意事项】【患者用药指导】【应急措施】见第十二章第三节卵巢囊肿蒂扭转

第八节　妊娠合并系统性红斑狼疮

一、疾病简介

系统性红斑狼疮（systemic lupus erythematosus，SLE）是一种全身性的自身免疫性疾病，以免疫性炎症为突出表现的弥漫性结缔组织病。血清中出现以抗核抗体为代表的多种自身抗体和多系统受累是 SLE 的两个主要临床特征。主要发病人群是处于生育年龄阶段的女性。

妊娠生育曾经被列为 SLE 的禁忌证。而今大多数 SLE 患者在疾病控制后，可以安全地妊娠生育。一般来说，在无重要脏器损害、病情稳定 1 年或 1 年以上，细胞毒免疫抑制剂（CTX、MTX 等）停药半年，激素仅用小剂量维持时方可怀孕。非缓解期的 SLE 妊娠生育，存在流产、早产、死胎和诱发母体病情恶化的危险，因此病情不稳定时不应怀孕。SLE 患者妊娠后，需要产科和风湿科医生双方共同随访诊治。妊娠期间如病情活动，应根据具体情况决定是否终止妊娠。如妊娠前 3 个月病情明显活动，建议终止妊娠。

二、临床特点

患者多数隐匿起病，开始仅累及 1~2 个系统，表现轻度的关节炎、皮疹、隐匿性肾炎、血小板减少性紫癜等，部分患者长期稳定在亚临床状态或轻型狼疮，部分患者可由轻型突然变为重症狼疮，更多的则由轻型逐渐出现多系统损害，也有一些患者起病时就累及多个系统，甚至表现为狼疮危象。SLE 的自然病程多表现为病情的加重与缓解交替。

1. SLE 常见临床表现　鼻梁和双颧颊部呈蝶形分布的红斑是 SLE 特征性的改变；SLE 的皮肤损害包括光敏感、脱发、手足掌面和甲周红斑、盘状红斑、结节性红斑、脂膜炎、网状青斑、雷诺现象等。SLE 口或鼻黏膜溃疡常见。对称性多关节疼痛、肿胀，通常不引起骨质破坏。发热、疲乏是 SLE 常见的全身症状。

2. SLE 重要脏器累及的表现

（1）狼疮肾炎（LN）：50%~70% 的 SLE 患者病程中会出现临床肾脏受累，肾活检显示几乎所有 SLE 均有肾脏病理学改变。LN 对 SLE 预后影响甚大,肾衰竭是 SLE 的主要死亡原因之一。

(2)神经精神狼疮:轻者仅有偏头痛、性格改变、记忆力减退或轻度认知障碍;重者可表现为脑血管意外、昏迷、癫痫持续状态等。

(3)血液系统表现:贫血和(或)血细胞减少和(或)血小板减少常见。贫血可能为慢性病贫血或肾性贫血。

(4)心脏、肺部表现:SLE 常出现心包炎,表现为心包积液,但心脏压塞少见。

(5)消化系统表现:SLE 可出现肠系膜血管炎、急性胰腺炎、蛋白丢失性肠炎、肝脏损害等。

(6)其他表现:还包括眼部受累,如结膜炎、葡萄膜炎、眼底改变、视神经病变等。

三、治疗原则

目前 SLE 还没有根治的办法,但恰当的治疗可以使大多数患者达到病情缓解。强调早期诊断和早期治疗,以避免或延缓不可逆的组织脏器的病理损害。SLE 患者一旦确定妊娠,应在产科和免疫风湿科严密随诊,由产科医生和免疫风湿科医生共同管理。

1. 孕前　SLE 患者必须同时满足下述条件才可以考虑妊娠:①病情不活动且保持稳定至少 6 个月。②糖皮质激素的使用剂量为泼尼松一日 15mg(或相当剂量)以下。③24 小时尿蛋白排泄定量为 0.5g 以下。④无重要脏器损害。⑤停用免疫抑制药物如环磷酰胺、甲氨蝶呤、雷公藤、吗替麦考酚酯等至少 6 个月;对于服用来氟米特的患者,建议先进行药物清除治疗后,再停药至少 6 个月后才可以考虑妊娠。

2. 以下情况属于妊娠禁忌证　①严重的肺动脉高压(估测肺动脉收缩压 > 50mmHg,或出现肺动脉高压的临床症状);②重度限制性肺部病变 [用力肺活量

（FVC）＜1L]；③心力衰竭；④慢性肾衰竭（血肌酐＞
2.8mg/dl）；⑤既往有严重的子痫前期或即使经过阿司
匹林和肝素治疗仍不能控制的HELLP综合征；⑥过去
6个月内出现脑卒中；⑦过去6个月内有严重的狼疮病情
活动。

3. 妊娠期近50%的患者会出现病情活动或复发，
对于病情轻度活动的患者，可以将糖皮质激素加量至泼
尼松一日20mg（或相当剂量的其他糖皮质激素，但不建
议使用含氟的糖皮质激素）4周，然后逐渐减量至泼尼松
15mg/d以下维持。妊娠前没有使用羟氯喹（HCQ）的患
者应加用；病情中、重度活动的患者，可采用大剂量泼尼
松治疗或使用甲泼尼龙冲击治疗；使用大剂量糖皮质激
素的时间应尽量短，以控制病情为宜，并尽快将泼尼松
的剂量减至15mg/d以下，没有使用HCQ的患者应加用。
如果病情需要加用免疫抑制剂，尤其是肾脏病变严重需
要进行免疫抑制治疗时，可使用硫唑嘌呤、环孢素或他克
莫司。

四、治疗药物

泼尼松（Prednisone）

【临床应用】

中效肾上腺皮质激素类药物。具有抗炎、抗过敏、
抑制结缔组织增生等作用。用于系统性红斑性狼疮的
治疗。

【用法用量】

口服：对于轻型SLE治疗，小剂量激素泼尼松有助
于控制病情，每天≤10mg。对中度活动型SLE的治疗，
通常每天0.5~1mg/kg，晨起顿服，需要联用其他免疫抑制
剂。重型SLE的治疗，通常激素标准剂量是每天1mg/kg，
病情稳定后2周或疗程8周内，开始以每1~2周减10%

的速度缓慢减量,减至每天 0.5mg/kg 后,减药速度按病情适当调慢;如果病情允许,泼尼松维持治疗的剂量尽量 < 10mg。在减药过程中,如果病情不稳定,可暂时维持原剂量不变或酌情增加剂量或加用免疫抑制剂联合治疗。

【操作要点】【注意事项】【患者用药指导】见第二十一章章第七节妊娠合并血小板减少

泼尼松龙(Prednisolone)

【临床应用】

本品是泼尼松的一种活性代谢产物。具有抗炎、抗过敏、抑制结缔组织增生等作用。用于系统性红斑性狼疮的治疗。

【用法用量】

口服:对于不甚严重的病例,每天 1mg/kg,晨起顿服。若有好转,继续服至 8 周,然后逐渐减量。每 1~2 周减 10%,减至小剂量时(每天 0.5mg/kg),不良反应已不大,在能控制 SLE 活动的前提下,加用免疫抑制剂。

【操作要点】

1. 本品可使血糖升高,减弱口服降血糖药或胰岛素的作用。

2. 苯巴比妥、苯妥英钠、利福平等肝药酶诱导剂可加强皮质激素代谢,故皮质激素需适当增加剂量。

3. 与噻嗪类利尿剂或两性霉素 B 均能促使排钾,合用时注意补钾。

4. 可使水杨酸盐的消除加快而降低其疗效。此外,两药合用更容易导致消化性溃疡。

5. 可使口服抗凝血药效果降低,两药合用时抗凝血药的剂量应适当增加。

【注意事项】

1. 不良反应与一般糖皮质激素类药物相似。本品较大剂量易引起糖尿病、消化道溃疡和类库欣综合征症状，对下丘脑-垂体-肾上腺轴抑制作用较强。并发感染为主要的不良反应。

2. 大剂量或长期使用本类药物，可引起肥胖、多毛、痤疮、血糖升高、高血压、眼压升高、钠水潴留、水肿、低钾血症、精神兴奋、消化性溃疡、骨质疏松、病理性骨折、伤口愈合不量等。

【患者用药指导】

1. 长期使用本类药物后，停药时应逐渐减量，不宜骤停，以免引起复发或出现肾上腺皮质功能不足症状。

2. 糖皮质激素可通过胎盘。动物实验研究证实孕期给药可增加胚胎颚裂、胎盘功能不全、自发性流产和子宫内生长发育迟缓的发生率。

甲泼尼龙（Methylprednisolone）

【临床应用】

肾上腺皮质激素类药，抗炎作用较强，对钠潴留作用微弱，作用同泼尼松。用于系统性红斑性狼疮的治疗。

【用法用量】

静脉滴注：一日 1000mg，连用 3 天，而后再用大剂量泼尼松维持。大剂量泼尼龙冲击治疗可应用于暴发性或顽固性狼疮肾炎和有中枢神经系统病变时。

【操作要点】

1. 加入 5% 葡萄糖注射液 250~500ml 中，4 小时滴完。

2. 非甾体消炎镇痛药可加强糖皮质激素的致溃疡作用。

3. 与蛋白质同化激素合用，可增加水肿的发生率，使痤疮加重。

4. 与降血糖药如胰岛素合用时，因可使糖尿病患者血糖升高，应适当调整降血糖药剂量。

5. 甲状腺激素可使糖皮质激素的代谢清除率增加，

故甲状腺激素或抗甲状腺药与糖皮质激素合用时,应适当调整后者的剂量。

6. 与排钾利尿药合用,可致严重低钾血症,并由于水钠潴留而减弱利尿药的排钠利尿效应。

7. 与麻黄碱合用,可增强糖皮质激素的代谢清除。

8. 与免疫抑制剂合用,可增加感染的危险性,并可能诱发淋巴瘤或其他淋巴细胞增生性疾病。

9. 与水杨酸盐合用,可减少血浆水杨酸盐的浓度。

【注意事项】

1. 静脉迅速给予大剂量可能发生全身性的过敏反应,包括面部、鼻黏膜、眼睑肿胀,荨麻疹,气短,胸闷,喘鸣。

2. 长程用药可引起以下副作用　医源性库欣综合征面容和体态、体重增加、下肢水肿、紫纹、易出血倾向、创口愈合不良、痤疮、月经紊乱、肱或股骨头缺血性坏死、骨质疏松或骨折(包括脊椎压缩性骨折、长骨病理性骨折)、肌无力、肌萎缩、低钾血症、胃肠道刺激(恶心、呕吐)、胰腺炎、消化性溃疡或肠穿孔、青光眼、白内障、良性颅内压增高综合征、糖耐量减退和糖尿病加重。

3. 患者可出现精神症状,如欣快感、激动、不安、谵妄、定向力障碍,也可表现为抑制。

4. 并发感染为糖皮质激素的主要不良反应。以真菌、结核分枝杆菌、葡萄球菌、变形杆菌、铜绿假单胞菌和各种疱疹病毒感染为主。多发生在中程或长程疗法时,但亦可在短期用大剂量后出现。

5. 下丘脑 - 垂体 - 肾上腺轴受到抑制,为激素治疗的重要并发症,其发生与制剂、剂量、疗程等因素有关。

【患者用药指导】

1. 长期使用本类药物后,停药时应逐渐减量,不宜骤停,以免引起复发或出现肾上腺皮质功能不足症状。

2. 糖皮质激素可通过胎盘。动物实验研究证实孕期给药可增加胚胎颚裂、胎盘功能不全、自发性流产和子宫内生长发育迟缓的发生率。

硫唑嘌呤（Azathioprine）

【临床应用】

本品为巯嘌呤衍生物。能抑制 DNA 合成，抑制淋巴细胞增殖，阻止抗原敏感淋巴细胞转化为免疫母细胞，进而产生免疫抑制作用。用于系统性红斑性狼疮的治疗。

【用法用量】

口服：一日 2mg/kg，常用剂量一日 50~100mg。一般与激素联合使用，但效果不及环磷酰胺，仅适用于对中度活动型 SLE 的治疗。在 SLE 活动已缓解数月后，减量使用本品，酌情继续服用一段时间后，可停用。

【操作要点】

1. 大剂量激素联合免疫抑制剂治疗 4~12 周，如病情获得改善，激素在病情允许情况下，宜尽快减至小剂量。

2. 别嘌醇可抑制本品代谢，合用时减量。

【注意事项】

1. 对本品过敏者禁用。

2. 可致骨髓抑制、肝功能损害，亦可发生皮疹，偶见肌萎缩。

3. 胃肠道反应有恶心、呕吐、食欲减退，可见胰腺炎、胃出血。

【患者用药指导】

1. 用药期间注意监测血象。

2. 用药过程中可能继发严重感染，应予注意。

3. 本品可能有致突变、致畸的风险，权衡利弊后决定是否终止妊娠。

【应急措施】

一般进行对症治疗，严重者可进行透析。

【典型案例】

患者,女,狼疮性肾炎(Ⅳ型)。先后使用吗替麦考酚酯、他克莫司联合激素治疗,疾病控制不佳,肾功能进行性恶化,改用口服泼尼松 30mg,一日 1 次;硫唑嘌呤 50mg,一日 2 次;羟氯喹 0.2g,一日 1 次,控制狼疮活动,患者 24 小时尿蛋白明显减少。5 天后复查血常规发现血细胞数明显下降,考虑与硫唑嘌呤的使用有关,遂将日剂量减至 50mg,并加用粒细胞集落细胞刺激因子治疗;10 天后血细胞数有所改善,但尿蛋白又明显增加,再次将硫唑嘌呤日剂量增加至 100mg,并嘱患者定期复查血常规,约 20 余天患者出现高热,最高体温 39℃,伴咳嗽、咳痰,拟"骨髓抑制,肺部感染,系统性红斑狼疮,狼疮性肾炎"入院。查白细胞、血红蛋白、血小板进一步下降,停用硫唑嘌呤,予头孢他啶抗感染、粒细胞集落细胞刺激因子纠正粒细胞缺乏、输全血,经治疗后白细胞、血小板基本稳定在正常范围。

分析点评:硫唑嘌呤的疗效和不良反应与用药剂量密切相关。患者初次用药骨髓抑制的不良反应发生较晚,且不良反应较轻;再次使用后不良反应较初次发生快且严重,主要原因如下:不良反应再激发反应通常比第一次严重;患者肾功能进行性恶化,相当于第二次硫唑嘌呤的使用剂量进一步增大。

重要提示:建议患者在使用开始的前 4 个月内应每周监测血象,之后可以改为每月 1~2 次,以便及早发现并处理此严重不良反应。另外,对于硫唑嘌呤引起的骨髓抑制,停药与减量都是很好的选择。

环孢素(Cyclosporin)

【临床应用】

可特异性抑制 T 淋巴细胞产生白细胞介素(IL)-2,发挥选择性的细胞免疫抑制作用,是一种非细胞毒免疫抑制剂。用于治疗系统性红斑狼疮。

【用法用量】

口服：如果大剂量激素联合免疫抑制剂使用 4~12 周,病情仍不改善,应加用环孢素。每天 5mg/kg,分 2 次口服,服用 3 个月,以后每月减 1mg/kg,至每天 3mg/kg 作维持治疗。

【操作要点】

1. 用药期间注意监测血药浓度,其浓度范围控制在 50~300ng/ml。

2. 本品与氨基糖苷类抗生素合用增加肾脏毒性。

3. 氟康唑等抗真菌药及大环内酯类抗生素可使本品血药浓度升高,注意监测。

【注意事项】

1. 有病毒感染者(如水痘、带状疱疹等)禁用。

2. 肝功能不全、高钾血症、感染、肠道吸收不良、肾功能不全者慎用。

3. 消化系统不良反应有恶心、呕吐、厌食;肝功能异常,甚至有肝衰竭死亡。

4. 神经系统可见运动性脊髓综合征、小脑样综合征及精神错乱、震颤、感觉异常等。

5. 肾毒性包括肾小球血栓、肾小管受阻、蛋白尿、管型尿。

6. 其他可见高血压、多毛症。

7. 罕见血小板减少、良性乳腺增生、心肌梗死、皮疹、抽搐等。

【患者用药指导】

1. 注意休息,避免劳累,避免过度暴露在紫外线下。

2. 联合应用其他药物时,最好咨询医师或药师。因环孢素与许多药物间存在相互作用。

3. 使用环孢素时最好固定一个厂家的药品,以保证环孢素血药浓度的稳定性。

【应急措施】

出现肝毒性和肾毒性,可对症处理,体内药物消除后症状可消失。

他克莫司(Tacrolimus)

【临床应用】

是从链霉菌属中分离出的发酵产物,其化学结构属 23 元大环内酯类抗生素,为一种强力的新型免疫抑制剂。在心、肺、肠、骨髓等移植中应用有很好的疗效,同时在治疗特应性皮炎、系统性红斑狼疮、自身免疫性眼病等自身免疫性疾病中也发挥着积极的作用。

【用法用量】

口服:起始剂量为每天 0.1mg/kg,分 2 次,空腹服用,服药 3 天后检测全血药物谷浓度,其后每月检测血药浓度,根据血药浓度调整药物剂量,血药浓度维持在 5~15ng/L。

【操作要点】

1. 本品血药浓度受多种因素影响,个体差异较大,同一个体相同剂量、不同时间药物浓度也不同,因此在临床上需定期检测其血药浓度,将其维持在 5~15ng/L 比较合适,并根据其血药浓度来调整药物剂量,降低不良反应,达到发挥其疗效的目的。

2. 当与两性霉素 B、氨基糖苷类抗生素、万古霉素、阿昔洛韦等联合应用时,肾毒性可能增加。

3. 本品经 CYP3A4 酶代谢,酶诱导剂如苯巴比妥、苯妥英、卡马西平、利福平等可使其血药浓度降低;而酶抑制剂如可的松、溴隐亭、伊曲康唑、咪康唑、奎尼丁等可使其血药浓度升高。

4. 本品可能导致低钾血症,与影响钾离子代谢的药物合用时需谨慎。

【注意事项】

1. 心血管系统可见高血压；偶见心绞痛、心悸、心包积液、胸膜积液；罕见低血压、心律失常。

2. 神经感觉系统可见头痛、失眠、震颤、感觉异常；偶见抑郁、焦虑、神经过敏；罕见偏头痛、精神错乱。

3. 泌尿系统可见肾功能异常；罕见肾衰竭、蛋白尿、血尿、肾水肿。

4. 消化系统可见便秘、腹泻、恶心。

5. 代谢及电解质方面有高钙血症、高血糖、低血糖；偶见低钾血症、高尿酸血症。

6. 骨骼和肌肉可见抽筋；罕见骨质疏松、关节炎、骨痛。

7. 呼吸系统偶发肺功能损伤、肺萎缩；罕见气喘。

8. 血液淋巴系统有白细胞增多；偶见贫血、白细胞减少；罕见血小板减少、脾大。

9. 其他偶见内脏水肿、局部疼痛、无力、发热；也可引起过敏反应如瘙痒、皮疹及过敏性休克。

【患者用药指导】

1. 空腹或至少进食前 1 小时或进食后 2~3 小时服用药物，以达到最大吸收量。

2. 用药期间注意监测血药浓度。

3. 用药期间注意监测血压、心电图、视觉、血糖、血钾、肝肾功能等。

4. 本品与许多药物间有相互作用，合用其他药物时一定与医师或药师沟通。

【应急措施】

出现肝毒性和肾毒性，可对症处理，体内药物消除后症状可消失。

【典型案例】

患者，女，27 岁，无诱因出现全身水肿、尿量减少入院。无发热、关节痛、脱发、口腔溃疡等。查体：轻度贫血貌，血压 130/80mmHg，心率 90 次 / 分，颜面、双下肢轻度水肿。余无异常。辅助检查并结合肾脏活检病理诊断为狼疮性肾炎（Ⅴ＋Ⅲ型）。遂给予静脉甲泼尼龙 500mg 冲击治疗 3 天，丙种球蛋白 15g 冲击治疗 3 天，后以泼尼松每天 30mg 维持，联合他克莫司 1mg，qd。他克莫司治疗后 7 天血药浓度 2.0ng/ml，调整他克莫司剂量为 1mg，bid，5 天后复查其血药浓度为 4.8ng/ml。经过上述治疗，狼疮活动明显缓解，肾功能改善，但血红蛋白由治疗前的 116g/L 下降至 70g/L。临床排除脏器出血及失血，综合分析后高度怀疑为他克莫司的不良反应，即停用他克莫司，调整吗替麦考酚酯至每天 750mg。1 个月后复查血红蛋白 98g/L。

　　分析点评：他克莫司为神经钙蛋白抑制剂，能抑制白细胞介素 -2（IL-2）的产生，发挥抗淋巴细胞增殖的作用；能抑制白细胞介素 -10（IL-10）及自身反应性 B 细胞的效应。因此，他克莫司广泛应用于各类器官移植及免疫性疾病的治疗。他克莫司导致贫血的副作用罕见。通过文献检索并分析推测他克莫司导致贫血的机制有可能包括：①骨髓抑制；②影响红细胞生成素的水平；③免疫异常。他克莫司剂量及肾功能与贫血发生成正比，因此他克莫司引起严重贫血后的治疗策略为减少药物剂量，可能的情况下换药或停药。如果为免疫异常所致，激素或抗 CD20 单克隆抗体治疗也可能有效。

　　重要提示：用药期间注意监测血药浓度，不得随意增加剂量，发现任何不适紧急联系医师。

羟氯喹（Hydroxychloroquine）

【临床应用】

　　用于治疗系统性和盘状红斑狼疮以及类风湿关节炎。

【用法用量】

口服：一次 0.2g，一日 2 次。对皮疹、关节痛及轻型患者有效。

【注意事项】

1. 一般可能出现的反应有头昏、头痛、眼花、食欲减退、恶心、呕吐、腹痛、腹泻、皮肤瘙痒、皮疹、耳鸣、烦躁等。反应大多较轻，停药后可自行消失。

2. 眼部不良反应有角膜水肿、混浊；视网膜水肿、萎缩、异常着色；视野缩小；畏光、光线反应消失，停药后持续，恢复很慢。

3. 皮肤反应有毛发变白、秃顶、皮疹、表皮或黏膜着色、皮肤溃烂。

4. 血液系统有粒细胞缺乏、白细胞减少、血小板减少。

5. 其他可见恶心、呕吐、体重降低、倦怠等。

【患者用药指导】

长期应用应定期检查血象及进行眼科检查（包括视敏度、输出裂隙灯、眼底镜以及视野检查）。

【典型案例】

患者，女，诊断为系统性红斑狼疮。予甲泼尼龙（甲强龙）每天 80mg，羟氯喹片 0.1g，一日 2 次，治疗后好转，3 周后减用激素，患者颜面部、头皮弥漫红斑，颈部、前胸、背部、双上肢、大腿弥漫红斑伴水疱，部分融合伴渗出，皮肤松解。伴有口腔黏膜溃疡、糜烂，会阴部糜烂、渗液。遂停用羟氯喹，维持甲泼尼龙每天 80mg，丙种球蛋白每天 20g，用药 5 天（微泵维持 12 小时以上），治疗 3 周后皮疹好转，改口服激素治疗。

分析点评：有报道羟氯喹引起急性发疹性脓疱病和中毒性表皮坏死松解症。大疱性表皮松解型药疹是重症药疹中严重的一种，常由磺胺类、解热镇痛类、巴比妥类药物及抗菌药物等引起。若救治不及时，患者因继发感染、电解质紊乱、器官衰竭、内脏出血等并发症死亡。患者使用羟氯喹时合并使用激素,大剂量激素在一定程度上抑制过敏,掩盖了皮疹的发生,导致激素减量时皮疹发作重、持续时间长。

重要提示:激素剂量使用要定时、足量,减量时观察有无新发皮疹。减量太快或骤然停药是导致复发的主要原因,因此医护人员必须向患者及家属讲明坚持用药的重要性,做好沟通和解释工作,强调严格按照医嘱进行减量。另外,护理人员要严密观察皮疹的发生,早发现、早治疗;对患者进行心理疏导,增强其自信心,配合治疗和护理。

吲哚美辛(Indomethacin)

【临床应用】

适用于解热,缓解炎性疼痛作用明显,故可用于急、慢性风湿性关节炎等。

【用法用量】

口服:轻型 SLE 的治疗,用于控制关节炎。首剂一次 25~50mg,继之 25mg,一日 3 次,直到疼痛缓解,可停药。

【操作要点】【注意事项】【患者用药指导】【应急措施】见第十一章第一节子宫内膜异位症

第九节　妊娠合并性传播疾病

一、生殖器疱疹

(一)疾病简介

生殖器疱疹是单纯疱疹病毒(herpes simplex virus,HSV)感染引起的性传播疾病,主要表现为生殖器及肛门皮肤溃疡,易复发。HSV 分为两型:HSV-1 型主要引起生殖器外皮肤、黏膜或器官感染，HSV-2 型主要引起生殖器感染，两型间互有交叉。生殖器单纯疱疹临床一般分为三类：原发性 HSV 感染、复发性 HSV 感染及亚临床排毒。早孕期疱疹病毒可感染胎儿，引起胎儿畸形，也可引起早产或死胎，导致新生儿围生期病率及严重神经系统后遗症。原发 HSV-2 感染者下生殖道有疱疹病灶时，经阴道分娩可引起新生儿疱疹性结膜炎、角膜炎及全身感染，患儿出现黄疸、发绀、呼吸窘迫及全身衰竭。如中枢神经系统感染可引起嗜睡、癫痫和昏迷等。也可表现为无症状感染。经产道感染率为 1：1000~1：300 次妊娠。孕妇复发性 HSV 感染因无病毒血症，一般不感染胎儿，但可通过亚临床排毒感染新生儿，大多数 HSV 感染的新生儿其母亲为亚临床排毒者。

妊娠期 HSV 母婴传播途径有：①血行经胎盘传播；②上行经羊膜腔传播；③分娩经产道传播。

（二）临床特点

主要为生殖器及肛门皮肤散在或簇集小水疱，破溃后形成糜烂或溃疡，自觉疼痛，常伴腹股沟淋巴结肿痛、发热、头痛、乏力等全身症状。孕妇有近期生殖器疱疹病毒接触史。

（三）治疗原则

主要用抗病毒药物阿昔洛韦治疗。阿昔洛韦属孕期 C 类药，故可应用。也可局部应用 2% 甲紫溶液涂抹，有继发性感染使用红霉素软膏涂抹。

1. **妊娠期处理**

（1）原发性生殖器疱疹对胎儿危害大，早孕期应终止妊娠。

（2）孕晚期生殖器疱疹感染，如孕母 HSV IgG 抗体未充分产生，对胎儿可能有危险。如母体已产生特异性抗体，则新生儿感染的危险度很低。

（3）复发性生殖器疱疹因无病毒血症，一般不感染胎儿。对新生儿有无感染,取决于分娩时生殖器有无病灶。

2. 分娩期处理

(1)生殖器无病灶者可阴道分娩。

(2)剖宫产不能预防新生儿 HSV 感染,但尽量在临产或破膜前实施,故孕妇 HSV 感染不是剖宫产的指征。如生殖器有病灶,行剖宫产可能降低新生儿的 HSV 感染。

(3)新生儿生后尽量与其他婴儿隔离。

(四)治疗药物

阿昔洛韦(Aciclovir)

【临床应用】

用于免疫缺陷者初发和复发性黏膜皮肤感染的治疗以及反复发作病例的预防。

【用法用量】

1. 原发性生殖器疱疹 口服,一次 400mg,一日 3 次,或一次 200mg,一日 5 次,连用 7~10 日。

2. 复发性生殖器疱疹 口服,一次 400mg,一日 3 次,或一次 800mg,一日 2 次,连用 5 日。

【操作要点】

1. 与齐多夫定合用可引起肾毒性,表现为深度昏睡和疲劳。

2. 与丙磺舒竞争性抑制有机酸分泌,合并用丙磺舒可使本品的排泄减慢,半衰期延长,体内药物量蓄积。

3. 与肾毒性药合用,可加重肾毒性,特别对肾功能不全者更易发生,故本品应避免与肾毒性药联用。

4. 如单纯疱疹患者使用本品后未见皮肤损害改善,则应测试 HSV 对本品的敏感性。

【注意事项】

1. 对本品过敏者禁用,对更昔洛韦过敏者也可能对本品过敏。

2. 脱水或已有肝、肾功能不全者需慎用。

3. 不良反应偶有头晕、头痛、关节痛、恶心、呕吐、腹泻、胃部不适、食欲减退、口渴、白细胞下降、蛋白质及尿素氮轻度升高、皮肤瘙痒等。长程给药偶见痤疮、失眠。

4. 生殖器复发性疱疹感染以间歇短疗程序法给药有效。由于动物实验曾发现本品对生育的影响及致突变，因此口服剂量与疗程不应超过推荐标准，生殖器复发性疱疹的长程疗法也不应超过 6 个月。

5. 一次血液透析可使血药浓度减低 60%，因此血液透析后应补给一次剂量。

6. 本品对单纯性疱疹病毒的潜伏感染和复发无明显效果，不能根除病毒。

【患者用药指导】

1. 一旦疱疹症状与体征出现，应尽早给药。

2. 进食对血药浓度影响不明显，但在给药期间应给予患者充足的水，防止本品在肾小管内沉淀。

3. 严重免疫功能缺陷者长期或多次应用本品治疗后可能引起单纯性疱疹病毒和带状疱疹病毒对本品耐药。如单纯疱疹患者应用本品后皮肤不见改善者应测试单纯疱疹病毒对本品的敏感性。

4. 随访检查　由于生殖器疱疹患者大多易患子宫颈癌，因此患者至少应一年检查 1 次，以早期发现。

5. 用药前及用药期间应检查肾功能，用药期间应监测尿常规。

6. 生殖器疱疹为性传播疾病，能在无症状时传染。感染的患者用药期间，尚无资料证明能防止感染他人。故患者应避免接触患处，并避免性交，以免感染配偶。

【应急措施】

一次服用剂量大于 20g，可出现兴奋、激动、昏迷、震颤、无力。本品无特殊解毒药，主要采用对症治疗和支持疗法。补充足量的水以防止药物沉积于肾小管。血液透析有助于药物排泄,对急性肾衰竭和血尿者尤为重要。

二、淋病

(一)疾病简介

淋病(gonorrhea)是由淋病奈瑟球菌感染引起的一种泌尿生殖系统的传染病,主要表现为泌尿生殖系统的化脓性感染,尿频、尿急、排尿疼痛和尿道口溢脓,主要通过性行为传染。妊娠期淋病以淋球菌宫颈炎最多见,如不及时治疗,可在分娩时感染胎儿。

(二)临床特点

主要有阴道脓性分泌物增多,外阴瘙痒或灼热,偶有下腹痛,妇科检查可见宫颈水肿、充血等宫颈炎表现。根据不良的性接触史、临床表现及实验室检查可作出诊断。

(三)治疗原则

治疗以及时、足量、规范化用药为原则,目前首选药物以第三代头孢菌素为主。头孢曲松 125mg 单次肌内注射,或头孢克肟 400mg 单次口服;对不能耐受头孢菌素类药物者,可选用阿奇霉素 2g 单次肌内注射。合并衣原体感染的孕妇应同时使用阿奇霉素 1g 顿服或阿莫西林进行治疗。

淋病产妇分娩的新生儿,应尽快使用 0.5% 红霉素眼膏预防淋菌性眼炎,并用头孢曲松预防感染。

(四)治疗药物

头孢曲松(Ceftriaxone)

【临床应用】

用于敏感菌引起的生殖系统感染,包括淋病、术前预防感染。

【用法用量】

125mg 单次肌内注射。

【操作要点】

1. 须新鲜配制,若稀释后有白色结晶析出,可振摇或稍加温溶解后应用。

2. 本品水溶液不稳定,室温保存不超过6小时。

3. 肌内注射以注射于相对大些的肌肉为好,不主张在一处的肌肉内注射1g以上剂量。

4. 避免与肾毒性药物、强利尿剂合用,以免损伤肾脏。

5. 本品与氨基糖苷类抗生素有协同作用,但应分别给药。

【注意事项】

1. 对头孢菌素类抗生素过敏者禁用,对青霉素过敏、严重肾功能不全者慎用。

2. 孕妇和哺乳期妇女应用头孢菌素类虽尚未见发生问题的报道,其应用仍须权衡利弊。

3. 过敏反应有皮疹、瘙痒、发热、支气管痉挛和血清病。

4. 可见头痛或头晕、腹泻、恶心、呕吐、腹痛、结肠炎、黄疸、胀气、味觉障碍和消化不良等消化道反应。

5. 本品与含钙剂或含钙产品合并用药有可能导致致死性结局的不良事件。

【患者用药指导】

1. 使用本品前应该应详细询问患者的过敏史,对本品及头孢类抗生素有过敏反应史者禁用。

2. 应用本品期间饮酒或服含乙醇药物时患者可出现双硫仑样反应,故在应用本品期间和以后数天内,应避免饮酒和服含乙醇的药物。

3. 用药期间不得服用含钙离子的制剂和食物。

【应急措施】

1. 药物可引起过敏性休克、血管神经性水肿等,对于急性过敏可给予抗组胺药、肾上腺皮质激素、肾上腺素或其他升压药,并吸氧和保持气道通畅(必要时可气管插管)。

2. 过量使用会刺激大脑发生惊厥、抽搐,可使用抗惊厥药。血液透析或腹膜透析可降低药物血清浓度。

头孢克肟(Cefixime)

【临床应用】

用于敏感菌所致的肾盂肾炎、膀胱炎、淋菌性尿道炎等。

【用法用量】

400mg 单次口服。

【操作要点】

1. 避免与肾毒性药物、强利尿剂合用,以免损伤肾脏。

2. 本品与氨基糖苷类抗生素有协同作用,应分别给药。

3. 本品与丙磺舒合用,可减慢本品排泄,使血药浓度升高。

4. 本品与阿司匹林合用,可能升高本品血药浓度。

5. 本品与卡马西平合用,可使卡马西平血药浓度升高,必须合用时应监测卡马西平的血药浓度。

6. 本品与华法林合用,可使后者作用增强。

【注意事项】

1. 对头孢菌素过敏者及有青霉素过敏性休克史者禁用。

2. 交叉过敏　对一种头孢菌素类药过敏对其他头孢菌素类药也可能过敏,对青霉素类、青霉素衍生物或青霉胺过敏者也可能对头孢菌素类药过敏。

3. 孕妇及哺乳期妇女慎用。

4. 肾功能不全者血清半衰期延长,须调整给药剂量。

5. 最常见胃肠道反应,腹泻、腹痛、恶心、消化不良、腹胀。

6. 过敏反应有皮疹、荨麻疹、药物热、瘙痒等。

【患者用药指导】

应用本品期间饮酒或服含乙醇药物时患者可出现双硫仑样反应,故在应用本品期间和以后数天内,应避免饮酒和服含乙醇的药物。

【应急措施】

1. 本品可引起过敏性休克、血管神经性水肿等,对于急性过敏可给予抗组胺药、肾上腺皮质激素、肾上腺素或其他升压药,并吸氧和保持气道通畅(必要时可气管插管)。

2. 本品无特殊解毒剂,用药过量时可采取洗胃等治疗措施。对中到重度假膜性肠炎患者,可能需要补充体液、电解质和蛋白质,不宜使用抗肠蠕动药和止泻药,必要时口服甲硝唑、杆菌肽、考来烯胺或万古霉素,有临床指征时可使用抗惊厥药,必要时血液透析或腹膜透析可降低药物血清浓度。

阿奇霉素(Azithromycin)

【临床应用】

适用于非多重耐药淋病奈瑟球菌所致的单纯性生殖器感染(需排除梅毒螺旋体的合并感染)。

【用法用量】

2g 单次肌内注射。合并衣原体感染的孕妇应同时使用本品 1g 顿服进行治疗。

【操作要点】

1. 由于目前所用的大环内酯类药物能提高血浆茶碱浓度,因此,同时使用本品和茶碱时应谨慎,并监测血浆茶碱水平。

2. 本品与华法林合用时应注意检查凝血酶原时间。

3. 本品与环孢素的联合用药可以导致血清中环孢

素浓度增加。建议对血清中环孢素浓度进行监测,以便相应调整剂量,并特别注意患者的肾功能。

4. 本品和下列药物同时使用时,建议密切观察患者的反应。①地高辛:使地高辛水平升高;②麦角胺或二氢麦角胺:急性麦角毒性症状是严重的末梢血管痉挛和感觉迟钝(触物感痛);③三唑仑:通过减少三唑仑的降解,而使三唑仑的药理学效果增强;④细胞色素 P450 系统代谢药:提高血清中卡马西平、特非那定、环孢素、环己巴比妥等的水平。

【注意事项】

1. 对本品、红霉素或其他任何大环内酯类药物过敏者禁用。

2. 肝、肾功能不全者,孕妇及哺乳期妇女慎用。

3. 治疗期间,若患者出现腹泻症状,应考虑是否有假膜性肠炎发生,如果诊断确定,应采取相应治疗措施,包括维持水、电解质平衡,补充蛋白质等。

4. 药物对妊娠的影响　动物实验显示本品对胎仔无影响,但在孕妇中应用尚缺乏研究,故孕妇须充分权衡利弊后用药。FDA 对本品的妊娠安全性分级为 B 级。

5. 用药期间应定期检查肝功能。

6. 胃肠道不良反应　可见厌食、腹痛、恶心、呕吐、腹胀、胃炎、黏膜炎、假膜性肠炎等,但发生率明显较红霉素低,少数患者使用本品后可引起口腔炎、口腔念珠菌感染;罕见舌变色、味觉变化。

7. 肝脏不良反应　可见一过性丙氨酸氨基转移酶、天门冬氨酸氨基转移酶、乳酸脱氢酶、胆红素、碱性磷酸酶升高。有报道本品引起肝炎和胆汁淤积性黄疸等,偶尔引起肝坏死和肝衰竭。

8. 过敏反应　可见发热、皮疹、瘙痒等。极少见过敏性休克和血管神经性水肿。严重者可发生多形红斑、Stevens-Johnson 综合征及中毒性表皮坏死松解症,应立即停药,并采取适当措施。

9. 精神神经系统不良反应　可见头痛、嗜睡。也可引起眩晕、惊厥、感觉异常、活动增多、攻击性反应、神经质、焦虑不安、忧虑等(但与本品的相关性尚未确定)。

10. 血液不良反应　可见白细胞、中性粒细胞、血小板减少等。

11. 泌尿生殖系统不良反应　常见阴道炎;可见一过性血清肌酐升高。

12. 耳不良反应　有患者服用本品出现听力损害,包括听力丧失、耳鸣和(或)耳聋,与大剂量使用本品有关且大多可逆。

【患者用药指导】

1. 本品会增加皮肤对阳光的敏感,如果在阳光下曝晒太久,有可能会导致皮肤灼伤。病患应该尽量避免阳光直接曝晒,并穿着长袖衣物,以保护皮肤。

2. 进食时口服本品可使生物利用度减少约50%,最好在空腹时服用,譬如餐前1小时或餐后2小时服用。

3. 由于制酸剂会影响药物吸收,因此在服用本品2小时之内,应该避免使用。

4. 本品必须在血中达到一定的浓度,因此最好每天在相等的间隔时间服用。

5. 本品通常是一天服用1次,因此可安排在早餐前1小时或餐后2小时服用。

【应急措施】

1. 用药期间如果发生过敏反应(如血管神经性水肿、皮肤反应、Stevens-Johnson综合征及中毒性表皮坏死松解症等),应立即停药,并采取适当措施。

2. 用药中发生药物过量反应,可进行洗胃或采用一般支持疗法。

阿莫西林(Amoxicillin)

【临床应用】

急性单纯性淋病。

【用法用量】

口服:单次3g。

肾功能严重损害患者需调整给药剂量,其中内生肌酐清除率为10~30ml/min的患者每12小时0.25~0.5g;内生肌酐清除率小于10ml/min的患者每24小时0.25~0.5g。

【操作要点】【注意事项】【患者用药指导】【应急措施】见第十二章第二节黄体破裂

三、生殖道沙眼衣原体感染

(一)疾病简介

沙眼衣原体(chlamydia trachomatis,CT)感染是常见的性传播疾病。孕妇感染沙眼衣原体未经治疗,分娩时新生儿经过产道易发生沙眼衣原体结膜炎与肺炎。

(二)临床特点

孕妇感染CT后多无症状或症状轻微,以宫颈炎、尿道炎和前庭大腺感染多见。沙眼衣原体感染所致宫颈炎的临床特征,主要有异常宫颈排液,宫颈充血、水肿及宫颈接触性出血等。

(三)治疗原则

妊娠期CT感染首选阿奇霉素1g顿服,或连续7天口服阿莫西林,不推荐使用红霉素。孕妇禁用多西环素、喹诺酮类和四环素。应同时治疗性伴侣。治疗3~4周后复查CT。

对可能感染的新生儿应及时治疗。口服红霉素可预防CT肺炎的发生。0.5%红霉素眼膏或1%四环素眼膏出生后立即滴眼对CT感染有一定的预防作用。若有CT结膜炎可用1%硝酸银液滴眼。

（四）治疗药物

阿奇霉素（Azithromycin）

【临床应用】

适用于敏感菌所致的皮肤软组织感染。

【用法用量】

口服：1g顿服。

【操作要点】【注意事项】【患者用药指导】【应急措施】见本章淋病。

阿莫西林（Amoxicillin）

【临床应用】

适用于敏感菌所致的生殖道感染。

【用法用量】

口服：成人一次0.5g，每6~8小时1次，一日剂量不超过4g。

肾功能严重损害患者需调整给药剂量，其中内生肌酐清除率为10~30ml/min的患者每12小时0.25~0.5g；内生肌酐清除率小于10ml/min的患者每24小时0.25~0.5g。

【操作要点】【注意事项】【患者用药指导】【应急措施】见第十二章第二节黄体破裂

四、艾滋病

（一）疾病简介

艾滋病（AIDS），即获得性免疫缺陷综合征（acquired immunodeficiency syndrome，AIDS），其病原体为人类免疫缺陷病毒（human immunodeficiency virus，HIV），亦称艾滋病病毒。目前，AIDS已成为严重威胁我国公众健康的重要公共卫生问题。HIV主要存在于感染者和患者的血液、精液、阴道分泌物、胸腹水、脑脊液和乳汁中，经以下三种途径传播：性接触（包括同性、异性和双性性接触）、血液及血制品(包括共用针具静脉注射毒品、介入性医疗操作、文身等)和母婴传播(包括经胎盘、分娩时和哺乳传播)。握手拥抱、礼节性亲吻、同吃同饮等日常生活接触不会传播 HIV。HIV 的高危人群有:男同性恋者、静脉注射毒品依赖者、与 HIV 经常有性接触者。

(二)临床特点

1. **疾病分期** 从初始感染 HIV 到终末期是一个较为漫长复杂的过程。不同阶段,临床表现不同。根据感染后临床表现及症状严重程度,HIV 感染的全过程可分为急性期、无症状期和艾滋病期。

(1)急性期:通常发生在初次感染 HIV 后 2~4 周。部分感染者出现 HIV 病毒血症和免疫系统急性损伤所产生的临床症状。大多数患者临床症状轻微,持续 1~3 周后缓解。临床表现以发热最为常见,可伴有咽痛、盗汗、恶心、呕吐、腹泻、皮疹、关节疼痛、淋巴结肿大及神经系统症状。

(2)无症状期:可从急性期进入此期,或无明显的急性期症状而直接进入此期。此期持续时间一般为 6~8 年。其时间长短与感染病毒的数量和型别、感染途径、机体免疫状况的个体差异、营养条件及生活习惯等因素有关。

(3)艾滋病期:为疾病最终阶段,主要临床表现为 HIV 相关症状、各种机会性感染及肿瘤。HIV 相关症状:主要表现为持续 1 个月以上的发热、盗汗、腹泻;体重减轻 10% 以上。部分患者表现为神经精神症状,如记忆力减退、精神淡漠、性格改变、头痛、癫痫及痴呆等。还可出现持续性全身性淋巴结肿大,其特点为:①除腹股沟以外有两个或两个以上部位的淋巴结肿大;②淋巴结直径≥1cm,无压痛,无粘连;③持续时间 3 个月以上。

2. **诊断原则** HIV/AIDS 的诊断需结合流行病学史(包括不安全性生活史、静脉注射毒品史、输入未经抗

HIV 抗体检测的血液或血液制品、HIV 抗体阳性者所生子女或职业暴露史等)、临床表现和实验室检查等进行综合分析,慎重作出诊断。成人及 18 个月龄以上儿童,符合下列一项者即可诊断:①HIV 抗体筛查试验阳性和 HIV 补充试验阳性(抗体补充试验阳性或核酸定性检测阳性或核酸定量大于 5000copies/ml);②分离出 HIV。

(1)急性期的诊断标准:患者近期内有流行病学史和临床表现,结合实验室 HIV 抗体由阴性转为阳性即可诊断,或仅根据实验室检查 HIV 抗体由阴性转为阳性即可诊断。

(2)无症状期的诊断标准:有流行病学史,结合 HIV 抗体阳性即可诊断,或仅实验室检查 HIV 抗体阳性即可诊断。

(3)艾滋病期的诊断标准:HIV 抗体阳性,而 CD4+ T 淋巴细胞 200/μl,可诊断为艾滋病。或者有流行病学史、实验室检查 HIV 抗体阳性,加下述各项中的任何一项,即可诊断为艾滋病:①不明原因的持续不规则发热 38℃ 以上,>1 个月;②腹泻(排便次数多于 3 次/日),>1 个月;③6 个月之内体重下降 10% 以上;④反复发作的口腔真菌感染;⑤反复发作的单纯疱疹病毒感染或带状疱疹病毒感染;⑥肺孢子菌肺炎(PCP);⑦反复发生的细菌性肺炎;⑧活动性结核或非结核分枝杆菌病;⑨深部真菌感染;⑩中枢神经系统占位性病变;⑪中青年人出现痴呆;⑫活动性巨细胞病毒感染;⑬弓形虫脑病;⑭马尔尼菲青霉病;⑮反复发生的败血症;⑯皮肤黏膜或内脏的卡波西肉瘤、淋巴瘤。

(三)治疗原则

1. 预防措施 树立健康的性观念,正确使用安全套,采取安全性行为;不吸毒,不共用针具;普及无偿献血,对献血人员进行 HIV 筛查;加强医院管理,严格执行消毒制度,控制医院交叉感染,预防职业暴露感染;控制母婴传播。对 HIV/AIDS 患者的配偶、性接触者,与 HIV/AIDS 患者共用注射器的静脉药物依赖者以及 HIV/AIDS 患者所生的子女,进行医学检查和 HIV 检测,并为其提供相应的咨询服务。

2. AIDS 的治疗目标　①减少 HIV 相关疾病的发病率和病死率,减少非艾滋病相关疾病的发病率和病死率,使患者获得正常的期望寿命,改善生活质量;②抑制病毒复制使病毒载量降低至检测下限并减少病毒变异;③重建或者维持免疫功能;④减少异常的免疫激活;⑤减少 HIV 的传播,预防母婴传播。

3. 在预防艾滋病母婴传播应该综合考虑三个原则:①降低 HIV 母婴传播;②提高婴儿健康水平和婴儿存活率;③关注母亲及所生儿童的健康。预防艾滋病母婴传播的有效措施为:尽早服用抗反转录病毒药物干预 + 安全助产 + 产后喂养指导。

4. 安全助产

(1)对于已确定 HIV 感染的孕妇,主动提供预防艾滋病母婴传播咨询与评估,由孕产妇及其家人在知情同意的基础上作出终止妊娠或继续妊娠的决定。

(2)对于选择终止妊娠的 HIV 感染孕妇,应给予安全的人工终止妊娠服务,应尽早手术,以减少并发症的发生。对于选择继续妊娠的孕妇,应建议就诊专科医院,给予孕期保健、产后母乳喂养等问题的咨询,并采取相应的干预措施。

(3)在分娩过程中,尽量避免可能增加 HIV 母婴传播危险的会阴侧切、人工破膜、使用胎头吸引器或产钳助产、宫内胎儿头皮监测等损伤性操作,减少在分娩过程中 HIV 传播的概率。

5. 产后喂养指导　对 HIV 感染孕产妇所生新生儿提倡人工喂养,避免母乳喂养,杜绝混合喂养。对于具备人工喂养条件者尽量提供人工喂养,并给予指导和支持。

对于因不具备人工喂养条件而选择母乳喂养的感染产妇及其家人,要作好充分的咨询,指导其坚持正确的纯母乳喂养,且在整个哺乳期间必须坚持抗病毒治疗,喂养时间最好不超过6个月。

(四)药物治疗

齐多夫定(Zidovudine)

【临床应用】

本品为抗病毒药,在体外对反转病毒包括人类免疫缺陷病毒(HIV)具有高度活性。在受病毒感染的细胞内被细胞胸苷激酶磷酸化为齐多夫定三磷酸,后者能选择性抑制HIV反转录酶,导致HIV链合成终止从而阻止HIV复制。可与其他抗反转录病毒药物联合应用,治疗艾滋病感染。另外,还可用于预防HIV的母婴传播。

【用法用量】

1. 口服

(1)成人:防止母婴HIV垂直传播,妊娠大于14周,一次100mg,一日5次,直至分娩;或妊娠36周,推荐剂量一次300mg,一日2次,直至分娩,随后改为一次300mg,每3小时1次,直至分娩结束。

(2)新生儿:一次2mg/kg,每6小时1次,出生后12小时开始用药,连用6周。

2. 静脉滴注

(1)成人:防止母婴HIV垂直传播,分娩时,给予本品2mg/kg,静脉滴注时间超过1小时,此后按每小时1mg/kg持续静脉滴注至脐带结扎。

(2)如新生儿不能接受口服,给予本品一次1.5mg/kg,滴注时间超过30分钟,每6小时1次。

【操作要点】

1. 肝功能不全时剂量　对肝硬化患者,建议使用常规剂量的50%,或双倍延长给药间隔时间。

2. 肾功能不全时剂量 肌酐清除率 $\geqslant 15ml/min$ 者，不需调整剂量。

3. 透析时剂量 对血液透析、腹膜透析患者，推荐 100mg 口服或 1mg/kg 静脉滴注，每 6~8 小时 1 次。

4. 进食高脂食物时服药，可降低本品的口服生物利用度。

【注意事项】

1. 对本品过敏者禁用。

2. 中性粒细胞计数异常低下（小于 $0.75 \times 10^9/L$）或血红蛋白水平异常低下（小于 75g/L）者禁用。

3. 骨髓抑制患者（粒细胞计数小于 $1.0 \times 10^9/L$ 或血红蛋白小于 95g/L）慎用。

4. 有肝病危险因素者、肥胖、长期使用抗反转录酶病毒核苷类似物者（均有发生乳酸酸中毒、严重肝大伴脂肪变性的危险）慎用。

5. 血液系统可出现贫血、白细胞减少、中性粒细胞减少、全血细胞减少、红细胞发育不全及淋巴瘤。通常发生在治疗的第 2 个月，停药后可消除。

6. 心血管系统可出现充血性心力衰竭、心肌病的报道。

7. 中枢神经系统表现头痛、紧张、眩晕、失眠、感觉异常、嗜睡。有精神错乱、记忆力减退、精神敏感度下降、情绪不稳、晕厥、抑郁、焦虑、躁狂、癫痫发作的报道。

8. 内分泌代谢系统可出现乳酸酸中毒、男子乳腺发育、躯体脂肪重新分布或积累。

9. 消化系统可出现食欲缺乏、恶心、呕吐、消化不良、胃痛、嗳气、腹胀、腹痛、腹泻、便秘、血便、口腔溃疡、吞咽困难、舌肿胀及牙龈出血，有引起食管溃疡、肝大伴脂肪变性、胆汁淤积性肝炎及肝衰竭的报道。

10. 泌尿生殖系统可出现排尿困难、多尿、尿频，可引起肌红蛋白尿。

11. 呼吸系统有呼吸困难、咳嗽、鼻出血、咽炎、鼻炎、感冒、流感样综合征、鼻窦炎及声音嘶哑。

12. 其他可出现皮疹、痤疮、瘙痒、荨麻疹、关节痛、味觉异常等。

【患者用药指导】

1. 进食高脂食物时服药，可降低本品的口服生物利用度，建议低脂饮食。

2. 本品与许多药物存在相互作用，合并用药时请在医生或药师指导下用药。

【应急措施】

短期服药过量可出现嗜睡、恶心、呕吐、头痛，偶有血液系统障碍。患者均能恢复，无永久性后遗症出现。成人可恢复的最大剂量为 50g，儿童为 $400mg/m^2$。如患者出现药物中毒征象，应给予对症和支持治疗，包括持续监测、诱导呕吐、服用药用炭等。血液透析和腹膜透析尚未观察到对本品清除的影响，但可促进主要代谢产物 GZDV 的排泄。

【典型案例】

患者，女，因注射吸毒感染 HIV。治疗方案为口服齐多夫定，一次 300mg，一日 2 次，拉米夫定一次 300mg，一日 2 次，奈韦拉平一次 200mg，前 2 周一日 1 次，以后一日 2 次。治疗初期，患者出现轻度恶心、疲劳、局部皮疹，未影响服药。治疗期间每月进行 1 次随访。半年后，患者多次发生鼻出血，出血量不多，用纱布压迫可止血，再次出现鼻出血时，经纱布压迫止血无效，遂到本地市医院就诊。经实验室检查：白细胞：$7.0 \times 10^9/L$，中性粒细胞：$5.3 \times 10^9/L$，淋巴细胞：$1.63 \times 10^9/L$，血小板：$8 \times 10^9/L$，红细胞：$5.4 \times 10^{12}/L$，血红蛋白：149g/L，给予输入血小板等治疗，一周后好转出院。出院时实验室检查结果：血小板升至 $28 \times 10^9/L$。经咨询国家性病艾滋病预防控制中心专家，将上述治疗方案中的齐多夫定换成司他夫定，一次 30mg，一日 2 次。患者未再发生血小板减少、出血现象。

分析点评：HIV 主要是高效抗反转录病毒疗法，齐多夫定是常用药物之一。齐多夫定的不良反应主要是骨髓抑制，造成红细胞、血红蛋白、中性粒细胞、白细胞减少，且多发生在艾滋病晚期，很少发生单一血小板减少。本例患者服用齐多夫定后出现血小板严重减少、出血，停药后血小板上升、出血停止，说明血小板减少系齐多夫定所致。

重要提示：齐多夫定抑制骨髓造血功能多发生在AIDS 晚期或大剂量用药，但本例患者属 AIDS 早期，而且身体状况良好，用药剂量不大，比较少见。提示患者药物治疗过程中，发生任何不适应及时就医。

去羟肌苷（Didanosine）

【临床应用】

本品为核苷类反转录酶抑制剂，抑制 HIV 反转录酶，从而阻断病毒 DNA 合成，抑制 HIV 病毒复制。与其他抗病毒药物联合使用，用于治疗 1 型人类免疫缺陷病毒（HIV）感染。

【用法用量】

口服：体重 > 60kg 者，一次 400mg，一日 1 次；体重 < 60kg 者，一次 300mg，一日 1 次。

【操作要点】

1. 肾功能不全时，根据肌酐清除率调整给药剂量。

2. 与异烟肼合用，可能有加重周围神经炎的危险。

3. 与利巴韦林合用，可引起乳酸酸中毒。

4. 本品能减少环丙沙星、洛美沙星、加替沙星等喹诺酮类药物的吸收，降低其疗效。

5. 本品能减少吡咯类抗真菌药（如伊曲康唑、氟康唑等）的吸收，降低其生物利用度及疗效，故两者联用时,应在服用本品前至少2小时服用抗真菌药。

【注意事项】

1. 对本品过敏者禁用。

2. 肝、肾功能损害者慎用。

3. 确诊或可疑胰腺炎患者、周围神经病变患者、视网膜病变或视神经炎患者、高尿酸血症患者慎用。

4. 妊娠期和哺乳期妇女慎用。

5. 本品治疗期间如出现可疑胰腺炎,应暂停用药,排除胰腺炎后可继续治疗。一旦确诊,应停止使用。

6. 如出现乳酸酸中毒或明显的肝毒性,应暂停用药。

【患者用药指导】

1. 本品治疗期间应注意监测血液学指标、肝功能指标、血清电解质,并定期进行视网膜检查。

2. 进食可显著降低本品的生物利用度,应在用餐30分钟以前,或在用餐2小时以后,空腹服用本品。

3. 合并应用其他药物时,请咨询医师或药师。

【应急措施】

在Ⅰ期临床研究中,初始剂量为目前推荐剂量的10倍,可出现毒性反应,如胰腺炎、外周神经病变、腹泻、高尿酸血症和肝功能减退。本品用药过量目前尚无特效的解毒药,部分药物可经血液透析排出,但不能通过腹膜透析排出。

拉米夫定(Lamivudine)

【临床应用】

核苷类抗病毒药,可在肝细胞内磷酸化,转换成活性三磷酸盐,既是 HBV 聚合酶的抑制剂,亦是此聚合酶的底物,阻断病毒 DNA 的合成。对 HIV 感染者,本品与齐多夫定联用,可显著而持久地增加 CD4 细胞数,使病毒负荷减轻;单独使用本品则可能产生 HIV 耐药。

【用法用量】

口服：与其他抗反转录病毒药联用于治疗人类免疫缺陷病毒感染。推荐剂量为一次 150mg，一日 2 次；或一次 300mg，一日 1 次。

【操作要点】

1. 肾功能不全时调整剂量。

2. 本品与具有相同排泄机制的药物（如甲氧苄啶、磺胺甲噁唑）合用，本品血药浓度可增加 40%，但药动学无影响，故除非患者有肾功能损害，否则不需调整本品剂量。

3. 本品与齐多夫定合用，可使齐多夫定的血药浓度增加，但生物利用度无显著变化。齐多夫定不影响本品的药动学特性。

【注意事项】

1. 对本品过敏者禁用。

2. 妊娠期和哺乳期妇女慎用。

3. 消化系统　可见腹部不适、恶心、呕吐、腹痛、腹泻、口干、胃炎、胰腺炎。可出现重症肝炎、伴有脂肪变性的严重肝大、乙型病毒性肝炎治疗结束后的恶化。

4. 内分泌和代谢　可出现高血糖、乳酸酸中毒。

5. 血液和淋巴系统　贫血、纯红细胞再生障碍、淋巴结病。

6. 中枢神经系统　可出现头晕、头痛。

7. 肌肉骨骼系统　可出现肌痛、关节痛、横纹肌溶解、肌酸激酶降低。

8. 过敏　可出现瘙痒、皮疹、风疹等过敏反应。

9. 呼吸系统　可出现上呼吸道感染症状、呼吸音异常。

10. 其他　可见乏力、发热、寒战、脱发、脾大。

【患者用药指导】

1. 妊娠妇女应权衡利弊，必要时应终止妊娠。

2. 用药期间注意监测肝功能。

【应急措施】

过量服用后未见特殊的体征和症状。虽然对此尚无相关的研究，如果发生了，要对患者进行监护，并按要求给予常规的支持性治疗。本品可透析清除，所以当用药过量且出现临床症状或体征时，可采取连续的血液透析进行治疗。

【典型案例】

患者，女，慢性乙型病毒性肝炎。口服拉米夫定一次 100mg，一日 1 次，水飞蓟宾一次 70mg，一日 3 次；静脉滴注还原型谷胱甘肽 1.2g，复方甘草酸苷 80ml，促肝细胞生长素 120mg，均为一日 1 次。给药前实验室检查：外周血白细胞计数 $4.8 \times 10^9/L$，中性粒细胞计数 $3.5 \times 10^9/L$，淋巴细胞计数 $1.1 \times 10^9/L$，红细胞计数 $4.52 \times 10^{12}/L$，血小板计数 $128 \times 10^9/L$，血红蛋白 120g/L。用药 3 周后实验室检查：白细胞计数 $4.0 \times 10^9/L$，中性粒细胞计数 $1.9 \times 10^9/L$，淋巴细胞计数 $1.6 \times 10^9/L$，红细胞计数 $3.00 \times 10^{12}/L$，血小板计数 $161 \times 10^9/L$，血红蛋白 81g/L，网织红细胞计数 0.005；骨髓穿刺显示有核细胞减少，细胞形态无异常。诊断：骨髓造血功能降低。停服拉米夫定，改服恩替卡韦 0.5mg，一日 1 次，其他治疗方案不变。分别于 15 天、90 天进行复查，90 天复查结果：血红蛋白 122g/L，红细胞计数 $4.52 \times 10^{12}/L$，白细胞计数 $6.2 \times 10^9/L$，中性粒细胞计数 $4.1 \times 10^9/L$，淋巴细胞计数 $2.0 \times 10^9/L$，血小板计数 $186 \times 10^9/L$。

分析点评：患者在口服拉米夫定 1 周后出现外周血红细胞计数及血红蛋白含量减少，白细胞和血小板计数改变不明显；3 周后血常规检查示网织红细胞计数偏低，骨髓穿刺示有核细胞减少，辅助检查排除消化道出血、溶血性贫血及营养不良性贫血。经停用拉米夫定并改用恩替卡韦抗病毒治疗后 2 周，患者的外周血红细胞计数及血红蛋白含量恢复正常,提示其贫血与拉米夫定引起的骨髓抑制密切相关。

重要提示:拉米夫定引起血液系统损害的报道不多见,使用过程中定期监测血象,及时发现问题。

司他夫定(Stavudine)

【临床应用】

本品为合成的二脱氧胞嘧啶核苷类抗病毒药。对体外 HIV 的复制有抑制作用。与其他抗病毒药联合用于抗 HIV-1 病毒感染。

【用法用量】

口服:推荐剂量为体重 > 60kg 的患者一次 40mg,一日 2 次;体重 < 60kg 的患者一次 30mg,一日 2 次。

【操作要点】

1. 本品与去羟肌苷或羟基脲联用时,乳酸酸中毒、胰腺炎及严重脂肪肝的发生风险可能增加。

2. 与利巴韦林联用,曾引起致死性或非致死性乳酸酸中毒。

3. 齐多夫定能竞争性抑制本品在细胞内的磷酸化过程,导致本品失效,两者应避免合用。

4. 体外实验表明多柔比星和利巴韦林能抑制本品的磷酸化过程,故不宜合用。

5. 美沙酮可降低本品的生物利用度、曲线下面积及血药峰浓度。

【注意事项】

1. 对本品过敏者禁用。

2. 存在外周神经病变危险因素的患者、肾功能不全者、肝脏疾病患者、胰腺炎患者慎用。

3. 神经系统　可引起外周神经病变,其主要表现为手足麻木、刺痛。

4. 造血系统　可出现贫血、白细胞缺乏症、血小板缺乏症。

5. 消化系统　可见食欲减退、恶心、呕吐、腹痛、腹泻、厌食。也可引起胰腺炎、肝脏脂肪变性、肝炎和肝衰竭。

6. 内分泌代谢系统　可引起乳酸酸中毒,表现为全身疲乏、突发不可解释的体重减轻、呼吸困难、运动无力等。

7. 其他　常见失眠、头痛、过敏反应、寒战、发热等;可见焦虑、抑郁、神经炎、眩晕、嗜睡、精神错乱、哮喘、呼吸困难等。

【患者用药指导】

1. 用药期间应监测全血细胞计数及分类计数、凝血酶原时间、肝肾功能。

2. 用药过程中一旦出现乳酸酸中毒,应立即停药。对于确诊发生乳酸酸中毒的患者,应永久停用本品。

3. 用药过程中如发生了外周神经病变,应立即停用本品。停药后手足麻木、刺痛等症状一般可以消退。有些患者停止治疗后,中毒症状可暂时性加重。如症状已完全消退,可给予上述推荐剂量的半量继续治疗。继续给予本品后,若再发生神经病变,需考虑完全停止本品的治疗。

【应急措施】

成人服用推荐剂量的 12~24 倍没有表现出急性毒性症状,慢性毒性症状包括外周神经系统及肝脏毒性反应。本品可通过血液透析排出体外,平均透析清除率为 120ml/min ± 18ml/min。

阿巴卡韦(Abacavir)

【临床应用】

本品是一核苷类反转录酶抑制剂,可选择性作用于 HIV-1 和 HIV-2 病毒,包括对齐多夫定、拉米夫定、扎西他滨、去羟肌苷或奈韦拉平敏感度降低的 HIV-1 分离株。与其他抗反转录病毒药联用治疗 HIV 感染。

【用法用量】

口服：推荐剂量为一次 300mg，一日 2 次。可在进食或不进食时服用。对于不宜服用片剂的患者，可选择口服溶液。

【操作要点】

1. 本品与大多数抗 HIV 药物（如齐多夫定、拉米夫定或奈韦拉）合用时，有协同作用。

2. 本品可增加氨普那韦的生物利用度。

3. 强效酶诱导剂，如利福平、苯巴比妥和苯妥英可以通过对 UDP- 葡萄糖醛酸转移酶的作用轻度降低本品的血浆浓度。

4. 本品可使美沙酮的清除率增加，但大多数患者不需要调整美沙酮的剂量。

5. 本品对大多数细胞色素 P450 异构体无诱导和抑制作用。因此，与抗反转录病毒的蛋白酶抑制剂或其他主要经 P450 代谢的药物之间无药物相互作用。

6. 单用本品易产生耐受性，故本品常与其他抗反转录病毒药联用。

7. 本品可导致严重过敏反应，表现为出现多器官受累的症状。治疗过程中应对患者进行密切医疗监测，特别在最初 2 个月，每两周会诊 1 次。如果治疗时患者诊断为过敏反应，必须立即停药。

【注意事项】

1. 对本品过敏者、严重肝功能不全患者禁用。

2. 中度肝功能不全患者、晚期肾病患者慎用。

3. 消化系统　常见恶心、呕吐、腹泻、腹痛、厌食、肠胃炎。可见肌酸激酶、肌酐升高，偶见严重肝大和肝脂肪变性。

4. 中枢神经系统　可见嗜睡、不适、头痛、眩晕。

5. 内分泌代谢系统　可引起乳酸酸中毒,导致脂肪重新分布和聚集。

6. 过敏反应　可致流感样症状、发热和皮疹(通常为斑丘疹和荨麻疹)。

7. 呼吸系统　可见呼吸困难、咽炎、咳嗽、气短,偶见喘鸣、支气管痉挛。

8. 肌肉骨骼系统　可引起肌痛、关节痛。

9. 其他　可见疲劳、感觉异常及外周神经病变;偶见淋巴结病、肾衰竭、水肿、黏膜损伤(结膜炎和口腔溃疡)和低血压。

【患者用药指导】

1. 治疗过程中应注意检查 HIV RNA、CD4 计数以及血清 p24 抗原,同时应监测血常规及血生化。

2. 使用本品后,如患者出现转氨酶迅速升高、进行性肝大或原因不明的代谢性(乳酸)酸中毒时,应中断用药。

3. 本品不能防止 HIV 通过性接触或血液污染传播给他人的危险,应继续采取适当的谨慎措施。

4. 治疗初期易发生严重过敏,应密切观察。

【应急措施】

如果发生用药过量的情况,应当对患者进行毒性反应监测,如有必要,采用对症支持疗法。

奈韦拉平(Nevirapine)

【临床应用】

本品是一种非核苷酸反转录酶抑制剂。同其他非核苷酸反转录酶抑制剂相似,通过与 HIV-1 的反转录酶直接结合,破坏该酶的催化位点来阻断 RNA 依赖和 DNA 依赖的 DNA 聚合酶活性,从而阻断 HIV 复制。单独用药可能产生 HIV 的急性耐药,目前多用于联合用药。

【用法用量】

口服：预防 HIV 母婴传播。对于将立即分娩的妊娠期妇女，本品可单独使用。推荐剂量为单剂量 200mg；新生儿在出生后 72 小时内，按 2mg/kg 单剂量用药。

【操作要点】

1. 本品为肝细胞色素 P450（CYP）同工酶（3A、2B）的诱导剂，可以降低其他主要由 CYP3A、CYP2B 代谢的药物的血药浓度。对正在接受由 CYP3A 或 CYP2B 代谢药物治疗的患者合用本品，需要调整前者药物剂量。

2. 本品与去羟肌苷或扎西他滨合用时，不需调整这些药物的剂量。

3. 本品可降低沙奎那韦的 AUC 和血药浓度，但本品的药动学不受影响。

4. 本品与利托那韦合用时，两者血浆浓度均无明显变化，不需调整剂量。

【注意事项】

1. 对本品过敏者禁用。

2. 妊娠期和哺乳期妇女、肝肾功能不全者慎用。

3. 消化系统　常见的不良反应有恶心、呕吐、腹泻和腹痛。肝脏可见肝功能异常，ALT、AST、γ-GT、总胆红素和碱性磷酸酶升高，出现黄疸、胆汁淤积性肝炎、重症肝炎、严重或威胁生命的肝衰竭和肝坏死。

4. 皮肤　皮疹为本品最常见的不良反应。通常表现为轻度或中度的斑丘疹、红斑样皮疹，有或没有瘙痒，分布在躯干、面部或四肢；偶见 Stevens-Johnson 综合征、中毒性表皮坏死松解症等严重的皮疹。皮疹多数在服药初始 6 周内出现，严重的皮疹大多出现于服药的前 28 日内。

5. 血液系统　有出现嗜酸性粒细胞增多、中性粒细胞缺乏症的报道。

6. 中枢神经系统　可见疲劳、头痛、嗜睡等症状，也有出现易怒、意识不清、抑郁、妄想等。

7. 肌肉骨骼系统　表现为关节痛、肌痛等。

8. 其他　可见发热、淋巴结病、肾功能损害和脂肪重新分布。

【患者用药指导】

1. 如果漏服药物，患者应尽快服用下一次药物，但不要加倍服用。

2. 在最初用药的 8 周内应密切监测 AST、ALT，在用药间歇期间也应监测肝功能。

3. 在用药期间出现严重皮疹或伴随全身症状的皮疹，应该停药。

4. 如果患者停用本品超过 7 天，应按照给药的原则重新开始，即 200mg 药物，一日 1 次导入，之后一次 200mg，一日 2 次。

【应急措施】

有报道，使用本品一日 800~1800mg 长达 15 日，患者出现水肿、结节性红斑、乏力、发热、头痛、失眠、恶心、浸润性肺炎、皮疹、眩晕、呕吐和体重下降等症状。在停用本品后均好转。本品尚无特异性解毒药，用药过量时主要采用对症、支持治疗。本品可经腹膜透析清除。

【典型病例】

患者，女，23 岁，HIV 感染诱导期给予奈韦拉平口服治疗，一次 200mg，一日 1 次，在治疗 14 天后出现皮疹。临床表现为全身皮肤弥漫性暗红色斑疹，以颜面、躯干、四肢明显，伴有皮肤瘙痒及四肢远端肌肉疼痛；发热，体温 38~39.5℃之间；血清 ALT、AST 均升高。停用奈韦拉平，口服盐酸左西替利嗪、复方甘草酸苷，静脉滴注地塞米松、葡萄糖酸钙、维生素 C 等，经对症治疗，并维持水、电解质平衡，痊愈。

分析点评：奈韦拉平是 HIV-1 的非核苷类反转录酶抑制剂。其主要的不良反应为皮疹和肝功能异常等。皮疹一般在服药初期 0.5~1 个月常见。轻度皮疹不必停药,只给抗过敏处理即可,重症者需立即停药,给抗过敏治疗。

重要提示:奈韦拉平易导致过敏性皮炎。因此,在平时的工作中,对使用奈韦拉平治疗的患者,需密切观察随访,一旦发现皮疹,轻症者立即抗过敏治疗,延长导药期,以避免发展为严重反应;重症者立即停药,抗过敏治疗,症状缓解,换用其他替代药物治疗。

依非韦伦(Efavirenz)

【临床应用】

非核苷类反转录酶抑制药。同其他反转录酶抑制药相同,通过抑制 HIV-1 反转录酶,从而阻断 HIV 病毒复制。其作用于 HIV 病毒早期,单独用药可能产生 HIV 的急性耐药,应联合用药。

【用法用量】

口服:常规剂量为一次 600mg,一日 1 次。

【操作要点】

1. 本品不能单独用于治疗 HIV 感染,以防止迅速出现耐药性。

2. 用药前后检查或监测血浆 HIV-RNA(PCR)浓度、辅助 T 淋巴细胞(CD4)计数、血常规、肝功能、血胆固醇。

3. 与特非那定、阿司咪唑、西沙必利、咪达唑仑或三唑仑合用时,由于竞争 CYP3A4,可能导致这些药物代谢抑制,引起心律失常或呼吸抑制。

【注意事项】

1. 肝功能不全者、乙型或丙型病毒性肝炎患者或怀疑乙型或丙型肝炎病毒感染者,以及用肝毒性药物治疗的患者慎用。

2. 精神病患者慎用。

3. 皮疹 多发生于用药开始 2 周,多数患者的皮疹随着继续治疗在 1 个月内消退。偶有多形红斑或 Stevens-Johnson 综合征发生。

4. 精神神经系统 眩晕、头痛、失眠、嗜睡、注意力降低等。

5. 消化系统 主要表现恶心、呕吐、腹泻等,也有消化不良、腹痛和急性嗜酸性粒细胞性肝炎的报道;少数患者可出现 ALT、AST 升高。

6. 其他 有面部潮红、心悸、关节痛、肌无力、视力异常等。

【患者用药指导】

1. 建议睡前服用本品以增加患者对神经系统不良反应症状的耐受性。

2. 避免与乙醇同时服用。

【典型案例】

患者,女,诊断为艾滋病。给予司他夫定、拉米夫定、依非韦伦联合方案抗反转录病毒治疗,治疗约 20 天,开始出现全身皮肤瘙痒、多处红色丘疹,无发热,无厌油腻、腹胀、食欲减退,遂住院治疗。体格检查:中度贫血貌,结膜、口唇及甲床苍白,全身密集分布红色丘疹,躯干及双下肢为甚,躯干有融合成片状褐色斑丘疹,边缘不清,部分渗液、剥脱、糜烂。无黄染,浅表淋巴结无肿大,眼睑轻度水肿,口腔咽后壁可见较多白斑。入院诊断:①剥脱性皮炎型药疹;②口腔念珠菌感染。经地塞米松、10% 葡萄糖酸钙、氯雷他定抗过敏,氟康唑氯化钠注射液抗真菌及其他纠正贫血等支持治疗 15 天,全身红色皮疹逐渐变淡,表皮脱落,双足部皮肤呈袜套样剥离,病情逐步好转,后改用替诺福韦、拉米夫定、洛匹那韦/利托那韦(克力芝)联合抗反转录病毒治疗,病情稳定。

分析点评:司他夫定主要的不良反应为骨髓抑制、周围神经损害、乳酸酸中毒、胰腺炎,未见有严重过敏报道;而依非韦伦常见的不良反应为神经系统症状如失眠、多梦、幻觉,但可有20%患者出现变态反应。因此可以断定导致本例剥脱性皮炎的药物为依非韦伦。

重要提示:患者进行抗反转录病毒药物治疗时,应让患者了解药物的各种不良反应,及时同医务人员联系,以便及时得到处理,可避免变态反应继续加重。

利托那韦(Ritonavir)

【临床应用】

本品为HIV-1和HIV-2天冬氨酸蛋白酶的口服有效抑制剂,阻断该酶促使产生形态学上成熟HIV颗粒所需的聚蛋白,使HIV颗粒因而保持在未成熟的状态,从而减慢HIV在细胞中的蔓延,以防止新一轮感染的发生和延迟疾病的发展。

【用法用量】

口服:常规用量为一次600mg,一日2次。为减少不良反应发生,初始剂量可为一次300mg,一日2次,之后,每2~3日每次用量增加100mg,直至达一次600mg,一日2次的剂量。

【操作要点】

1. 本品与齐多夫定或去羟肌苷合用时,抗HIV-1作用可能相加。

2. 本品与依非韦伦合用时,两者AUC增加近20%,不良反应也增加,并可使肝酶活性增高。

3. 氟康唑可增加本品的生物利用度;本品可升高伊曲康唑血药浓度。

4. 本品可使大部分三环类抗抑郁药的血药浓度上升,合用时应考虑降低剂量。

5. 吗啡、甲苯磺丁脲、芬太尼、大环内酯类和类固醇类药物与本品合用也有相互作用。

【注意事项】

1. 对本品过敏者禁用。

2. 轻中度肝病患者、腹泻患者、糖尿病和高血糖患者慎用。

3. 消化系统　可见恶心、呕吐、腹痛、味觉障碍、食欲减退；可出现转氨酶升高，肝大及肝细胞损害等肝毒性反应；也有报道出现胃肠道出血、胃肠炎、胃炎、食管炎、血性腹泻、结肠炎、胆囊炎等。

4. 心血管系统　可出现低血压、心悸、眩晕、心动过速及外周血管病，还可出现脑缺血、脑静脉血栓、高血压、偏头痛、心肌梗死、静脉炎、血管痉挛等。

5. 中枢神经系统　表现为疲乏、口周感觉异常、失眠、眩晕、头痛、神经痛、异常思维、共济失调、复视、震颤、动作失调等。

6. 内分泌代谢系统　可出现发热、出汗、高脂血症、肌酸激酶升高等。也有报道用药后可出现脂肪代谢障碍，体内脂肪重新分布，堆积。

7. 血液　可出现贫血、白细胞减少、血小板减少、瘀斑、淋巴结肿大、淋巴细胞增多等。

8. 泌尿生殖系统　应用本品中等以上剂量可出现肾盂肾炎、肾结石、肾衰竭、血尿、排尿困难、尿道炎、多尿、尿频等。

9. 呼吸系统　表现为咽炎、哮喘、呼吸困难、肺通气不足、咳嗽、鼻炎、鼻出血、鼻窦炎、喉水肿等。

10. 皮肤　常伴有肌痛、湿疹、毛囊炎、斑丘疹、荨麻疹、接触性皮炎、银屑病、瘙痒、痤疮等。

【患者用药指导】

1. 在开始本品治疗前、治疗中定期检查血脂、转氨酶或尿酸，若出现升高时应停药或减量观察。

2. 伴有血友病的 HIV 阳性患者使用本品应加倍小心，避免发生自发性出血。

3. 本品与许多药物间有相互作用,合并用药时必须咨询医师或药师。

【应急措施】

本品过量中毒后应采取一般的支持性疗法,包括监测重要生命体征及观察患者的临床症状。本品没有特异性解毒剂,可通过催吐及洗胃清除未吸收的药物,同时保持气道通畅;也可给予药用炭去除未吸收的药物。由于本品主要在肝脏代谢,并且血浆蛋白结合率很高,因此透析不能有效地清除体内药物。

茚地那韦(Indinavir)

【临床应用】

本品是 HIV 的特异性、竞争性蛋白酶抑制剂,能有效对抗 HIV-1。用于治疗 HIV-1 感染;减缓艾滋病的发展进程或致死亡的危险性;增加总体存活率。

【用法用量】

口服:推荐剂量为一次 800mg,q8h。无论是单独使用或与其他抗反转录病毒制剂联合使用时,其剂量都相同。

【操作要点】

1. 本品与辛伐他汀、阿托伐他汀或洛伐他汀合用,肌病(包括横纹肌溶解)的危险性增加。

2. 卡马西平、地塞米松、磷苯妥英、苯巴比妥、苯妥英可降低本品的血药浓度,使本品失去抗病毒作用,并可能导致 HIV 对本品或其他蛋白酶抑制剂产生耐药。

3. 本品能增加西沙必利、匹莫齐特、特非那定、阿司咪唑血药浓度,可能导致 QT 间期延长,并出现与之相关的室性心律失常,不宜合用。

4. 本品能升高咪达唑仑、三唑仑的血药浓度,导致过度镇静或镇静时间延长,不宜合用。

5. 本品与胺碘酮合用可引起高血压、心动过缓、窦性停搏,不宜合用。

6. 本品与麦角碱衍生物合用可引起恶心、呕吐、血管痉挛性缺血,还可能引起心脏停搏。

7. 利福平能明显降低本品的血药浓度,不宜合用。

8. 伊曲康唑、奎奴普丁/达福普汀能升高本品血药浓度,合用时应减少本品剂量。

【注意事项】

1. 肾结石患者、溶血性贫血患者、肝功能不全患者、糖尿病或高血糖症患者慎用。

2. 泌尿生殖系统　常见肾结石,表现为排尿困难、血尿、肾积水、蛋白尿、泌尿道感染、泌尿道结石、肾绞痛等,严重者可致肾功能不全或急性肾衰竭。

3. 消化系统　常见恶心、呕吐、腹泻、食欲降低、消化不良、胃肠胀气、味觉异常和口干。实验室检查可见 AST、ALT 升高。可出现胰腺炎、肝炎,甚至罕见的肝衰竭。

4. 血液系统　可致血友病患者的自发性出血增加、急性溶血性贫血。实验室检查可见血红蛋白降低、血小板计数减少和中性粒细胞减少。

5. 心血管系统　常见高血压,有引起心肌梗死、心绞痛的报道。

6. 中枢神经系统　可见乏力、眩晕、头痛、失眠、感觉迟钝。

7. 呼吸系统　可致呼吸衰竭、肺炎、上呼吸道感染、咽充血、咽炎、鼻窦炎、呼吸困难和口臭等。

8. 内分泌代谢系统　可致血糖升高,诱发或加重糖尿病。长期应用可致脂肪代谢异常,表现为甘油三酯升高、水牛背、腹部脂肪堆积、四肢面部脂肪减少。

9. 肌肉骨骼系统　可见关节痛、肌痛、肌痉挛、肌无力、背痛和肌肉骨骼痛等。

10. 皮肤　接触性皮炎、带状疱疹、皮疹、脱发、色素沉着、荨麻疹、毛囊炎、瘙痒、皮脂溢出和皮肤干燥等。

【患者用药指导】

1. 患者应注意摄取足够的水量。如果出现肾结石的症状和体征,可考虑暂停或中断治疗。

2. 有升高新生儿生理性高胆红素血症的可能性,故分娩期的妊娠妇女使用必须慎重考虑。

3. 本品不可与食物同服,可在餐前 1 小时或餐后 2 小时用水送服。

4. 本品与许多药物存在相互作用,合并用药时请咨询医师或药师。

【应急措施】

过量服用常见的症状为胃肠道反应(如恶心、呕吐、腹泻)和肾脏反应(如肾结石、血尿、腰痛)。本品过量时应采取一般支持性疗法,包括时刻监测症状及心电图。并采取呕吐、洗胃等方法清除体内未被吸收的药物,还可以采用药用炭吸附未被吸收的药物。

沙奎那韦(Saquinavir)

【临床应用】

本品为 HIV 蛋白酶抑制剂,对 HIV-1 和 HIV-2 蛋白酶具有高度选择性。常与其他抗反转录病毒药物联用治疗严重的 HIV 感染。

【用法用量】

口服:推荐剂量为一次 1.2g,一日 3 次;合用利托那韦时,本品推荐剂量为一次 1g,一日 2 次,利托那韦的剂量为一次 100mg,一日 2 次。

【操作要点】

1. 肾功能不全患者需调整剂量。

2. 可诱导细胞色素 P450 酶 CYP3A4 的药物如苯巴比妥、苯妥英、卡马西平、利福平、利福布汀等可降低本品的血药浓度,应避免合用。

3. 可作为细胞色素 P450 酶 CYP3A4 代谢底物的药物如钙通道阻滞剂、奎尼丁、三唑仑可升高本品血药浓度,合用时须密切观察。

4. 本品不宜与 HMG-CoA 还原酶抑制剂如辛伐他汀、洛伐他汀、阿托伐他汀合用。因两者都是通过 CYP3A4 途径代谢,合用时会增加这些药物的生物利用度,从而升高肌病和横纹肌溶解症的风险。

5. 本品与伊曲康唑合用时,两者的血药浓度和不良反应都增加,故合用时应慎重,并密切监测两者的血药浓度。

6. 本品可能升高环孢素的血药浓度,使其毒性增强。故合用时应监测环孢素的血药浓度和患者免疫抑制症状和体征,并根据需要减少环孢素的剂量。

7. 本品可能升高胺碘酮、苄普地尔、氟卡尼、普罗帕酮的血药浓度,可能引起心律失常或其他严重不良反应,故本品禁止与这些药合用,以免发生严重或致命的不良反应。

8. 本品可抑制华法林的代谢,可能引起低凝血因子 Ⅱ 血症,增加出血的风险,如需两者联用,应监测患者的凝血酶原时间或国际标准化比值,并相应调整华法林的剂量。

9. 本品可升高咪达唑仑、三唑仑的血药浓度,从而发生严重或致命的过度镇静和呼吸抑制。本品禁止与咪达唑仑、三唑仑合用。

10. 本品可抑制奎尼丁代谢,升高其血药浓度,从而可能产生奎尼丁毒性。故两者禁止合用。

【注意事项】
1. 严重肝功能不全者禁用。
2. 肝病患者、有糖尿病或高血糖症病史者、血友病患者慎用。
3. 血液系统 可出现贫血、血小板减少和微量出血等。
4. 心血管系统 偶有发生血栓性静脉炎和外周血

管收缩。

5. 中枢神经系统　可出现疲乏、口周感觉异常、面部麻木、麻痹、失眠、眩晕、头痛、惊厥、癫痫发作、激动、健忘、焦虑、抑郁、欣快、幻觉、易怒、嗜睡、睡梦异常、异常思维、神经痛、共济失调、复视、震颤、动作失调和精神病等。

6. 内分泌代谢系统　可出现发热、脱水、高血糖症、低血糖症和低钠血症。

7. 消化系统　可见恶心、呕吐、消化不良、腹部不适、口干、味觉改变、吞咽困难、食欲障碍、口腔炎等，也可出现硬化性胆管炎、胆结石、肝炎、肝大等。

8. 泌尿生殖系统　可出现无尿、肾绞痛、尿道出血和尿路感染等。

9. 呼吸系统　可出现咽炎、喉炎、鼻窦炎、上呼吸道感染、支气管炎、肺炎等。

10. 骨骼肌肉系统　可出现肌痛、肌痉挛、关节痛、关节炎、背痛等。

【患者用药指导】

1. 用药期间应严密监测肝功能、血糖、血脂变化，定期检测 p24 抗原、HIV RNA、β_2- 微球蛋白、CD4 细胞计数、全血细胞计数和血生化变化，必要时进行胸部 X 线拍片。

2. 本品宜在进食时服用或在进餐后 2 小时内服用，以利吸收。

奈非那韦(Nelfinavir)

【临床应用】

本品是一种 HIV 蛋白酶抑制剂，结构与沙奎那韦相似。本品通过对蛋白酶的抑制阻碍卵裂的发生，导致一些未成熟、无感染性的病毒产生，发挥抗 HIV 作用。与其他抗反转录病毒药联合用于治疗 HIV 感染。

【用法用量】

口服：推荐剂量为一次 1.25g，一日 2 次；或者一次 750mg，一日 3 次，与食物同服。

【操作要点】

1. 与利福布汀合用，本品的血药浓度降低，利福布汀的血药浓度升高。合用时本品的首选剂量为 1.25g，一日 2 次，并建议将利福布汀的剂量减少至常用剂量的一半。

2. 去羟肌苷可降低本品的生物利用度。两者合用时，应在进食后 1 小时或服用去羟肌苷前 2 小时以上使用本品。

3. 利福平可增加本品的代谢，降低本品的血药浓度，使其疗效降低。故合用时应谨慎。

4. 本品可能增加卡泊芬净的清除，使后者血药浓度降低。

5. 与阿奇霉素、克拉霉素、氨苯砜、红霉素、氟康唑、伊曲康唑、甲氧苄啶和司他夫定合用时，可能无临床意义的相互作用。

【注意事项】

1. 对本品过敏者禁用。

2. 糖尿病或高血糖症患者及有此病史者、肝功能不全者、A 型和 B 型血友病患者慎用。

3. 全身反应　可出现腹部疼痛、过敏反应、虚弱无力、发热、头痛、脂肪重新分布和积聚。

4. 消化系统　可见食欲减退、消化不良、上腹部疼痛、胃肠出血、肝炎、恶心、呕吐。

5. 血液系统　可引起贫血、白细胞减少、血小板减少。

6. 内分泌代谢系统　可造成碱性磷酸酶、淀粉酶、乳酸脱氢酶、γ-谷氨酰转移酶增高；伴有高脂血症、高血糖。

7. 肌肉骨骼系统　可见关节痛、关节炎、抽筋、肌痛。

8. 中枢神经系统　可见焦虑、抑郁、头晕、情感不稳定、痉挛、失眠、偏头痛等。

9. 呼吸系统　可见呼吸困难、鼻炎、咽炎。

10. 泌尿生殖系统 可见肾结石、性功能障碍等。

11. 心血管系统 罕见 QT 间期延长和尖端扭转型室性心动过速。

12. 皮肤 与抗反转录病毒药物合用时,约 3% 的患者出现皮疹。

13. 过敏反应 可出现全身性风疹等过敏反应,用药后应注意监测,如发生应停药并使用抗组胺类药物。

【患者用药指导】

1. 用药期间应定期检查血红蛋白、中性粒细胞和淋巴细胞计数、ALT、AST 和肌酸激酶。此外,应定期进行血浆 HIV RNA、CD4 细胞计数和血糖(尤其是糖尿病患者)检查及病毒培养。

2. 本品宜进食时服用,以利吸收。

【应急措施】

目前尚无过量用药的特异解毒剂。一旦过量应采取呕吐、催吐以及药用炭吸附等方法除去尚未吸收的药物。由于本品的蛋白结合率很高,透析不太可能有效地从血液中清除本品。

阿扎那韦(Atazanavir)

【临床应用】

本品是 HIV-1 蛋白酶的高选择性和高效的抑制剂,可降低患者血液内 HIV-1 载量,并提高 $CD4^+T$ 细胞水平。与其他抗病毒药物联合使用治疗 HIV 感染。

【用法用量】

口服:推荐剂量为 400mg,一日 1 次。

【操作要点】

1. 本品主要经肝脏代谢,具有轻、中度肝损害的患者应用时易发生药物蓄积,注意调整剂量。

2. 当与一些可使心电图 PR 间期延长的药物如阿托品合用时,应注意心脏监护。

3. 本品经肝脏 P450 酶系统代谢,与诱导 CYP3A 的药物如利福平合用,本品的血药浓度会降低,疗效下降,不宜合用。

4. 本品溶解度随 pH 的升高而下降。故本品和抗酸剂、H_2 受体拮抗剂、质子泵抑制剂合用时血浆浓度会降低。

5. 本品增强苯二氮䓬类药物的镇静作用,会加重呼吸抑制,严重时会造成死亡。故两者禁止合用。

6. 本品和 HMG-CoA 还原酶抑制剂如洛伐他汀、辛伐他汀合用可增加横纹肌溶解的危险,故两者禁止合用。

【注意事项】

1. 严重肝损害患者禁用。

2. 常见的不良反应为恶心、呕吐、腹泻、胃痛、皮疹、发热、咳嗽、失眠、抑郁、手脚麻木等。

3. 可出现皮肤及眼睛发黄、眩晕,可诱发糖尿病和血糖升高,对血液病患者可能会增加出血倾向,可使心电图显示 PR 间期延长。

4. 严重者可发生代谢性酸中毒,一般多发生于女性或肥胖者。

5. 脂质代谢障碍很少出现,黄疸发生率与剂量相关。

【患者用药指导】

1. 服药时与食物同服。

2. 当与去羟肌苷同时服用时,应该在去羟肌苷服用前 2 小时或服用后 1 小时再服用阿扎那韦(进餐时服)。

3. 合并应用其他药物时,请咨询医师或药师。

【应急措施】

本品过量时应采取一般支持性疗法,包括时刻监测症状及心电图。并采取呕吐、洗胃等方法清除体内未被吸收的药物,还可以采用药用炭吸附未被吸收的药物。本品没有特定的解毒剂。因本品主要在肝脏代谢,并且与血浆蛋白结合率较高,所以透析不可能把本品从体内完全清除。

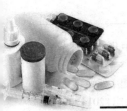

参考文献

1. 张志清,樊德厚,杨秀岭.护士必知的 200 个用药问题.北京:化学工业出版社,2015.

2. 谢幸,苟文丽.妇产科学.第 8 版.北京:人民卫生出版社,2015.

3. 郑勤田,刘慧姝.妇产科手册.北京:人民卫生出版社,2015.

4. 王淑梅.妇产科疾病用药手册.北京:人民军医出版社,2011.

5. 陈新谦,金有豫,汤光.新编药物学.第 17 版.北京:人民卫生出版社,2011.

6. 中国国家处方集编委会.中国国家处方集.北京:人民军医出版社,2010.

7. 中华医学会妇产科学分会妊娠期高血压疾病学组.妊娠期高血压疾病诊治指南.中华妇产科杂志,2015,50(10):721-728.

8. 中华医学会妇产科学分会产科学组.妊娠剧吐的诊断及临床处理专家共识(2015).中华妇产科杂志,2015,50(11):801-804.

9. 中华医学会妇产科学分会感染性疾病协作组.盆腔炎症性疾病诊治规范(修订版).中华妇产科杂志,2014,49(6):401-403.

10. 夏玉洁,王宝晨,薛凤霞.《2015 年美国疾病控制和预防中心关于宫颈炎症的诊治规范》解读.国际生殖健康/计划生育杂志,2015,34(6):501-502.

11. 中华医学会妇产科学分会子宫内膜异位症协作组.

子宫内膜异位症的诊治指南.中华妇产科杂志，2015，50（3）：161-169.

12. 中华医学会妇产科学分会产科学组.妊娠合并糖尿病诊治指南（2014）.中华妇产科杂志，2014，49（8）：561-569.

13. 中华医学会围产医学分会.妊娠期铁缺乏和缺铁性贫血诊治指南.中华围产医学杂志，2014，17（7）：451-454.

14. 中华医学会妇产科学分会产科学组.胎盘早剥的临床诊断与处理规范（第1版）.中华妇产科杂志，2012，47（12）：957-958.

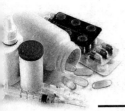

中文药名索引

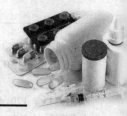

英文药名索引